Transtornos da personalidade

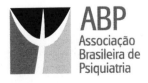

A Artmed é a editora oficial da ABP

Nota

A medicina é uma ciência em constante evolução. À medida que novas pesquisas e a própria experiência clínica ampliam o nosso conhecimento, são necessárias modificações na terapêutica, onde também se insere o uso de medicamentos. Os autores desta obra consultaram as fontes consideradas confiáveis, num esforço para oferecer informações completas e, geralmente, de acordo com os padrões aceitos à época da publicação. Entretanto, tendo em vista a possibilidade de falha humana ou de alterações nas ciências médicas, os leitores devem confirmar estas informações com outras fontes. Por exemplo, e em particular, os leitores são aconselhados a conferir a bula completa de qualquer medicamento que pretendam administrar, para se certificar de que a informação contida neste livro está correta e de que não houve alteração na dose recomendada nem nas precauções e contraindicações para o seu uso. Essa recomendação é particularmente importante em relação a medicamentos introduzidos recentemente no mercado farmacêutico ou raramente utilizados.

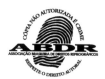
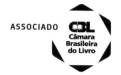

T772   Transtornos da personalidade / Organizadores, Mario Rodrigues Louzã, Táki Athanássios Cordás. – 2. ed. – Porto Alegre : Artmed, 2020.
xii, 395 p. ; 23 cm.

ISBN 978-85-8271-584-0

1. Medicina. 2. Psiquiatria. 3. Distúrbios da personalidade. I. Louzã, Mario Rodrigues. II. Cordás, Táki Athanássios.

CDU 616.008.485

Catalogação na publicação: Karin Lorien Menoncin – CRB 10/2147

2ª edição
Transtornos da personalidade

Mario Rodrigues **Louzã**
Táki Athanássios **Cordás**

(ORGS.)

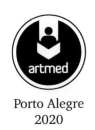

Porto Alegre
2020

© Artmed Editora Ltda., 2020

Gerente editorial: *Letícia Bispo de Lima*

Colaboraram nesta edição:

Coordenadora editorial: *Cláudia Bittencourt*

Editora: *Simone de Fraga*

Capa: *Paola Manica | Brand&Book*

Preparação de originais: *Aline Pereira de Barros* e *Marquieli de Oliveira*

Leitura final: *Netuno* e *Daniela Louzada*

Editoração: *Clic Editoração Eletrônica Ltda.*

Reservados todos os direitos de publicação à
ARTMED EDITORA LTDA., uma empresa do GRUPO A EDUCAÇÃO S.A.
Av. Jerônimo de Ornelas, 670 – Santana
90040-340 – Porto Alegre – RS
Fone: (51) 3027-7000 Fax: (51) 3027-7070

SÃO PAULO
Rua Doutor Cesário Mota Jr., 63 – Vila Buarque
01221-020 – São Paulo – SP
Fone: (11) 3221-9033

SAC 0800 703-3444 – www.grupoa.com.br

É proibida a duplicação ou reprodução deste volume, no todo ou em parte, sob quaisquer formas ou por quaisquer meios (eletrônico, mecânico, gravação, fotocópia, distribuição na Web e outros), sem permissão expressa da Editora.

IMPRESSO NO BRASIL
PRINTED IN BRAZIL

Autores

Mario Rodrigues Louzã Psiquiatra. Médico assistente e coordenador do Programa de Déficit de Atenção/Hiperatividade no Adulto (PRODATH) do Instituto de Psiquiatria do Hospital das Clínicas da Faculdade de Medicina da Universidade de São Paulo (IPq-HCFMUSP). Doutor em Medicina pela Universidade de Würzburg, Alemanha.

Táki Athanássios Cordás Psiquiatra. Coordenador da Assistência Clínica do IPq--HCFMUSP. Coordenador do Programa de Transtornos Alimentares (Ambulim) do IPq-HCFMUSP. Professor do Programa de Fisiopatologia Experimental da FMUSP, dos Programas de Pós-graduação do Departamento de Psiquiatria da Universidade de São Paulo (USP) e do Programa de Neurociências e Comportamento do Instituto de Psicologia da USP.

Alberto Stoppe Jr. Psiquiatra. Especialista em Psiquiatria e certificado na área de atuação em Psicogeriatria pela Associação Brasileira de Psiquiatria (ABP). Mestre e Doutor em Psiquiatria pela USP.

Alexander Moreira-Almeida Psiquiatra. Coordenador das Seções de Espiritualidade e Psiquiatria da Associação Mundial de Psiquiatria (AMP) e da ABP. Professor associado de Psiquiatria e diretor do Núcleo de Pesquisas em Espiritualidade e Saúde (Nupes) da Faculdade de Medicina da Universidade Federal de Juiz de Fora (UFJF). Especialista em Terapia Cognitivo-comportamental pelo IPq-HCFMUSP. Doutor em Psiquiatria pela FMUSP.

Alexandre Pinto de Azevedo Psiquiatra. Coordenador do Grupo de Estudos em Comer Compulsivo e Obesidade (Grecco) do Ambulim do IPq-HCFMUSP. Coordenador do Ambulatório de Atendimento a Homens com Transtornos Alimentares (Gahta) do Ambulim do IPq--HCFMUSP. Supervisor da Residência Médica em Psiquiatria do Ambulim do IPq-HCFMUSP. Especialista em Transtornos Alimentares e em Medicina do Sono pelo IPq-HCFMUSP. Mestre em Ciências pela FMUSP.

Aline Valente Chaves Psiquiatra. Colaboradora do Programa de Transtornos Afetivos (Progruda) do IPq-HCFMUSP. Membro da Comissão Científica da Associação Brasileira de Familiares, Amigos e Portadores de Transtornos Afetivos (Abrata). Especialista em Transtorno do Humor.

Ana Carolina Schmidt de Oliveira Psicóloga. Pesquisadora e colaboradora da Unidade de Pesquisa em Álcool e Drogas (Uniad)/Instituto Nacional de Ciência e Tecnologia para Políticas Públicas do Álcool e Outras Drogas (Inpad). Professora das Pós-graduações em Saúde Mental, Terapia Cognitivo-comportamental e Psicologia do Trânsito (Vida Mental) da Universidade Paulista (Unip). Especialista em Dependência Química pela Uniad/Universidade Federal de São Paulo (Unifesp). Doutoranda no Departamento de Psiquiatria e Psicologia Médica da Unifesp.

André Malbergier Psiquiatra. Coordenador do Grupo Interdisciplinar de Estudos de Álcool e Drogas do IPq-HCFMUSP. Mestre em Saúde Pública pela Universidade de Illinois, Chicago, Estados Unidos. Doutor em Medicina pela FMUSP.

Andreza Carla de Souza Lopes Psicóloga. Professora da Universidade São Judas Tadeu. Pesquisadora e coordenadora da equipe de Neuropsicologia do Ambulim do IPq-HCFMUSP. Especialista em Neuropsicologia pelo Instituto de Doenças Neurológicas de São Paulo (Inesp/SP). Especialista em Psicologia Clínica pela Ulbra/Manaus. Especialista em Metodologia do Ensino Superior pelo Centro Universitário do Norte (Uninorte). Mestra em Neurociências e Comportamento pela USP.

Antonio de Pádua Serafim Psicólogo. Neuropsicólogo. Diretor da Unidade de Neuropsicologia do IPq-HCFMUSP. Professor titular de Psicologia da Universidade Metodista de São Paulo. Professor colaborador do Departamento de Psiquiatria da FMUSP e do Programa de Pós-graduação em Neurociências e Comportamento do IP-USP. Mestre em Neurociências e Doutor em Ciências pela USP.

Bruna Bartorelli Psiquiatra. Médica assistente do IPq-HCFMUSP. Chefe do Ambulatório de Transtornos Somatoformes (Soma) do IPq-HCFMUSP.

Carmita H. N. Abdo Psiquiatra. Professora associada do Departamento de Psiquiatria da FMUSP. Coordenadora do Programa de Estudos em Sexualidade (ProSex) do IPq-HCFMUSP. Doutora e Livre-docente em Psiquiatria pela FMUSP. Presidente da ABP.

Carolina de Mello Santos Psiquiatra. Colaboradora do Grupo Interconsultas do IPq-HCFMUSP.

Chei Tung Teng Psiquiatra. Professor colaborador da FMUSP. Doutor em Psiquiatria pela USP.

Cristiana Castanho de Almeida Rocca Psicóloga. Neuropsicóloga. Professora colaboradora da FMUSP. Especialista em Avaliação Psicológica e Neuropsicológica pela FMUSP. Mestra em Fisiopatologia Experimental e Doutora em Ciências pela FMUSP.

Cristiano Nabuco de Abreu Psicólogo. Coordenador do Grupo de Dependências Tecnológicas do Programa dos Transtornos do Impulso (Pro-Amiti) do IPq-HCFMUSP. Formação em EFT pela Universidade de Toronto. Mestre em Psicologia pela Pontifícia Universidade Católica de São Paulo (PUC-SP). Doutor em Psicologia Clínica pela Universidade do Minho, Portugal. Pós-doutorado no Departamento de Psiquiatria do HCFMUSP.

Daniel Martins de Barros Psiquiatra. Professor colaborador do Departamento de Psiquiatria da FMUSP. Coordenador médico do Núcleo de Psiquiatria Forense (Nufor) do IPq-HCFMUSP. Doutor em Ciências pela FMUSP.

Daniela Meshulam Werebe Psiquiatra. Membro associado da Sociedade Brasileira de Psicanálise (SBP).

Ênio Roberto de Andrade Psiquiatra. Diretor do Serviço de Psiquiatria da Infância e da Adolescência do IPq-HCFMUSP. Professor adjunto de Psiquiatria do HCFMUSP. Pesquisador associado do Inpad. Especialista em Psiquiatra da Infância e da Adolescência pelo IPq-HCFMUSP. Mestre em Medicina Psiquiátrica pela FMUSP.

Fabiana Chamelet Nogueira Psiquiatra.

Fabiana Saffi Psicóloga-chefe do Serviço de Psicologia e Neuropsicologia do IPq-HCFMUSP. Psicóloga perita do Nufor do IPq-HCFMUSP. Curso de Aprimoramento Profissional em Avaliação Psicológica e Neuropsicológica realizado no Serviço de Psicologia e Neuropsicologia do IPq-HCFMUSP. Especialista em Psicologia Jurídica pelo Conselho Federal de Psicologia. Mestra e doutoranda em Ciências na USP.

Fábio Tapia Salzano Psiquiatra. Vice-coordenador do Ambulim do IPq-HCFMUSP. Mestre em Ciências pela FMUSP.

Fátima Vasques Psicóloga clínica. Especialista em Terapia Cognitiva pela Unip.

Fellipe Augusto de Lima Souza Psicólogo. Professor da Residência de Psiquiatria do HC Radamês Nardini, Mauá. Coordenador dos Grupos de Habilidades do Ambulim do IPq-HCFMUSP. Especialista em Transtornos Alimentares pelo Ambulim do IPq-HCFMUSP. Formação em Terapia Comportamental Dialética pelo Behavioral Tech.

Francisco Lotufo Neto Psiquiatra.

Gamaliel Coutinho de Macedo Psiquiatra.

Geilson Lima Santana Psiquiatra. Pesquisador do Núcleo de Epidemiologia Psiquiátrica do IPq-HCFMUSP. Especialista em Psiquiatria Geral e Certificado de Atuação em Psiquiatria da Infância e Adolescência pela ABP. Doutor em Ciências pela FMUSP.

Gustavo Gil Alarcão Psiquiatra. Colaborador do Serviço de Psicoterapia do IPq-HCFMUSP. Psicanalista filiado à SBPSP. Doutorando em Ciências na FMUSP.

Hewdy Lobo Psiquiatra. Especialista em Psiquiatria Forense pela ABP. Mestre em Administração pela Unip.

Homero Vallada Psiquiatra. Professor associado do Departamento de Psiquiatria da FMUSP. Professor visitante do Karolinska Institutet, Suécia. Doutor em Medicina pelo King's College, Londres.

Ivanor Velloso Meira-Lima Psiquiatra. Professor associado de Psiquiatria e Psicologia Médica da Universidade Federal do Rio Grande do Norte. Mestre em Genética pela Universidade Federal da Paraíba. Doutor em Psiquiatria e Psicologia Médica pela Unifesp. Pós-doutorado no IPq-HCFMUSP.

Júlia Catani Psicóloga clínica. Psicóloga e psicanalista no Soma do IPq-HCFMUSP. Bolsista do CNPq. Psicanalista pelo Instituto Sedes Sapientiae. Especialista em Saúde Mental e Psicopatologia pelo IPq-HCFMUSP. Mestra em Ciências pelo Instituto de Psicologia da USP. Doutoranda em Ciências no Instituto de Psicologia da USP.

Laura Helena Silveira Guerra de Andrade Psiquiatra do IPq-HCFMUSP. Coordenadora do Núcleo de Epidemiologia do IPq-HCFMUSP. Doutora em Psiquiatria pela USP. Pós-doutorado na Johns Hopkins University School of Public Health.

Leonardo Sauaia Psiquiatra do Southern District Health Board, Dunedin, Nova Zelândia. Membro da Sociedade Internacional de Estudos sobre Transtornos de Personalidade (ISSPD).

Letícia Oliveira Alminhana Psicóloga. Mestra em Teologia pela EST/RS. Doutora em Saúde pela UFJF. Pós-doutorado na University of Oxford/Reino Unido e PNPD/Capes na Pontifícia Universidade Católica do Rio Grande do Sul.

Luciana de Carvalho Monteiro Psicóloga. Professora convidada do Serviço de Psicologia e Neuropsicologia do IPq-HCFMUSP. Especialista em Avaliação Psicológica e Neuropsicológica na Instituição Hospitalar pelo IPq-HCFMUSP. Mestra em Ciências pela FMUSP.

Luciana Roberta Donola Cardoso Psicóloga e pesquisadora. Especialista em Psicologia Comportamental pela USP. Mestra em Análise do Comportamento pela PUC-SP. Doutora em Ciências pela FMUSP.

Luis Felipe Costa Psiquiatra. Psicoterapeuta pela Sociedade de Psicodrama de São Paulo. Especialista em Psiquiatria pela ABP/AMB e em Transtornos Afetivos pelo HCFMUSP.

Mara Behlau Fonoaudióloga. Professora de Relacionamentos Interpessoais: Comunicação em Negócios no Instituto de Ensino e Pesquisa-Insper. Diretora do Centro de Estudos da Voz (CEV) de São Paulo. Especialista em Voz pelo Conselho Federal de Fonoaudiologia. Mestra em Ciências e Doutora em Distúrbios da Comunicação Humana pela Unifesp.

Marco Aurélio Monteiro Peluso Psiquiatra. Doutor em Psiquiatria pela USP. Pós-doutorado em Psiquiatria na University of Texas Health Science Center at San Antonio/Estados Unidos. Pós-doutorado em Psiquiatria na USP.

Maria Aparecida da Silva Psiquiatra. Colaboradora do Grupo de Estudos de Atenção ao Desenvolvimento Infantil (Geadi) do Laboratório de Comportamento Motor da Escola de Educação Física & Laboratório de Avaliação Neurofuncional da Faculdade de Fisioterapia da USP. Mestra e Doutora em Ciências pela USP.

Mirella Baise Psicóloga clínica. Especialista em Neuropsicologia pelo IPq-HCFMUSP. Mestra em Neurociências pela USP.

Oswaldo Ferreira Leite Netto Psiquiatra. Diretor do Serviço de Psicoterapia do IPq-HCFMUSP. Professor do Instituto de Psicanálise da SBPSP. Especialista em Psicanálise pela SBPSP/Associação Psicanalítica Internacional. Membro efetivo da SBPSP.

Paulo Germano Marmorato Psiquiatra. Especialista em Psiquiatria da Infância e Adolescência pelo IPq-HCFMUSP.

Renato Luiz Marchetti Psiquiatra. Professor colaborador do Departamento de Psiquiatria da FMUSP. Coordenador do Projeto de Epilepsia e Psiquiatria (Projepsi) do IPq-HCFMUSP. Doutor em Psiquiatria pela FMUSP.

Renato T. Ramos Psiquiatra. Professor associado do Departamento de Psiquiatria da Universidade de Toronto, Canadá.

Renerio Fraguas Jr. Psiquiatra. Professor livre-docente. Professor associado do Departamento e do IPq-HCFMUSP. Diretor da Divisão de Psiquiatria e Psicologia do Hospital Universitário da USP. Especialista em Psiquiatria pelo IPq-HCFMUSP. Doutor pelo IPq-HCFMUSP. Pós-doutorado no Depression Clinical and Research Program, Massachusetts General Hospital, Harvard Medical School, Massachusetts, Boston, Estados Unidos.

Ricardo Alberto Moreno Psiquiatra. Especialista em Transtornos do Humor: Depressão e Bipolar pelo IPq-HCFMUSP. Doutor em Medicina pela USP.

Roberta Catanzaro Perosa Psiquiatra colaboradora e supervisora do Ambulatório de Anorexia Nervosa e Bulimia Nervosa do Ambulim do IPq-HCFMUSP. Especialista em Transtornos Alimentares pelo Ambulim do IPq-HCFMUSP.

Sergio Paulo Rigonatti Psiquiatra. Professor adjunto de Psiquiatria no HCFMUSP. Pesquisador associado do Inpad. Especialista em Psiquiatria Forense e em Dependência Química pela Uniad/Unifesp. Mestre em Ciências pela Unifesp. Doutor em Saúde Mental pela USP.

Thays Vaiano Fonoaudióloga. Professora do CEV. Mestra e Doutora em Distúrbios da Comunicação Humana pela Unifesp.

Wanderly Barroso Campos Psiquiatra. Coordenador do Ambulatório de Psicogeriatria do Hospital das Clínicas da Universidade Federal de Goiás (UFGO). Preceptor da Residência Médica de Psiquiatria da Faculdade de Medicina da UFGO. Especialista titular em Psiquiatria e Psicogeriatria pela ABP.

Yara Azevedo Prandi Psiquiatra.

Prefácio

Muito próximos das melhores histórias de ficção científica, estudos recentes baseados em conceitos psicológicos como introversão e extroversão, entre outros, discutem características de personalidade, em humanos e robôs, que facilitariam a interação homem-máquina em diferentes atividades do dia a dia.

Por sua vez, estudando animais como *Euprymna tasmanica* (lula do bolinho do sul ou lula do sul), marmotas-de-ventre-amarelo, esquilo-vermelho-americano, *Macaca mulatta* (macaco rhesus) e chimpanzés, cientistas calculam que a hereditariedade de traços de personalidade nessas espécies pode alcançar até 60%.

Estudando bonobos (*Pan paniscus*) – elegantes e ostentadores de belos topetes, também conhecidos como chimpanzés-pigmeus –, é possível dizer que eles se diferenciam dos chimpanzés (membros do mesmo gênero em seus traços de personalidade) em parte por variações do receptor 1a da vasopressina.

Esses e outros trabalhos sofisticados sugeririam que a compreensão da personalidade e diferentes desdobramentos em *anima nobili* já estivessem bem avançados. Não obstante, embora consideráveis esforços venham sendo feitos levando à identificação de cerca de 1.000 genes que estão envolvidos em sua formação, o estudo das variáveis genéticas que influenciam a personalidade está apenas no início. É possível dizer que esses genes conhecidos seriam provavelmente responsáveis pelos três grandes sistemas de aprendizado e memória nos seres humanos: o condicionamento comportamental dos hábitos e tarefas; o aprendizado intencional do planejamento de metas e relações sociais; e uma espécie de aprendizado autobiográfico, uma forma de visualizar, em si mesmo, uma narrativa pessoal no tempo e no espaço.

É muito, e é pouco ainda.

Se a definição e o entendimento do que é personalidade no ser humano são ainda muito parciais, estudar o que chamamos de **transtornos da personalidade** nos remete a terrenos ainda mais pantanosos – transtorno da personalidade como termo, como modo patológico de ser ou comportar-se, ou como conceito tem uma longa e tortuosa história na psiquiatria.

Padrões de comportamento similares aos conhecidos hoje como transtornos da personalidade (ou "tipos" de personalidades), embora chamados de modo diferente, são conhecidos desde o início da história do homem. Uma primeira abordagem pode ser vista em *Os caracteres* (ΧΑΡΑΚΤΗΡΕΣ), de Teofrasto (372 a.C. a 287 a.C.). O trabalho é um panorama bem escrito, inteligente e mordaz dos tipos morais, sendo, definitivamente, a primeira tentativa de escrever uma sistematização caracterológica.

Ao longo dos séculos, muitos conceitos, modelos e teorias foram criados para justificar esses diferentes modos de pensar e se comportar. A convergência de nome, comportamento e conceito ocorre pela primeira vez apenas no início do século XX, deixando parcialmente para trás conceitos anteriores: filosóficos (Kant, Locke), frenológicos, localizacionistas, morais, degenerativos e outros.

De Kretschmer e seu modelo dimensional e Kurt Schneider com sua visão tipológica até chegarmos ao DSM-5 com seu modelo híbrido, muito se discutiu sobre esse tópico, verdadeiro calcanhar de Aquiles da nosologia psiquiátrica. O consenso ainda está longe, termos como personalidade, transtorno da personalidade, caráter, temperamento, constituição, *self*, ego, estado, traço, psicopatia, sociopatia ainda estão presentes em nosso meio e, muitas vezes, são usados inadvertidamente, orientados por razões científicas, ideológicas ou socioculturais.

Esta é a 2ª edição do livro *Transtornos da personalidade*, lançado em 2011. Oito anos após, capítulos foram revistos e atualizados, outros foram acrescidos e novos autores de destaque em suas áreas se juntaram a nós. Agradecemos aos brilhantes colegas autores de capítulos que nos emprestam e ao leitor seu conhecimento. Agradecemos à nossa Editora, Artmed, pela competência, carinho e confiança constantes.

Acreditamos que esta edição deu um passo à frente no conhecimento do nosso objeto de estudo – talvez os bonobos tenham ficado um passo atrás. Contudo, sempre temos a impressão de que, ao darmos um passo à frente em direção à montanha, esta recua e se distancia novamente.

Boa leitura!

Mario Rodrigues Louzã
Táki Athanássios Cordás
Organizadores

Berrios GE. European views on personality disorders: a conceptual history. Compr Psychiatry. 1993;34(1):14-30.

Zachar P, Krueger RF, Kendler KS. Personality disorder in DSM-5: an oral history. Psychol Med. 2016;46(1):1-10.

Zwir I, Arnedo J, Del-Val C, Pulkki-Råback L, Konte B, Yang SS, et al. ncovering the complex genetics of human character. Mol Psychiatry. 2018. [Epub ahead of print]

Sumário

1. Transtornos da personalidade: um esboço histórico-conceitual 1
   Táki Athanássios Cordás, Mario Rodrigues Louzã

2. Personalidade, voz e comunicação 10
   Thays Vaiano, Mara Behlau

3. Transtornos da personalidade: epidemiologia 35
   Geilson Lima Santana, Marco Aurélio Monteiro Peluso, Laura Helena Silveira Guerra de Andrade

4. Aspectos genéticos 49
   Ivanor Velloso Meira-Lima, Homero Vallada

5. Neurobiologia dos transtornos da personalidade 62
   Maria Aparecida da Silva, Luciana de Carvalho Monteiro, Mario Rodrigues Louzã

6. Avaliação psicológica da personalidade: modelos e instrumentos 82
   Antonio de Pádua Serafim, Cristiana Castanho de Almeida Rocca

7. Transtornos da personalidade: aspectos médico-legais 100
   Antonio de Pádua Serafim, Sergio Paulo Rigonatti, Daniel Martins de Barros

8. Transtornos da conduta na infância e na adolescência e transtorno da personalidade antissocial 119
   Paulo Germano Marmorato, Ênio Roberto de Andrade

9. Transtornos da personalidade em idosos 136
   Wanderly Barroso Campos, Alberto Stoppe Jr.

10. Transtorno da personalidade *borderline* 146
    Hewdy Lobo, Ana Carolina Schmidt de Oliveira, Táki Athanássios Cordás, Fabiana Chamelet Nogueira

11. Personalidade, transtornos da personalidade e esquizofrenia 161
    Yara Azevedo Prandi, Gamaliel Coutinho de Macedo, Mario Rodrigues Louzã

12. Transtornos da personalidade e obesidade 176
    Alexandre Pinto de Azevedo

13. Personalidade e dependência de drogas 184
    André Malbergier, Luciana Roberta Donola Cardoso

14. Transtornos alimentares 194
    Táki Athanássios Cordás, Fábio Tapia Salzano, Alexandre Pinto de Azevedo, Andreza Carla de Souza Lopes, Mirella Baise

15	A interface entre personalidade, transtornos da personalidade e transtornos do humor	214
	Ricardo Alberto Moreno, Luis Felipe Costa, Aline Valente Chaves	
16	Transtornos da personalidade e transtornos de ansiedade	226
	Renato T. Ramos	
17	Transtornos da personalidade e transtornos dissociativos (ou conversivos)	241
	Letícia Oliveira Alminhana, Alexander Moreira-Almeida	
18	Sintomas somáticos, transtornos relacionados e personalidade	257
	Bruna Bartorelli, Júlia Catani, Renerio Fraguas Jr., Daniela Meshulam Werebe	
19	Transtornos da personalidade e transtornos da sexualidade	282
	Carmita H. N. Abdo	
20	Transtornos da personalidade no transtorno de déficit de atenção/hiperatividade	307
	Maria Aparecida da Silva, Mario Rodrigues Louzã	
21	Transtornos da personalidade associados à epilepsia	318
	Renato Luiz Marchetti	
22	Transtornos da personalidade e suicídio	326
	Carolina de Mello Santos, Chei Tung Teng, Leonardo Sauaia	
23	Tratamento farmacológico dos transtornos da personalidade	340
	Roberta Catanzaro Perosa, Fábio Tapia Salzano, Táki Athanássios Cordás	
24	Um olhar psicanalítico sobre o transtorno da personalidade *borderline*	350
	Oswaldo Ferreira Leite Netto, Gustavo Gil Alarcão	
25	O vínculo terapêutico e a terapia comportamental dialética no transtorno da personalidade *borderline*	358
	Francisco Lotufo Neto, Fabiana Saffi	
26	Terapia cognitiva nos transtornos da personalidade	372
	Fátima Vasques, Cristiano Nabuco de Abreu, Fellipe Augusto de Lima Souza	
	Índice	389

1
Transtornos da personalidade: um esboço histórico-conceitual

Táki Athanássios Cordás, Mario Rodrigues Louzã

O conceito de personalidade como um conjunto de características relativamente estáveis de cada indivíduo é possivelmente tão antigo quanto a própria humanidade. Na Grécia Antiga, merece destaque a obra *Os Carateres*, que apresenta a primeira tentativa conhecida de tipologia da personalidade, escrita por Tirtamo de Lesbos (372 a.C.-288 a.C.), denominado Teofrasto ("o que tem o dom divino no uso das palavras").[1] Constituída por uma sequência de 30 retratos, cada um dedicado a um tipo humano, apesar da leitura difícil e de vários trechos perdidos, nessa obra é possível encontrar descrições muito agudas, como o descarado, o mesquinho, o tagarela, o arrogante e aquele que alguns identificam como o protótipo do distímico: o eterno descontente.

Na China antiga, Confúcio (551 a.C.-472 a.C.), em *Os Analectos*, descreve o temperamento como a combinação de "sangue" e da "essência vital", com mudanças ao longo da vida.[2]

Nascido em Pérgamo, em 128 d.C., e falecido em Roma, em 210 d.C. (?), Galeno, com seu trabalho médico prolífico, que também abordava os mais diversos temas filosóficos, em nada relacionados à medicina, alcançou um nível de respeito comparado apenas ao de Hipócrates. Galeno descreve pela primeira vez o estado de *dilirium* dos alcoolistas e a simulação das doenças, que chama de patomímia. Profundo conhecedor dos textos de Hipócrates, reafirma a exatidão da descrição da melancolia feita por esse autor.

A teoria humoral é extensivamente desenvolvida por Galeno, no entanto, perde força no milênio seguinte. A Figura 1.1 e o Quadro 1.1 apresentam uma visão esquemática de sua teoria dos humores.

Ao longo dos séculos, filósofos como Descartes, Leibniz e Kant propuseram suas concepções a respeito de processos psicológicos do ser humano, como caráter, personalidade, consciência e introspecção, bem como o conceito de identidade.

No século XIX, quando começam as tentativas de classificação dos transtornos mentais e de comportamento, as diferentes escolas europeias separam pessoas que teriam algum tipo global de prejuízo mental daquelas que, apesar de estarem em contato com a realidade, apresentariam alterações de comportamento, conduta ou características pessoais que comprometeriam suas vidas (Quadro 1.2).

Pinel inclui em sua nosografia a *manie sans delire*, cuja caracterização é controversa, porém indica um quadro de furor sem prejuízo do intelecto (i.e., sem

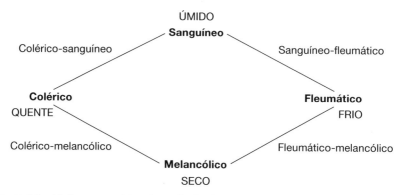

Figura 1.1 Visão esquemática da teoria dos humores, de Galeno.

psicose).[3] Influenciado pelas ideias liberais da Revolução Francesa, reafirma que o homem, ao contrário das ideias preconcebidas de um determinismo biológico, é livre para julgar, escolher e assumir a responsabilidade por seus atos.

O caso célebre que influenciou o psiquiatra francês a elaborar sua teoria ocorreu quando um indivíduo claramente não doente e com consciência e capacidade de julgamento preservados empurrou, em estado de fúria, uma mulher para dentro de um poço. Essa caracterização de um comportamento evidentemente anormal em um indivíduo preservado no restante de seu psiquismo é um conceito central para o desenvolvimento das ideias sobre personalidade anormal.

O termo "loucura moral" foi cunhado por Prichard, em 1835, para se referir a síndromes comportamentais cuja maior característica seria a ausência de *delirium*. A releitura de sua descrição sugere que o médico inglês buscava um modo de acomodar pacientes que, hoje, receberiam o diagnóstico de transtorno bipolar sem quadro delirante, e não de um transtorno da personalidade.

A teoria da degeneração de Morel oferece uma explicação geral, a qual pode ser aplicada especificamente àqueles que apresentam "inferioridade psicopática", seja de modo genérico, como Koch e Gross, seja de modo específico, como Lombroso, em

QUADRO 1.1 Teoria dos humores

Humor	Qualidades	Elemento	Personalidade
Sanguíneo	Quente, úmido	Ar	Otimista, falante, irresponsável, gordo
Colérico	Quente, seco	Fogo	Explosivo, ambicioso, magro
Fleumático	Frio, úmido	Água	Lento, corpulento, preguiçoso
Melancólico	Frio, seco	Terra	Introspectivo, pessimista, magro

QUADRO 1.2 Principais autores que desenvolveram conceitos de transtornos da personalidade

Autor	Ano	Conceito	Descrição
Pinel	1809	Manie sans delire	Prejuízo afetivo sem prejuízo da capacidade de compreensão
Rush	1812	Moral alienation of the mind	Atos repreensíveis são manifestações de transtorno mental
Prichard	1835	Moral insanity	Perversão mórbida de afetos e emoções, sem prejuízo das funções intelectuais
Esquirol	1838	Monomanie	Transtorno focal da mente
Morel	1850	Degenerescences	Teoria geral da degeneração
Lombroso	1876	Criminoso nato ou atávico	Derivação da teoria da degeneração
Koch	1891	Psychopathische Minderwertigkeiten (inferioridade psicopática)	Derivação da teoria da degeneração
Gross	1909	Psychopathische Minderwertigkeiten	Derivação da teoria da degeneração
Schneider	1923	Personalidades psicopáticas	Tipologia de características da personalidade
Kretschmer	1921	Biótipo e temperamento	Relação entre tipo físico, características da personalidade e transtornos mentais

sua proposta do "criminoso nato". Ao longo desse período, o conceito de transtorno da personalidade foi associado ao de criminalidade, criando uma ponte entre a psiquiatria e a área jurídica criminal.

A tipologia de Kretschmer

Em 1921, Ernst Kretschmer[4] (1888-1964) sugere uma tipologia que, aparentemente, conseguiria unir os aspectos físicos com o temperamento. O psiquiatra alemão propôs a associação entre os tipos leptossômico, atlético e pícnico e seus correspondentes psicológicos fleumático, viscoso-explosivo e ciclotímico.[4] Um quarto tipo morfológico, o displásico, apresentaria menor correlação com um tipo psicopatológico específico.

A tipologia de Kretschmer também merece ser destacada pela proposta de um contínuo entre o normal e o patológico. Suas ideias foram aplicadas na prática por Sheldon,[5] nos Estados Unidos, com nomes como viscerotonia, somatotonia e cerebrotonia.

As personalidades psicopáticas, de Kurt Schneider

Kurt Schneider[6] (1887-1967) utiliza o termo "personalidades psicopáticas" para descrever as pessoas que "sofrem com sua anormalidade de personalidade ou que fazem sofrer a sociedade". Segundo sua sistemática clínica, são variações extremas da normalidade (e não doenças *stricto sensu*) dentro de um *continuum*, em cujo centro estatístico estão as personalidades normais. Mais afastadas da média, estão as personalidades anormais, das quais se distinguem as personalidades psicopáticas.

Esse autor propõe uma tipologia não sistemática com 10 tipos principais, com características acentuadas, havendo a possibilidade de combinações variadas entre elas (Quadro 1.3).

QUADRO 1.3 As personalidades psicopáticas, segundo Kurt Schneider[6]

Subtipo	Características
Hipertímico	Humor alegre acentuado, temperamento vivaz, atividade intensa, cooperativo
Depressivo	Humor triste, pessimista, angustiado, cético, pouca autoconfiança
Inseguro de si	Insegurança interior, falta de autoconfiança
Fanático	Dominado por um complexo de ideias, ativo, expansivo
Necessitado de valorização	Aparenta mais do que é, chama atenção para si; no extremo, caracteriza-se pela pseudologia fantástica
Lábil de humor	Oscilações de humor, irritabilidade/depressão, reage aos estímulos depressivamente
Explosivo	Reage de modo raivoso por qualquer motivo
Sem índole (*Gemütlos*)	Sem piedade, vergonha ou consciência; frio
Sem vontade (*Willenlos*)	Influenciável
Astênico	Dificuldade de concentração e de memória, pouca capacidade produtiva, cansaço

As personalidades acentuadas (*Akzentuierte*), de Karl Leonhard

Karl Leonhard[7] (1904-1988) propõe uma série de tipos de personalidades acentuadas, não necessariamente anormais (Quadro 1.4). As características dessas personalidades poderiam se situar em um *continuum* entre a normalidade e os transtornos da personalidade.

Os critérios atuais: DSM-5 e CID-10

A 10ª edição da *Classificação internacional de doenças* (CID-10),[8] da Organização Mundial da Saúde, considera três possibilidades etiológicas de transtornos da personalidade: transtornos decorrentes de doença, lesão e disfunção cerebrais (F07); transtornos específicos de personalidade (F60); e alterações permanentes de personalidade, não atribuíveis a lesão ou doença cerebral (F62).

Os transtornos da personalidade decorrentes de doença, lesão ou disfunção cerebrais (F07) caracterizam-se por mudanças de personalidade decorrentes de doenças cerebrais (p. ex., tumores, epilepsia, acidente vascular cerebral, traumatismo cranioencefálico, etc.) (Quadro 1.5).

Os transtornos específicos de personalidade (F60) seriam decorrentes de fatores constitucionais e ambientais, caracterizados por padrões rígidos de comportamento e desadaptação interpessoal e social que se afastam significativamente da média de uma determinada cultura (Quadro 1.6).

QUADRO 1.4 Tipos de personalidades acentuadas, segundo Karl Leonhard[7]

Demonstrativo	Lábil de humor
Hiperexato	Exaltado (*Überschwenglich*)
Hiperinsistente	Ansioso
Descontrolado (*Ungesteuerte*)	Emotivo
Hipertímico	Extrovertido
Distímico	Introvertido

QUADRO 1.5 Transtornos de personalidade decorrentes de doença, lesão e disfunções cerebrais, segundo a CID-10[8]

F07.0	Transtorno orgânico de personalidade
F07.1	Síndrome pós-encefalítica
F07.2	Síndrome pós-concussional

QUADRO 1.6 Transtornos da personalidade segundo a CID-10[8] e o DSM-5[9]

CID-10	DSM-5	
Paranoide	Paranoide	
Esquizoide	Esquizoide	Grupo A
	Esquizotípica	
Dissocial	Antissocial	
Emocionalmente instável	Borderline	Grupo B
	Narcisista	
Histriônico	Histriônica	
Anancástico	Obsessivo-compulsiva	
Ansioso (evitativo)	Evitativa	Grupo C
Dependente	Dependente	

Na CID-10,[8] existe, ainda, a possibilidade de uma alteração permanente de personalidade em indivíduos sem transtorno da personalidade prévio após uma experiência catastrófica (F62.0) ou doença psiquiátrica (F62.1).

Diferentemente das edições anteriores, o DSM-5[9] abandona o sistema multiaxial, excluindo a divisão entre os transtornos do Eixo I e os do Eixo II (os transtornos da personalidade). Assim como na CID-10,[8] o DSM-5,[9] considera a possibilidade diagnóstica de mudança da personalidade devido a uma condição médica (310.1) e também aos transtornos da personalidade (310) (Quadro 1.6).[9] A maioria dos subtipos propostos é semelhante aos da CID-10.[8] A exceção mais importante é o transtorno da personalidade esquizotípica, que, na CID-10,[8] está classificado junto aos transtornos do espectro da esquizofrenia (transtorno esquizotípico [F21]). No DSM-5[9] os transtornos da personalidade são, ainda, separados em três grupos (A, B e C), conforme suas características comuns.

Além da classificação categorial, o DSM-5[9] apresenta uma proposta de classificação dimensional dos transtornos da personalidade, ainda a ser pesquisado de modo mais detalhado. Nessa classificação, dois aspectos são considerados: prejuízos no funcionamento da personalidade (Quadro 1.7) e traços patológicos da personalidade (Quadro 1.8). O nível dos prejuízos (de si mesmo e interpessoal) varia de '0' (sem prejuízo) a '4' (prejuízo grave). Os traços de personalidade derivam do modelo dos cinco fatores, conhecido como *Big Five*, incluindo seis domínios, e estes contendo no total 25 facetas específicas.

Nesta classificação dimensional, são considerados os seguintes transtornos da personalidade: antissocial, evitativa, *borderline*, narcisista, obsessivo-compulsiva e esquizotípica.

QUADRO 1.7 Elementos do funcionamento da personalidade

Si mesmo (self)
- Identidade
- Autodirecionamento

Interpessoal
- Empatia
- Intimidade

QUADRO 1.8 Domínios dos traços da personalidade

Afetividade negativa
Distanciamento
Antagonismo
Desinibição
Psicoticismo

Perspectivas futuras: CID-11

A preparação da 11ª edição da *Classificação internacional de doenças* (CID-11), a qual envolve a revisão de toda a Classificação, não apenas da área de saúde mental, ainda está em desenvolvimento (uma versão preliminar encontra-se em https://icd.who.int/). Sua codificação será modificada de forma que os transtornos mentais receberão o código "06". Há, ainda, pouca informação sobre os transtornos da personalidade.

Relações entre personalidade, transtorno da personalidade e transtorno mental

O Grupo A dos transtornos da personalidade

Os transtornos da personalidade esquizoide, paranoide e esquizotípica, juntos, formam o chamado Grupo A dos transtornos da personalidade no DSM-5.[9] Convém lembrar que, na CID-10,[8] o transtorno esquizotípico não é considerado um transtorno da personalidade, mas uma síndrome vizinha à esquizofrenia.

Há muitas décadas, esse grupo, caracterizado por um "estranho" ("extravagante" ou "exótico") padrão de cognição e afeto, isolamento social e quadros psicóticos transitórios, é relacionado com o espectro esquizofrênico.[10]

Kraepelin, Berze e Hoch descrevem certos familiares de primeiro grau de pacientes com demência precoce. Os termos personalidade esquizoide e esquizoidia foram cunhados pelo grupo de Bleuler por volta de 1910.[11]

O Grupo B dos transtornos da personalidade

O transtorno da personalidade *borderline* e o transtorno da personalidade histriônica foram incorporados ao Eixo II, transtornos da personalidade, pelo DSM-III, após uma longa evolução conceitual.[12]

O termo *borderline* foi continuamente utilizado na psicanálise para descrever a "linha cinzenta" entre neuróticos e psicóticos. Já o termo *histriônico* substitui o milenar termo histérico, carregado de preconceito, usado com conotações etiológicas sexuais na mulher desde Hipócrates até Freud.[13] O termo *narcisismo*, por sua vez, remonta à mitologia grega. Narciso era um rapaz de extrema beleza. Seus pais (Céfiso e Liríope), antes do nascimento, consultam um oráculo para saber sobre o destino de seu filho. Ele sentencia que Narciso terá vida longa, desde que não veja a imagem de seu próprio rosto. Narciso, ao rejeitar o amor de Eco, sofre a vingança dos deuses; exposto ao reflexo de seu rosto num lago, apaixona-se por si mesmo (talvez o primeiro *"selfie"* da história...), definhando até a morte (https://www.britannica.com/topic/Narcissus-Greek-mythology). O termo é utilizado na psiquiatria no fim do século XIX; na psicanálise, por Freud, em 1914, no artigo "Introdução ao Narcisismo" (Freud, 2010), e, posteriormente, por Heinz Kohut e Otto Kernberg, psicanalistas americanos. O "transtorno da personalidade narcisista" aparece pela primeira vez no DSM-III, em 1980.[14]

Pessoas com personalidade *antissocial* provavelmente existem desde a aurora da humanidade. Na *Ética a Nicomano*, Aristóteles diz que certas coisas "[...] não são agradáveis por natureza, *(a)* algumas se tornam tais por efeito de distúrbios no organismo, outras *(b)* devido a hábitos adquiridos e outras ainda (c) em razão de uma natureza congenitamente má" (Livro VII, 5).[15] Recentemente, os termos "psicopatia", "sociopatia" e "transtorno da personalidade antissocial" têm sido utilizados de modo intercambiável; no entanto, alguns autores sugerem que seriam conceitos distintos, embora com muita superposição. "Psicopatia" seria um termo mais genérico, caracterizado por ausência de empatia, frieza emocional, ausência de culpa e, eventualmente, atos violentos e antissociais. Por ser vislumbrado já na infância e na adolescência, admite-se que tenha uma base biológica importante. Já a "sociopatia" seria decorrente da interação entre uma predisposição biológica e de condições ambientais adversas. O conceito de "transtorno da personalidade antissocial", por sua vez, está delimitado tanto no DSM-5[9] quanto na CID-10[8] (com a denominação "transtorno da personalidade dissocial").[16–18]

O Grupo C dos transtornos da personalidade

O menos claro dos três grupos de transtornos da personalidade é composto por pacientes com características de evitação, dependência e anancásticos. A falta de clareza em relação a esse grupo se deve ao fato de os quadros serem frouxamente relacionados e de a superposição com os transtornos de ansiedade não estar clara.[19]

Referências

1. Teofrasto. Os caracteres. Lisboa: Relógio D'Água; 1999.
2. Crocq MA. Milestones in the history of personality disorders. Dialogues Clin Neurosci. 2013;15:147-53.
3. Berrios GE. European views on personality disorders: a conceptual history. Compr Psychiatry. 1993;34(1):14-30.
4. Kretschmer E. Körperbau und charakter: untersuchungen zum konstitutionsproblem und zur lehre von den temperamenten. Berlin: Julius Springer; 1921.
5. Sheldon WH. The varieties of temperament: a psychology of constitutional differences. New York: Harper; 1942.
6. Schneider K. Klinische psychopathologie. 12. aufl. Stuttgart: Georg Thieme Verlag; 1980.
7. Leonhard K. Akzentuierte persönlichkeiten. 2. aufl. Stuttgart: Fischer; 1976.
8. Organização Mundial da Saúde. Classificação de transtornos mentais e de comportamento da CID-10. Porto Alegre: Artmed; 1993.
9. American Psychiatric Association. Manual diagnóstico e estatístico de transtornos mentais: DSM-5. 5. ed. Porto Alegre: Artmed; 2014.
10. Frangos E, Ahanassenas G, Tsitourides S, Katsanou N, Alexandrou P. Prevalence of DSM III schizophrenia among the first-degree relatives of schizophrenic probands. Acta Psychiatr Scand. 1985;72(4):382-6.
11. Bleuler M. The schizophrenic disorders. Long term patient and family studies. New Haven: Yale University; 1978.
12. American Psychiatric Association. DSM-III: diagnostic and statistical manual of mental disorders. 3rd ed. Washington: APA; 1980.
13. Stone MH. Borderline and histrionic personality disorders: a review. In: Maj M, Akiskal HP, Mezzich JE, Okasha A, editors. Personality disorders. London: Wiley; 2005.
14. Russel GB. Narcissism and the narcissistic personality disorder: a comparison of the theories of Kernberg and Kohut. Br J Med Psychol. 1985;58 (Pt 2):137-48.
15. Aristóteles. Ética a Nicomano. Brasília: UnB; 1999.
16. Walsh A, Wu HH. Differentiating antisocial personality disorder, psychopathy, and sociopathy: evolutionary, genetic, neurological, and sociological considerations. Criminal Justice Studies. 2008;21(2):135-52.
17. Conti RP. Psychopathy, sociopathy, and antisocial personality disorder. Forensic Res Criminol Int J. 2016;2(2):00046.
18. Anderson NE, Kiehl KA. Psychopathy: developmental perspectives and their implications for treatment. Restor Neurol Neurosci. 2014;32(1):103-17
19. Tyrer P. The anxious cluster of personality disorders: a review. In: Maj M, Akiskal HP, Mezzich JE, Okasha A, editors. Personality disorders. London: Wiley; 2005.

2
Personalidade, voz e comunicação

Thays Vaiano, Mara Behlau

A voz humana é um dos aspectos mais importantes da projeção da personalidade, caracterizando, em grande parte, as interações sociais. É interessante recuperar a conexão simbólica entre personalidade e voz.[1] A palavra personalidade vem do latim *persona* e refere-se à máscara usada pelos atores romanos para *personare*; mais precisamente, *persona* refere-se à abertura da boca da máscara pela qual o som da voz deveria ressoar. O uso da máscara, a *persona*, permitia não somente um sistema de amplificação para a voz, mas também uma nova identidade ao ator. Da máscara a palavra passou a designar o ator, a *persona* no drama e, finalmente, a personalidade.

Do mesmo modo que ocorre com a formação da personalidade, o desenvolvimento da voz é considerado um processo longo, gradual e único. A possibilidade de vocalizar está presente desde o nascimento, sendo o choro um dos eventos mais esperados neste momento. Embora as primeiras vocalizações já sinalizem condições de fome, dor e prazer,[2] o que pode ser interpretado como uma resposta fisiológica e/ou emocional, a identidade vocal propriamente dita de um indivíduo leva décadas para se desenvolver e consiste em uma série de características persistentes, observáveis e mensuráveis manifestada pelas formas de uso da voz nos relacionamentos interpessoais. A voz modulada em palavras e frases forma a fala articulada, que nos seres humanos exige uma alta complexidade e a interação de dois sistemas motores: o sistema motor emocional e o sistema motor somático.

Há menos de quatro décadas, a neurologia e a neurociência acreditavam que o trato corticospinal controlava todos os movimentos, entretanto, novas descobertas evidenciaram que regiões envolvidas em funções emocionais possuem sua própria configuração, com rotas neurais específicas para o tronco encefálico e a medula espinal, constituindo o chamado sistema motor emocional, que regula os movimentos musculares relacionados à expressão das emoções. O sistema motor volitivo ou somático controla direta ou indiretamente os motoneurônios que inervam a musculatura do corpo axial e proximal, regulando a postura corporal, além dos motoneurônios do pescoço e da musculatura externa do olho que determinam a direção do campo visual.[3]

O som da voz que ouvimos no ambiente é o resultado da fonação (vibração das pregas vocais na laringe) mais a ressonância nas cavidades superiores, que modifica esse som básico ao passar pela laringe, faringe e boca (Figura 2.1), formando os sons da fala e as características da comunicação oral individual. A produção da voz humana envolve um comportamento motor laríngeo que se estende de respostas límbicas reflexas a atos vocais aprendidos extremamente sofisticados como os da fala e do canto.[4] A voz como produto final é a resultante complexa da interação de fatores orgânicos e de seu uso na comunicação. O uso da voz como parte do comportamento comunicativo é influenciado pelos traços de personalidade moderadamente hereditários e que moldam nossa tendência para responder de certa forma, sob certas circunstâncias.[5]

À semelhança de todos os comportamentos humanos, as condições genéticas são apenas a base da construção da voz e é a interação com o ambiente que vai determinar a qualidade vocal de um indivíduo, tão única a ponto de ter valor como prova forense.[6] As condições genéticas determinam as características básicas do trato vocal, que é o conjunto de estruturas responsáveis pela produção da voz. A principal estrutura responsável pela produção do som é a laringe, onde se localizam as duas pregas vocais, cuja vibração produz o som básico de uma voz (a frequência fundamental). Outras estruturas supralaríngeas (faringe, boca, língua e cavidade nasal), são responsáveis pelos formantes do som, essenciais para representar a identidade vocal. Contudo, além da contribuição desses fatores orgânicos, estudos com gêmeos mostram a grande participação dos fatores ambientais na qualidade vocal e também no desenvolvimento de distúrbios da voz.[7]

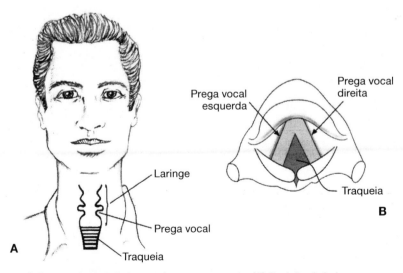

Figura 2.1 Esquema da laringe e das pregas vocais. **(A)** Posição da laringe no pescoço. **(B)** Pregas vocais em visão superior.

Os músculos laríngeos afastam as pregas vocais permitindo a entrada de ar para os pulmões (inspiração) e sua saída para o meio ambiente (expiração), na situação de repouso. Contudo, quando produzimos a voz, o ciclo respiratório se altera, a inspiração faz-se de modo mais rápido e durante a expiração os músculos da laringe aproximam as pregas vocais, que, ao vibrarem, produzem o som básico da fonação. Esses mesmos músculos, juntamente com os da faringe, do palato, da face e da língua modulam o som vocal básico para que possamos produzir os sons da fala, variando o tom e o volume, a fim de passar uma mensagem específica e transmitir diferentes emoções. Vocalizar, embora não seja exclusivo da espécie humana, manifesta-se com grande sofisticação entre nós, por ser o vetor da linguagem para transmissão de pensamentos, ideias e emoções. Assim, a laringe pode ser considerada um órgão para manifestações emocionais e não somente um órgão que responde ao sistema neuromotor.[1,8]

Embora o som da voz mude ao longo da vida de um indivíduo, há sempre uma informação nuclear que o identifica, relacionada à forma com que são usados os diversos parâmetros da comunicação oral. Os principais componentes físicos da voz que contribuem para caracterizar a qualidade vocal, ou seja, a impressão global gerada por uma voz, estão apresentados no Quadro 2.1.

QUADRO 2.1 Principais componentes físicos da qualidade vocal

Componentes físicos	Significado
Tipo de voz	Representa a qualidade vocal; pode ser rugosa (rouca), soprosa (com ar) ou tensa (com esforço); há grande influência cultural nesse aspecto; é definida pela composição dos componentes harmônicos e ruídos na distribuição do espectro acústico.
Ataque vocal	Modo de início da sonorização das vogais, ou seja, da interrupção do fluxo de ar expiratório pela vibração das pregas vocais; pode ser isocrômico, quando a vibração coincide com a saída do ar; soproso, quando há escape de ar antes da sonorização, ou brusco, quando há predomínio de tensão e a emissão parece uma breve explosão sonora.
Frequência fundamental	Tom médio específico da voz que pode variar de grave a agudo, expresso em Hertz; impacto na identificação do gênero e da maturidade emocional; vozes masculinas adultas variam de 80 a 150Hz e femininas de 150 a 250Hz.
Extensão fonatória e gama tonal	A extensão fonatória é a variação de frequências que um indivíduo consegue emitir, da mais grave à mais aguda; a gama tonal refere--se aos tons usados na fala; a variação pode ser restrita (monotom), regular ou ampla (grande riqueza de tons) e é expressa em semitons ou Hertz.

(Continua)

TRANSTORNOS DA PERSONALIDADE   13

QUADRO 2.1   Principais componentes físicos da qualidade vocal *(Continuação)*

Componentes físicos	Significado
Extensão dinâmica e intensidade vocal	A extensão dinâmica é a variação de intensidade que um indivíduo consegue produzir, da mais fraca à mais forte; a intensidade vocal é o volume médio da voz, geralmente expressa em decibéis.
Ressonância	Foco de concentração de energia no trato vocal, podendo ser laríngea, faríngea, oral ou nasal; depende da amplificação dos harmônicos no espectro acústico.
Ritmo e velocidade de fala	O ritmo é a cadência na melodia da fala, que pode ser influenciada por hesitações, prolongamentos e repetições de sons, além de bloqueios; já a velocidade da fala, ou taxa de elocução, é uma medida do número médio de palavras por minuto, podendo ser lenta, regular ou rápida; a velocidade regular do português brasileiro é de 140 palavras por minuto, mas há grande influência regional.
Articulação dos sons da fala	Representa a dicção e é o resultado das posições assumidas pelas estruturas do trato vocal, laringe, faringe, língua, véu palatino e lábios, o que modifica a corrente aérea expiratória; pode ser genericamente categorizado como sobrearticulado, com movimentos exagerados, regular ou subarticulado; tem influência cultural importante.
Padrão respiratório na fala	Característica pessoal que representa a forma com a qual distribuímos os processos de inspiração e expiração na fala; a inspiração pode ser superficial ou profunda, rápida ou lenta, oral ou nasal, e a expiração pode ser coordenada com a produção da fala ou incoordenada, com aporte respiratório insuficiente, uso de ar de reserva ou pausas respiratórias inadequadas.

O processo de desenvolvimento da linguagem precisa da produção vocal como fonte carregadora de informação fonética e emocional, refletindo características sutis dos sistemas nervoso e somático. A comunicação emocional, além da verbal, faz parte da competência comunicativa e é expressa essencialmente pelo uso da voz, caracterizada pela variação de seus componentes físicos, contribuindo em grande parte para nossa regulação social. Por meio da voz, além de expressarmos nosso estado emocional e a qualidade da interação com o(s) outro(s), demonstramos características de nossa personalidade, sinalizamos o quanto percebemos e aceitamos opiniões diferentes das nossas e como antecipamos o efeito do que dizemos e da forma como transmitimos a mensagem a quem nos ouve.

Neste capítulo daremos destaque para a emoção percebida pela voz do falante, a psicodinâmica vocal, a relação entre voz e traços de personalidade e os principais dados referentes aos distúrbios vocais e de personalidade.

Voz e emoção percebida

A voz, na comunicação oral, é frequentemente usada para inferir estados emocionais, e somos capazes de captar a emoção transmitida por uma voz a partir de 200 milissegundos após termos entrado em contato com o som, independente do conteúdo linguístico. Essa é uma experiência corriqueira que nos faz inferir o humor de alguém após um simples "alô" ao telefone. Somos seres "ativados por voz" e nossos cérebros são configurados para responder imediatamente ao som da voz; até mesmo na vida uterina bebês reagem diferentemente à voz da mãe que a de outras mulheres, e bebês com um dia de vida já respondem de modo diferente às vozes humanas que a outros sons.[9]

A análise do som da voz e da fala de alguém permite detectar comportamentos humanos agrupados em três categorias de identificação:[6]

1. Emoções, tais como tensão, raiva, medo, tristeza, depressão e alegria;
2. Estados induzidos por condições externas, como intoxicação por álcool e drogas;
3. Certos comportamentos intencionais, como falsidade, mentira, disfarce e evitação.

Julgamentos pela voz, sejam acurados ou não, influenciam nossas interações sociais, a escolha de parceiros, de líderes e até mesmo de opções que fazemos como consumidores.[10,11] Esse julgamento automático é um recurso de facilitação da interação e da economia cognitiva.[12] Emoções causam alterações em nossas respiração, fonação e articulação, o que, em parte, determina modificações em diversos parâmetros do sinal acústico que percebemos ao escutarmos uma voz. Mais de um século de pesquisas relacionadas à biologia, à psicologia e às ciências da comunicação sugerem que vários estados emocionais podem ser percebidos por características acústicas presentes na nossa voz.

Comunicar emoções é crucial para nossas relações sociais e para nossa sobrevivência[13] e, por essa razão, tanto a expressão como a compreensão das emoções por meio da voz têm sido amplamente estudadas. Estudos de neuroimagem confirmam que existe uma arquitetura cerebral para percepção, compreensão e processamento das informações socialmente relevantes transmitidas tanto pela face quanto pela voz.[14]

Embora as evidências sobre reconhecimento de emoções pela voz ainda não sejam tão convincentes quanto as de reconhecimento de emoções pela face, novas perspectivas estão se acumulando. Evidências sobre os fenômenos cognitivos específicos para o processamento de voz ainda são evasivas, mas a convergência de dados clínicos e de neuroimagem sugerem a existência de processos cerebrais e de neurônios específicos para a percepção vocal. Essas regiões específicas do córtex estão localizadas no giro temporal superior e ao serem estimuladas mostram maior oxigenação em resposta a sons vocais que a sons não vocais (de fontes naturais ou produzidos artificialmente). Embora seja notadamente forte para sons de fala, a resposta seletiva de voz também é observada para sons que não são de fala, mostrando que, particularmente, o hemisfério direito não está apenas interessado no processamento do conteúdo linguístico da voz, mas também no conteúdo expresso além das palavras.[14-15]

O ser humano é bastante habilidoso em perceber emoções transmitidas pela voz, seja o estímulo natural ou manipulado acusticamente.[16-17] Emoções negativas parecem ser mais facilmente percebidas que as positivas.[18] Além disso, mulheres percebem as emoções de forma mais acurada e rápida que os homens,[19] porém, com o envelhecimento há um decréscimo nessa habilidade para ambos os sexos.[20]

As duas dimensões emocionais mais estudadas sobre a expressão e a percepção da voz são o nível de atividade psicofisiológica relacionada à emoção em si (excitação) e a valência, que se refere ao valor afetivo da emoção, como neutra, positiva ou negativa.[21-22] Um estudo interessante[22] confirmou que além de se obter julgamentos consistentes a partir da análise do som de uma única palavra ("*alô*"), um espaço vocal social de duas dimensões, valência e dominância, pode resumir todas as vozes. Dos dez traços de personalidade testados – a saber: agressividade, atratividade, competência, confiança, dominância, feminilidade, agradabilidade, masculinidade, confiabilidade e calor humano –, a valência foi composta por confiança e agradabilidade e está relacionada à frequência fundamental da voz, enquanto a dominância foi relacionada a parâmetros acústicos mais estáveis. O estudo também concluiu que vozes masculinas são consideradas mais atraentes quando apresentam valência e dominância e nas vozes femininas apenas a valência interfere nesse julgamento. A primeira impressão sobre a atratividade masculina está relacionada à percepção de força do falante, enquanto para as mulheres é relacionada ao calor humano e confiança percebidos.

Aspectos como qualidade vocal, características prosódicas e tempo de emissão têm sido associadas com algumas emoções básicas universais,[23-24] como apontado no Quadro 2.2. A prosódia, aspecto suprassegmental da fala, relacionado ao tom e ao ritmo de fala, ocupa um lugar central nesses estudos e concentra-se principalmente em características temporais (velocidade de fala e duração dos sons) e dinâmicas (frequência fundamental e intensidade vocal). Geralmente a frequência fundamental (tom) e o nível de pressão sonora (volume ou intensidade vocal) aumentam ao expressarmos fortes emoções e diminuem durante períodos de baixa atividade emocional. Embora haja aspectos e sutilezas vocais culturais, o caráter universal dessas manifestações emocionais básicas é considerado uma garantia da sobrevivência do homem, independentemente da cultura ou da língua falada.[23,25]

O som da voz impacta o ouvinte e interfere diretamente na comunicação, revelando elementos importantes das características biológicas, psicológicas e socieducacionais e produzindo uma resposta que merece ser mais bem compreendida, por meio da exploração da chamada psicodinâmica vocal.

Psicodinâmica vocal

A dinâmica vocal espelha a psicodinâmica do indivíduo e o som da voz impacta diretamente o ouvinte interferindo na transmissão da mensagem. A esse padrão de impacto e à resposta que dele advém, dá-se o nome de psicodinâmica vocal.[1,26]

QUADRO 2.2 Características vocais associadas com as emoções básicas, em comparação com uma emissão neutra

Características vocais e de fala	Medo	Ansiedade	Tristeza	Felicidade/alegria	Desgosto	Desespero	Raiva
Qualidade vocal	Irregular	Voz de peito e soprosa	Neutra, sem tensão ou soprosidade	Soprosa ou metálica	Voz de peito, embargada	Tensa e irregular	Voz tensa
Velocidade de fala	Muito rápida	Um pouco mais rápida	Um pouco mais lenta	Mais rápida ou mais lenta	Muito lenta	Um pouco mais rápida	Mais rápida
Articulação dos sons	Precisa	Tensa	Restrita	Normal	Normal	Imprecisa	Precisa
Frequência de fala (tom da voz)	Muito alta, aguda/fina	Muito alta, aguda/fina	Um pouco mais baixa, grave/grossa	Muito alta, aguda/fina	Muito baixa, grave/grossa	Um pouco mais alta, aguda/fina	Mais alta, aguda/fina
Extensão vocal (variação de tom)	Muito ampla	Muito ampla	Mais restrita	Muito ampla	Um pouco mais ampla	Muito ampla	Ampla
Modulação vocal (melodia na fala)	Normal	Ênfases abruptas em algumas sílabas	Terminações de frase com a voz mais grave	Terminações de frase com a voz mais aguda	Terminações de frase com voz abruptamente mais grave	Terminações de frase com a voz mais aguda	Ênfases em algumas sílabas com terminação descendente
Intensidade vocal (volume)	Normal	Alta	Baixa	Alta	Baixa	Alta	Alta

Fonte: Adaptado de Murray, e Arnott;[23] Pittam e Scherer[24]

A voz carrega um número incontável de informações, e diversos estudos revelam as inferências que fazemos sobre a etnia do falante,[27] o gênero,[28] sua situação socioeconômica,[29-30] traços de personalidade,[21,31] além de seu estado emocional e mental.[32-33] Também somos capazes de estimar a idade, a estatura física e a massa corporal ao ouvirmos vozes tão bem quanto ao analisarmos esses mesmos parâmetros olhando para uma fotografia;[28,34] ao ter acesso às vozes e fotografias, avaliadores conseguem associar corretamente 75% das pessoas com suas respectivas vozes.[34] Em situações normais de interação, modificamos diversos aspectos da qualidade vocal, consciente ou inconscientemente, e a forma como utilizamos a voz revela tendências de interação. Parâmetros de frequência (voz mais grave ou mais aguda), de intensidade (voz mais forte ou mais fraca) e de velocidade de fala (mais lenta ou mais rápida) são facilmente percebidos pelos ouvintes que interpretam tais modificações, conscientes ou não desse impacto. Desvios no tipo de voz, ressonância, frequência fundamental, extensão vocal, intensidade e articulação dos sons da fala transmitem determinadas impressões, independentemente do fato desses desvios serem a consequência de distúrbios da voz, de escolhas estilísticas do falante ou do resultado direto de um estado emocional em particular e das características da interação na situação de comunicação. Julgamento psicodinâmicos frequentemente relatados na clínica vocal ilustram a frequência com a qual nos baseamos na voz para inferir os mais variados aspectos do falante. Uma primeira impressão ruim pode ser provocada simplesmente por um desvio vocal presente[35] e um indivíduo portador de um distúrbio de voz pode ter dificuldades de expressão emocional e relacionais que não tem a ver com sua personalidade ou com as emoções que está experimentando.

Um resumo dos principais parâmetros vocais e de fala, com suas principais impressões, obtidas por relatos de pacientes e clínicos, muitas das quais representando julgamentos psicodinâmicos, está apresentado no Quadro 2.3.[36] O fato da voz ser um comportamento expressivo mensurável e de se poder prever uma série de aspectos sobre o falante contribui para a relevância da análise e da relação entre psicodinâmica vocal e personalidade.

QUADRO 2.3 Principais modificações de parâmetros de voz, de fala e de respiração, associadas à caracterização e aos efeitos psicodinâmicos na comunicação

Parâmetros	Caracterização e efeito psicodinâmico
Tipo de voz	
Impressão geral transmitida pela qualidade vocal; é o som da voz como um todo.	
Voz rugosa (rouca)	Caracterizada por irregularidade nos ciclos glóticos que produzem o som básico da fonação; em grau discreto pode ser considerada sensual; em grau moderado e intenso passa ideia de cansaço, abuso de fala e estresse; é interpretada como desagradável apenas quando o desvio é muito intenso, sinalizando problemas de saúde.

(Continua)

QUADRO 2.3 Principais modificações de parâmetros de voz, de fala e de respiração, associadas à caracterização e aos efeitos psicodinâmicos na comunicação *(Continuação)*

Parâmetros	Caracterização e efeito psicodinâmico
Voz em tom basal	Um tipo específico de rugosidade, produzida por encurtamento máximo e adução longa das pregas vocais, o que produz ciclos lentos e redução da frequência fundamental; é associada a indivíduos controladores ou, quando em grau intenso, a pessoas intimidantes, assustadoras e que provocam medo; quando o som basal aparece somente nos finais das frases pode representar uma opção estilística, um fenômeno recente mais observado nos Estados Unidos, Reino Unido e Austrália entre jovens de 20 a 30 anos; é avaliado como falta de profissionalismo e afetação.
Voz tensa, tensa-estrangulada ou comprimida	Caracterizada por esforço muscular percebido e visto no aparelho fonador; em grau discreto passa tentativa de controle; quando os desvios são maiores, pode transmitir agressividade, raiva, incômodo, rigidez psicológica e aflição; é sempre interpretada como desagradável.
Voz soprosa	Caracterizada por fechamento incompleto das pregas vocais; pode passar a impressão de fraqueza e cansaço, mas também de sensualidade, dependendo de como a modulação e os ciclos respiratórios se apresentam.
Voz sussurrada	Caracterizada por ausência de vibração das pregas vocais, confere um caráter intimista à comunicação, como se contasse um segredo; aparece em casos de distúrbios psicossomáticos e conversão.
Voz fluida	Caracterizada por adução leve entre as pregas vocais na produção da fonação; de característica locucional, confere sensualidade ao falante e passa sedução ao ouvinte; é também observada quando se quer consolar ou acalmar alguém.
Voz bitonal	Resultante de um regime vibratório duplo ou da alternância de contração entre os músculos tireoaritenóideo e cricotireóideo; como são percebidos dois tons alternados em sílabas próximas, ou saltos de frequência em trechos da emissão, causa estranheza ao ouvinte, interpretação de indefinição de personalidade, ou de falta de maturidade e de virilidade nos rapazes; pode ser manifestação de muda vocal incompleta nos homens.
Voz monótona	Caracterizada por falta de variação de frequência durante a fala ou por padrão de altura repetitivo, é resultado de redução na dinâmica muscular laríngea e pode ser interpretada como falta de capacidade de capturar a atenção do ouvinte ou pessoa monótona e desinteressante.

(Continua)

TRANSTORNOS DA PERSONALIDADE **19**

QUADRO 2.3 Principais modificações de parâmetros de voz, de fala e de respiração, associadas à caracterização e aos efeitos psicodinâmicos na comunicação *(Continuação)*

Parâmetros	Caracterização e efeito psicodinâmico
Voz trêmula	Resultado de sustentação irregular da frequência fundamental, passa a impressão de emotividade, sensibilidade excessiva, fragilidade, indecisão e, em maior grau, medo ou também senilidade.
Voz infantilizada	Tom agudo em indivíduos adultos por comportamento vocal ou alterações anatômicas; produz um julgamento de ingenuidade ou de imaturidade; nas mulheres pode passar necessidade de proteção ou submissão; em graus intensos nos homens compromete a categorização de masculinidade.
Voz virilizada	Tom grave em mulheres por espessamento de pregas vocais, geralmente resultante de uso de esteroides anabolizanteas; passa a impressão de masculinidade.
Voz presbifônica	Típica do envelhecimento natural da laringe, da atrofia de seus músculos e das modificações na mucosa, pode transmitir julgamentos negativos de senilidade, falta de potência, deterioração física ou falta de saúde.
Voz hipernasal ("anasalada")	Resultado de foco de ressonância alto e concentrado na cavidade nasal; se o grau for discreto e o trato vocal estiver relaxado, pode conferir sensação de afetividade, carinho e sensualidade; se o grau for moderado ou intenso, pode conferir interpretações negativas e estereotipadas de limitação intelectual, além de problemas físicos, falta de energia e inabilidade social.
Voz hiponasal	Resultado de pouco aproveitamento da cavidade de ressonância nasal; pode-se confundir com a voz hipernasal e produz também sensação de limitação intelectual.
Voz pastosa	Resultado de ressonância orofaríngea reduzida, como se a pessoa falasse com uma batata na boca; passa sensação de limitação mental, falta de maturidade psicoemocional; quando associada com fala arrastada, passa a impressão de fala intoxicada por álcool e/ou por drogas.
Ressonância	
Amplificação e amortecimento de sons de determinadas frequências do espectro. Está psicodinamicamente relacionada ao objetivo emocional do discurso.	
Equilibrada	Uso balanceado dos ressonadores, indica facilidade de esteriorizar emoções e é associada a um bom equilíbrio psicoemocional.
Laringofaríngea	Musculatura hipercontraída da laringe e/ou faringe, passa a impressão de tensão e de sentimentos de agressividade.

(Continua)

QUADRO 2.3 Principais modificações de parâmetros de voz, de fala e de respiração, associadas à caracterização e aos efeitos psicodinâmicos na comunicação *(Continuação)*

Parâmetros	Caracterização e efeito psicodinâmico
Excessivamente oral	Maior concentração de amplificação do som na cavidade da boca, está associada à vaidade excessiva, personalidade narcisista e afetação.
Nasal	Maior concentração de amplificação do som na cavidade nasal, em grau discreto confere sensualidade e afetividade, em maiores graus indica presença de fatores orgânicos (fissura palatina ou fissura submucosa).

Frequência vocal
Corresponde ao número de ciclos glóticos por segundo que as pregas vocais realizam, geralmente referido como frequência fundamental; está psicodinamicamente relacionada à percepção de gênero do falante ou à intenção do discurso.

Voz mais grave	Pregas vocais longas e mucosa espessa; associada à masculinidade ou a indivíduos mais autoritários e energéticos.
Voz mais aguda	Pregas vocais mais curtas e mucosa delgada; associada à feminilidade ou a indivíduos mais dependentes, infantis ou frágeis.
Tons graves na fala	Contexto triste ou sério na comunicação; geralmente associado com menor variação de tons nas frases, ênfase pobre e velocidade de fala lenta.
Tons agudos na fala	Contexto alegre ou leve na comunicação; geralmente associado com maior variação de tons, ênfase mais marcada e velocidade de fala rápida.

Gama tonal
É a extensão das frequências usadas durante a fala, a faixa de variação de tons no discurso e está associada ao caráter do falante e à maneira de transmitir as emoções.

Gama tonal restrita	Pouca variação na dinâmica de alongamento e encurtamento das pregas vocais; indica controle das emoções e pode estar associada a pessoas mais rígidas, reprimidas e com dificuldade de negociar.
Gama tonal rica	Variação na dinâmica de alongamento e de encurtamento das pregas vocais de acordo com a emoção e o contexto; indica alegria, satisfação, riqueza de sentimentos e excitação.
Gama tonal excessivamente variada	Descontrole na dinâmica de alongamento e de encurtamento das pregas vocais, pode indicar falta de controle e de regulação emocional, além de sensibilidade excessiva.

(Continua)

QUADRO 2.3 Principais modificações de parâmetros de voz, de fala e de respiração, associadas à caracterização e aos efeitos psicodinâmicos na comunicação *(Continuação)*

Parâmetros	Caracterização e efeito psicodinâmico
Intensidade vocal	É o resultado da resistência que as pregas vocais oferecem ao fluxo aéreo vindo dos pulmões, também referida como volume de voz; tem relação com a pressão laríngea subglótica; expressa como o falante lida com a noção de limite próprio e dos outros.
Adequada	Controle balanceado das forças aerodinâmicas e musculares de acordo com o ambiente da fala; consciência do espaço sonoro e da dimensão do outro, indicando respeito aos limites.
Elevada	Firmeza na coaptação glótica e grande fluxo aéreo translaríngeo, produz um volume de voz excessivo para o ambiente; passa a impressão psicodinâmica de franqueza, vitalidade e energia, mas também de desrespeito aos limites, falta de educação, invasão do espaço do outro e recurso de intimidação.
Reduzida	Coaptação com reduzida adução de pregas vocais e fluxo translaríngeo reduzido, produz uma voz baixa para o ambiente, podendo dificultar a compreensão da mensagem; passa a impressão de timidez, insegurança, inferioridade, baixa autoestima, medo da reação do outro ou falta de experiência nas relações interpessoais.
Articulação dos sons da fala	Processo de ajustes motores dos órgãos fonoarticulatórios na produção dos sons de um determinado código linguístico e em seu encadeamento na fala; expressa interesse pelo outro e cuidado de ser compreendido.
Articulação bem definida	Processo adequado de produção e coarticulação dos sons da fala; passa clareza de ideias, desejo de ser compreendido e preocupação com o ouvinte.
Articulação imprecisa	Falhas na produção de sons da fala ou em seu encadeamento; causa a impressão de dificuldade de organização mental, desinteresse em se comunicar ou em ser compreendido pelo outro.
Inexatidão articulatória momentânea	Perda momentânea de precisão na articulação de alguns sons ou no encadeamento pela coarticulação; transmite perda de controle repentino em virtude de uma situação emocional relacionada a surpresa ou a confusão.
Articulação exagerada	Sobrearticulação dos sons da fala, muitas vezes acompanhada de prolongamentos em sua duração média; transmite certo grau de afetação e narcisismo.
Articulação travada	Pouca abertura de boca com prejuízo na produção dos sons e em sua coarticulação na cadeia da fala; transmite contenção de sentimentos, sobretudo raiva, e tentativa de controle de agressividade.

(Continua)

QUADRO 2.3 Principais modificações de parâmetros de voz, de fala e de respiração, associadas à caracterização e aos efeitos psicodinâmicos na comunicação *(Continuação)*

Parâmetros	Caracterização e efeito psicodinâmico
Respiração	Movimento de inspiração e expiração dos pulmões para trocas gasosas; a respiração para a fala requer uma inspiração curta e a inserção dos sons articulados na fase expiratória; está relacionada aos ciclos da vida e ao contato com o ambiente.
Adequada	Ciclos semelhantes em situação de repouso e predominância da expiração durante a fala; reflete troca adequada com ambiente e seus interlocutores.
Superficial ou curta	Ciclos inspiratórios e expiratórios curtos e quase sem movimentação da caixa torácica; reflete ansiedade ou dificuldade de fazer contato com o ambiente.
Exagerada	Ciclos inspiratórios podem ser ruidosos, com excessiva concentração de fluxo inspiratório nasal, podendo haver abertura das narinas, com estridor e expiração curta e com fluxo excessivo; reflete agitação, raiva e descontrole emocional quando associado a desvios nos outros parâmetros da fala, como tom agudo e alta intensidade; ou tentativa de controle, quando não acompanhada de fala.

Embora o som da voz impacte diretamente o outro, qualifique a comunicação e espelhe com bastante propriedade quem somos, a exploração da relação entre voz e personalidade não tem sido sistemática e carece de estudos abrangentes.

Voz e traços de personalidade

A relação entre voz e personalidade é conhecida e trabalhada desde a Antiguidade. Aristóteles propõe uma lista extensiva de parâmetros vocais relacionados a tipos de personalidade, expressão das emoções, aspectos sociais e educacionais dos falantes, questões culturais e sociais, muitas das quais válidas ainda hoje e registradas no trabalho seminal de Paul Moses.[1]

De modo geral, impressões relativas à personalidade do outro são inferidas com base no som da voz[21] e há um certo consenso quanto à associação entre voz e tipo de personalidade percebida, com maior impacto da frequência da voz que do conteúdo verbal da fala.[37] Manipular uma mesma amostra de fala alterando sua frequência fundamental (valor absoluto, frequência média e variação na fala) favorece uma percepção diferente da personalidade.[38] Contudo, embora a associação entre voz e personalidade tenha recebido diversos estudos interessantes, não há um experimento abrangente e controlado o suficiente que tenha mapeado as características vocais de todos os traços de personalidade. Alguns trabalhos merecem destaque, como o estudo de Addington (1968) que solicitou a atores a leitura de uma frase a partir de estímulos diferentes e associou nove características vocais a 40 traços de personalidade, com confiabilidade elevada (0,81); uma das principais conclusões desse estudo é que os atores, independentemente do gênero, ao fazerem uma leitura acelerada eram percebidos como mais animados e extrovertidos; além disso, ao usarem maior modulação de voz (variação mais rica de tom), homens e mulheres foram percebidos como mais dinâmicos e os homens foram também considerados mais femininos, enquanto as mulheres mais extrovertidas. Posteriormente, Scherer[25] identificou que vozes com ampla modulação revelam pessoas mais dinâmicas, extrovertidas e benevolentes. Embora os traços de personalidade sejam considerados pelos menos parcialmente hereditários, aspectos motivacionais, afetivos, comportamentais e atitudinais podem contribuir para sua modificação.[39-40]

Um dos aspectos tradicionalmente mais estudados é a relação entre a frequência da voz ou do tom de voz (mais grave ou agudo) e a percepção de competência e benevolência;[38] ao se manipular o tom e a velocidade de uma voz por síntese de fala, encontrou-se uma tendência de associação entre aumento de modulação e benevolência; entre velocidade de fala mais lenta com menor competência e também entre velocidade de fala mais rápida com menor benevolência; os resultados são mais consistentes no que se refere à manipulação da velocidade de fala que entonação.

Relacionar a voz à personalidade, atratividade e capacidade reprodutiva do falante parece ter sentido biológico e tem recebido muita atenção de pesquisadores de diversas áreas. Há elevado consenso sobre atratividade vocal[21,39] e essa decisão é formulada assim que se ouve o outro falar, independentemente do sexo do falante.[31] Pessoas que soam atraentes são percebidas como detentoras de características de personalidade mais desejáveis, tais como agradabilidade, calor humano, honestidade, dominância e disponibilidade.[21] Mulheres preferem homens com vozes mais graves e os percebem como mais dominantes, maduros, saudáveis e mais masculinos,[41-42] além de mais competentes, persuasivos, confiantes e confiáveis.[10] Por outro lado, os homens percebem as mulheres de vozes mais agudas como mais atraentes, subordinadas, femininas, saudáveis e jovens.[42] Esses dados foram obtidos em estudos com amostras neutras de fala, como contagem de números e controle de informações como características articulatórias e prosódicas.[41-42]

Recentemente foi comprovado que a associação entre voz e atratividade é multiparamétrica e mais complexa do que se acreditava, sendo ponderada de modo diverso por homens e mulheres em função de sua prioridade na comunicação;[43] por exemplo, para os homens a dominância física foi prevista por variação restrita do tom da voz e pelo conteúdo de palavras, enquanto o domínio social foi previsto apenas pelo conteúdo em si; já para as mulheres, a atratividade foi prevista por uma voz mais grave, intensidade mais forte e pelo conteúdo de palavras. Além disso, em contextos de interação, as pessoas modificam intuitivamente vários parâmetros vocais para persuadir, seduzir ou influenciar possíveis parceiros, usando um padrão vocal diferente daquele usado normalmente.

Animais de diversas espécies respondem de modo diferenciado ao som das vocalizações[44] e tal associação estende-se também para a raça humana, não somente quanto à atratividade sexual, mas também quanto às características de liderança. Pesquisas em vocalização animal comprovam que os chamados de animais contêm informações sobre o emissor e que os receptores desses sinais vocais são influenciados por esta informação;[10] vocalizações em frequências graves são marcadores vocais de dominância e estrutura física, conferindo superioridade aos machos na competição pelas fêmeas.[45] De modo semelhante nos seres humanos, o atributo de liderança está associado a vozes mais graves e pode auxiliar o indivíduo a obter posições hierárquicas mais elevadas e a receber mais votos;[10-11] essa preferência por líderes que utilizem vozes graves pode comprometer a avaliação da capacidade de liderança de mulheres.[46]

Possuir uma voz atraente parece trazer mais impressões positivas do que possuir um corpo atraente; pesquisadores compararam avaliações de atratividade feitas por meio da voz com julgamentos da personalidade dos donos dessas vozes feitos por outros juízes. Os resultados mostraram que não somente há concordância sobre quais vozes são mais atraentes, mas também quanto ao fato de que traços de personalidade mais positivos foram atribuídos a elas; as vozes preferidas foram associadas a personalidades mais calmas, de boa natureza e honestas, sendo que honestidade foi mais associada ao som da voz que à imagem da face das pessoas.[21]

As diversas teorias da personalidade dão maior ou menor importância aos aspectos de uso da voz,[47] geralmente dentro da análise do parâmetro competência (com menção à competência comunicativa) ou comportamento anormal (comportamento na interação). Duas teorias abordam com maior interesse os aspectos da comunicação. A primeira delas é a de Jung que definiu atitudes e funções mentais como potencialidades existentes em todas as pessoas.[47] Esse conhecimento acabou por favorecer a criação de diversos instrumentos de medição, como o Myers-Briggs Type Indicator – MBTI, amplamente disseminado no mundo das organizações, que identifica 16 tipos de personalidade baseados em quatro dimensões:[48]

1. Atitude de extroversão ou introversão (busca de energia no mundo exterior *versus* predominância no mundo interior);
2. Função mental de busca de informação por via de sensação ou intuição (busca pelo real, por fatos *versus* busca intuitiva por possibilidades e relações);
3. Função mental de tomada de decisão por pensamento ou sentimento (análise lógica e impessoal, com critérios *versus* decisão por valores pessoais);
4. Atitude de estilo de vida entre julgar ou perceber (estrutura e organização *versus* adaptação e espontaneidade).

Indivíduos *extrovertidos* usam mais a comunicação oral, pensam enquanto falam e têm maior possibilidade de desenvolver problemas vocais; indivíduos que buscam informação por meio de *sensação* tendem a dar mais informações concretas e podem ser mais descritivos em seu discurso; pessoas com preferência pelo *pensamento* tendem a ser mais assertivas do que pessoas guiadas pelo *sentimento*, que apresentam mais sensibilidade aos outros; finalmente pessoas com estilo de vida de *julgamento* apresentam um discurso mais estruturado e as com estilo de *percepção* dão-se melhor nas situações de improviso, mostrando grande adaptabilidade na comunicação.

A segunda teoria é o Modelo dos Cinco Grandes Fatores da Personalidade – Big-Five Factors of Personality (BFP), baseado nos trabalhos de Cattell e apresentado por pesquisadores independentes em diversas versões e análises, usando hipóteses léxicas para estudar os traços de personalidade por cinco fatores distintos centrais.[47]

Os BFPs receberam os seguintes nomes:

1. Abertura para a experiência (interesse por variedade de experiências, cultura, criatividade);
2. Conscienciliadade (responsabilidade, autodisciplina, respeito aos deveres);
3. Extroversão (tendência a procurar estimulação e companhia das pessoas);
4. Agradabilidade (ser compassivo e cooperante);
5. Neuroticismo ou Instabilidade emocional (tendência a experimentar emoções negativas).

Cada um desses fatores possui seis facetas distintas.

O BFP considera diversos elementos relacionados à comunicação interpessoal e há uma boa correlação dos fatores com as dimensões do MBTI, com exclusão do neuroticismo, que não é avaliado no indicador;[39] o comportamento interpessoal pode ser definido pelos eixos de extroversão e de cordialidade.[40]

Dos aspectos relacionados aos tipos psicológicos e aos cinco fatores, com certeza a dimensão extroversão-introversão tem interesse particular e é o aspecto mais pesquisado. Um estudo controlado com eletromiografia revelou que indivíduos saudáveis introvertidos têm comportamento vocal e função laríngea diferentes dos extrovertidos em tarefa de fala ansiogênica, apresentando maior risco de desenvolverem disfonia por tensão muscular. A atividade da musculatura infra-hióidea e a percepção de desvantagem vocal foram maiores nos introvertidos,[49] o que é consistente com a Teoria dos Traços para Distúrbios Vocais, que será explorada no próximo item.

Há poucos estudos sobre distúrbios vocais e personalidade, mas alguns dados estimulam pesquisas para compreender melhor essa relação.

Distúrbios vocais e personalidade

A voz é um indicador de bem-estar geral e pode fornecer alguns *insights* consideráveis sobre a estrutura de nosso corpo, condição física e características emocionais. Distúrbios vocais recebem o nome de disfonia e podem ser didaticamente classificados em duas categorias etiológicas, de acordo com a participação do comportamento vocal na gênese do problema, a saber: disfonias funcionais ou comportamentais e disfonias orgânicas, estas últimas sem a participação direta do comportamento vocal. Um exemplo clássico de disfonia funcional, por questões de comportamento vocal, é a rouquidão após o uso intensivo da voz, sem nenhuma presença de lesão laríngea, e um exemplo de disfonia orgânica é a paralisia de prega vocal por cirurgia de glândula tireoide. Enquanto as disfonias comportamentais têm sido frequentemente associadas ao estresse, às questões emocionais e a alguns traços de personalidade, as disfonias orgânicas parecem carecer de fatores de personalidade para seu desenvolvimento, mas podem apresentar alguns traços (alto neuroticismo e baixa realização) como consequência do distúrbio vocal.[50]

O comportamento vocal está relacionado às formas com que o indivíduo usa a voz para se comunicar. Pode ser definido como o conjunto de reações vocais em resposta aos relacionamentos interpessoais no meio em que o indivíduo vive, seja por necessidades individuais, estímulos sociais, hábitos ou por uma combinação desses fatores; pode ser também uma manifestação emocional específica de profissionais da voz de natureza artística, como cantores e atores, ou não artísticas, como professores e vendedores.[51]

Assim sendo, além das variações normais de humor e emoção reveladas pela voz e facilmente identificadas pelos ouvintes, é possível que algumas pessoas desenvolvam problemas vocais crônicos causados pelo comportamento vocal ou por questões emocionais. O comportamento vocal pode gerar casos puramente funcionais e sem nenhuma lesão laríngea, mas também alterações teciduais benignas, como nódulos e pólipos, que podem regredir com correção da função vocal por meio de reabilitação fonoaudiológica.

O uso profissional da voz é desafiador, e o professor é o profissional da voz que apresenta a mais elevada ocorrência de problemas vocais, com evidências que indicam ser o problema universal.[52] Apesar de os problemas vocais sempre terem sido atribuídos ao comportamento vocal do professor pelo uso da voz sem preparo, com volume elevado, com grande quantidade de fala e sob condições acústicas negativas, estudos recentes apontam a relação entre a disfonia do professor e a presença de comportamentos indicativos de transtornos mentais, como transtornos de humor, ansiedade e/ou somatoformes.[53]

Indivíduos com distúrbios de voz são julgados mais negativamente em relação aos que têm vozes normais.[35] Um estudo mostrou que indivíduos com disfonia foram classificados como mais negativos, doentes, tensos, menos ativos e menos fortes, enquanto os indivíduos com vozes saudáveis foram avaliados como mais bem-sucedidos, *sexy*, sociáveis e inteligentes. A sensualidade, um dos estereótipos mais frequentemente associados à voz rouca, não foi confirmado nesse estudo; ao contrário, pessoas com rouquidão foram avaliadas como menos *sexy* (mais repulsivas). Além disso, mulheres com vozes alteradas são julgadas mais negativamente que homens.

Um estudo recente[54] analisou a correlação entre tipo de personalidade (Tipo A – competitividade crônica, alto nível de motivação para realização e hostilidade; e Tipo B – baixos níveis de competitividade e frustração e uma abordagem relaxada perante a vida) e ocorrência de distúrbios vocais subsequente à tendência de abuso vocal. O estudo concluiu que indivíduos com personalidade Tipo A têm maior incidência de distúrbios da voz e lesões laríngeas, além de maior intensidade vocal e velocidade de fala, comprovando a relação entre tipo de personalidade e qualidade vocal, indicando que a incidência de abuso vocal e o consequente desenvolvimento de lesões laríngeas são fortemente governados por traços de personalidade.

O distúrbio de voz mais frequentemente associado ao estresse e a conflitos psicológicos é a disfonia por tensão muscular – DTM, um distúrbio vocal funcional mais bem descrito como uma síndrome na qual os músculos laríngeos e paralaríngeos estão em desequilíbrio, com hiperfunção geral, provocando graus variados de limitação vocal, podendo chegar à afonia. Pesquisas apontam algumas influências de processos psicopatológicos associados à DTM, tais como: introversão, neuroticismo, uso de estratégias emocionais de enfrentamento, ansiedade, depressão, inibição, sensibilidade interpessoal, fobia social, queixas somáticas e reatividade ao estresse.[55-56] A ativação da musculatura laríngea e paralaríngea seria uma resposta ao estresse, a emoções, à ansiedade ou conflito sobre falar.[8,56] Uma sobreativação do córtex cingulado, da amígdala, do hipotálamo e da substância cinzenta periaquedutal e a inibição de redes motoras, como a área motora suplementar, juntamente com o córtex pré-frontal dorsolateral e medial produziriam essa disfunção na regulação pré-frontal que interferiria na preparação, na iniciação e na execução vocal motora.[57] Historicamente esses casos têm sido analisados como um transtorno conversivo, mas a tendência científica atual é a de considerar o quadro vocal como o resultado da profunda sensibilidade da laringe às emoções ou, simplesmente, ao estresse e à ansiedade do dia a dia e não a problemas psiquiátricos; dessa forma, o conflito interno é canalizado sob forma de tensão muscular que inibe a produção vocal por meio de hiperatividade na interação límbico-motora, tendo apenas algumas semelhanças com os casos de transtornos motores de conversão.[57]

Uma teoria foi proposta para explorar de modo mais detalhado a associação entre traços de personalidade e voz, chamada "teoria de disposição dos traços para disfonias".[56] Essa teoria considera que determinados traços de personalidade podem contribuir para alguns comportamentos laríngeos excessivos que causam certos quadros de disfonia, com destaque para os traços de extroversão e neuroticismo. Foram comparados pacientes com nódulos vocais, disfonia funcional, disfonia espasmódica e paralisia de prega vocal, sendo estas duas últimas quadros de natureza orgânica. Os resultados são claros: pacientes com disfonia orgânica e o grupo-controle não apresentaram nenhum tipo de traço de personalidade predominante; por outro lado, os resultados com os outros dois grupos foram reveladores. Em geral, pacientes com disfonia funcional, mais especificamente DTM, possuem altos índices de introversão (quietos, pouco sociáveis, passivos e cuidadosos) e neuroticismo (instáveis, preocupados e reativos emocionalmente) e, nesses casos, o conflito entre inibição e ativação laríngea interfere na produção normal da voz, aumenta a tensão da musculatura laríngea e paralaríngea, resultando em falta de sonorização, em pacientes em geral pouco falantes. Essa inibição é mediada por um sistema de inibição comportamental (Behavioral Inhibition System – BIS) hiperativo, composto por estruturas do sistema límbico e conexões com o córtex pré-frontal, o que estabelece um correlato neural a esse transtorno.[57] Em contrapartida, pacientes com nódulos vocais, lesões laríngeas benignas resultantes de fonotrauma de repetição, são caracterizados por extroversão (dominantes e sociáveis) e neuroticismo (instáveis, preocupados e reativos emocionalmente), o que gera grande atividade da musculatura laríngea pelo uso vocal intenso; além disso, pode estar presente o traço de desinibição, que faz esses indivíduos serem também impulsivos, causando disfonia e dificultando sua reabilitação. Além desses aspectos, mulheres com nódulos vocais usam mais estratégias de enfrentamento emocional que cognitivo e o aspecto de dominância também apareceu em maior grau quando comparado com um grupo controle.[58] É interessante comentar que pacientes de ambos os quadros, disfonia por tensão muscular e nódulos vocais, obtêm resultados positivos com a reabilitação fonoaudiológica, por meio do estabelecimento de novos ajustes musculares.[57]

Sintomas de estresse, de ansiedade e de depressão, além de terem sido associados a pacientes com lesões de pregas vocais e disfonia por tensão muscular, parecem também ter uma participação importante nos casos de movimento paradoxal de pregas vocais, um distúrbio do movimento laríngeo frequentemente confundido com asma, no qual ocorre uma adução intermitente das pregas vocais durante a inspiração, causando uma obstrução respiratória em grau variado, acompanhada de dispneia de estridor, tosse ou disfonia, de origem essencialmente funcional. Escores elevados de estresse e de depressão foram mais comuns nos quadros de disfonia por tensão muscular, e o reverso nos quadros de lesões laríngeas, sendo que as mulheres apresentaram maiores desvios em todos esses aspectos, apesar de grande variabilidade individual. Os pacientes com movimento paradoxal de pregas vocais apresentaram os desvios mais intensos de todos, encontrando-se os resultados de estresse e de ansiedade reduzidos nos casos de indivíduos com insuficiência glótica por paresia ou paralisia de prega vocal ou por atrofia de mucosa, isto é, por fatores etiológicos orgânicos.[49]

Outras lesões benignas laríngeas também têm sido associadas a traços de personalidade. Os pólipos de prega vocal – lesão de prega vocal geralmente decorrentes de um único abuso vocal extremo – foram associados ao traço de extroversão, porém sem influência do neuroticismo.[59] Já os granulomas de pregas vocais – lesões inflamatórias uni ou bilaterais que causam fadiga vocal e dor à fonação – além de serem mais frequentes em homens acima dos 60 anos, foram associados à baixa autorrealização, à alta preocupação com a saúde, à baixa extroversão, à impulsividade e ao medo de aparecer em público.[60]

Se considerarmos o papel da voz como "barômetro das emoções", se o distúrbio vocal for a resposta a um estresse emocional e estiver relacionado a mau uso vocal, comportamento fonotraumático e tensão muscular, a reabilitação vocal geralmente é suficiente; contudo, se o estresse desempenhar um papel mais importante, o indivíduo deve ser direcionado para aconselhamento psicoterápico.[61]

Algumas alterações de laringe produzirão vozes características que podem ser percebidas de forma emocionalmente equivocada pelo ouvinte. O Quadro 2.4 traz alguns dos principais diagnósticos médicos de problemas vocais e possíveis interpretações de quem escuta os indivíduos com tais distúrbios.

QUADRO 2.4 Diagnóstico médico e principais características vocais, com possíveis associações de emoções percebidas e interpretações

Diagnóstico médico e principais características vocais	Possíveis associações e interpretações
Nódulos vocais (calos): Voz rugosa (rouca), grave e intensidade elevada	Agressividade, ansiedade, personalidade invasiva, falta de controle, competitividade
Edema de Reinke: Voz fluida e grave	Controle, poder, virilidade para os homens; controle, masculinidade e autoridade para as mulheres
Paralisia de prega vocal: Voz soprosa, rugosa e instável, com incoordenação respiratória; podendo haver compensação em falsete paralítico	Cansaço, falta de controle e energia, instabilidade emocional; os casos de falsete paralítico compensatório têm sido associados a personalidades imaturas
Doença de Parkinson: Voz fraca, astênica, monótona, com articulação imprecisa (subarticulação) e velocidade de fala reduzida	Fraqueza, tristeza, indiferença, confusão, depressão, lentidão
Esclerose lateral amiotrófica: Voz rugosa, nasal, qualidade pastosa com fala distorcida	Impacto de depressão, falta de energia, condição de intoxicação e dificuldade cognitiva
Presbifonia: Voz rugosa, instável e fraca, podendo ser uma voz mais aguda para homens e mais grave para mulheres	Fraqueza, falta de energia e virilidade reduzida (para homens)
Disfonia espasmódica adutora: Voz tensa-estrangulada, com espasmos laríngeos e interrupção na fluência da fala	Tensão, esforço, agressividade, estresse, angústia e hostilidade
Disfonia espasmódica abdutora: Voz instável, falhas de sonoridade frequentes, podendo haver prejuízo na fluência da fala	Falta de ar, esforço, exaustão, tensão e desconforto; pode dar a impressão de problemas psicológicos
Tremor vocal: Voz com oscilações cíclicas irregulares de frequência e intensidade	Estresse, nervosismo, insegurança, autoestima reduzida, envelhecimento e decepção
Puberfonia (atraso na muda vocal ou muda vocal incompleta): Voz aguda com extensão limitada ou emissão em falsete	Infantilidade, imaturidade, feminilidade, indefinição ou conflito sexual, insegurança

(Continua)

QUADRO 2.4 Diagnóstico médico e principais características vocais, com possíveis associações de emoções percebidas e interpretações *(Continuação)*

Diagnóstico médico e principais características vocais	Possíveis associações e interpretações
Cicatriz de prega vocal: Voz rugosa, tensa e aguda, com incoordenação respiratória	Tensão, esforço, desespero, ansiedade e falta de controle
Disfonia por tensão muscular: Voz tensa, com manifestação vocal variada, podendo haver afonia com esforço, emissão com desvio intenso ou sussurro completo	Esforço, tensão, personalidade invasiva, ansiedade, sofrimento; nos casos de sussurro sem esforço pode haver indiferença em relação ao problema vocal
Virilização endocrinológica: Mulheres com voz grave e modulação restrita	Masculinidade, conflito de identidade de gênero, agressividade
Voz esofágica: Voz rouca, grave e com baixa intensidade	Estranheza, rejeição e doença
Discinesia da fala: Voz produzida com esforço, instabilidade, pode haver rouquidão "molhada" e distúrbio articulatório	Dor, medo, instabilidade emocional ou problemas psicológicos

O comportamento comunicativo de pessoas com distúrbios psiquiátricos é reconhecidamente diverso do apresentado por indivíduos mentalmente saudáveis. Embora haja uma riqueza de informações sobre as mensagens verbais e não verbais (voz, expressão facial e gestos) em diversos distúrbios psiquiátricos, tais como na depressão, na fobia social, no transtorno bipolar, nos transtornos dissociativos e no mutismo eletivo, esse conteúdo foge ao escopo do presente capítulo. Contudo, fica o registro de que a voz é um componente tão forte do bem-estar geral do indivíduo que certos desvios podem até sugerir um diagnóstico psiquiátrico, embora poucos estudos tenham se dedicado à descrição da relação entre sintomas e síndromes psiquiátricas e características vocais.

Ainda que existam limites anatômicos e fisiológicos para a manipulação das características vocais, diversas mudanças de qualidade, frequência, intensidade e modulação podem ser obtidas por meio de terapia fonoaudiológica. Há pessoas que não se identificam com o som de sua voz e a imagem por ela transmitida e buscam um novo padrão comunicativo, geralmente com sucesso.

Pela sua importância, questões de identidade vocal relacionadas à disforia de gênero merecem ser comentadas. O indivíduo designado transgênero enfrenta uma situação descrita como incongruência de gênero ou um desalinho entre as características de seu gênero percebido ao nascimento e a sua própria percepção de gênero. Essa incongruência, conhecida como disforia de gênero, causa grande sofrimento ao indivíduo. A voz, como uma das projeções mais importantes da personalidade e que produz grande impacto na identificação do gênero, tem recebido muita atenção. Tratamentos hormonais e cirurgias são realizados para tornar possível não somente os traços físicos, mas também o próprio som da voz fique mais compatível com o gênero com o qual a pessoa se identifica.

Pessoas transmasculinas frequentemente obtêm resultados mais congruentes ao seu gênero com treino vocal e intervenção médica por meio de hormônios (andrógenos).[62-64] Contudo, no caso de pessoas transfemininas, o uso de estrogênios não modifica a voz e geralmente diversos procedimentos de reabilitação combinados com cirurgia laríngea são utilizados para se oferecer uma voz e um perfil comunicativo passíveis de ser identificados como femininos.[65-66] Embora o foco desses tratamentos seja o tom da voz, a identificação do gênero depende também de outros fatores como a ressonância, a prosódia, as pausas e as opções de vocabulário. O mais importante é que a adequação da voz ao gênero, por meio de reabilitação vocal, contribui para promoção do bem-estar emocional e para melhor ajuste da personalidade.

Considerações finais

A relação entre voz, personalidade e comunicação é reconhecida desde a Antiguidade, porém poucos estudos se dedicaram a explorar cientificamente essa associação. Do mesmo modo que ocorre com outros comportamentos, a voz é o resultado da interação de fatores genéticos com características ambientais e sofre a influência de traços da personalidade.

A psicodinâmica vocal parece refletir a psicodinâmica geral e fazemos inferências sobre o falante assim que ouvimos sua voz. As principais manifestações emocionais têm marcadores universais, embora sutilezas nas emoções sejam culturalmente dependentes. Poucas teorias da personalidade dão destaque às questões vocais e seu impacto na comunicação, mas a teoria dos tipos psicológicos e a teoria dos cinco grandes fatores contribuem para compreender melhor os traços de personalidade que interferem no uso da voz para a comunicação. Os aspectos de extroversão e de neuroticismo parecem ter participação importante na manifestação de distúrbios da voz. Atratividade, dominância e competência são alguns dos aspectos mais estudados pela percepção vocal e há interesse amplo em compreender quais aspectos interferem nesse julgamento, não somente para se avaliar o bem-estar de um indivíduo, mas também para se compreender a importância de certos marcadores vocais para o mundo das organizações, por exemplo, para lideranças, e definir a necessidade de intervenções clínicas quando se suspeita de transtornos mentais.

Referências

1. Moses P. The Voice of neuroses. New York: Grune and Stratton;1954
2. Wasz-Hökert O, Lind Vuorenkoski V, Partanem T, Vallane E. The infant cry: aspectrographic and auditory analysis. London: Heinemann; 1968.
3. Holstege G, Subramanian HH. Two different motor systems are needed to generate human speech. J Comp Neurol. 2016;524(8):1558-77.
4. Ludlow, C.L. Laryngeal reflexes: physiology, technique, and clinical use. J Clin Neurophysiol. 2015;32(4):284-93.
5. Sanchez-Roige S, Gray JC, MacKillop J, Chen CH, Palmer AA. The genetics of human personality. Genes Brain Behav. 2018;17(3):e12439.
6. Hollien H, Huntley Bahr R, Harnsberger JD. Issues in forensic voice. J Voice. 2014;28(2):170-84.
7. Simberg S, Santtila P, Soveri A, Varjonen M, Sala E, Sandnabba NK. Exploring genetic and environmental effects in dysphonia: a twin study. J Speech Lang Hear Res. 2009;52(1):153-63.
8. Butcher P. Psychological processes in psychogenic voice disorder. Eur J Disord Commun. 1995;30(4):467-74.
9. Nass C, Brave S. Wired for speech. How voice activates and advances the human-technology interaction. Cambridge: MIT; 2015.
10. Klofstad CA, Anderson RC, Peters S. Sounds like a winner: voice pitch influences perception of leadership capacity in both men and women. Proc Biol Sci. 2012;279(1738):2698-704.
11. Tigue CC, Borak DJ, O'Connor JJM, Schandl C, Feinberg DR. Voice pitch influences voting behavior. Evol Hum Behav. 2012;33:210-6.
12. Hagura N, Haggard P, Diedrichsen J. Perceptual decisions are biased by the cost to act. eLife. 2017;6:e18422.
13. Ekman P. An argument for basic emotions. Cogn Emot. 1992; 6:169–200.
14. Belin P, Zatorre RJ, Lafaille P, Ahad P, Pike B. Voice-selective areas in human auditory cortex. Nature. 2000;403(6767):309-12.
15. Latinus M, Crabbe F, Belin P. fMRI investigations of voice identity perception. Neuroimage. 2009;47(S1):S156.
16. Johnson WF, Emde RN, Scherer KR, Klinnert MD. Recognition of emotions from vocal cues. Arch Gen Psychiatry. 1986;43(3):280-3.
17. Lakshminarayanan K, Ben Shalom D, van Wassenhove V, Orbelo D, Houde J, Poeppel D. The effect of spectral manipulations on the identification of affective and linguistic prosody. Brain Lang. 2003;84(2):250-63.
18. Wallbott HG, Scherer KR. Cues and channels in emotion recognition. J Abnorm Soc Psychol. 1986;51:690-9.
19. Schirmer A, Kotz SA. ERP evidence for a gender specific Stroop effect in emotional speech. J Cogn Neurosci. 2003;15(8):1135-48.
20. Kiss I, Ennis T. Age-related decline in perception of prosodic effect. Appl Neuropsychol. 2001;8(4):251-4.
21. Zuckerman M, Driver RE. What sounds beautiful is good – the vocal attractiveness stereotype. J Nonverbal Behav. 1989;13:67-82.
22. McAleer P, Todorov A, Belin P. How do you say 'hello'? Personality impressions from brief novel voices. PLoS One. 2014;9(3):e90779.
23. Murray IR, Arnott JL. Toward the simulation of emotion in synthetic speech: a review of the literature on human vocal emotion. J Acoust Soc Am. 1993;93(2):1097-108.
24. Pittam J, Scherer KR. Vocal expression and communication of emotion. In: Lewis M, Haviland JM, editors. Handbook of emotions. New York: Guilford;1993.
25. Scherer KR. Personality markers in speech. In: Scherer KR, Giles H, editors. Social markers in speech. Cambridge: Cambridge University; 1979. p.147-209.
26. Behlau M, Ziemer R. Psicodinâmica vocal: In: Ferreira LP, editor. Trabalhando a voz. São Paulo: Summus; 1988.
27. Lass NJ, Tecca JE, Mancuso RA, Black WI. The effect of phonetic complexity on speaker race and sex identifications. J. Phonetics. 1979;7:105-18.

28. Lass NJ, Colt EG. A comparative study of the effect of visual and auditory cues on speaker height and weight identification. J Phonetics;1980;8:277-85.
29. Ellis DS. Speech and social status in America. Social Forces. 1967;45:431-7.
30. Harms LS. Listener comprehension of speakers of three status groups. Language Speech. 1963;4:109-12.
31. Addington DW. The relationship of selected vocal characteristics to personality perception. Speech Monographs. 1968;35:492-5-3.
32. Ekman P, Friesen WV, Scherer KR. Body movement and violence pitch in deceptive interaction. Semiotica. 1976;16:23-7.
33. Streeter LA, Krauss RM, Geller V, Oslon C, Apple W. Pitch changes during attempted deception. J Pers Soc Psychol. 1977;35:345-50.
34. Krauss RM, Freyberg R, Morsella E. Inferring speakers' physical attributes from their voices. J Exp Soc Psychol. 2002;38:618-25.
35. Amir O, Levine-Yundof R. Listeners' attitude toward people with dysphonia. J Voice. 2013;27(4):524.e1-10.
36. Behlau M, Madazio G, Feijó D, Pontes P. Avaliação de voz. In: Behlau M, editor. Voz: o livro do especialista. Rio de Janeiro: Revinter; 2001.
37. Yogo Y, Ando M, Hashi A, Tsutsui S, Yamada N. Judgments of emotion by nurses and students given double-bind information on a patient's tone of voice and message content. Percept Mot Skills. 2000;90(3 Pt 1):855-63.
38. Brown BL, Strong WJ, Rencher AC. Fifty-four voices from two: the effects of simultaneous manipulations of rate, mean fundamental frequency, and variance of fundamental frequency on ratings of personality from speech. J Acoust Soc Am. 1974;55(2):313-8.
39. McCrae RR, Costa PT Jr. Reinterpreting the Myers-Briggs Type Indicator from the perspective of the five-factor model of personality. J Pers. 1989;57(1):17-40.
40. McCrae RR, Costa PT Jr. The structure of interpersonal traits: Wiggins's circumplex and the five-factor model. J Pers Soc Psychol. 1989;56(4):586-95.
41. Collins SA. Men's voices and women's choices. Anim Behav. 2000;60(6):773-80.
42. Feinberg DR, Jones BC, Little AC, Burt DM, Perrett DI. Manipulations of fundamental and formant frequencies influence the attractiveness of human male voices. Animal Behav. 2005;69(5):561-8.
43. Hodges-Simeon CR, Gaulin SJC, Puts DA. Different vocal parameters predict perceptions of dominance and attractiveness. Hum Nat. 2010;21(4):406-427.
44. Searcy WA, Nowicki S. The evolution of animal communication: reliability and deception in signaling systems. Princeton: Princeton University; 2005.
45. Pitcher BJ, Briefer EF, McElligott AG. Intrasexual selection drives sensitivity to pitch, formants and duration in the competitive calls of fallow bucks. BMC Evol Biol. 2015;15:149.
46. Anderson RC, Klofstad CA. Preference for leaders with masculine voices holds in the case of feminine leadership roles. PLoS One. 2012;7(12):e51216.
47. Hall CS, Lindzey G, Campbell JB. Teorias da personalidade. 4. ed. Porto Alegre: Artmed; 2000.
48. Myers IB, McCaulley, MH. Manual: a guide to the development and use of the Myers-Briggs Type Indicator. Palo Alto: Consulting Psychologists;1985.
49. Dietrich M, Verdolini-Abbott K. Vocal function in introverts and extraverts during a psychological stress reactivity protocol. J Speech Lang Hear Res. 2012;55(3):973-87.
50. Almeida AAF, Fernandes LR, Azevedo EHM, Pinheiro RSA, Lopes LW. Características vocais e de personalidade de pacientes com imobilidade de prega vocal. CoDAS 2015;27(2):178-85.
51. Behlau M. Lessons in voice rehabilitation: Journal of Voice and clinical practice. J Voice. No prelo 2018.
52. Behlau M, Zambon F, Guerrieri AC, Roy N. Epidemiology of voice disorders in teachers and non-teachers in Brazil: prevalence and adverse effects. J Voice. 2012;26(5):665e9-18.
53. Rocha LM, Bach SL, Amaral PL, Behlau M, Mattos Souza LD. Risk factors for the incidence of perceived voice disorders in elementary and middle school teachers. J Voice. 2017;31(2):258.e7-258.e12.
54. Nerurkar NK, Kapre GM, Kothari NN. Correlation between personality type and vocal pathology: a nonrandomized case control study. Laryngoscope. 2016;126(9):2063-6.
55. Aronson AE, Peterson HW, Litin EM. Psychiatric symptomatology in functional dysphonia and aphonia. J Speech Hear Disord. 1966;31(2):115-27.

56. Roy N, Bless DM. Toward a theory of the dispositional bases of functional dysphonia and vocal nodules: exploring the role of personality and emotional adjustment. In: Kent RD, Ball MJ, editors. Voice quality measurement. San Diego: Singular; 2000.
57. Roy N, Dietrich M, Blomgren M, Heller A, Houtz DR, Lee J. Exploring the Neural Bases of Primary Muscle Tension Dysphonia: A Case Study Using Functional Magnetic Resonance Imaging. J Voice. No prelo 2017.
58. Hugh-Munier CM, Scherer KR, Lehmann W, Scherer U. Coping strategies, personality, and voice quality in patients with vocal fold nodules and polyps. J Voice. 1997;11(4):452-61.
59. Yano J, Ichimura K, Hoshino T, Nozue M. Personality factors in pathogenesis of polyps and nodules of vocal cords. Auris Nasus Larynx. 1982;9(2):105-10.
60. Kiese-Himmel C, Pralle L, Kruse E. Psychological profiles of patients with laryngeal contact granulomas. Eur Arch Otorhinolaryngol. 1998;255(6):296-301.
61. Seifert E, Kollbrunner J. Stress and distress in non-organic voice disorder. Swiss Med Wkly. 2005;135(27-28):387-97.
62. Cosyns M, Van Borsel J, Wierckx K, Dedecker D, Van de Peer F, Daelman T, et al. Voice in female-to-male transsexual persons after long-term androgen therapy. Laryngoscope. 2014;124(6):1409-14.
63. Deuster D, Matulat P, Knief A, Zitzmann M, Rosslau K, Szukaj M, Schmidt C-M. Voice deepening under testosterone treatment in female-to-male gender dysphoric individuals. Eur Arch Otorhinolaryngol. 2016;273(4):959-65.
64. Hancock AB, Childs KD, Irwig MS. Transmale voice in the first year of testosterone therapy: make no assumptions. J Speech Lang Hear Res. 2017;60(9):2472-82.
65. Bowman C, Goldberg JM. Care of the patient undergoing sex reassignment surgery. Intl J Transgenderism. 2006;9:135-65.
66. McNeill E, Wilson JM, Clark S, Deakin J. Perception of voice in the transgender client. J Voice. 2008;22(6):727-33.

3
Transtornos da personalidade: epidemiologia

Geilson Lima Santana, Marco Aurélio Monteiro Peluso, Laura Helena Silveira Guerra de Andrade

Embora os alienistas franceses já distinguissem, desde o início do século XIX, alterações de caráter de patologias delirantes, a primeira abordagem sistematizada dos transtornos da personalidade (TPs) foi realizada apenas no século XX, por Kurt Schneider.[1] Em sua classificação, o autor define dez tipos de "personalidades psicopáticas", e essa tipologia é o ponto de partida para as classificações de TPs utilizadas atualmente.

As duas classificações vigentes, CID-10[2] e DSM-5,[3] baseiam-se em critérios descritivos, apresentando os traços da personalidade e os comportamentos que caracterizam cada uma das categorias de TPs. Apesar das diferenças entre essas duas classificações, as definições gerais são semelhantes: um transtorno da personalidade é um padrão persistente de vivência íntima e de comportamento que se desvia acentuadamente das expectativas culturais. Esse padrão manifesta-se em pelo menos duas das seguintes áreas: cognição, afetividade, funcionamento interpessoal ou controle dos impulsos. É pervasivo e inflexível, tem início na adolescência ou no começo da idade adulta, é estável ao longo do tempo e provoca sofrimento ou prejuízo.[3]

Quanto às diferenças, começam pelas categorias de TPs: o DSM-5 descreve dez subtipos, incluindo a personalidade esquizotípica (na CID-10,[2] o transtorno esquizotípico é classificado entre os diagnósticos ligados à esquizofrenia, e não aos TPs). Já a CID-10[2] apresenta nove tipos, incluindo o emocionalmente instável, subdividido em tipos impulsivo e *borderline* (essa subdivisão não ocorre na categoria de TP *borderline* do DSM-5). Além disso, em várias categorias, os critérios diagnósticos não são os mesmos, seja na descrição, seja no número de critérios necessários para a realização do diagnóstico.

Apesar dessas limitações, as classificações atuais têm o mérito de possibilitar estudos epidemiológicos que descrevem a prevalência e as associações entre TPs e fatores demográficos, assim como a comorbidade com outros transtornos psiquiátricos, o impacto funcional e o uso de serviços de saúde. Este capítulo tem como objetivo revisar os achados desses estudos.

Prevalência dos transtornos da personalidade

A prevalência dos TPs foi abordada por poucos estudos[4-12] metodologicamente criteriosos, que avaliaram amostras representativas da população geral por meio de entrevistas clínicas rigorosas (Tabela 3.1).

Os resultados apontam que a prevalência comunitária de TPs em adultos varia de 4,4 a 13,4%. Considerando a classificação do DSM, que subdivide os TPs em agrupamentos de acordo com semelhanças clínicas e fenomenológicas, a maior parte desses estudos indica o predomínio do Grupo C, chamado "ansioso" – que inclui os TPs esquiva, obsessivo-compulsiva e dependente –, com prevalências estimadas entre 2,4 a 9,4%. O segundo grupo mais prevalente é o A ("excêntrico") – que inclui os TPs paranoide, esquizoide e esquizotípica, variando de 1,6 a 6,2%. Já o Grupo B ("dramático-emocional") é o menos frequente (1,2 a 4,5%), e inclui os TPs antissocial, *borderline*, histriônica e narcisista.[4-9,11]

Em relação a categorias específicas de TPs, as estimativas de prevalência são menos consistentes. Um dos transtornos predominantes, o da personalidade esquiva, tem prevalências estimadas entre 0,8 e 5,2%.[7-8] A prevalência dos outros transtornos também varia amplamente. A do TP histriônica, por exemplo, foi estimada em zero por dois estudos,[7,8] e próxima a 2% em outro.[5] Avaliando-se em conjunto os resultados desses trabalhos, os TPs esquiva, obsessivo-compulsiva, paranoide e esquizoide tendem a ser preponderantes, enquanto os TPs narcisista, dependente e histriônica tendem a ser menos frequentes.

Essas variações nas estimativas podem ficar ainda mais acentuadas a depender do sistema diagnóstico empregado. Um desses estudos[6] estimou a prevalência dos TPs segundo os critérios tanto do DSM-IV quanto da CID-10. Considerando que os resultados foram obtidos com os mesmos indivíduos, os mesmos entrevistadores, os mesmos instrumentos e ao mesmo tempo, as diferenças nas estimativas de prevalência chamam a atenção para as discordâncias das duas classificações. De fato, os autores apontam que, em três das maiores diferenças (nos tipos antissocial, histriônica e esquiva), o limiar para o diagnóstico é mais alto na CID-10, o que, junto a um menor número total de transtornos, explicaria a menor presença de TPs encontrada utilizando a CID-10 (5,1 *versus* 9,0%).[8]

Como indicado, as estimativas variam amplamente de um estudo para outro, e isso pode se dever à variação randômica, à diversidade metodológica ou a verdadeiras diferenças transculturais.

A fim de permitir comparações diretas entre diversos países, a Organização Mundial da Saúde e a Universidade de Harvard empreenderam o projeto multicêntrico World Mental Health Survey Initiative. Todos os países participantes adotaram a mesma metodologia quanto à amostragem, coleta de dados e análise estatística. Em uma análise transnacional, incluindo países de baixa, média e alta renda de diferentes regiões da OMS, a prevalência de algum TP foi estimada em 6,1%. Predominaram os transtornos do Grupo A (3,6%), seguidos pelo Grupo C (2,7%) e B (1,5%).[10]

TABELA 3.1 Prevalência dos transtornos da personalidade na comunidade de acordo com estudos utilizando entrevistas clínicas rigorosas

	Jackson e Burgess[4]	Torgersen e colaboradores[5]	Samuels e colaboradores[6]	Coid e colaboradores[7]	Lenzen-weger e colaboradores[8]	Benjet e colaboradores[9]	Huang e colaboradores[10]	Santana Jr. e colaboradores[12]
Local	Austrália	Oslo, Noruega	Baltimore, EUA	Reino Unido	EUA	México	13 países	Grande São Paulo
Classificação	CID-10	DSM-III-R	DSM-IV/ CID 10	DSM-IV	DSM-IV	DSM-IV	DSM-IV	DSM-IV
N	10.641	2.053	742	626	5.692/214*	2.362	21.162	2.942
Transtornos da personalidade								
DSM								
Paranoide	†	2,4%	0,7%	0,7%	2,3%	†	†	†
Esquizoide	†	1,7%	0,9%	0,8%	4,9%	†	†	†
Esquizotípica	†	0,6%	0,6%	0,06%	3,3%	†	†	†
Grupo A	†	4,1%	2,1%	1,6%	5,7% / 6,2%	4,6%	3,6%	4,3%
Antissocial	†	0,7%	4,1%	0,6%	0,6% / 1,0%	†	†	†
Borderline	†	0,7%	0,5%	0,7%	1,4% / 1,6%	†	†	†
Histriônica	†	2,0%	0,2%	0,0%	0,0%	†	†	†
Narcisista	†	0,8%	0,03%	0,0%	0,0%	†	†	†

(Continua)

TABELA 3.1 Prevalência dos transtornos da personalidade na comunidade de acordo com estudos utilizando entrevistas clínicas rigorosas *(Continuação)*

	Jackson e Burgess[4]	Torgersen e colaboradores[5]	Samuels e colaboradores[6]	Coid e colaboradores[7]	Lenzen-weger e colaboradores[8]	Benjet e colaboradores[9]	Huang e colaboradores[10]	Santana Jr. e colaboradores[12]
Grupo B	†	3,1%	4,5%	1,2%	1,5% / 2,3%	1,6%	1,5%	2,7%
Esquiva	†	5,0%	1,8%	0,8%	5,2%	†	†	†
Dependente	†	1,5%	0,1%	0,1%	0,6%	†	†	†
Obsessivo--compulsiva	†	2,0%	0,9%	1,9%	2,4%	†	†	†
Passivo--agressiva	†	1,7%	†	†	†	†	†	†
Grupo C	†	9,4%	2,8%	2,6%	6,0% / 6,8%	2,4%	2,7%	4,6%
Qualquer TP	†	13,4%	9,0%	4,4%	9,1% / 11,9%	6,1%	6,1%	6,8%
CID-10								
Paranoide	1,21%	†	0,3%	†	†	†	†	†
Esquizoide	1,71%	†	1,1%	†	†	†	†	†
Dissocial	0,0%	†	2,3%	†	†	†	†	†
EI – tipo impulsivo	1,33%	†	0,9%	†	†	†	†	†

TRANSTORNOS DA PERSONALIDADE

EI – tipo borderline	0,95%	†	0,1%	†	†	†
Histriônica	0,60%	†	0,05%	†	†	†
Anancástica	3,21%	†	0,8%	†	†	†
Ansiosa (esquiva)	2,03%	†	0,2%	†	†	†
Dependente	0,93%	†	0,1%	†	†	†
Qualquer TP	6,47%	†	5,1%	†	†	†

EI – emocionalmente instável.

* Amostra total (n=5.692) e amostra de reavaliação (n=214). TPs individuais, exceto antissocial e borderline, apresentam estimativas apenas para a amostra de reavaliação. Os resultados da amostra total são mais acurados e precisos.

† Não aplicável.

Fonte: Adaptada de Lenzenweger e colaboradores.[8]

No Brasil, o estudo São Paulo Megacity, também participante do World Mental Health, estimou em 6,7% a prevalência de algum TP na população geral residente na Grande São Paulo. O subtipo mais frequente é o Grupo C (4,6%), seguido dos Grupos A e B (4,3 e 2,7%, respectivamente).[12]

Associação com características demográficas

Sexo

De acordo com o DSM-5, os TPs *borderline*, histriônica e dependente são diagnosticados com mais frequência em mulheres, enquanto o antissocial é mais observado em homens.[3] De fato, a partir de 1980, quando a 3ª edição desse manual passou a classificar os TPs em um eixo separado, vários estudos clínicos encontraram uma associação entre o tipo antissocial e o sexo masculino,[13-15] assim como entre a personalidade histriônica e o sexo feminino.[14,16,17] Também foram descritas associações entre o sexo masculino e os TPs narcisista,[16,18] obsessivo-compulsiva[17,18] e esquizoide,[13] assim como entre o sexo feminino e o tipo dependente.[19] Enquanto isso, vários estudos rejeitaram a hipótese de associação entre o sexo feminino e o tipo *borderline*.[16,20-21]

A partir de uma abordagem dimensional, Zimmerman e Coryell[22] aproximaram-se mais do proposto pelo manual diagnóstico para as mulheres: elas apresentaram escores significativamente mais altos nas dimensões histriônica, dependente e esquiva, enquanto os homens pontuaram mais nas dimensões paranoide, esquizoide, compulsiva, narcisista e antissocial.

Trabalhos epidemiológicos mais recentes também tendem a apontar uma associação entre o sexo masculino e o tipo antissocial,[6-8] mas, de resto, pouco esclarecem. Enquanto Torgersen e colaboradores[5] indicam associações entre o sexo masculino e os TPs esquizoide, narcisista e obsessivo-compulsiva, e entre o sexo feminino e os TPs histriônica, esquiva e dependente, Coid e colaboradores[7] e Lenzenweger e colaboradores[8] não descrevem qualquer associação além da homem/antissocial. É preciso, porém, ressaltar que, como se trata de estudos populacionais, mesmo contando com universos amostrais grandes, o número de indivíduos diagnosticados com cada tipo de TP para cada um dos sexos pode ser pequeno. Consequentemente, em razão da falta de poder estatístico das comparações, não é possível concluir que não haja associações entre TPs específicos e gênero. Em outras palavras, é possível que as associações existam, mas sejam difíceis de detectar com uma amostra pequena.

Comparações dos grupos de diagnósticos e de qualquer diagnóstico de TP, que têm um poder estatístico maior, apresentaram resultados relativamente mais consistentes: a maioria dos estudos de metodologia mais rigorosa encontrou associação entre qualquer TP e o sexo masculino[6,7,9-10] e entre os diagnósticos do Grupo A e esse gênero.[6,9-10]

Na Região Metropolitana de São Paulo, esse padrão também foi observado: comparados às mulheres, os homens têm uma chance aumentada de apresentarem algum TP (*odds ratio* – OR: 2,2; intervalo de confiança de 95% – IC 95%: 1,2-4,2), em especial do Grupo A (OR: 6,8; IC 95%: 2,4-19,1).[12]

Idade

Vários estudos apontam que idade tem uma associação negativa com TPs do Grupo B[5–10,22–23], principalmente antissocial[5,24–25] e *borderline*[5,22]. Outros indicam uma associação positiva com os TPs do Grupo C,[5] assim como especificamente com os TPs esquizoide,[5,22] dependente,[19] esquizotípica, esquiva e obsessivo-compulsiva.[5] Por fim, uma tendência geral de atenuação das características dos TPs com o passar dos anos é indicada por alguns estudos,[22,26] enquanto uma redução específica nos traços de personalidade de indivíduos com diagnósticos do Grupo B e uma acentuação nos traços dos indivíduos dos Grupos A e C são destacadas por outros.[27]

De fato, alguns estudos apontam mudanças nas características que definem os TPs ao longo do tempo. Na verdade, há evidências de que a estabilidade dos diagnósticos de TP em geral,[28] e de modo mais específico dos tipos *borderline*[29–30] e antissocial,[28] é apenas moderada. Esses achados colocam em dúvida se esses transtornos são realmente persistentes e estáveis ao longo do tempo ou, de forma alternativa, se os métodos utilizados para caracterizá-los são adequados para encontrar indivíduos que apresentem alterações persistentes e estáveis.

Estado civil

Alguns estudos indicam que os TPs seriam mais frequentes entre pessoas vivendo sem um companheiro,[5,6] sobretudo entre aquelas que se separaram.[7,31] Outros, porém, não confirmam esses achados.[9, 10, 12]

Quatro grandes estudos epidemiológicos procuraram relacionar estado civil com os grupos de TPs; os resultados, no entanto, não são consistentes. Samuels e colaboradores[6] encontraram associação do Grupo A com indivíduos separados e, principalmente, com aqueles que nunca casaram, além de associação do Grupo C com os nunca casados. Coid e colaboradores[7] encontraram vínculos entre os Grupos A e B e indivíduos separados e nenhuma ligação do Grupo C com estado civil. Huang e colaboradores[10] só encontraram vinculação entre o Grupo C e aqueles previamente casados. Por fim, Benjet e colaboradores[9] e Santana Jr. e colaboradores[12] não encontraram associações entre os diferentes grupos e estado civil.

Em relação a transtornos específicos, Zimmerman e Coryell[31] apontam que indivíduos com TP *borderline* são com mais frequência solteiros, e os do tipo antissocial costumam ser separados.

Nível educacional

Indivíduos de menor nível educacional tendem a apresentar TPs com maior frequência.[5,9–10] Os grupos que apresentariam essa associação variam segundo o estudo: Huang e colaboradores[10] a encontraram em cada um dos três grupos; Coid e colaboradores[7] e Torgersen e colaboradores,[5] apenas no A; Lenzenweger e colaboradores[8], assim como Samuels e colaboradores,[6] apenas no B; na Grande São Paulo, Santana Jr. e colaboradores observaram uma relação inversa entre escolaridade e TPs do Grupo C (OR: 0,7; IC 95%: 0,5-0,9). Quanto a TPs específicos, Torgersen e colaboradores[5] encontraram a associação descrita com as personalidades do tipo paranoide e esquiva e uma vinculação entre maior nível educacional e TP obsessivo-compulsiva.

Relações entre transtornos da personalidade e outros transtornos mentais

As taxas de comorbidade de TPs e outros transtornos mentais, apesar de variarem em diferentes estudos, são consistentemente elevadas.[31-39] Além disso, o prognóstico e a adesão ao tratamento de outros transtornos mentais são afetados pelos TPs.[40-44]

Os resultados encontrados na análise transnacional do World Mental Health Survey Initiative (n=21.161 sujeitos de 13 países) indicam, nos 12 meses anteriores à entrevista, uma associação estatisticamente significativa entre TP e transtornos de ansiedade (OR: 6,6); transtornos afetivos (OR: 6,5); transtornos do controle dos impulsos (OR: 5,2); abuso ou dependência de substâncias (OR: 3,2); e qualquer transtorno mental (OR: 5,3). O *odds ratio* da associação de TP com outro transtorno mental nos últimos 12 meses foi 3,1; com dois, 6,8; e com três ou mais, 21,1, indicando um gradiente dose-resposta: quanto maior o número de comorbidades, maior a força da associação.[10]

Na Região Metropolitana de São Paulo, quase dois terços dos indivíduos com algum TP tinham pelo menos alguma coocorrência, sendo a ansiedade a condição comórbida mais comum (46,3%). O Grupo B tinha a mais elevada prevalência de alguma comorbidade (83,8%), seguido pelo Grupo C (73,4%) e A (54,0%). O Grupo A foi mais associado a transtornos de controle de impulsos (OR: 6,1); o Grupo B, com transtornos por uso de substâncias (OR: 32,0); e o C, com transtornos de ansiedade (OR: 8,1).[12]

Coocorrência de transtornos da personalidade

Vários estudos realizados nas décadas de 1980 e 1990 mostraram que a coocorrência de TPs é frequente.[32,35,45-48] Apesar de apresentarem limitações metodológicas importantes (amostras relativamente pequenas, compostas por indivíduos que procuraram serviços de saúde), esses estudos tiveram seus resultados confirmados por outros mais recentes, realizados com metodologia mais rigorosa, em amostras grandes da população geral.[5,7-10,49]

De fato, são numerosas as evidências indicando que a coocorrência de TPs é comum. Torgersen e colaboradores[5] encontraram que 29% dos afetados apresentam dois ou mais desses diagnósticos.

Grant e colaboradores,[50] avaliando sete dos dez TPs do DSM-IV (ficaram de fora os TPs esquizotípica, *borderline* e narcisista), verificaram OR acima de 9,1 para todas as associações dois a dois, excluindo as com o tipo antissocial, cujas associações apresentaram os menores ORs, ainda assim significativas (entre 4,9 e 10,7). Já Lenzenweger e colaboradores,[8] avaliando a coocorrência por meio de medidas de correlação, apontaram que 85% das correlações intragrupos e 62% das intergrupos foram significativas (os TPs histriônica e narcisista não foram incluídos).

O estudo de Grant e colaboradores[50] dá uma amostra de como mesmo as coocorrências intergrupos são importantes. Os TPs dependente (Grupo C) e paranoide (Grupo A) foram os que mostraram associações mais fortes com outros tipos de TPs: o primeiro apresentou RC acima de 30 nas associações com tipos dos três grupos (paranoide, A; histriônica, B; esquiva, C), e o segundo, RC acima de 20 também com tipos dos três grupos (esquizoide, A; histriônica, B; dependente e esquiva, C).

O estudo de Lenzenweger e colaboradores[8] corrobora esse padrão de associações para os TPs paranoide e dependente, indicando correlações positivas e altas (acima de 0,70) com TPs de grupos diversos (o primeiro com os TPs esquizoide, Grupo A; antissocial e *borderline*, B; esquiva, C; e o segundo com os tipos *borderline*, B; esquiva e obsessivo-compulsiva, C). Além disso, esse estudo aponta uma correlação extremamente alta entre os TPs esquizoide e esquizotípica (0,96).

Mais do que indicar que esse tipo de transtorno ocorre com frequência em comorbidade (o que implicaria dizer que cada um desses transtornos é independente), essas altas taxas de coocorrência mostram que os diferentes tipos de TP, do modo como estão definidos, não apresentam limites precisos, formando categorias que se sobrepõem umas às outras e, por isso, não podem ser consideradas independentes.

Impacto funcional

Os transtornos da personalidade estão associados com comprometimento significativo no funcionamento pessoal, social e ocupacional, independentemente da coocorrência com outros transtornos mentais.[4,10,51–53]

O estudo São Paulo Megacity, por exemplo, avaliou o impacto dos TPs sobre o desempenho funcional em atividades básicas (autocuidados, mobilidade e cognição) e em atividades instrumentais (desempenho ocupacional e desempenho social). A presença de algum TP predisse incapacidade geral e incapacidades específicas na cognição, mobilidade, papel produtivo e interações sociais, mas não em autocuidados. Após o ajuste para comorbidade com outros transtornos mentais, o Grupo B permaneceu significativamente associado a comprometimento global, cognitivo e social, e o Grupo C, com comprometimento cognitivo, do papel produtivo e das interações sociais.[12]

Tratamento

Na análise transnacional empreendida pelo consórcio World Mental Health, a proporção de portadores de TPs na população geral que recebeu tratamento para transtornos mentais no ano anterior à entrevista variou amplamente (de 6,0 a 37,3% nos EUA).[10]

Na Região Metropolitana de São Paulo, aproximadamente 20% dos portadores de TPs receberam tratamento para problemas emocionais ou relacionados ao uso de substâncias no ano anterior à entrevista. Os sujeitos com TPs tiveram uma chance aumentada de tratamento no ano anterior (OR: 3,0), independentemente do gênero e da idade. Essa associação foi mais forte para consultar-se com um psiquiatra do que com qualquer outro especialista na saúde mental ou outro profissional médico (OR: 4,1 vs. 2,6 e 3,1, respectivamente). Nota-se que, após ajustar para outros transtornos mentais nos últimos 12 meses (além de gênero e de idade), apenas o Grupo C permaneceu significativamente associado a tratamento (OR: 1,9). Esses achados sugerem que, apesar de os TPs resultarem diretamente em comprometimento funcional, os indivíduos com TPs procuram atendimento primordialmente para outros transtornos mentais comórbidos.[12]

Limitações

Com exceção do estudo de Jackson e Burgess,[4] os trabalhos citados neste capítulo utilizaram as classificações de TP do DSM, em suas edições a partir de 1980. Por um lado, isso mostra o quanto essas classificações foram úteis ao possibilitar que tais estudos fossem realizados; por outro, isso significa que todos esses estudos apresentam limitações inerentes a essas classificações.

Há limitações taxonômicas (nas definições dos grupos diagnósticos) e diagnósticas (na utilização desses grupos para avaliar casos individuais). Entre as taxonômicas, duas são de especial importância:

1. a maioria dos traços de personalidade apresenta distribuição contínua, e não dicotômica (presente vs. ausente), na natureza;[54] e
2. uma personalidade é definida por componentes cognitivos, emocionais, motivacionais e comportamentais, ou seja, é uma construção complexa e multifacetada de diversos fatores, o que torna praticamente impossível definir transtornos da personalidade relevantes, distintos e não sobrepostos com listas de até 10 critérios diagnósticos.[55-56]

Entre as limitações diagnósticas, destacam-se:

1. a utilização dos critérios diagnósticos propriamente ditos ou dos instrumentos disponíveis para avaliação de transtornos da personalidade implica fazer perguntas diretas ao paciente sobre seu modo de ser e de se comportar, esperando

que este fale sobre sua própria personalidade de maneira confiável (o que é bastante improvável para pacientes com TP);[56]

2. os instrumentos diagnósticos disponíveis têm confiabilidade teste-reteste de baixa a moderada para intervalos maiores do que seis meses e validade apenas marginalmente adequada;[26,28] e

3. esses instrumentos não espelham o procedimento de abordagem de personalidade comum na prática clínica, no qual o médico avalia a personalidade do paciente fazendo inferências a partir do modo como ele conta suas experiências e se comporta durante a consulta.[56]

Em resumo, um clínico raras vezes segue os procedimentos definidos no DSM e, quando o faz, os resultados têm confiabilidade e validade limitadas.[57–58]

Face a essas lacunas, diversos pesquisadores passaram a discutir um modelo híbrido categorial e dimensional para o diagnóstico de transtornos da personalidade,[59–60] introduzindo novos elementos (como a abordagem dimensional), mas sem romper abruptamente com a tradicional classificação desses quadros em categorias diagnósticas.

Essa proposta passou a ser defendida pelo Grupo de Trabalho da Personalidade e Transtornos da Personalidade para o DSM-5. Entretanto, o Conselho de Diretores da American Psychiatric Association rejeitou a sua adoção oficial para uso clínico, e o capítulo de TPs permaneceu inalterado na Seção II do novo manual: foram mantidos a definição de TP, a abordagem categorial, os critérios diagnósticos e os mesmos subtipos e grupos contemplados pelo DSM-IV-TR. Já o modelo alternativo foi incluído na Seção III do manual, com a indicação de ser submetido a maior escrutínio científico para solidificar sua base empírica.[3] Em teoria, esse modelo híbrido pode trazer avanços tanto para a clínica quanto para a pesquisa dos transtornos da personalidade, permitindo superar a dicotomia categorial *versus* dimensional ao permitir diagnósticos de TPs tanto em dimensões quanto em categorias.

Considerações finais

Os TPs apresentam estimativas de prevalência que variam de 4,4 a 13,4% na população em geral. Na Região Metropolitana de São Paulo, 6,7% dos seus adultos apresentam algum TP, com predomínio do Grupo C (4,6%). A prevalência dos TPs individuais ainda não está definida de forma consistente, mas os TPs esquiva, obsessivo-compulsiva, paranoide e esquizoide parecem ser mais prevalentes, enquanto os TPs narcisista, dependente e histriônica parecem ser os menos observados.

O transtorno da personalidade antissocial está associado ao sexo masculino, e o da histriônica, ao feminino. Já o tipo *borderline* não parece estar associado a um sexo específico. Os TPs tendem a apresentar uma correlação negativa com a idade, estão associados a níveis baixos de educação e tendem a estar presentes com mais frequência entre indivíduos vivendo sem um companheiro.

A comorbidade de TP com outros transtornos mentais é alta, o que afeta o prognóstico e a adesão ao tratamento desses pacientes. Do mesmo modo, é alta a coocorrência de TPs, levantando a questão de o quanto esses transtornos são realmente independentes um do outro.

Os TPs resultam em significativa incapacitação funcional, mesmo na ausência de comorbidade com outros transtornos mentais. Entretanto, apenas um em cada cinco portadores de TPs na Grande São Paulo receberam tratamento no ano anterior. Com exceção do Grupo C, os portadores de TPs "puros" permaneceram amplamente subtratados – mesmo apresentando comprometimento funcional. Futuros estudos precisam explorar os motivos para essa baixa cobertura.

Quando ao sistema alternativo proposto na Seção III do DSM-5, futuros estudos metodologicamente rigorosos, conduzidos na população geral de diferentes locais e utilizando esse modelo híbrido categorial-dimensional permitirão elucidar o seu impacto sobre a epidemiologia dos transtornos da personalidade.

Referências

1. Schneider K. Psychopathic personalities. London: Cassell; 1958.
2. World Health Organization. International statistical classification of diseases and related health problems: CID-10. 10th ed. Geneva: WHO; 1992.
3. American Psychiatric Association. Manual diagnóstico e estatístico de transtornos mentais: DSM-5. 5. ed. Porto Alegre: Artmed; 2014.
4. Jackson HJ, Burgess PM. Personality disorders in the community: a report from the australian national survey of mental health and wellbeing. Soc Psychiatry Psychiatr Epidemiol. 2000;35(12):531-8.
5. Torgersen S, Kringlen E, Cramer V. The prevalence of personality disorders in a community sample. Arch Gen Psychiatry. 2001;58(6):590-6.
6. Samuels J, Eaton WW, Bienvenu O Jr, Brown CH, Costa PTJr, Nestadt G. Prevalence and correlates of personality disorders in a community sample. Br J Psychiatry. 2002;180:536-42.
7. Coid J, Yang M, Tyrer P, Roberts A, Ullrich S. Prevalence and correlates of personality disorder in great britain. Br J Psychiatry. 2006;188:423-31.
8. Lenzenweger MF, Lane MC, Loranger AW, Kessler RC. DSM-IV personality disorders in the national comorbidity survey replication. Biol Psychiatry. 2007;62(6):553-64.
9. Benjet C, Borges G, Medina-Mora ME. DSM-IV personality disorders in mexico: Results from a general population survey. Rev Bras Psiquiatr. 2008;30(3):227-34.
10. Huang Y, Kotov R, de Girolamo G, Preti A, Angermeyer M, Benjet C, et al. DSM-IV personality disorders in the WHO world mental health surveys. Br J Psychiatry. 2009;195(1):46-53.
11. Trull TJ, Jahng S, Tomko RL, Wood PK, Sher KJ. Revised nesarc personality disorder diagnoses: Gender, prevalence, and comorbidity with substance dependence disorders. J Pers Disord. 2010;24(4):412-16.
12. Santana Júnior GL. A influência da afetividade sobre a associação entre adversidades na infância e patologia da personalidade na vida adulta [tese]. São Paulo: Faculdade de Medicina, Universidade de São Paulo; 2017.
13. Jackson HJ, Whiteside HL, Bates GW, Bell R, Rudd RP, Edwards J. Diagnosing personality disorders in psychiatric inpatients. Acta Psychiatr Scand. 1991;83(3):206-13.
14. Kass F, Spitzer RL, Williams JB. An empirical study of the issue of sex bias in the diagnostic criteria of DSM-III axis II personality disorders. Am Psychol. 1983;38(7):799-803.
15. Robins LN, Helzer JE, Weissman MM, Orvaschel H, Gruenberg E, Burke JD, Jr, et al. Lifetime prevalence of specific psychiatric disorders in three sites. Arch Gen Psychiatry. 1984;41(10):949-58.
16. Adler DA, Drake RE, Teague GB. Clinicians' practices in personality assessment: Does gender influence the use of DSM-III axis II? Compr Psychiatry. 1990;31(2):125-33.

17. Reich J. Sex distribution of DSM-III personality disorders in psychiatric outpatients. Am J Psychiatry. 1987;144(4):485-8.
18. Alnaes R, Torgersen S. DSM-III symptom disorders (axis I) and personality disorders (axis II) in an outpatient population. Acta Psychiatr Scand. 1988;78(3):348-55.
19. Loranger AW. Dependent personality disorder. Age, sex, and axis I comorbidity. J Nerv Ment Dis. 1996;184(1):17-21.
20. Kroll J, Sines L, Martin K, Lari S, Pyle R, Zander J. Borderline personality disorder. Construct validity of the concept. Arch Gen Psychiatry. 1981;38(9):1021-6.
21. McGlashan TH. The chestnut lodge follow-up study. III. Long-term outcome of borderline personalities. Arch Gen Psychiatry. 1986;43(1):20-30.
22. Zimmerman M, Coryell WH. DSM-III personality disorder dimensions. J Nerv Ment Dis. 1990;178(11):686-92.
23. Golomb M, Fava M, Abraham M, Rosenbaum JF. Gender differences in personality disorders. Am J Psychiatry. 1995;152(4):579-82.
24. Morizot J, Le Blanc M. Continuity and change in personality traits from adolescence to midlife: a 25-year longitudinal study comparing representative and adjudicated men. J Pers. 2003;71(5):705-55.
25. Pevalin DJ, Wade TJ, Brannigan A. Precursors, consequences and implications for stability and change in preadolescent antisocial behaviors. Prev Sci. 2003;4(2):123-36.
26. Lenzenweger MF, Johnson MD, Willett JB. Individual growth curve analysis illuminates stability and change in personality disorder features: the longitudinal study of personality disorders. Arch Gen Psychiatry. 2004;61(10):1015-24.
27. Seivewright H, Tyrer P, Johnson T. Change in personality status in neurotic disorders. Lancet. 2002;359(9325):2253-4.
28. Grilo CM, McGlashan TH, Skodol AE. Stability and course of personality disorders: the need to consider comorbidities and continuities between axis I psychiatric disorders and axis II personality disorders. Psychiatr Q. 2000;71(4):291-307.
29. Links PS, Heslegrave R, van Reekum R. Prospective follow-up study of borderline personality disorder: prognosis, prediction of outcome, and axis II comorbidity. Can J Psychiatry. 1998;43(3):265-70.
30. Meijer M, Goedhart AW, Treffers PD. The persistence of borderline personality disorder in adolescence. J Pers Disord. 1998;12(1):13-22.
31. Zimmerman M, Coryell W. DSM-III personality disorder diagnoses in a nonpatient sample. Demographic correlates and comorbidity. Arch Gen Psychiatry. 1989;46(8):682-9.
32. Dahl AA. Some aspects of the DSM-III personality disorders illustrated by a consecutive sample of hospitalized patients. Acta Psychiatr Scand Suppl. 1986;328:61-7.
33. Koenigsberg HW, Kaplan RD, Gilmore MM, Cooper AM. The relationship between syndrome and personality disorder in DSM-III: experience with 2,462 patients. Am J Psychiatry. 1985;142(2):207-12.
34. Loranger AW. The impact of DSM-III on diagnostic practice in a university hospital. A comparison of DSM-II and DSM-III in 10,914 patients. Arch Gen Psychiatry. 1990;47(7):672-5.
35. McGlashan TH, Grilo CM, Skodol AE, Gunderson JG, Shea MT, Morey LC, Zanarini MC, Stout RL. The collaborative longitudinal personality disorders study: Baseline axis I/II and II/II diagnostic cooccurrence. Acta Psychiatr Scand. 2000;102(4):256-64.
36. Nestadt G, Romanoski AJ, Samuels JF, Folstein MF, McHugh PR. The relationship between personality and DSM-III axis I disorders in the population: results from an epidemiological survey. Am J Psychiatry. 1992;149(9):1228-33.
37. Oldham JM, Skodol AE, Kellman HD, Hyler SE, Doidge N, Rosnick L, Gallaher PE. Comorbidity of axis I and axis II disorders. Am J Psychiatry. 1995;152(4):571-8.
38. Tyrer P, Gunderson J, Lyons M, Tohen M. Extent of comorbidity between mental state and personality disorders. J Pers Disord. 1997;11(3):242-59.
39. Zimmerman M, Rothschild L, Chelminski I. The prevalence of DSM-IV personality disorders in psychiatric outpatients. Am J Psychiatry. 2005;162(10):1911-8.
40. Alnaes R, Torgersen S. Personality and personality disorders predict development and relapses of major depression. Acta Psychiatr Scand. 1997;95(4):336-42.
41. Baer L, Jenike MA, Black DW, Treece C, Rosenfeld R, Greist J. Effect of axis II diagnoses on treatment outcome with clomipramine in 55 patients with obsessive-compulsive disorder. Arch Gen Psychiatry. 1992;49(11):862-6.
42. Pfohl B, Coryell W, Zimmerman M, Stangl D. Prognostic validity of self-report and interview measures of personality disorder in depressed inpatients. J Clin Psychiatry. 1987;48(12):468-72.

43. Sato T, Sakado K, Sato S. DSM-III-R personality disorders in outpatients with non-bipolar depression: The frequency in a sample of japanese and the relationship to the 4-month outcome under adequate antidepressant therapy. Eur Arch Psychiatry Clin Neurosci. 1993;242(5):273-8.
44. Zimmerman M, Coryell W, Pfohl B, Corenthal C, Stangl D. Ect response in depressed patients with and without a DSM-III personality disorder. Am J Psychiatry. 1986;143(8):1030-2.
45. Flick SN, Roy-Byrne PP, Cowley DS, Shores MM, Dunner DL. DSM-III-R personality disorders in a mood and anxiety disorders clinic: prevalence, comorbidity, and clinical correlates. J Affect Disord. 1993;27(2):71-9.
46. Oldham JM, Skodol AE, Kellman HD, Hyler SE, Rosnick L, Davies M. Diagnosis of DSM-III-R personality disorders by two structured interviews: patterns of comorbidity. Am J Psychiatry. 1992;149(2):213-20.
47. Pfohl B, Coryell W, Zimmerman M, Stangl D. DSM-III personality disorders: Diagnostic overlap and internal consistency of individual DSM-III criteria. Compr Psychiatry. 1986;27(1):21-34.
48. Stuart S, Pfohl B, Battaglia M, Bellodi L, Grove W, Cadoret R. The cooccurrence of DSM-III-R personality disorders. J Pers Disord. 1998;12(4):302-15.
49. Grant BF, Hasin DS, Stinson FS, Dawson DA, Patricia Chou S, Ruan WJ, et al. Cooccurrence of 12-month mood and anxiety disorders and personality disorders in the us: Results from the national epidemiologic survey on alcohol and related conditions. J Psychiatr Res. 2005;39(1):1-9.
50. Grant BF, Stinson FS, Dawson DA, Chou SP, Ruan WJ. Cooccurrence of DSM-IV personality disorders in the united states: Results from the national epidemiologic survey on alcohol and related conditions. Compr Psychiatry. 2005;46(1):1-5.
51. Johnson JG, First MB, Cohen P, Skodol AE, Kasen S, Brook JS. Adverse outcomes associated with personality disorder not otherwise specified in a community sample. Am J Psychiatry. 2005;162(10):1926-32.
52. Newton-Howes G, Tyrer P, Weaver T. Social functioning of patients with personality disorder in secondary care. Psychiatr Serv. 2008;59(9):1033-7.
53. Skodol AE, Gunderson JG, McGlashan TH, Dyck IR, Stout RL, Bender DS, et al. Functional impairment in patients with schizotypal, borderline, avoidant, or obsessive-compulsive personality disorder. Am J Psychiatry. 2002;159(2):276-83.
54. Widiger TA, Clark LA. Toward DSM-IV and the classification of psychopathology. Psychol Bull. 2000;126(6):946-63.
55. Shedler J, Westen D. Refining personality disorder diagnosis: Integrating science and practice. Am J Psychiatry. 2004;161(8):1350-65.
56. Westen D, Shedler J. Revising and assessing axis II, part I: Developing a clinically and empirically valid assessment method. Am J Psychiatry. 1999;156(2):258-72.
57. Jampala VC, Sierles FS, Taylor MA. The use of DSM-III in the united states: A case of not going by the book. Compr Psychiatry. 1988;29(1):39-47.
58. Westen D. Divergences between clinical and research methods for assessing personality disorders: Implications for research and the evolution of axis II. Am J Psychiatry. 1997;154(7):895-903.
59. Kupfer DJ, First MB, Regier DA. A research agenda for DSM-V. Washington: APA; 2002.
60. Widiger TA, Simonsen E, Sirovatka PJ, Regier DA. Dimensional models of personality disorders: refining the research agenda for DSM-V. Washington: APA; 2007.

4
Aspectos genéticos

Ivanor Velloso Meira-Lima, Homero Vallada

O fenótipo

Personalidade pode ser definida como um conjunto de padrões de pensamentos, reações afetivas e comportamentos relativamente estáveis que caracterizam um indivíduo. Os transtornos da personalidade, por sua vez, acarretam experiências internas e atitudes que acentuadamente se desviam das expectativas socioculturais do indivíduo de maneira persistente e inflexível, conduzindo, na maioria das vezes, a sofrimento interno e/ou a desadaptação social.[1]

A grande maioria dos pesquisadores da área concorda que estes transtornos podem ser concebidos como variações dimensionais de determinados traços da personalidade considerados normais.[2-3]

Desse modo, a procura dos aspectos genéticos associados ao surgimento dos transtornos da personalidade implica no entendimento do papel dos genes na variabilidade dos traços da personalidade.[4]

Genética dos traços da personalidade normal

A contribuição dos fatores genéticos nas características da personalidade tem sido investigada por estudos de famílias, de gêmeos e de adotados, com uso de questionários de verificação da personalidade autoaplicáveis. Uma contribuição indireta também tem sido obtida por meio de estudos com animais.[4-5]

Estudos com animais

Estudos sistemáticos de padrões de comportamentos observáveis e mensuráveis em camundongos e em cães de várias raças têm gerado resultados interessantes por meio do cruzamento seletivo de animais, tendo por base atributos específicos, incluindo características temperamentais. Embora não possam ser extrapolados diretamente para humanos, os resultados desse tipo de estudo evidenciam a influência genética na presença ou na ausência de determinados traços comportamentais que podem ser considerados de modo genérico como análogos a características temperamentais humanas.[4,6]

Estudos com questionários de personalidade

As observações de estudos genético-epidemiológicos sugerem que traços de personalidade medidos por questionários de avaliação da personalidade como o Questionário de Personalidade de Eysenck (Eysenck Personality Questionnaire – EPQ), o Inventário de Temperamento e Caráter (Temperament and Character Inventory – TCI) e o Inventário de Personalidade – Neuroticismo, Extroversão e Abertura (Neuroticism, Extraversion, Openness Personality Inventory – NEO-PI) são, em parte, geneticamente determinados, embora o grau de influência genética seja variável dependendo do traço investigado.[5,7]

A pesquisa com gêmeos é considerada uma ferramenta-chave no estudo genético da personalidade. Os gêmeos são uma valiosa fonte de observação, porque permitem o estudo da influência ambiental e genética: gêmeos "idênticos" ou monozigóticos (MZ) compartilham quase 100% de seus genes, ou seja, a maioria das diferenças entre os gêmeos são devidas a influências ambientais diversas entre eles. Já os gêmeos "fraternos" ou dizigóticos (DZ) compartilham apenas cerca de 50% de seus genes, mas dividem muitos aspectos de seu ambiente (ambiente uterino, estilo de educação, valores, comunidade). A herdabilidade dos traços de personalidade pode ser então estimada e reflete a quantidade de variação fenotípica entre indivíduos proveniente de efeitos genéticos.[6-7]

As investigações com o EPQ, que definem três traços fenotípicos principais de personalidade – o psicoticismo (caracterizado por agressividade e hostilidade interpessoal), a extroversão (manifesto por comportamento expansivo e energético) e o neuroticismo (tipificado pela instabilidade emocional) –, têm identificado uma herdabilidade dos traços de personalidade da ordem de 35 a 57%.[8,9]

Os estudos com o Questionário de Personalidade Tridimensional (TPQ) ou com o Inventário de Temperamento e Caráter (TCI), dele derivado, que classificam, com base em substratos neurobiológicos, os traços de personalidade (ou temperamentos) nos aspectos de busca de novidades (intensa exploração para estímulos novos), evitação de danos (tendência a evitar o castigo), dependência de recompensa (resposta rápida às pistas gratificantes) e persistência (perseverança apesar da fadiga ou frustração) registram uma herdabilidade desses traços entre 30 a 60%.[10-11]

Por sua vez, o instrumento mais utilizado para estudos genéticos da personalidade – o questionário NEO-PI (e seus derivados, NEO-PI-R e NEO-FFI) – baseia-se em cinco traços de personalidade (*Big Five*): o neuroticismo (tendência à experiência de afetos negativos), a extroversão (motivação para se envolver com outros), a abertura à experiência (comportamento inventivo ou curioso), a amabilidade (amizade e compaixão para com os outros) e a conscienciosidade (comportamento atento e organizado), e seus achados relatam estimativas de herdabilidade que variam de 17 a 65%.[12-14]

Estudos de genética molecular com traços de personalidade inferidos por questionários têm sido bastante frequentes nos últimos anos. Contemplando estratégias que se baseiam em hipóteses de substratos biológicos para os traços, como os estudos de associação com "genes candidatos", mas também com estratégias posicionais que não trabalham com nenhuma hipótese biológica prévia, utilizam-se da grande quantidade de polimorfismo (diferenças existentes na sequência de nucleotídeos sem consequências patológicas) já identificado e espalhado ao longo do genoma nos chamados Estudos de Associação por Varredura Genômica (Genome Wide Association Studies – GWAS).[5]

Estudos de associação por varredura genômica (GWAS)

Estudos de varredura genômica têm sido importantes para um melhor entendimento da base genética de muitos traços genéticos complexos (aqueles que envolvem muitos genes, interações entre genes, interações genes-ambiente e efeitos epigenéticos). Por basearem-se na análise simultânea de milhares de polimorfismos (em geral, a substituição de apenas um nucleotídeo gera 80 a 90% de variabilidade do DNA), possibilitam averiguar uma associação estatisticamente significante entre certa variante gênica e os traços sob investigação.

Os primeiros estudos de GWAS para personalidade usaram amostras na faixa de 1.000 a 5.000 indivíduos, o que logo se mostrou insuficiente, com ausência de resultados significativos.[15-16] Uma metanálise posterior identificou um polimorfismo intrônico (íntrons são partes dos genes que não codificam proteínas) no gene CTNNA2 (proteína alfa 2 associada à caderina) associado ao traço "busca de sensação".[17] No entanto, essa associação não foi replicada em três outras amostras independentes.[5]

Uma metanálise conduzida por De Moor e colaboradores[18] evidenciou associações significativas entre o traço "abertura" do questionário NEO-PI com um polimorfismo próximo ao gene RASA1 (*Ras GTPase-activating protein 1*) e para "conscienciosidade" com variações no gene KATNAL2 (*katanin catalytic subunit A1 like 2*).

Outra metanálise de estudos mais recentes de GWAS conduzida pelo Consórcio de Genética da Personalidade usou tamanhos de amostras dramaticamente maiores, procurando harmonizar os dados obtidos de diferentes questionários de personalidade usando "Teoria de Resposta do Item" (IRT). Esses estudos identificaram significativa associação de "neuroticismo" com um polimorfismo intrônico do gene MAGI1 (*membrane associated guanylate kinase, WW and PDZ domain containing 1*), que é expresso no cérebro, e tem sido implicado em transtorno bipolar, esquizofrenia e transtorno depressivo maior. Essa associação com MAGI1, contudo, não foi replicada em outro grande estudo mais recente.[19]

Smith e colaboradores,[20] por sua vez, realizaram uma metanálise de estudos com o traço "neuroticismo" em uma amostra de 106.000 indivíduos e identificaram alguns *loci* significativos, os quais incluem uma região próxima do gene CRHR1 (*corticotropin-releasing factor receptor 1*), que regula a liberação de cortisol e está envolvida em comportamentos semelhantes à ansiedade em ratos, e outro *locus* (lugar específico no cromossomo) perto do gene GRIK3 (receptor de glutamato cainato 3), um gene altamente expresso nos cérebros pós-morte de suicidas.[21]

O número de associações significativas aumentou em função da ampliação dos tamanhos de amostra, o que é consistente com um modelo poligênico (onde vários genes interagem para determinar uma característica). Devido à necessidade de tamanhos de amostra cada vez maiores, as metanálises tornaram-se ferramentas amplamente utilizadas, porque podem somar dados amostrais obtidos em diferentes centros de estudo.

No entanto, as metanálises apresentam seus próprios limites, como a necessidade de combinar dados de diferentes estudos com uso de escalas de personalidade diversas e com coortes de características heterogêneas, incluindo raça, sexo, idade e fatores ambientais.

Resumindo, o número de estudos moleculares tem crescido exponencialmente. Contudo, apenas uma pequena fração destes são replicados. Várias explicações têm sido apresentadas para isso, incluindo estratificações populacionais, múltiplas testagens, heterogeneidade do fenótipo, vieses de publicação, erro de classificação, probabilidade prévia de associação muito baixa e tamanhos de amostra inadequados.

Genes candidatos

Sistema dopaminérgico e traços impulsivos

Comings e Blum[22] sugeriram que variantes em genes que codificam proteínas relacionadas ao sistema de recompensa cerebral – como enzimas de síntese, de degradação, de transporte ou receptores dos sistemas dopaminérgicos – poderiam resultar em certas disfunções ou em subfuncionamento do sistema, ocasionando o que denominaram síndrome de recompensa deficiente, um traço herdável inespecífico que poderia influenciar e direcionar o indivíduo a padrões de comportamento compensatórios, como a busca contínua de sensações, ou seja, uma personalidade mais vulnerável à procura de recompensadores "não naturais" e, por conseguinte, com maior probabilidade de envolvimento com abuso de drogas, mas também com outros padrões de conduta não adaptativos, como o comer e o comprar compulsivos e o jogo patológico.

Variantes gênicas relacionadas a esse sistema, como polimorfismos dos genes dos receptores dopaminérgicos D2 (DRD2) e D4 (DRD4), têm sido associadas por vários estudos moleculares com traços de personalidade ligados à extroversão e à impulsividade medidos pelo NEO-PI ou a características temperamentais de busca de novidade verificadas pelo TCI.[23]

Nos últimos anos, mais de 60 estudos contemplaram genes envolvidos nas vias dopaminérgicas,[5,24] mas os achados instigantes de uma associação entre polimorfismos no gene do receptor DRD4 e os traços de extroversão ou busca de novidade não foram confirmados por meio de metanálises.[25]

Sistema serotonérgico e traços ansiosos

Lesch e colaboradores[26] descreveram um polimorfismo na região do promotor do gene (sequências específicas do DNA importantes para o início da transcrição) que codifica a proteína transportadora de serotonina (5HTT), que consiste na presença ou ausência de 44 pares de bases, produzindo um alelo longo (L) e um curto (S). O alelo L está associado a uma atividade transcricional duas vezes maior que o S.

Desde então, vários estudos têm observado uma associação do alelo S (curto) com traços de personalidade relacionados à ansiedade, sejam eles definidos como "neuroticismo" no inventário NEO-PI ou como um temperamento "evitador de lesões" delineado pelo TCI de Cloninger. Esse achado tem sido replicado por inúmeros trabalhos. Contudo, uma metanálise de 40 estudos não confirma a consistência desses achados.[27-28]

A assunção de que esses "genes candidatos" teriam um efeito maior nestes traços podem justificar essa dificuldade de replicação dos achados. Assim, diferentemente do que se pensava há 20 anos, a arquitetura do fenótipo personalidade não é tão simples como parecia e a suposição de que genes relacionados aos principais sistemas de neurotransmissão eram diretamente relacionados aos traços de personalidade mostrou-se excessivamente otimista. Isso indica que a herança da personalidade é tão poligênica e multifatorial como a dos transtornos mentais e mesmo os genes principais para uma determinada característica só podem responder por uma pequena fração na variância deste traço.[5]

Genética dos transtornos da personalidade

As principais evidências que relacionam fatores genéticos com o surgimento de transtornos da personalidade utilizam como fenótipos os principais agrupamentos de traços anômalos de personalidade catalogados nos sistemas de classificação diagnóstica da Organização Mundial da Saúde (OMS) e da American Psychiatric Association (APA). São eles:

Grupo A – personalidades nas quais predominam características paranoides (crenças persecutórias, autorreferência, afastamento social, tendência a confundir fantasia e realidade). Os principais transtornos são: personalidade paranoide, esquizoide e esquizotípica.

Alguns dos transtornos da personalidade desse grupo tiveram características descritas por Meehl,[29] que identificou sintomas peculiares em indivíduos não esquizofrênicos que, segundo ele, tinham predisposição para a esquizofrenia. Meehl[29] denominou "esquizotaxia" o que seria um endofenótipo ligado à cadeia causal da esquizofrenia. Faraone e colaboradores,[30] revisando estudos com parentes de esquizofrênicos que não demonstravam aspectos psicóticos, estenderam o conceito de "esquizotaxia", aplicando-o para definir características de personalidade em parentes de esquizofrênicos com disfunções sociais e prejuízos neuropsicológicos.

Os primeiros estudos com adotados esquizofrênicos também influenciaram na delimitação dos transtornos da personalidade do Grupo A. Heston[31] ficou impressionado com a quantidade de personalidades desviantes que encontrou entre os parentes biológicos de esquizofrênicos comparados aos parentes adotivos. Os estudos com adotados dinamarqueses introduziram o conceito de "transtornos do espectro esquizofrênico" para englobar as alterações que, além da própria esquizofrenia, tinham prevalência nos parentes biológicos de esquizofrênicos adotados ao nascimento. As taxas originais dos estudos de adotados mostravam uma frequência de 20% de esquizofrenia e de transtornos da personalidade do espectro entre os pais biológicos, comparadas com taxas de 6% entre os pais adotivos; entretanto, a reanálise dos dados utilizando a definição mais estrita do DSM-III de personalidade esquizotípica evidenciou taxas de 22% entre os pais biológicos, comparados com apenas 2% entre pais adotivos de esquizofrênicos.[32]

A maioria dos estudos de famílias verificados por intermédio de um probando esquizofrênico demonstra taxas elevadas de personalidade esquizotípica, personalidade paranoide e esquizofrenia entre parentes em primeiro grau de esquizofrênicos.[33]

Esses estudos sugerem um modelo de limiar de suscetibilidade no qual a personalidade esquizotípica representaria uma variante mais leve, ligada ao mesmo *continuum* de suscetibilidade da esquizofrenia, que, por sua vez, seria uma forma mais grave e estrita do transtorno que só se manifestaria se um determinado limiar fosse ultrapassado.

Os dados de estudos com gêmeos são esparsos, embora uma reanálise dos estudos realizados por Gottesman e Shields[34] na esquizofrenia tenha evidenciado uma maior diferença nas taxas de concordância entre gêmeos monozigóticos (MZ) e gêmeos dizigóticos (DZ) quando foram incluídas as personalidades esquizotípicas na concordância.[35]

Por fim, os estudos de Claridge e Hewit,[36] Kendler e Hewit,[37] Linney e colaboradores[38] e Jang e colaboradores[39] uniformemente encontraram influência genética significativa na etiologia dos transtornos da personalidade paranoica, esquizoide e esquizotípica com herdabilidade na faixa de 35 a 60% sem identificar relevante efeito do ambiente compartilhado.

Em suma, os estudos com família, com gêmeos e com adotados utilizando conceitos de personalidade esquizotípica, esquizoide e paranoide indicam um componente genético na determinação dessas alterações de personalidade e apontam para uma ligação com a esquizofrenia. Os resultados são mais convincentes nos estudos em que a verificação é iniciada pela forma mais grave do espectro, ou seja, via probandos esquizofrênicos, e os resultados são menos claros e mais difíceis de interpretar quando a verificação é feita a partir de probandos com amplo espectro de alterações, incluindo personalidade esquizotípica, definida como uma alteração dimensional de alguns traços contínuos com larga distribuição na população em geral.

Grupo B – personalidades nas quais predominam características antissociais (comportamentos destrutivos, agressivos, impulsivos e histriônicos). Os principais transtornos são: personalidade antissocial, *borderline*, histriônica e narcisista.

Os estudos mais antigos de genética do comportamento antissocial foram baseados em probandos que haviam sido condenados por crimes, incluindo com frequência pequenos delitos, e não por probandos que tenham preenchido critérios diagnósticos de personalidade antissocial. Embora atividade criminosa e personalidade antissocial não sejam a mesma coisa, a condenação por crime é, no mínimo, um marcador bem definido.

Um dos primeiros estudos de gêmeos foi realizado por Lange, que verificou uma concordância para criminalidade em 10 de 13 pares de gêmeos monozigóticos (MZ) por ele estudados, comparada a uma concordância de apenas 2 em 17 pares de gêmeos dizigóticos (DZ). Esses resultados foram publicados em seu livro intitulado *Crime as destiny*. Ainda que o título sugerisse uma indubitável participação do componente genético no comportamento criminoso, esse estudo apresentava importantes limitações, como o pequeno tamanho da amostra e a falta de verificação sistemática que poderia superestimar a taxa de concordância em pares de gêmeos MZ.[4]

Os estudos que o sucederam usando a criminalidade como um marcador de comportamento antissocial, mesmo com dificuldades para superar os vieses de verificação, têm apresentado resultados muito consistentes entre si. Os dados obtidos a partir de estudos de criminalidade adulta em gêmeos realizados na América do Norte, no Japão e na Europa, quando combinados, evidenciam uma concordância de 52% entre gêmeos MZ, sendo de apenas 23% a concordância em pares de gêmeos DZ. Esses dados permitiram estimar uma herdabilidade para o comportamento criminoso na ordem de 54%.[40]

Evidências de contribuição genética para a personalidade antissocial ou o comportamento criminoso derivam também de pesquisas com adotados. Estudos que comparam as taxas de criminalidade na prole adotada de pais biológicos criminosos com as taxas na prole de pais biológicos não criminosos mostram frequência maior de personalidade antissocial, assim como taxas significativamente maiores de prisões e condenações no grupo com pais biológicos criminosos.[41] Uma série de estudos com famílias adotivas, na Dinamarca[42] e nos Estados Unidos,[43] evidenciou taxa bem maior de psicopatia nos pais biológicos de adotados diagnosticados como psicopatas, comparados aos pais adotivos destes e também aos pais biológicos de indivíduos adotados sem transtornos da personalidade utilizados como controles.

Apesar da quantidade relativamente grande de estudos sugerindo uma contribuição da genética para o comportamento antissocial, inferido por transgressões à lei, nenhum desses estudos incluiu de forma específica indivíduos que preenchessem critérios diagnósticos de personalidade antissocial. Mesmo os estudos realizados nas duas últimas décadas baseados na verificação sistemática de populações de gêmeos utilizam medidas de comportamento antissocial autorreferido, registros públicos ou relatos de familiares de transgressões e de violência. A maioria deles estima a herdabilidade do comportamento hostil e violento em torno de 50%.[44]

Um estudo populacional mais recente com pares de gêmeos verificando transtornos do Grupo B na Noruega encontrou estimativas de herdabilidade da ordem de 38% para personalidade antissocial, 31% para personalidade histriônica, 24% para personalidade narcisista e 35% para personalidade *borderline*. Não foram detectadas significativas influências do ambiente compartilhado ou de sexo. A análise de diversos modelos multivariados identificou a possibilidade de um fator genético que influencia o surgimento de todos os transtornos da personalidade do Grupo B e outro fator que seria comum apenas para as personalidades antissociais e *borderline*.[45]

Em síntese esses resultados indicam a possibilidade de que no Grupo B exista um "subgrupo" no qual os transtornos da personalidade antissocial e *borderline* tenham um relacionamento genético mais estreito do que os demais transtornos que compõem o Grupo B.

Grupo C – personalidades nas quais predominantemente são observadas atitudes de esquiva e de ansiedade (níveis elevados de tensão, temeridade, tendência a evitar situações de lesões, dependência ou obsessões). Os principais transtornos são: personalidade esquiva, dependente, obsessivo-compulsiva.

Embora existam muitos dados disponíveis na literatura evidenciando a influência dos fatores genéticos nos transtornos de ansiedade, relativamente poucos estudos específicos têm sido realizados sobre a genética das personalidades ansiosas, talvez pela dificuldade em distinguir de modo confiável os estados ansiosos e os traços mais duradouros desse tipo de personalidade. Vários estudos, então, têm focado nos medos e nas fobias "normais"; Torgersen e colaboradores,[46] por exemplo, com base nos registros de gêmeos da Noruega, verificaram que os MZ foram mais concordantes que os DZ nas medidas de um questionário de medos sociais, de animais e de lesões. Em todos os índices, com exceção do medo de separação, as diferenças entre MZ e DZ foram significativas. Os fatores genéticos também apareceram como importantes para uma série de medos comuns investigados em gêmeos em idade escolar e em adolescentes.[47] Segundo Isaac Marks,[48] a agregação de determinados medos e fobias derivou da seleção de ancestrais que, possuindo mais temores, apresentaram uma vantagem evolutiva para sua maior sobrevivência (evitando cobras, aranhas, etc.).

Em um importante estudo de gêmeos com diagnóstico dos transtornos da personalidade do Grupo C do DSM-IV, as estimativas de herdabilidade encontradas foram de 35% para personalidade esquiva, 31% para personalidade dependente e 27% para personalidade obsessivo-compulsiva. Utilizando um modelo de análise multivariada para detectar fatores genéticos e ambientais semelhantes influenciando os transtornos do Grupo C, observou-se que os fatores comuns respondem apenas por cerca de 11% na variância do transtorno obsessivo-compulsivo, sugerindo que este transtorno seria etiologicamente distinto dos demais transtornos do agrupamento.[49]

Estudos de genética molecular

Grupo A

Rosmond e colaboradores[50] relataram que os transtornos da personalidade do Grupo A estavam associados com um polimorfismo no gene que codifica o receptor da dopamina-2 (DRD2).

Usando achados de estudos genéticos quantitativos que indicam que existem fatores de risco genético comuns para transtorno da personalidade esquizotípica e esquizofrenia, Stefanis e colaboradores[51] examinaram o impacto potencial de variantes polimórficas dos mais importantes genes candidatos à esquizofrenia

– disbindina (DTNBP1) e D-aminoácido oxidase (DAAO) –, sendo que ambos mostraram associações com sintomas de esquizotipia. Associações estatisticamente significativas com traços de personalidade esquizotípica também foram encontradas em vários estudos com polimorfismos no gene que codifica a catecol-O-metiltransferase (COMT), uma enzima envolvida na degradação das catecolaminas.[52-53]

Grupo B

Uma mutação no gene codificando para a enzima monoaminoxidase A (MAO-A), envolvida na degradação de aminas biogênicas, como serotonina e norepinefrina, foi associada ao comportamento agressivo em uma grande genealogia descrita por Brunner e colaboradores.[54] Esses defeitos são, contudo, extremamente raros e podem não ser relevantes para as formas comuns e prevalentes de comportamento antissocial.

Posteriormente, polimorfismos no mesmo gene da enzima monoaminoxidase A (MAO-A), foram associados a transtornos da personalidade do Grupo B, sobretudo personalidade *borderline*.[55-56]

Relatos de associações entre personalidade *borderline* e polimorfismos no gene que codifica o receptor 5-HT2A da serotonina e variantes no transportador de serotonina gene (5-HTTLPR) também têm sido publicados.[57-58] Joyce e colaboradores[59] encontraram uma associação significativa entre a personalidade *borderline* e um polimorfismo no gene que codifica o receptor de dopamina DAT1 em pacientes deprimidos, e um polimorfismo na triptofano hidroxilase-2 gene (TPH2 T) foi associado a traços de personalidade caracterizados por instabilidade emocional.[60]

Grupo C

Em consonância com os relatos prévios de associações de polimorfismos do gene que codifica a proteína recaptadora de serotonina e traços ansiosos, Jacob e colaboradores observaram uma frequência significativamente maior do alelo de forma curta do 5-HTTLPR em um subgrupo de pacientes diagnosticados com transtornos da personalidade do Grupo C.[61]

Por sua vez, Joyce e colaboradores encontraram uma associação do transtorno de esquiva e obsessivo-compulsivo com um polimorfismo do receptor de dopamina D3 (DRD3).[62] Uma metanálise posterior replicou os achados para os sintomas obsessivos-compulsivos reforçando a hipótese de um papel do receptor DRD3 no desenvolvimento do transtorno da personalidade obsessivo-compulsiva.[63]

Considerações finais

Os estudos de famílias, de adotados e, sobretudo, de gêmeos evidenciam inequivocamente que os traços de personalidade e suas variações dimensionais anômalas são geneticamente influenciados, embora o grau de influência genética seja variável dependendo do traço investigado.

Ao longo da última década, descobertas com genes candidatos e abordagens de varredura genômica fizeram algum progresso em direção a esclarecer possíveis genes associados aos traços de personalidade.

Os dados atuais indicam que os traços de personalidade são extremamente poligênicos e são influenciados por muitos alelos comuns de efeito pequeno.

O número de *loci* relacionados com as características específicas de personalidades deverá aumentar conforme tamanhos de amostras cada vez maiores sejam obtidos.

Os desenvolvimentos no campo tecnológico, incluindo a disponibilização de grandes bases de dados de variantes gênicas, as novas técnicas de bioinformática e o aumento do poder de análise de grande quantidade de dados com novos programas computacionais, devem contribuir para a uma maior compreensão da participação genética nos traços anômalos de personalidade.

Deve-se considerar, por fim, a possibilidade de que os fenótipos das classificações atuais dos transtornos da personalidade não sejam totalmente adequados. Uma estratégia para aumentar a taxa de sucesso da genética molecular neste campo poderia ser o uso de endofenótipos, definidos como uma característica hereditária que está ao longo do percurso entre o transtorno e o genótipo. Nesse caso, os estudos moleculares deveriam priorizar dimensões clínicas intermediárias, como instabilidade afetiva, impulsividade e introversão, em vez de construtos diagnósticos completos.

Referências

1. American Psychiatric Association. Manual diagnóstico e estatístico de transtornos mentais: DSM-5. 5. ed. Porto Alegre: Artmed; 2014.
2. Widiger TA, Trull TJ. Plate tectonics in the classification of personality disorder-shifting to a dimensional model. Am Psychol 2007;62(2):71-83.
3. Mateu C, Haro G, Revert L, Barabash A, Benito A, Calatayud M, Traver F. The role of genetics in the personality and its disorders: a clinical point of view. Actas Esp Psiquiatr. 2008;36(4):230-43.
4. McGuffin P, Moffitt T, Thapar A. Personality disorders. In: McGuffin P, Owen MJ, Gottesman II, editors. Psychiatric genetics and genomics. Oxford: Oxford University; 2002. p. 183-210.
5. Sanchez-Roige S , Gray JC , MacKillop J , Chen CH , Palmer AA. The genetics of human personality. Genes Brain Behav. 2018;17(3):e12439.
6. Ilska J, Haskell MJ, Blott SC, Sánchez-Molano E, Polgar Z, Lofgren SE, Clements DN, Wiener P. Genetic characterization of dog personality traits. Genetics. 2017;206(2):110111.
7. Vukasović T, Bratko D. Heritability of personality: a meta-analysis of behavior genetic studies. Psychol Bull. 2015;141(4):769-85.
8. Keller MC, Coventry WL. Quantifying and addressing parameter indeterminacy in the classical twin design. Twin Res Hum Genet. 2005;8(3):201-13.
9. Zietsch BP, Verweij KJH, Bailey JM, Wright MJ, Martin NG. Genetic and environmental influences on risky sexual behaviour and its relationship with personality. Behav Genet. 2010; 40(1):12-21.
10. Gillespie NA, Cloninger CR, Heath AC, Martin NG. The genetic and environmental relationship between Cloninger's dimensions of temperament and character. Pers Individ Dif. 2003;35(8):1931-1946.
11. Heiman N, Stallings MC, Hofer SM, Hewitt JK. Investigating age differences in the genetic and environmental structure of the tridimensional personality questionnaire in later adulthood. Behav Genet. 2003;33(2):171-80.

12. Riemann R, Angleitner A, Strelau J. Genetic and environmental influences on personality: a study of twins reared together using the self and peer report NEO-FFI scales. J Pers. 1997;65(3):449-75.
13. Loehlin JC, McCrae RR, Costa PT Jr, John PO. Heritabilities of common and measure-specific components of the big five personality factors. J Res Pers. 1998; 32:431-53.
14. Vernon PA, Martin RA, Schermer JA, Mackie A. A behavioral genetic investigation of humor styles and their correlations with the Big-5 personality dimensions. Pers Individ Differ. 2008;44:1116-25.
15. Calboli FCF, Tozzi F, Galwey NW, Antoniades A, Mooser V, Preisig M, et al. A genome-wide association study of neuroticism in a population-based sample. PLoS One. 2010;5(7):e11504.
16. Verweij KJH, Zietsch BP, Medland SE, Gordon SD, Benyamin B, Nyholt DR, et al. A genome-wide association study of Cloninger's temperament scales: implications for the evolutionary genetics of personality. Biol Psychol. 2010;85(2):306-17.
17. Terracciano A, Esko T, Sutin AR, de Moor MH, Meirelles O, Zhu G, et al. Meta-analysis of genome-wide association studies identifies common variants in CTNNA2 associated with excitement-seeking. Transl Psychiatry. 2011;1:e49,
18. de Moor MH, Costa PT, Terracciano A, et al. Meta-analysis of genome-wide association studies for personality. Mol Psychiatry. 2012;17(3):337-49.
19. Genetics of Personality Consortium, de Moor MH, van den Berg SM, Verweij KJ, Krueger RF, Luciano M, et al. Meta-analysis of genome-wide association studies for neuroticism, and the polygenic association with major depressive disorder. JAMA Psychiatry. 2015;72(7):642-50.
20. Smith DJ, Escott-Price V, Davies G, Bailey ME, Colodro-Conde L, Ward J, et al. Genome-wide analysis of over 106.000 individuals identifies 9 neuroticism-associated loci. Mol Psychiatry. 2016;21(6):749-57.
21. Plomin R, DeFries JC, Knopik VS, Neiderhiser JM. Top 10 replicated findings from behavioral genetics. Perspect Psychol Sci. 2016; 11(1):3-23.
22. Comings DE, Blum K. Reward deficiency syndrome: genetic aspects of behavioral disorders. Prog Brain Res. 2000;126:325-41
23. Ando J, Ono Y, Yoshimura K, Onoda N, Shinohara M, Kanba S, et al. The genetic structure of Cloninger's seven-factor model of temperament and character in a Japanese sample. J Pers. 2002;70(5):583-609.
24. Benjamin J, Li L, Patterson C, Greenberg BD, Murphy DL, Hamer DH. Population and familial association between the D4 dopamine receptor gene and measures of novelty seeking. Nat Genet. 1996;12(1):81-4.
25. Munafò MR, Yalcin B, Willis-Owen SA, Flint J. Association of the dopamine D4 receptor (DRD4) gene and approach-related personality traits: meta-analysis and new data. Biol Psychiatry. 2008;63(2):197-206.
26. Lesch KP, Bengel D, Heils A, Sabol S, Greenberg B, Petri S, Benjamin J, et al. Association of anxiety related traits with a polymorphism the serotonin transporter gene regulatory region. Science. 1996;274(5292):1527-31.
27. Sen S, Burmeister M, Ghosh D. Meta-analysis of the association between a serotonin transporter promoter polymorphism(5-HTTLPR) and anxiety-related personality traits. Am J Med Genet B Neuropsychiatr Genet. 2004;127B(1):85-9.
28. Munafò MR, Freimer NB, Ng W, Ophoff R, Veijola J, Miettunen J, et al. 5-HTTLPR genotype and anxiety-related personality traits: a meta-analysis and new data. Am J Med Genet B Neuropsychiatr Genet. 2009;150B(2):271-81.
29. Meehl PE. Toward an integrated theory of schizotaxia, schizotypy, schizophrenia. J Pers Disord. 1990;4:1-99.
30. Faraone SV, Green AI, Seidman LJ, Tsuang MT. 'Schizotaxia': clinical implications and new directions for research. Schizophr Bull. 2001;27(1):1-18.
31. Heston LL. The genetics of schizophrenia and schizoid disease. Science. 1970;167(3916):249-56.
32. Ingraham LJ, Kety SS. Adoption studies of schizophrenia. Am J Med Genet. 2000;97(1):18-22.
33. Asarnow RF, Nuechterlein KH, Fogelson D, Subotnik KL, Payne DA, Russell AT, et al. Schizophrenia and schizophrenia–spectrum personality disorders in the first-degree relatives of children with schizophrenia: the UCLA family study. Arch Gen Psychiatry. 2001;58(6):581-8.
34. Gottesman II, Shields J. Schizophrenia: the epigenetic puzzle. Cambridge: Cambridge University; 1982.

35. Farmer A, McGuffin P, Gottesman II. Twin concordance for DSM-III schizophrenia. Scrutinizing the validity of the definition. Arch Gen Psychiatry. 1987;44(7):634-41.
36. Claridge G, Hewitt JK. A biometrical study of schizotypy in a normal population. Pers Individ Dif. 1987;8(3):303-12.
37. Kendler KS, Hewitt JK. The structure of self-report schizotypy in twins. J Personal Disor. 1992;6:1-17.
38. Linney YM, Murray RM, Peters ER, MacDonald AM, Rijsdijk F, Sham PC. A quantitative genetic analysis of schizotypal personality traits. Psychol Med 2003;33(5):803–16.
39. Jang KL, Woodward TS, Lang D, Honer WG, Livesley WJ. The genetic and environmental basis of the relationship between schizotypy and personality-a twin study. J Nerv Ment Dis 2005;193(3):153–9.
40. Reichborn-Kjennerud T. Genetics of personality disorders. Clin Lab Med. 2010;30(4): 893-910.
41. Schulsinger F. Psychopathy, heredity and environment. Int J Ment Health. 1972;1:190-206.
42. Cadoret RJ. Psychopathology in adopted-away offspring of biologic parents with antisocial behavior. Arch Gen Psychiatry. 1978;35(2):176-84.
43. Crowe RR. An adoption study of antisocial personality. Arch Gen Psychiatry. 1974;31(6):785-91.
44. Rushton JP. Self-report delinquency and violence in adult twins. Psychiatr Genet. 1996;6(2):87-9.
45. Torgersen S, Czajkowski N, Jacobson K. Dimensional representations of DSM-IV cluster B personality disorders in a population-based sample of Norwegian twins: a multivariate study. Psychol Med. 2008;38(11):1617-25.
46. Torgersen S, Lygren S, Oien PA, Skre I, Onstad S, Edvardsen J, et al. A twin study of personality disorders. Compr Psychiatry. 2000;41(6):416-25
47. Stevenson J, Baten N, Cherner M. Fears and fearfulness in children and adolescents: a genetic analysis of twin data. J Child Psychol Psychiatry. 1992;33(6):977-85.
48. Marks I. Genetics of fear and anxiety disorders. Br J Psychiatry. 1986;149:406-18.
49. Reichborn-Kjennerud T, Czajkowski N, Neale MC. Genetic and environmental influences on dimensional representations of DSM-IV cluster C personality disorders: a population-based multivariate twin study. Psychol Med. 2007;37(5):645–53.
50. Rosmond R, Rankinen T, Chagnon M, Pérusse L, Chagnon YC, Bouchard C, et al. Polymorphism in exon 6 of the dopamine D-2 receptor gene (DRD2) is associated with elevated blood pressure and personality disorders in men. J Hum Hypertens. 2001;15(8):553-8.
51. Stefanis NC, Trikalinos TA, Avramopoulos D, Smyrnis N, Evdokimidis I, Ntzani EE, et al. Impact of schizophrenia candidate genes on schizotypy and cognitive endophenotypes at the population level. Biol Psychiatry 2007; 62(7):784-92.
52. Stefanis NC, Van Os J, Avramopoulos D, Smyrnis N, Evdokimidis I, Hantoumi I, et al. Variation in catechol-O-methyltransferase val(158) met genotype associated with schizotypy but not cognition: a population study in 543 young men. Biol Psychiatry. 2004;56(7):510-5.
53. Schurhoff F, Szöke A, Chevalier F, Roy I, Méary A, Bellivier F, et al. Schizotypal dimensions: an intermediate phenotype associated with the COMT high activity allele. Am J Med Genet B Neuropsychiatr Genet. 2007;144B(1):64-8.
54. Brunner HG, Nelen MR, van Zandvoort P, Abeling NG, van Gennip AH, Wolters EC, et al. X-linked borderline mental retardation with prominent behavioral disturbance: phenotype genetic localization and evidence for disturbed monoamine metabolism. Am J Hum Genet. 1993;52(6):1032-9.
55. Jacob CP, Müller J, Schmidt M, Hohenberger K, Gutknecht L, Reif A, et al. Cluster B personality disorders are associated with allelic variation of monoamine oxidase A activity. Neuropsychopharmacology. 2005;30(9):1711-8.
56. Ni XQ, Sicard T, Bulgin N, Bismil R, Chan K, McMain S, et al. Monoamine oxidase A gene is associated with borderline personality disorder. Psychiatr Genet. 2007;17(3):153-7.
57. Ni XQ, Bismil R, Chan K, Sicard T, Bulgin N, McMain S, et al. Serotonin 2A receptor gene is associated with personality traits, but not to disorder, in patients with borderline personality disorder. Neurosci Lett. 2006; 408(3):214-9.
58. Ni XQ, Chan K, Bulgin N, Sicard T, Bismil R, McMain S, et al. Association between serotonin transporter gene and borderline personality disorder. J Psychiatr Res. 2006;40(5):448-53.
59. Joyce PR, McHugh PC, McKenzie JM, Sullivan PF, Mulder RT, Luty SE, et al. A dopamine transporter polymorphism is a risk factor for borderline personality disorder in depressed patients. Psychol Med. 2006;36(6):807-13.

60. Gutknecht L, Jacob C, Strobel A, Kriegebaum C, Müller J, Zeng Y, et al. Tryptophan hydroxylase-2 gene variation influences personality traits and disorders related to emotional dysregulation. Int J Neuropsychopharmacol. 2007;10(3):309-20
61. Jacob CP, Strobel A, Hohenberger K, Ringel T, Gutknecht L, Reif A, et al. Association between allelic variation of serotonin transporter function and neuroticism in anxious cluster C personality disorders. Am J Psychiatry. 2004;161(3):569-72.
62. Joyce PR, Rogers GR, Miller AL, Mulder RT, Luty SE, Kennedy MA. Polymorphisms of DRD4 and DRD3 and risk of avoidant and obsessive personality traits and disorders. Psychiatry Res. 2003;119(1-2):1-10.
63. Light KJ, Joyce PR, Luty SE, Mulder RT, Frampton CM, Joyce LR, et al. Preliminary evidence for an association between a dopamine D3 receptor gene variant and obsessive-compulsive personality disorder in patients with major depression. Am J Med Genet B Neuropsychiatr Genet. 2006;141(4):409–13.

5
Neurobiologia dos transtornos da personalidade

Maria Aparecida da Silva, Luciana de Carvalho Monteiro, Mario Rodrigues Louzã

A investigação das bases neurobiológicas dos transtornos da personalidade (TPs) tem encontrado resultados promissores para a compreensão desses transtornos e, sobretudo, contribuído para a diminuição do estigma e da crença de que os TPs são imutáveis. Avanços na compreensão da interação gene-ambiente permitem a busca de novas intervenções terapêuticas nessa área. Com a evolução da neuroimagem, da genética e da neuroendocrinologia, pesquisadores puderam identificar genes de suscetibilidade, influências epigenéticas e regulação neuroendócrina do comportamento normal, sendo possível, a partir desse ponto, identificar as diferenças individuais dos temperamentos. As anormalidades do temperamento estão no núcleo dos distúrbios da personalidade. Embora as alterações neurobiológicas tenham importante influência, estressores experimentados na infância, como abandono, abuso e maus-tratos são relevantes nos TPs.[1,2]

Apesar das muitas dimensões da variação da personalidade, os estudos com TPs têm enfatizado quatro grandes dimensões psicológicas: desregulação afetiva ou instabilidade, impulsividade/agressividade, desorganização cognitiva e ansiedade.[3] Dificuldades predominantes em algumas dessas dimensões estão associadas a um TP específico e apresentam algumas peculiaridades neurobiológicas e ambientais.

Neste capítulo, serão apresentados os TPs que mais reúnem estudos evidenciando suas bases neurobiológicas: o transtorno da personalidade *borderline* (TPB), o transtorno da personalidade antissocial (TPAS) e o transtorno da personalidade esquizotípica (TPE).

Transtorno da personalidade *borderline*

Genética

O transtorno da personalidade *borderline* (TPB) é o TP mais comumente diagnosticado e, embora os sintomas e o curso sejam bem caracterizados, sua etiologia é menos precisa. Estudos epidemiológicos do TPB demonstraram agregação familiar para instabilidade afetiva e impulsividade, com maior risco em parentes de primeiro grau de indivíduos com TPB do que para aqueles com outros TPs.[4] É considerado um transtorno multifatorial complexo, em que há interação de fatores genéticos e ambientais. Estudos com família e gêmeos sustentaram moderada influência genética, com herdabilidade estimada em aproximadamente 40%.[5] A sintomatologia polimórfica do TPB tem sido um desafio para a busca de genes de suscetibilidade que fazem associação de variantes genéticas (polimorfismos) e fenótipos sindrômicos evidentes. Os estudos genéticos tiveram resultados modestos, assim como para os distúrbios psiquiátricos categóricos. Assim, abordagens com endofenótipos, elementos básicos subjacentes e objetivamente mensuráveis que se situam entre as manifestações psicopatológicas e a base genética, como impulsividade potencializada pelo estresse, agressividade e instabilidade afetiva, foram alternativas para desconstruir o fenótipo complexo.[6]

A escolha de genes candidatos partiu do conhecimento prévio sobre a resposta ao tratamento e de estudos laboratoriais que evidenciaram alterações neuroquímicas, comprometendo a função dos sistemas de neurotransmissão da serotonina, do glutamato e do GABA, envolvidos no controle inibitório. Sintomas observados no TPB, como agressividade e impulsividade, geralmente se desenvolvem por disfunção inibitória. O interesse pela associação da serotonina ao TPB teve início após observações de que pacientes com comportamentos suicida e agressivo/impulsivo apresentavam diminuição do metabólito da serotonina, o ácido 5-hidróxi-indolacético, no líquido cerebrospinal.[7] Indivíduos com TPB, nos quais predominava um comportamento agressivo e impulsivo, demonstraram fraca resposta à estimulação farmacológica com a fenfluramina (agonista serotoninérgico),[8] sugerindo redução central da atividade serotoninérgica. A evidência de redução da capacidade de resposta à serotonina levou a ensaios de tratamento com inibidores seletivos da recaptação de serotonina.

Os genes candidatos mais amplamente estudados foram os do sistema serotonérgico, devido ao seu envolvimento na regulação de vários sintomas e características centrais do TPB, incluindo desregulação e labilidade emocional, reatividade ao estresse e impulsividade. Vários outros genes candidatos, como dopaminérgico, glutamatérgico e glicocorticoide foram investigados, porém não houve associação significante de qualquer gene candidato com o TPB. Utilizando amostras populacionais, um estudo de associação genômica (GWAS), embora ainda em número reduzido, verificou genes no cromossomo 1 (di-hidropirimidina-desidrogenase [DPD]), e placofilina 4 (PKP4), no cromossomo 2, associados a características fenotípicas do TPB.[6,9-11]

Maus-tratos na infância

Maus-tratos na infância influenciam fortemente o desenvolvimento neurológico e a sensibilização ao estresse. Se existe o maltrato, existe falta de estímulos necessários ao desenvolvimento de estruturas cerebrais em períodos críticos da neurogênese, da mielinização e da modelagem sináptica em áreas fundamentais do cérebro social. Outra repercussão é a desregulação, pelo estresse, do eixo hipotálamo-hipófise-suprarrenal (HPA), levando ao efeito tóxico do cortisol no desenvolvimento cerebral, mediado pelo glutamato. O desenvolvimento neurológico pode, ainda, ser afetado por um mecanismo relacionado à ocitocina. A hipótese é de que a regulação alterada dentro do sistema da ocitocina seja um mecanismo subjacente para a desregulação interpessoal no TPB, devido a experiências adversas de cuidados na primeira infância, como maus-tratos, abuso, separação e negligência emocional.[11]

Vários estudos demonstraram o impacto da suscetibilidade genética em combinação com fatores ambientais no desenvolvimento do TPB. Belsky e colaboradores avaliaram jovens com risco genético (história familiar de transtorno psiquiátrico) que foram vítimas de maus-tratos físicos e encontraram um risco 13 vezes maior para sintomas de TPB. As jovens sem risco genético, mas com maus-tratos, apresentaram risco duas vezes maior.[12] Outros estudos examinaram a interação gene-ambiente como um preditor de risco para o desenvolvimento do TPB, como um estudo que observou o alelo de risco do gene da triptofano-hidroxilase (TPH) e o abuso infantil como risco moderado para TPB na vida adulta. Outros estudos investigaram, na relação gene-ambiente, traços individuais de pacientes com TPB, como polimorfismos do gene catecol-O-metiltransferase (COMT) Val158Met – enzima que degrada catecolaminas – e o polimorfismo 5-HTT, que modularam o efeito de eventos de vida estressantes sobre impulsividade e agressão.[13,14]

Sistema neuroendócrino

Uma disfunção no eixo hipotálamo-hipófise-suprarrenal (HPA) é relevante no desenvolvimento do TPB. A hiper-reatividade aos estressores tem sido relacionada a níveis elevados do hormônio do estresse, como o cortisol basal. Os mecanismos não são bem compreendidos, mas é possível que a hiper-reatividade seja decorrente de modificações epigenéticas relacionadas a polimorfismos de receptores glicocorticoides,[10] como evidenciado em um estudo de Perroud e colaboradores com sujeitos com TPB que vivenciaram repetição de abuso e abuso sexual com penetração, correlacionados à metilação do receptor de glicocorticoide (NR3C1).[15]

Quanto a comportamentos mal adaptativos em relação a si e aos demais, a hipótese é de que possam ser modulados pela oxitocina, conhecida como "hormônio da empatia", envolvida no processo de interação pais-bebê e interação social. A oxitocina parece diminuir a responsividade da amígdala para atenuar a ação dos hormônios do estresse e modular a atividade cerebral em redes neurais cognitivas.[16]

Em um estudo com roedores jovens, foi observado que a exposição a maus-tratos produz mudanças na expressão gênica duradoura, o que inclui menor expressão de receptores de oxitocina na amígdala. Cicchetti e colaboradores[17] relataram que meninas com risco aumentado para sintomas do TPB portavam, pelo menos, um alelo A do SNP rs53576 e vivenciaram maus-tratos na infância, ao passo que meninos maltratados eram mais vulneráveis ao desenvolvimento de sintomas do TPB quando homozigotos para o alelo G/G. Os genótipos opostos não respondiam ao ambiente familiar em ambos os sexos. Meninos portadores de G/G eram menos propensos a apresentarem sintomas do TPB na ausência de maus-tratos, mas sem efeito para os portadores de A/A. Esses encontros mostraram que não se trata simplesmente de adversidade precoce e interação genética.[17]

Neurocircuito da dor

A automutilação está presente em 70 a 80% dos pacientes com TPB, desencadeada em situações de desconforto. Esses momentos são descritos como sentimento de morte ou incapacidade de sentir, não havendo, em geral, a percepção de dor.[18] Teorias sobre os mecanismos da automutilação descrevem anormalidades na atividade opioide, disfunção nos sistemas nervosos autônomos simpático e parassimpático, e, em estudo mais recente, foi observada uma percepção nociceptiva reduzida.[19] São duas as hipóteses para a atividade opioide: (1) aumento de opioides durante o ato, causando anestesia e diminuindo o estresse; e (2) aumento de opioides endógenos em pessoas que se automutilam, resultando em maior tolerância à dor.[20] A importância do sistema opioide no TPB também deve considerar que o uso de analgésicos opioides pode agravar a psicopatologia em pessoas com TPB que apresentam automutilação.[21]

Neuroimagem

A relação do córtex pré-frontal (CPF), responsável pelo controle inibitório sobre as respostas emocionais, com estruturas límbicas é foco de interesse para a compreensão do TPB (Quadro 5.1).[22] Alterações cerebrais estruturais e funcionais frontolímbicas em pacientes com TPB são consistentes com a conceituação de que o TPB é um transtorno da desregulação emocional, e sua neurobiologia tem sido conceitualizada como redução da regulação *top-down* (córtex orbitofrontal e córtex do cíngulo anterior) e aumento na regulação *bottom-up* (amígdala, hipocampo, córtex insular).[23,24] Nessa área de pesquisa, observa-se que as alterações cerebrais estruturais se sobrepõem às anormalidades funcionais no TPB.[25] Múltiplos eventos estressantes de vida levam a mudanças estruturais com perda de volume, o que exige hiperatividade da amígdala. Um possível fator subjacente para essa observação foi investigado por Dannlowski e colaboradores[26] em adultos saudáveis com história de maus-tratos na infância que apresentaram hiper-reatividade límbica a estímulos faciais negativos. Os resultados foram semelhantes aos encontrados em estudos com TPB. Os maus-tratos estavam relacionados à maior reatividade da amígdala durante a exposição de expressões faciais negativas, de acordo com a gravidade dos eventos aversivos na infância. Os autores encontraram diminuição de volume no hipocampo, na ínsula, no córtex orbitofrontal, no giro cíngulo anterior e no caudado. Os autores sugeriram que a hiper-reatividade límbica e a redução do volume do hipocampo podem atuar como mediadoras entre as experiências de adversidades durante a infância e o desenvolvimento de distúrbios emocionais na vida adulta.[26]

Alterações estruturais com diminuição de volume em sujeitos com TPB foram identificadas em regiões associadas à regulação emocional, como amígdala, hipocampo, córtex orbitofrontal, córtex do cíngulo anterior, giro temporal, ínsula e lobo temporal (ver Quadro 5.1).[27-29]

A ínsula tem sido relacionada a emoções negativas, como dor, desgosto e fome. É um canal para enviar e receber informação de estruturas límbicas e talâmicas, as quais transmitem informações homeostáticas, emocionais, vindas de regiões periféricas. Integra informação emocional com outras áreas corticais, incluindo áreas em espelho. Estudos de neuroimagem funcional durante exposição a pinturas que remetem a situações emocionais aversivas observaram hiperativação da ínsula em pacientes com TPB.[30,31]

Neuropsicologia

Um dos transtornos mais estudados sob a perspectiva neuropsicológica é o da personalidade *borderline*, e a revisão da literatura sugere que os principais déficits estejam relacionados a funções atencionais, aprendizagem, memórias visual e verbal, memória operacional, processamento visuoespacial e funções executivas, incluindo

QUADRO 5.1 Resumo de achados de neuroimagem no transtorno da personalidade *borderline*

Localização	Funcional	Estrutural
Córtex pré-frontal	Diminuição de volume dos córtices orbitofrontal esquerdo, medial e dorsolateral	Diminuição do metabolismo em resposta à fenfluramina no córtex frontal, incluindo o orbitofrontal Ativação do orbitofrontal em resposta à fluoxetina Aumento do fluxo sanguíneo no orbitofrontal e no córtex pré-frontal medial em resposta a figuras emocionais
Cíngulo anterior	Diminuição de volume e substância cinzenta	Hiporreatividade em resposta a figuras desagradáveis
Hipocampo	Diminuição de volume	—
Amígdala	Diminuição de volume	Hiperreatividade associada a eventos negativos
Cíngulo posterior	—	Aumento da atividade metabólica associado a eventos negativos
Ínsula	Diminuição de volume	Hiperativação em resposta a eventos mal resolvidos Hipoativação à esquerda em resposta a figuras desagradáveis

os processos de flexibilidade cognitiva, planejamento, controle inibitório e tomada de decisão.[32,33,37-39]

Em um estudo de metanálise realizado por Ruocco,[33] os resultados apontaram diferenças significativas entre o grupo experimental (TPB) e o grupo-controle ("normais") em diversos domínios cognitivos, sendo que o grupo experimental apresentou maior tamanho de efeito em relação aos domínios atenção, flexibilidade cognitiva e velocidade de processamento, apontando para uma potencial disfunção de lobo frontal nesses sujeitos. Esses dados foram consistentes com os achados de neuroimagem que correlacionaram medidas neuropsicológicas de funções frontais e sintomas clínicos no TPB. No entanto, outras correlações relevantes foram encontradas em relação a dificuldades de planejamento e disfunções visuoespaciais, o que sugere uma possível patologia dos lobos frontal e parietal, além de déficits de aprendizagem e de memória, indicando também disfunções frontotemporais.

Um estudo realizado por Seres e colaboradores[34] comparando sujeitos com transtorno da personalidade *borderline* (n = 50), outros transtornos da personalidade (esquizotípica: n = 4; esquizoide: n = 1; paranoide; n = 3; antissocial: n = 2; histriônica: n = 6; histriônica e narcisista: n = 2; esquiva: n = 2; esquiva com traço obsessivo-compulsivo: n = 4) e 30 voluntários saudáveis verificou que o grupo com TPB apresentou maior prejuízo da atenção e das memórias imediata e tardia quando comparado aos grupos com demais transtornos da personalidade, embora tais diferenças não tenham sido estatisticamente significativas. Contudo, os autores consideraram a pouca representatividade do grupo-controle, sobretudo em relação aos transtornos das personalidades esquizotípica e antissocial, uma vez que essas duas condições têm sido bem estudadas do ponto de vista neuropsicológico e apresentam falhas cognitivas.

De acordo com os estudos neuropsicológicos realizados com pacientes com TPB, os déficits cognitivos envolvendo vários domínios das funções executivas são frequentemente associados às alterações das regiões pré-frontal dorsolateral e orbitofrontal, bem como à falha do controle inibitório relacionado à impulsividade. Essa alteração, em particular, interfere no desempenho de tarefas que requeiram atenção e memória, sendo uma possível característica neuropsicológica comum nos transtornos da personalidade "impulsivos", bem como parece estar associada, em parte, às alterações comportamentais observadas nesse grupo.[32]

A instabilidade/desregulação emocional e os prejuízos das relações interpessoais são aspectos importantes do TPB. A habilidade para decodificar informações emocionais nas expressões faciais é de fundamental importância para o direcionamento e o ajuste do comportamento em relação ao contexto social e, consequentemente, determinante para o sucesso dessa interação com o meio. Com isso, estudos recentes têm sugerido que pacientes com TPB também apresentam falhas na cognição social, principalmente em relação à capacidade de reconhecer emoções em faces, o que dificulta o processamento da informação social nos mais variados contextos, gerando, consequentemente, respostas comportamentais inadequadas.[35-37,41-43]

Pacientes com TPB são descritos como hipervigilantes aos estímulos sociais, principalmente a sinais que indiquem rejeição, sendo que tais situações podem funcionar como um potencial gatilho para a instabilidade afetiva.[36] Wingenfeld e colaboradores[38] em um estudo realizado com 47 mulheres com TPB e um grupo-controle de 47 mulheres saudáveis, verificaram que o fator estresse teve um papel importante nas respostas relacionadas à empatia emocional, sugerindo que as mulheres com TPB têm uma redução significativa de resposta em comparação ao grupo-controle. Assim, o estresse parece ter um papel importante na modulação empática, e essa resposta comportamental pode favorecer a ocorrência de conflitos interpessoais em um contexto de maior nível de estresse.

Alguns autores apontam que pacientes com TPB, quando comparados a voluntários saudáveis, demonstram menor capacidade de detecção de emoções básicas, principalmente raiva, aversão, medo e tristeza; entretanto, outros falharam em replicar tais resultados.[35,36,39] A diversidade de estímulos utilizados nos estudos, assim como as variações nos desenhos, muito provavelmente contribuíram para a atual inconsistência dos achados. Contudo, pontos em comum são enfatizados pelos autores, como a hipersensibilidade dos pacientes com TPB a emoções negativas, o que sugere uma forte tendência de interpretar estímulos aparentemente ambíguos com uma perspectiva negativa, ou seja, de potencial ataque ou dano, o que contribui para a visão de mundo e das pessoas como "perigosas", e a visão de si mesmo como "frágil" e "incapaz".[35,37]

Transtorno da personalidade antissocial

A busca por aspectos neurobiológicos do transtorno da personalidade antissocial (TPAS) tem focado no comportamento antissocial, formado por um conjunto de características comportamentais complexas, que inclui agressividade e incapacidade de se ajustar às normas sociais, comportamento invasivo e déficits emocionais, como perda do medo e falta de empatia. Influências genéticas, distúrbios hormonais e sinalização neuroquímica do cérebro foram investigados, com alguns achados significativos.

Hormônios

O TPAS tem sido associado a alterações hormonais, como redução de cortisol e aumento de testosterona. O risco de um comportamento antissocial persistente é acima de dez vezes maior em homens do que em mulheres. Devido a essa discrepância entre os sexos masculino e feminino, afirma-se que a testosterona pode estar implicada na etiologia do TPAS.[40–42]

Estudos avaliando crianças com transtorno de conduta que, mais tarde, receberam diagnóstico de TPAS observaram aumento dos níveis de testosterona. Com relação ao cortisol, alguns estudos mostraram uma correlação inversa entre gravidade de traços psicopáticos e níveis desse hormônio.[43–45]

Genética

Estima-se que a contribuição genética para o desenvolvimento de TPAS seja em torno de 50%.[46,47] Muitas pesquisas com genes para o comportamento antissocial têm sido direcionadas aos genes reguladores de dopamina e serotonina pelo envolvimento central no comportamento agressivo humano.[48] Quatro polimorfismos foram associados à maior vulnerabilidade para o comportamento antissocial e impulsivo em resposta a condições ambientais adversas: o receptor nuclear subfamília 3, Grupo C, membro 1 (NR3C1), o receptor da oxitocina (OXTR), o carregador solúvel família 6, membro 4 (SLC6A4) e a monoaminoxidase A (MAOA).[49,50] O NR3C1 está relacionado ao sistema hipotálamo-hipófise-suprarrenal, regulando o receptor glicocorticoide. SLC6A4 é uma molécula-chave na regulação dos níveis de serotonina na fenda sináptica. Estudos mostram que o hipofuncionamento do sistema serotoninérgico está associado a comportamentos agressivos.[51] A associação de um polimorfismo (uVNTR, *upstream variable number tandem repeat*) funcional na região promotora do gene da MAOA causa uma baixa atividade da enzima.[52] Alterações no polimorfismo, principalmente no polimorfismo (Val158Met) – substituição de valina por metionina – da catecol-O-metiltransferase (COMT), responsável pela degradação de catecolaminas, como a dopamina, parecem estar associadas a comportamentos agressivos.[53]

Assim como no TPB, a expressão do TPAS não depende somente da suscetibilidade genética. A participação de fatores ambientais negativos, como ambiente doméstico altamente instável, com pouco envolvimento afetivo dos pais, é expressiva. Determinadas variações genéticas nos genes dopaminérgicos e serotoninérgicos aumentam o risco para TPAS em situações de adversidade ambiental.[54,55]

Sistema imune

Marcadores de inflamação e neurodegeneração, como o fator neurotrófico derivado do cérebro (BDNF), podem estar envolvidos na fisiopatologia do TPAS. Estudos observaram associação de hostilidade, raiva, impulsividade e comportamento antissocial com níveis elevados de citocinas pró-inflamatórias, proteína C-reativa (PCR) e do fator de necrose tumoral α (TNF-α).[56,57] O estresse desencadeado por maus-tratos pode sensibilizar o sistema imune, resultando em processo inflamatório, devido ao aumento de citocinas. Essas células inflamatórias conseguem atingir o cérebro por dois caminhos possíveis: ultrapassando a barreira hematencefálica ou ativando receptores em nervos vagais aferentes que se projetam para regiões límbicas e, como consequência, pode reduzir a reatividade neural à recompensa ou causar disfunção no córtex pré-frontal.[58,59]

O BDNF está envolvido em uma variedade de processos de sinalização intracelular, proteção de neurônios, morfologia do axônio e do dendrito e plasticidade da sinapse. Baixos níveis de BNDF foram observados em dependentes químicos. Koenigsberg e colaboradores relataram níveis reduzidos de BDNF em pacientes com TPB, que compartilha com TPAS algumas características comuns, como impulsividade e agressão reativa.[60] Wang e colaboradores avaliaram sujeitos com TPAS com e sem uso de substâncias psicoativas e verificaram altos níveis de citocinas e baixos níveis de fator neurotrófico independente do uso de substâncias.[61]

Anormalidades estruturais e neurofuncionais

Desde o famoso caso de Phineas Gage, lesões do lobo frontal são associadas ao desenvolvimento de comportamento antissocial impulsivo. Pesquisas com neuroimagem buscam as bases neurais para esse fenótipo comportamental. Assim, as áreas relacionadas ao controle das emoções, como amígdala e estruturas paralímbicas relacionadas ao centro de processamento das emoções, são largamente investigadas. Entre as regiões paralímbicas, há anormalidades nos córtices orbitofrontal, pré-frontal ventromedial e do cíngulo.[62]

As alterações cerebrais no TPAS foram identificadas tanto na estrutura como no funcionamento em regiões frontotemporais. Resultados de estudos com imagem de tensor de difusão (DTI, *diffusion tensor imaging*) encontraram redução da integridade estrutural das fibras de substância branca, que conecta a região do sistema límbico ao lobo temporal do córtex orbitofrontal.[63,64]

Mackey e colaboradores,[65] em um estudo de coorte com 1830 adolescentes, observaram uma associação entre maior impulsividade em tarefa de desconto temporal e menor volume de massa cinzenta nos córtices frontomedial e insular, bem como maior volume de substância cinzenta na região subcortical, que envolve o estriado ventral, o hipotálamo e o tálamo anterior. A relação entre eventos adversos de vida e comportamento antissocial foi parcialmente mediada pela relação volume de substância cinzenta entre regiões subcorticais e corticais pela tarefa. Esses resultados sustentam a teoria de que fatores ambientais negativos precoces interferem no neurodesenvolvimento.[65]

Conexões córtico-subcorticais

Interrupções entre áreas podem contribuir para o TPAS. O córtex orbitofrontal tem conexão com a amígdala, e ambos fazem parte de um circuito neural essencial para tomadas de decisão e julgamento; esse córtex recebe informações da amígdala e armazena representações de certos eventos ou estímulos, que, mais tarde, podem ser recuperados. Se houver interrupção nesse sistema, o córtex orbitofrontal não será capaz de formular representações e sentimentos, como medo antecipatório a eventos aversivos. A redução da conexão pode estar associada à baixa sensibilidade à percepção de situações de perigo.[66,67]

O córtex orbitofrontal também está envolvido na regulação emocional por meio da inibição da conexão entre a amígdala e o cíngulo anterior. Dessa forma, uma baixa conectividade entre essas regiões resultaria em redução da regulação das estruturas subcorticais para as corticais, podendo contribuir para a desinibição e a agressividade reativa.[68,69]

Os transtornos das personalidades antissocial e *borderline* são semelhantes em muitos aspectos. Em ambos, de acordo com os estudos de neuroimagem, as áreas pré-frontais, que são responsáveis pelo julgamento social e pela avaliação emocional, não funcionam adequadamente na supressão de atividade límbica que gera agressão.[70]

Neuropsicologia

Uma das características mais importantes da personalidade antissocial é a impulsividade, definida como uma predisposição para escolhas de comportamentos arriscados, mal adaptados, com falhas de planejamento e de execução. A impulsividade pode se manifestar de diferentes formas e tem como objetivo a satisfação imediata, sem levar em consideração as consequências para si e para os demais, podendo chegar a uma manifestação comportamental violenta ou agressiva.[71] A psicopatia, muitas vezes utilizada como sinônimo do TPAS, é considerada um transtorno do desenvolvimento que envolve dois componentes característicos: disfunção emocional (insensibilidade e distância afetiva) e comportamento antissocial.[72]

Segundo a revisão de Fitzgerald e Demakis,[73] as pesquisas relacionadas aos aspectos neuropsicológicos no TPAS têm sido centradas em três modelos:

1. **Disfunção do lobo frontal**. O lobo frontal é responsável pelo controle e pela regulação da resposta emocional, bem como pelo controle executivo. Sendo assim, a disfunção frontal nessa população seria caracterizada por falhas no controle inibitório (impulsividade), rigidez cognitiva, inabilidade para solucionar problemas e prejuízo atencional. Além disso, esses indivíduos apresentariam uma inabilidade para reconhecer pistas em meio a um determinado contexto no ambiente social. A investigação das funções executivas pode ser realizada por meio de testes psicométricos, como o Wisconsin Card Sorting Test, o Stroop Test e o Trail Making Test Part B, além do Category Test.
2. **Sistema emocional integrado (SEI)**. Enfatiza que indivíduos com TPAS apresentam dificuldades para associar os estímulos que disparam um determinado comportamento com a consequente punição, bem como não conseguem se ajustar a mudanças de acordo com as contingências de reforço, o que dá suporte às características de inflexibilidade cognitiva neles observadas. Nesse modelo, a disfunção da amígdala e do córtex frontal ventrolateral orbital dificulta o aprendizado em situações aversivas e/ou punitivas verificadas em experimentos de condicionamento clássico para estímulos aversivos e em respostas a contingências de reforço.
3. **Sistema nervoso autônomo**. Essa teoria utiliza a hipótese do marcador somático e sugere que os indivíduos com TPAS, quando punidos por seu comportamento, são menos responsivos em termos de sistema nervoso autônomo do que aqueles que são hábeis para se esquivar da punição. Essa inabilidade dos psicopatas pode reforçar comportamentos ainda mais inapropriados, com base na má interpretação das pistas contextuais inseridas no ambiente.

Garcia-Villamisar e colaboradores,[74] em um estudo de revisão, também verificaram falhas importantes em diversos domínios das funções executivas, como dificuldade para realizar ações planejadas, tomar decisões mais acertadas, realizar o controle inibitório e aguardar recompensas tardias, o que acaba favorecendo comportamentos de risco e envolvimento com situações ilícitas, entre outras ações danosas para o próprio sujeito e para terceiros. Chamberlain e colaboradores,[75] em um estudo realizado com adultos entre 18 e 29 anos que não estavam em tratamento, não encontraram diferenças entre o grupo experimental e o grupo-controle em relação a velocidade de resposta, mudança de *set*, memória de trabalho e planejamento executivo. No entanto, identificaram alterações na tomada de decisão e no controle inibitório, relacionando essas alterações à fisiopatologia do transtorno, incluindo os quadros de menor gravidade.

Com relação aos aspectos da cognição social, dificuldades para estabelecer relações de empatia e para desenvolver vínculos sociais temporários e de longa duração, considerados fundamentais para a adaptação do ser humano ao complexo ambiente social, são também observadas no TPAS. Contudo, embora sejam inábeis para sentir emoções genuínas em resposta ao sofrimento alheio, esses indivíduos mostram-se capazes de entender o estado mental do outro (o aspecto cognitivo da empatia), o que lhes permite utilizar persuasão e manipulação, com o objetivo de dominar e tirar proveito de uma pessoa e/ou determinada situação em benefício próprio. Essas falhas têm sido associadas a déficits estruturais em regiões cerebrais essenciais para o julgamento e a conduta moral, as quais servem como reguladores do comportamento.[76,77]

Transtorno da personalidade esquizotípica

Existem evidências consistentes para sugerir que o transtorno da personalidade esquizotípica (TPE) tem relação com a esquizofrenia não apenas na semelhança entre os sinais e sintomas (mais atenuados no primeiro), mas também por dividirem semelhanças neurobiológicas. As taxas de conversão do TPE para os transtornos do espectro da esquizofrenia variam entre 20 a 40%. Os estudos sobre esse TP podem ajudar a compreender a fisiopatologia e a genética da esquizofrenia, pelo fato de dividirem um padrão de prejuízos cognitivos e anormalidades estruturais, particularmente no córtex temporal, semelhantes aos dos indivíduos com esquizofrenia. Ao contrário dos pacientes com esquizofrenia, aqueles com TPE, em geral, podem ser avaliados sem fatores de confusão, como uso de medicações, psicose aguda, presença de eventos estressores e internações recorrentes, que podem ser modificadores do funcionamento neurobiológico. Por fim, os estudos comparativos entre TPE e esquizofrenia, buscando tanto semelhanças como diferenças, podem esclarecer quais fatores estão relacionados ao desenvolvimento da psicose.[78]

Genética e fatores de risco ambientais

A frequência de TPE em familiares de primeiro grau de indivíduos com esquizofrenia é alta. Estudos com gêmeos mostram estabilidade dos fatores genéticos e dos fatores ambientais transitórios para o aumento de risco para desenvolver síndrome esquizotípica.[79] A taxa de herdabilidade é estimada entre 30 e 50%.[80] O TPE tem três apresentações clínicas, com características etiopatogênicas distintas: (1) níveis elevados de comportamento estranho, distanciamento afetivo, poucos amigos; (2) ideação mágica e distúrbios da percepção, com influência de aspectos genéticos e ambientais; e (3) ansiedade social, ideias de referência, desconfiança determinada por fatores ambientais únicos.[81]

Variantes do gene CACNA1C (do inglês *calcium voltage-gated channel subunit alpha1 C*), o qual codifica para uma proteína envolvida na função dos canais de cálcio, foram associadas com TPE.[82] O polimorfismo no gene que codifica a enzima COMT (Val158Met), a qual metaboliza dopamina e regula sua atividade no córtex pré-frontal, tem sido associado com déficits de memória operativa em esquizofrenia e é vinculado a indivíduos esquizotípicos.[83]

Fatores ambientais únicos (aqueles que não são compartilhados entre os irmãos) estão fortemente relacionados ao desenvolvimento do TPE, como exposição pré-natal ao vírus *influenza* durante o sexto mês de gestação. Outros fatores relacionados ao TPE são as complicações obstétricas, crescer em área urbana, trauma infantil, pertencer a minoria étnica e uso de *Cannabis* com início em idade precoce.[1]

Neurotransmissores

Estudos de intervenção farmacológica têm encontrado suporte para o envolvimento da dopamina no TPE.[84,85] Anfetaminas, que estimulam a liberação de dopamina e noradrenalina, melhoram a cognição de pacientes com esse transtorno, conforme avaliado por alguns estudos neuropsicológicos. Indivíduos esquizotípicos liberam muito mais dopamina em resposta à anfetamina, quando comparados a controles normais, porém menos do que aqueles com esquizofrenia.[86,87] Modelos fisiopatológicos indicam um estado hipodopaminérgico,[88] com consequente baixa estimulação de receptores D1 em regiões pré-frontais no córtex pré-frontal dorsolateral. Os receptores D1 estão relacionados à despolarização neuronal pela abertura de canais de cálcio, promovendo a propagação do estímulo elétrico, e, no córtex pré-frontal dorsolateral, estão envolvidos na memória de trabalho. Estudos neuropsicológicos mostram prejuízo na memória de trabalho e na linguagem em indivíduos com TPE.[89,90]

Neuroendocrinologia

O estresse tem sido associado com o início de esquizofrenia e exacerbação de sintomas psicóticos.[91,92] Em manipulação laboratorial, o uso de 2-deoxiglicose, um estressor metabólico agudo, ativou o eixo hipotálamo-hipófise-suprarrenal e dopaminérgico em indivíduos com esquizofrenia. Pacientes com TPE apresentaram uma resposta ao cortisol muito mais baixa do que controles saudáveis, ao passo que sua resposta dopaminérgica não foi diferente da do grupo-controle.[93] Esse comportamento sugere que esses pacientes podem ser menos responsivos ao estresse fisiológico, possivelmente por apresentarem hiporreatividade de dopamina subcortical e resposta ao cortisol diminuída. Um resultado semelhante foi observado em outro estudo, no qual foi observado que pessoas com traços esquizotípicos mais elevados tinham um cortisol basal mais elevado, porém apresentavam uma resposta ao estresse reduzida e atrasada, com um pico mais baixo de cortisol em comparação com indivíduos com menos traços esquizotípicos.[94]

Neuroimagem

Estudos de neuroimagem em indivíduos com esquizofrenia mostram alterações estruturais significativas, se comparadas a controles normais. A redução de substância cinzenta em várias áreas, principalmente nas áreas temporal, parietal, no hipocampo, no tálamo, na ínsula, na amígdala, no córtex do cíngulo anterior, no cerebelo e nas áreas frontocorticais.[95,96] A partir dessas evidências, pesquisas com neuroimagem estrutural têm investigado alterações de volume cerebral em TPE, em busca de similaridades com a esquizofrenia. A redução volumétrica em área cortical temporal, putame, amígdala e giro para-hipocampal posterior esquerdo foi associada ao TPE e à esquizofrenia; já o córtex frontal está relativamente preservado em pacientes com TPE, em comparação ao lobo temporal. Alguns estudos mostram estruturas pré-frontais maiores em TPE, possivelmente refletindo um mecanismo compensatório para proteção contra a psicose.[97–99]

A redução do giro temporal superior, que inclui substância cinzenta tanto no TPE como na esquizofrenia, é de particular interesse. No TPE, o menor volume foi associado à gravidade de sintomas relacionados à linguagem. Esse giro é subdividido em córtex auditivo primário (giro de Heschl), uma região de linguagem neocortical (*planum temporale*) e uma porção lateral relacionada à cognição social. Anormalidades nessa área estão envolvidas no processamento de tons puros, um elemento fundamental de sons complexos e linguagem, passando a ser uma região importante no estudo do espectro da esquizofrenia, uma vez que as alucinações, consideradas como um erro no processamento sensorial auditivo, podem estar relacionadas a essa estrutura.[100,101] Estudos com DTI demonstram alterações na substância branca de pacientes com TPE, indicando prejuízo leve da conectividade fronto-estriatal-temporal, menos acentuado em comparação com a esquizofrenia.[102,103]

Estudos metabólicos utilizando tomografia computadorizada por emissão de fótons únicos (SPECT, *single photon emission computed tomography*) ou tomografia por emissão de pósitrons (PET, *positron emission tomography*) observaram aumento do metabolismo de glicose nas regiões do putame, temporal, do cíngulo posterior e frontomedial. Estudos com neuroimagem funcional durante uma tarefa de memória de trabalho verificaram diferenças de ativação em algumas regiões, com aumento da ativação em córtex pré-frontal dorsolateral, caudado, putame e tálamo;

no entanto, observou-se diminuição da ativação no córtex pré-frontal ventral, giro frontal superior, córtex intraparietal e giro frontal superior posterior. O aumento da ativação em regiões fronto-temporais-estriatais, possivelmente reflete ineficiência no recrutamento de recursos neurais.[98,104,105]

Neuropsicologia

O transtorno da personalidade esquizotípica é o transtorno mental que mais se aproxima das características relacionadas à esquizofrenia em termos de genética, aspectos biológicos e resposta ao tratamento.[106] Da mesma forma, pacientes com esse transtorno também apresentam prejuízos neuropsicológicos, embora em menor intensidade, em alguns domínios cognitivos.[90]

Pacientes com esquizofrenia tendem a apresentar dificuldades relacionadas a capacidade de abstração, atenção, linguagem, memória e funções executivas, que estão associadas a alterações nas regiões frontal e temporolímbica à esquerda.[107] No transtorno da personalidade esquizotípica, os achados neuropsicológicos ainda não estão claros, uma vez que poucos estudos incluem sujeitos que preencham todos os critérios diagnósticos para TPE. Entretanto, os estudos existentes com essa população sugerem déficits relacionados a velocidade de processamento, controle inibitório, atenção, flexibilidade cognitiva, raciocínio e resolução de problemas, embora em menor intensidade, quando comparados aos déficits de pacientes com esquizofrenia, mas ainda com impacto no funcionamento frente às demandas da vida diária.[74]

A fim de identificar quais seriam os déficits cognitivos característicos dos transtornos do espectro da esquizofrenia, Mitropoulou e colaboradores[108] investigaram três grupos comparativos (TPE = 82; outros transtornos da personalidade não relacionados à esquizofrenia = 44; e voluntários saudáveis = 63) por meio de uma bateria neuropsicológica, incluindo provas de memória de trabalho, aprendizagem verbal, atenção, controle inibitório, memória visual e potencial intelectual estimado. Os grupos foram controlados por idade, sexo e nível escolar. Os resultados desse estudo mostraram que os pacientes com TPE apresentam prejuízos cognitivos moderados quando comparados ao grupo de voluntários saudáveis, sendo que as diferenças foram estatisticamente mais significativas em relação às tarefas de memória de trabalho, memória episódica e recuperação tardia. Com base nesses achados, os autores enfatizam a teoria de que a falha na memória de trabalho seria um dos déficits neuropsicológicos característicos dos transtornos do espectro da esquizofrenia.

Assim como na esquizofrenia, além dos prejuízos cognitivos globais apresentados no TPE, falhas na cognição social também são observadas. A capacidade de detectar determinados sinais em um contexto é de fundamental importância para a interação e a adaptação sociais. Identificar uma expressão irônica em meio a uma conversa ou uma comunicação não verbal é crucial para a compreensão da intenção do outro e para, posteriormente, fazer o ajuste e/ou a possível mudança na resposta comportamental. A ironia linguística está presente em muitas linguagens e culturas, e pode servir de proposta comunicativa múltipla, bem como ser utilizada em situações sociais difíceis.[109]

O prejuízo da linguagem é considerado um sintoma crucial na esquizofrenia, e pode desempenhar um importante papel na fisiopatologia desse transtorno. As alterações da linguagem estão presentes muito antes do início da doença e têm um forte componente genético.[110] Estudos de imagem estrutural e funcional, assim como modelos biológicos da esquizofrenia, enfatizam o papel fundamental das áreas de processamento da linguagem no cérebro para a fisiopatologia tanto da esquizofrenia quanto do transtorno da personalidade esquizotípica.[86,109]

Morrison e colaboradores[111] investigaram a cognição social de indivíduos com TPE em comparação com controles sadios. Foram avaliados o reconhecimento da emoção facial, a teoria da mente e os aspectos da inteligência emocional (gestão emocional e gestão social). Verificou-se que o grupo com TPE apresentou pior desempenho em todas as medidas, exceto na gestão social, quando comparado ao grupo-controle. Esses dados corroboram os estudos anteriores, enfatizando a importância dessas alterações no processo de adaptação social e na qualidade de vida desses indivíduos.

Referências

1. Bulbena-Cabre A, Bassir Nia A, Perez-Rodriguez MM. Current knowledge on gene-environment interactions in personality disorders: an update. Curr Psychiatry Rep. 2018;20(9):74.
2. Perugula ML, Narang PD, Lippmann SB. The Biological Basis to Personality Disorders. Prim Care Companion CNS Disord. 2017;19(02).
3. Siever LJ, Weinstein LN. The neurobiology of personality disorders: implications for psychoanalysis. J Am Psychoanal Assoc. 2009;57(2):361-98.
4. Gunderson JG, Zanarini MC, Choi-Kain LW, Mitchell KS, Jang KL, Hudson JI. Family study of borderline personality disorder and its sectors of psychopathology. Arch Gen Psychiatry. 2011;68(7):753–62.
5. Kendler KS, Aggen SH, Czajkowski N, Røysamb E, Tambs K, Torgersen S, et al. The structure of genetic and environmental risk factors for DSM-IV personality disorders: a multivariate twin study. Arch Gen Psychiatry. 2008;65(12):1438–46.
6. Bassir Nia A, Eveleth MC, Gabbay JM, Hassan YJ, Zhang B, Perez-Rodriguez MM. Past, present, and future of genetic research in borderline personality disorder. Curr Opin Psychol. 2018;21:60–8.
7. Brown GL, Ebert MH, Goyer PF, Jimerson DC, Klein WJ, Bunney WE, et al. Aggression, suicide, and serotonin: relationships to CSF amine metabolites. Am J Psychiatry. 1982;139(6):741–6.
8. New AS, Buchsbaum MS, Hazlett EA, Goodman M, Koenigsberg HW, Lo J, et al. Fluoxetine increases relative metabolic rate in prefrontal cortex in impulsive aggression. Psychopharmacology (Berl). 2004;176(3–4):451–8.
9. Calati R, Gressier F, Balestri M, Serretti A. Genetic modulation of borderline personality disorder: Systematic review and meta-analysis. J Psychiatr Res. 2013;47(10):1275-87.
10. Amad A, Ramoz N, Thomas P, Jardri R, Gorwood P. Genetics of borderline personality disorder: Systematic review and proposal of an integrative model. Neurosci Biobehav Rev. 2014;40:6–19.
11. Bomann AC, Jørgensen MB, Bo S, Nielsen M, Gede LB, Elfving B, et al. The neurobiology of social deficits in female patients with borderline personality disorder: the importance of oxytocin. Personal Ment Health. 2017;11(2):91–100.
12. Belsky DW, Caspi A, Arseneault L, Bleidorn W, Fonagy P, Goodman M, et al. Etiological features of borderline personality related characteristics in a birth cohort of 12-year-old children. Dev Psychopathol. 2012;24(1):251–65.

13. Duque-Alarcon X, Alcala-Lozano R, Gonzalez-Olvera JJ, Garza-Villarreal EA, Pellicer F. Effects of childhood maltreatment on social cognition and brain functional connectivity in borderline personality disorder patients. Front Psychiatry. 2019;10:156.
14. Winsper C, Marwaha S, Lereya ST, Thompson A, Eyden J, Singh SP. A systematic review of the neurobiological underpinnings of borderline personality disorder (BPD) in childhood and adolescence. Rev Neurosci. 2016;27(8):827–47.
15. Perroud N, Paoloni-Giacobino A, Prada P, Olié E, Salzmann A, Nicastro R, et al. Increased methylation of glucocorticoid receptor gene (NR3C1) in adults with a history of childhood maltreatment: A link with the severity and type of trauma. Transl Psychiatry. 2011;1(12):e59–e59.
16. Brüne M. On the role of oxytocin in borderline personality disorder. Br J Clin Psychol. 2016;55(3):287-304.
17. Cicchetti D, Rogosch FA, Hecht KF, Crick NR, Hetzel S. Moderation of maltreatment effects on childhood borderline personality symptoms by gender and oxytocin receptor and FK506 binding protein 5 genes. Dev Psychopathol. 2014;26(3):831–49.
18. Schloss N, Shabes P, Kuniss S, Willis F, Treede R-D, Schmahl C, et al. Differential perception of sharp pain in patients with borderline personality disorder. Eur J Pain. No prelo 2019.
19. Weinberg A, Klonsky ED, Hajcak G. Autonomic impairment in borderline personality disorder: a laboratory investigation. Brain Cogn. 2009;71(3):279–86.
20. Lenkiewicz K, Racicka E, Bruńska A. Self-injury-placement in mental disorders classifications, risk factors and primary mechanisms . Review of the literature. Psychiatr Pol. 2017;51(2):323–34.
21. Bandelow B, Schmahl C, Falkai P, Wedekind D. Borderline personality disorder: a dysregulation of the endogenous opioid system? Psychol Rev. 2010;117(2):623–36.
22. New AS, Goodman M, Triebwasser J, Siever LJ. Recent advances in the biological study of personality disorders. Psychiatr Clin North Am. 2008;31(3):441-61
23. Kulacaoglu F, Kose S. Borderline Personality Disorder (BPD): in the midst of vulnerability, chaos, and awe. Brain Sci. 2018;8(11):201.
24. Perez-Rodriguez MM, Bulbena-Cabré A, Bassir Nia A, Zipursky G, Goodman M, New AS. The neurobiology of borderline personality disorder. Psychiatr Clin North Am. 2018;41(4):633–50.
25. Schulze L, Schmahl C, Niedtfeld I. Neural correlates of disturbed emotion processing in borderline personality disorder: a multimodal meta-analysis. Erratum. Biol Psychiatry. 2016;79(7):621-3.
26. Dannlowski U, Stuhrmann A, Beutelmann V, Zwanzger P, Lenzen T, Grotegerd D, et al. Limbic scars: Long-term consequences of childhood maltreatment revealed by functional and structural magnetic resonance imaging. Biol Psychiatry. 2012;71(4):286–93.
27. Nunes PM, Wenzel A, Borges KT, Porto CR, Caminha RM, de Oliveira IR. Volumes of the hippocampus and amygdala in patients with borderline personality disorder: a meta-analysis. J Pers Disord. 2009;23(4):333–45.
28. Schulze L, Schmahl C, Niedtfeld I. Neural correlates of disturbed emotion processing in borderline personality disorder: a multimodal meta-analysis. Biol Psychiatry. 2016;72(2):97–106.
29. Brunner R, Henze R, Parzer P, Kramer J, Feigl N, Lutz K, et al. Reduced prefrontal and orbitofrontal gray matter in female adolescents with borderline personality disorder: Is it disorder specific? Neuroimage. 2010;49(1):114–20.
30. Shirtcliff EA, Vitacco MJ, Graf AR, Gostisha AJ, Merz JL, Zahn-Waxler C. Neurobiology of empathy and callousness: Implications for the development of antisocial behavior. Behav Sci Law. 2009;27(2):137-71.
31. Driessen M, Wingenfeld K, Rullkoetter N, Mensebach C, Woermann FG, Mertens M, et al. One-year functional magnetic resonance imaging follow-up study of neural activation during the recall of unresolved negative life events in borderline personality disorder. Psychol Med. 2009;39(3):507–16.
32. Mak ADP, Lam LCW. Neurocognitive profiles of people with borderline personality disorder. Curr Opin Psychiatry. 2013;26(1):90–6.
33. Ruocco AC. The neuropsychology of borderline personality disorder: a meta-analysis and review. Psychiatry Res. 2005;137(3):191–202.
34. Seres I, Unoka Z, Bódi N, Áspán N, Kéri S. The neuropsychology of borderline personality disorder: relationship with clinical dimensions and comparison with other personality disorders. J Pers Disord. 2009;23(6):555–62.
35. Herpertz SCC, Schneider I, Schmahl C, Bertsch K. Neurobiological mechanisms mediating emotion dysregulation as targets of change in borderline personality disorder. Psychopathology. 2018;51(2):96–104.

36. Dyck M, Habel U, Slodczyk J, Schlummer J, Backes V, Schneider F, et al. Negative bias in fast emotion discrimination in borderline personality disorder. Psychol Med. 2009;39(5):855–64.
37. Niedtfeld I. Experimental investigation of cognitive and affective empathy in borderline personality disorder: effects of ambiguity in multimodal social information processing. Psychiatry Res. 2017;253:58-63.
38. Wingenfeld K, Duesenberg M, Fleischer J, Roepke S, Dziobek I, Otte C, et al. Psychosocial stress differentially affects emotional empathy in women with borderline personality disorder and healthy controls. Acta Psychiatr Scand. 2018;137(3):206–15.
39. Mitchell AE, Dickens GL, Picchioni MM. Facial emotion processing in borderline personality disorder: A systematic review and meta-analysis. Neuropsychol Rev. 2014;24(4):166–84.
40. Bandelow B, Wedekind D. Possible role of a dysregulation of the endogenous opioid system in antisocial personality disorder. Hum Psychopharmacol. 2015;30(6):393–415.
41. Yildirim BO, Derksen JJL. Systematic review, structural analysis, and new theoretical perspectives on the role of serotonin and associated genes in the etiology of psychopathy and sociopathy. Neurosci Biobehav Rev. 2013;37(7):1254-96.
42. Cummings MA. The neurobiology of psychopathy: recent developments and new directions in research and treatment. CNS Spectr. 2015;20(3):200–6.
43. Glenn AL, Raine A, Schug RA, Gao Y, Granger DA. Increased testosterone-to-cortisol ratio in psychopathy. J Abnorm Psychol. 2011;120(2):389–99.
44. Cornet LJM, de Kogel CH, Nijman HLI, Raine A, van der Laan PH. Neurobiological changes after intervention in individuals with anti-social behaviour: A literature review. Crim Behav Ment Heal. 2015;25(1):10–27.
45. Dreher J-C, Dunne S, Pazderska A, Frodl T, Nolan JJ, O'Doherty JP. Testosterone causes both prosocial and antisocial status-enhancing behaviors in human males. Proc Natl Acad Sci. 2016;113(41):11633–8.
46. Tielbeek JJ, Johansson A, Polderman TJC, Rautiainen MR, Jansen P, Taylor M, et al. Genome-wide association studies of a broad spectrum of antisocial behavior. JAMA Psychiatry. 2017;74(12):1242–50.
47. Rautiainen MR, Paunio T, Repo-Tiihonen E, Virkkunen M, Ollila HM, Sulkava S, et al. Genome-wide association study of antisocial personality disorder. Transl Psychiatry. 2016;6(9):e883–e883.
48. Wertz J, Caspi A, Belsky DW, Beckley AL, Arseneault L, Barnes JC, et al. Genetics and crime: integrating new genomic discoveries into psychological research about antisocial behavior. Psychol Sci. 2018;29(5):791–803.
49. Iofrida C, Palumbo S, Pellegrini S. Molecular genetics and antisocial behavior: where do we stand? Exp Biol Med. 2014;239(11):1514–23.
50. Palumbo S, Mariotti V, Iofrida C, Pellegrini S. Genes and aggressive behavior: epigenetic mechanisms underlying individual susceptibility to aversive environments. Front Behav Neurosci. 2018;12:117.
51. Garcia LF, Aluja A, Fibla J, Cuevas L, García O. Incremental effect for antisocial personality disorder genetic risk combining 5-HTTLPR and 5-HTTVNTR polymorphisms. Psychiatry Res. 2010;177(1–2):161–6.
52. Cooke EM, Armstrong T, Boisvert D, Wells J, Lewis RH, Hughes-Stamm S, et al. The relationship between the MAOA-uVNTR polymorphism, delinquent peer affiliation, and antisocial behavior with a consideration of sex differences. Psychiatr Q. 2018;89(4):841–53.
53. Qayyum A, Zai CC, Hirata Y, Tiwari AK, Cheema S, Nowrouzi B, et al. The Role of the Catechol-o-Methyltransferase (COMT) GeneVal158Met in aggressive behavior, a review of genetic studies. Curr Neuropharmacol. 2015;13(6):802–14.
54. Bakermans-Kranenburg MJ, van Ijzendoorn MH. Differential susceptibility to rearing environment depending on dopamine-related genes: New evidence and a meta-analysis. Dev Psychopathol. 2011;23(1):39–52.
55. Li JJ. Assessing the interplay between multigenic and environmental influences on adolescent to adult pathways of antisocial behaviors. Dev Psychopathol. 2017;29(5):1947–67.
56. Coccaro EF, Lee R, Coussons-Read M. Cerebrospinal fluid inflammatory cytokines and aggression in personality disordered subjects. Int J Neuropsychopharmacol. 2015;18(7):1–7.

57. Coccaro EF, Lee R, Coussons-Read M. Elevated plasma inflammatory markers in individuals with intermittent explosive disorder and correlation with aggression in humans. JAMA Psychiatry. 2014;71(2):158–65.
58. Furuyashiki T, Kitaoka S. Neural mechanisms underlying adaptive and maladaptive consequences of stress: roles of dopaminergic and inflammatory responses. Psychiatry Clin Neurosci. No prelo 2019.
59. Takahashi A, Flanigan ME, McEwen BS, Russo SJ. Aggression, social stress, and the immune system in humans and animal models. Front Behav Neurosci. 2018;12:56.
60. Koenigsberg HW, Yuan P, Diaz GA, Guerreri S, Dorantes C, Mayson SJ, et al. Platelet protein kinase C and brain-derived neurotrophic factor levels in borderline personality disorder patients. Psychiatry Res. 2012;199(2):92–7.
61. Wang TY, Lee SY, Hu MC, Chen SL, Chang YH, Chu CH, et al. More inflammation but less brain-derived neurotrophic factor in antisocial personality disorder. Psychoneuroendocrinology. 2017;85:42–8.
62. Aoki Y, Inokuchi R, Nakao T, Yamasue H. Neural bases of antisocial behavior: a voxel-based meta-analysis. Soc Cogn Affect Neurosci. 2014;9(8):1223–31.
63. Sundram F, Deeley Q, Sarkar S, Daly E, Latham R, Craig M, et al. White matter microstructural abnormalities in the frontal lobe of adults with antisocial personality disorder. Cortex. 2012;48(2):216–29.
64. Jiang W, Shi F, Liu H, Li G, Ding Z, Shen H, et al. Reduced white matter integrity in antisocial personality disorder: A diffusion tensor imaging study. Sci Rep. 2017;7(1):43002.
65. Mackey S, Chaarani B, Kan KJ, Spechler PA, Orr C, Banaschewski T, et al. Brain regions related to impulsivity mediate the effects of early adversity on antisocial behavior. Biol Psychiatry. 2017;82(4):275–82.
66. Buckholtz JW, Asplund CL, Dux PE, Zald DH, Gore JC, Jones OD, et al. The neural correlates of third-party punishment. neuron. 2008;60(5):930–40.
67. Treadway MT, Buckholtz JW, Martin JW, Jan K, Asplund CL, Ginther MR, et al. Corticolimbic gating of emotion-driven punishment. Nat Neurosci. 2014;17(9):1270–5.
68. Dixon ML, Thiruchselvam R, Todd R, Christoff K. Emotion and the prefrontal cortex: an integrative review. Psychol Bull. 2017;143(10):1033–81.
69. Coccaro EF, Sripada CS, Yanowitch RN, Luan Phan K. Corticolimbic function in impulsive aggressive behavior. Biol Psychiatry. 2011;69(12):1153–9.
70. Paris J, Chenard-Poirier MP, Biskin R. Antisocial and borderline personality disorders revisited. Compr Psychiatry. 2013;54(4):321–5.
71. McHugh C, Balaratnasingam S. Impulsivity in personality disorders: current views and future directions. Curr Opin Psychiatry. 2018;31(1):63-68.
72. Viding E, McCrory E, Seara-Cardoso A. Psychopathy. Curr Biol. 2014;24(18):R871–4.
73. Fitzgerald KL, Demakis GJ. The Neuropsychology of antisocial personality disorder. Dis Mon. 2007;53(3):177-83.
74. Garcia-Villamisar D, Dattilo J, Garcia-Martinez M. Executive functioning in people with personality disorders. Curr Opin Psychiatry. 2017;30(1):36-44.
75. Chamberlain SR, Derbyshire KL, Leppink EW, Grant JE. Neurocognitive deficits associated with antisocial personality disorder in non-treatment-seeking young adults. J Am Acad Psychiatry Law. 2016;44(2):218–25.
76. Fett A-KJ, Shergill SS, Krabbendam L. Social neuroscience in psychiatry: unravelling the neural mechanisms of social dysfunction. Psychol Med. 2015;45(6):1145–65.
77. Seara-Cardoso A, Viding E. Functional neuroscience of psychopathic personality in adults. J Pers. 2015;83(6):723–37.
78. Kirchner SK, Roeh A, Nolden J, Hasan A. Diagnosis and treatment of schizotypal personality disorder: evidence from a systematic review. NPJ Schizophr. 2018;4(1):1–18.
79. Kendler KS, Aggen SH, Neale MC, Knudsen GP, Krueger RF, Tambs K, et al. A longitudinal twin study of cluster a personality disorders. Psychol Med. 2015;45(7):1531–8.
80. Kendler KS, Myers J, Torgersen S, Neale MC, Reichborn-Kjennerud T. The heritability of cluster A personality disorders assessed by both personal interview and questionnaire. Psychol Med. 2007;37(5):655–65.

81. Rosell DR, Futterman SE, McMaster A, Siever LJ. Schizotypal personality disorder: a current review. Curr Psychiatry Rep. 2014;16(7):452.
82. Roussos P, Bitsios P, Giakoumaki SG, McClure MM, Hazlett EA, New AS, et al. CACNA1C as a risk factor for schizotypal personality disorder and schizotypy in healthy individuals. Psychiatry Res. 2013;206(1):122-3.
83. Steiner GZ, Fernandez FM, Coles M, Karamacoska D, Barkus E, Broyd SJ, et al. Interrogating the relationship between schizotypy, the catechol-o-methyltransferase (COMT) val158met polymorphism, and neuronal oscillatory activity. Cereb Cortex. No prelo 2018.
84. Arnsten AFT. Catecholamine influences on dorsolateral prefrontal cortical networks. Biol Psychiatry. 2011;69(12):e89–99.
85. Arnsten AFT, Girgis RR, Gray DL, Mailman RB. Novel dopamine therapeutics for cognitive deficits in schizophrenia. Biol Psychiatry. 2017;81(1):67–77.
86. Ettinger U, Mohr C, Gooding DC, Cohen AS, Rapp A, Haenschel C, et al. Cognition and brain function in schizotypy: a selective review. Schizophr Bull. 2015;41(2):S417–26.
87. Mohr C, Ettinger U. An overview of the association between schizotypy and dopamine. Front Psychiatry. 2014;5:184.
88. Gurvich C, Bozaoglu K, Neill E, Van Rheenen TE, Tan EJ, Louise S, et al. The dopamine D1 receptor gene is associated with negative schizotypy in a non-clinical sample. Psychiatry Res. 2016;235:213-4.
89. Ettinger U, Meyhöfer I, Steffens M, Wagner M, Koutsouleris N. Genetics, cognition, and neurobiology of schizotypal personality: A review of the overlap with schizophrenia. Front Psychiatry. 2014;5:18.
90. Siddi S, Petretto DR, Preti A. Neuropsychological correlates of schizotypy: a systematic review and meta-analysis of cross-sectional studies. Cogn Neuropsychiatry. 2017;22(3):186–212.
91. Zorn J V., Schür RR, Boks MP, Kahn RS, Joëls M, Vinkers CH. Cortisol stress reactivity across psychiatric disorders: A systematic review and meta-analysis. Psychoneuroendocrinology. 2017;77:25–36.
92. Pruessner M, Cullen AE, Aas M, Walker EF. The neural diathesis-stress model of schizophrenia revisited: An update on recent findings considering illness stage and neurobiological and methodological complexities. Neurosci Biobehav Rev. 2017;73:191–218.
93. Mitropoulou V, Goodman M, Sevy S, Elman I, New AS, Iskander EG, et al. Effects of acute metabolic stress on the dopaminergic and pituitary-suprarrenal axis activity in patients with schizotypal personality disorder. Schizophr Res. 2004;70(1):27–31.
94. Walter EE, Fernandez F, Snelling M, Barkus E. Stress induced cortisol release and schizotypy. Psychoneuroendocrinology. 2018;89:209–15.
95. Dietsche B, Kircher T, Falkenberg I. Structural brain changes in schizophrenia at different stages of the illness: a selective review of longitudinal magnetic resonance imaging studies. Aust N Z J Psychiatry. 2017;51(5):500–8.
96. Fusar-Poli P, Meyer-Lindenberg A. Forty years of structural imaging in psychosis: promises and truth. Acta Psychiatr Scand. 2016;134(3):207–24.
97. Hazlett EA, Goldstein KE, Kolaitis JC. A review of structural MRI and diffusion tensor imaging in schizotypal personality disorder. Curr Psychiatry Rep. 2012;14(1):70–8.
98. Fervaha G, Remington G. Neuroimaging findings in schizotypal personality disorder: a systematic review. Prog Neuro-Psychopharmacology Biol Psychiatry. 2013;43:96–107.
99. Asami T, Whitford TJ, Bouix S, Dickey CC, Niznikiewicz M, Shenton ME, et al. Globally and locally reduced MRI gray matter volumes in neuroleptic-naive men with schizotypal personality disorder. JAMA Psychiatry. 2013;70(4):361–72.
100. Dickey CC, Morocz IA, Niznikiewicz MA, Voglmaier M, Toner S, Khan U, et al. Auditory processing abnormalities in schizotypal personality disorder: an fMRI experiment using tones of deviant pitch and duration. Schizophr Res. 2008;103(1–3):26–39.
101. Takahashi T, Suzuki M, Zhou SY, Tanino R, Nakamura K, Kawasaki Y, et al. A follow-up MRI study of the superior temporal subregions in schizotypal disorder and first-episode schizophrenia. Schizophr Res. 2010;119(1–3):65–74.
102. Lener MS, Wong E, Tang CY, Byne W, Goldstein KE, Blair NJ, et al. White matter abnormalities in schizophrenia and schizotypal personality disorder. Schizophr Bull. 2015;41(1):300–10.

103. DeRosse P, Nitzburg GC, Ikuta T, Peters BD, Malhotra AK, Szeszko PR. Evidence from structural and diffusion tensor imaging for frontotemporal deficits in psychometric schizotypy. Schizophr Bull. 2015;41(1):104-14.
104. Chen KC, Lee IH, Yeh TL, Chiu NT, Chen PS, Yang YK, et al. Schizotypy trait and striatal dopamine receptors in healthy volunteers. Psychiatry Res – Neuroimaging. 2012;201(3):218-21.
105. Taurisano P, Romano R, Mancini M, Giorgio A Di, Antonucci LA, Fazio L, et al. Prefronto-striatal physiology is associated with schizotypy and is modulated by a functional variant of DRD2. Front Behav Neurosci. 2014;8:235.
106. Barrantes-Vidal N, Grant P, Kwapil TR. The role of schizotypy in the study of the etiology of schizophrenia spectrum disorders. Schizophr Bull. 2015;41 Suppl 2:S408-16.
107. Guo JY, Ragland JD, Carter CS. Memory and cognition in schizophrenia. Mol Psychiatry. 2019;24(5):633-642.
108. Mitropoulou V, Harvey PD, Zegarelli G, New AS, Silverman JM, Siever LJ. Neuropsychological performance in schizotypal personality disorder: Importance of working memory. Am J Psychiatry. 2005;162(10):1896-903.
109. Rapp AM, Mutschler DE, Wild B, Erb M, Lengsfeld I, Saur R, et al. Neural correlates of irony comprehension: the role of schizotypal personality traits. Brain Lang. 2010;113(1):1-12.
110. Bora E, Yalincetin B, Akdede BB, Alptekin K. Neurocognitive and linguistic correlates of positive and negative formal thought disorder: a meta-analysis. Schizophr Res. No prelo 2019.
111. Morrison SC, Brown LA, Cohen AS. A multidimensional assessment of social cognition in psychometrically defined schizotypy. Psychiatry Res. 2013;210(3):1014-9.

6
Avaliação psicológica da personalidade: modelos e instrumentos

Antonio de Pádua Serafim, Cristiana Castanho de Almeida Rocca

Desde a Antiguidade, compreender as relações entre cérebro, cognição, emoção e comportamento representa um percurso que desafia e mobiliza diversas ciências. Entre elas, a psicologia, que contempla em seu escopo o estudo do funcionamento mental (funções e estruturas psicológicas) e sua expressão no comportamento.[1]

Seus procedimentos possibilitam observar, descrever e analisar. Além disso, concebem métodos que colaboram para estabelecer probabilidades de como uma pessoa percebe um fenômeno ou uma situação, como ela sente, analisa e quais os fatores que participaram da tomada de decisão. Logo, compreender o comportamento depende da identificação dos fatores de *vulnerabilidade* e do aprofundamento do conhecimento sobre a *capacidade cognitiva,* além de estudo sobre o *controle das emoções.* A Figura 6.1 ilustra o papel da psicologia na compreensão do comportamento humano, que pode ser tanto adaptado quanto desadaptado.

De maneira geral, cabe aos profissionais da psicologia desenvolver métodos e técnicas para compreender o papel das emoções e da cognição, e o impacto dos transtornos mentais, dos traços psicológicos e do ambiente sobre o funcionamento psicológico e o comportamento. Um dos processos para realizar esta compreensão é por meio da avaliação psicológica. Essa avaliação caracteriza-se por um procedimento clínico que envolve um corpo organizado de princípios teóricos, métodos e técnicas de investigação tanto dos aspectos emocionais (personalidade) quanto das funções cognitivas, como entrevistas e observações clínicas, instrumentos

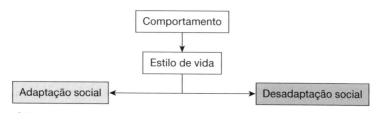

Figura 6.1   O papel da psicologia na compreensão do comportamento.

psicológicos (testes projetivos e expressivos, inventários, escalas e questionários) e outros procedimentos de investigação clínica (como jogos, desenhos, contar histórias, brincar, etc.), de acordo com o objetivo e a população estudada.

No que tange à investigação dos processos cognitivos, a avaliação neuropsicológica é a mais indicada. A neuropsicologia caracteriza o campo de atuação profissional que investiga as alterações cognitivas e comportamentais associadas às lesões ou às disfunções cerebrais. Sua aplicação tem sido utilizada de forma consistente para identificar déficits, sua gravidade e extensão, estabelecer inter-relações entre estes déficits e determinar como eles afetam o funcionamento geral do indivíduo.[2] Ela permite ainda aferir as habilidades cognitivas de um indivíduo ou de um grupo, além de inferir déficits cognitivos sutis, que podem causar deteriorações e desadaptações sociais e também reconhecer déficits orgânicos, perceptivos ou cognitivos, para dar o melhor encaminhamento. Possui papel importante nos diagnósticos diferenciais entre síndromes neurodegenerativas.

Outro aspecto é o estudo dos processos emocionais e da personalidade, temática deste capítulo. A Figura 6.2 expressa um esboço do processo de avaliação psicológica considerando os aspectos cognitivos, emocionais e de comportamento.

Avaliação da personalidade

Dois importantes aspectos devem ser considerados na avaliação psicológica da personalidade:[3]

a. *Estrutura,* que engloba os aspectos mais estáveis e duradouros da personalidade, tais como os traços – padrões de respostas do indivíduo a uma série de

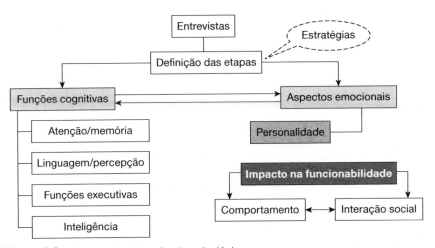

Figura 6.2 O processo de avaliação psicológica.

situações, ou seja, as características específicas da personalidade – e os tipos – configuram-se como um conjunto de traços que vai caracterizar o padrão de funcionamento normal da pessoa, como também serve para a classificação em termos de transtornos da personalidade (TPs);

b. *Dinâmica*, que enfatiza a maneira como a pessoa interage com as outras pessoas e com o meio decorrente do conjunto de traços.

Já o processo de avaliação da personalidade deve englobar a investigação:

a. De como a pessoa pensa (que envolve os processos cognitivos);
b. Da maneira como a pessoa sente (organização emocional e traços psicológicos);
c. De como esses dois sistemas modulam o padrão de interação com o ambiente.

Nesse escopo, a entrevista continua sendo o principal recurso de que se dispõe para a avaliação do paciente em saúde geral e, principalmente, em saúde mental. É por meio dela que o psicólogo observa o funcionamento mental e obtém os dados que lhe permitem concluir se o indivíduo é ou não portador de algum transtorno, o grau de comprometimento que o quadro acarreta, além de avaliar seus aspectos saudáveis bem como os recursos com os quais conta. Por meio da entrevista, o psicólogo deve realizar um levantamento de dados na relação saúde e doença em múltiplos contextos (Figura 6.3). Destaca-se ainda que o uso de instrumentos específicos para este fim complementa a entrevista, como será explorado mais adiante neste capítulo.

Visto isso, para a avaliação da personalidade interessam tanto as pessoas como um todo, como suas características individuais, as quais as tornam diferentes entre si. Assim, esta avaliação visa investigar tanto a presença de um TP quanto a presença de traços não adaptativos. E neste seguimento de avaliar a personalidade, cabe conhecer, dentro do praticável, o mundo psíquico do indivíduo de forma a lhe ser possível construir hipóteses capazes de explicar o seu comportamento e a repercussão deste na interação com o ambiente.[3] Com base neste cenário, a avaliação da personalidade pode ser realizada em vários contextos, sendo o mais abrangente destes o contexto clínico, quando o paciente é alguém que enfrenta problemas de ajustamento social, familiar e acadêmico/ocupacional. Problemas de ajustamento são frequentemente encontrados nos transtornos psiquiátricos, portanto, definir

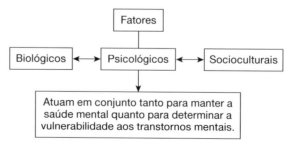

Figura 6.3 Perspectiva multifatorial da avaliação da personalidade.

traços e modos de funcionamento auxilia a orientar a família, além de oferecer dados valiosos para a intervenção terapêutica.

Outra área na qual a avaliação de personalidade está sendo bastante difundida é no processo de recrutamento e seleção, para identificar padrões de comportamento e de atitudes que podem não ser compatíveis com a exigência do cargo que um funcionário irá assumir. Um exemplo disso ocorre em avaliações para condutores de transporte público e para policiais que irão portar armas. O acesso a traços de comportamento e a caracterização de possíveis problemas no ajustamento emocional podem ser obtidos por medidas objetivas e padronizadas do comportamento, como uso de escalas e testes projetivos e/ou gráficos. Na seleção de pessoal estes instrumentos são geralmente aliados, ainda, a técnicas de dinâmica de grupo, fornecendo sinais de como aquele candidato se relacionará com as pessoas, sejam estas colegas de trabalho ou figuras de autoridade, se tem traços de liderança ou não, ou se é muito ansioso ou intempestivo, por exemplo. Assim, pessoas impulsivas com baixa regulação emocional não estão aptas para esses cargos.

Lembrando que *traço* refere-se ao modo de perceber, relacionar-se e pensar sobre o ambiente. E que, quando esses traços se apresentam como inflexíveis e mal adaptativos, causando prejuízo funcional ou sofrimento subjetivo, podem se configurar em TPs.

Os TPs são quadros comuns, mas nem sempre diagnosticados de forma correta. O impacto na adaptação psicossocial é considerável, principalmente devido a problemas nas relações interpessoais e à presença de comorbidade com outros transtornos mentais.

Quando ocorre a presença de TP em comorbidade com a patologia de base costuma haver um efeito negativo no curso e no resultado do tratamento. Isso significa que pacientes com algum TP provavelmente preencherão critérios diagnósticos para mais de um subtipo. Além disso, exceto no TP esquizotípica, algum outro tipo de transtorno foi mais prevalente em homens quando uma população não clínica foi avaliada.[4-5]

Esses transtornos também estão associados à mortalidade e ao suicídio prematuros, o que enfatiza a necessidade de habilidades por parte dos profissionais para identificar, avaliar e tratar pessoas que sofrem com tais quadros.

Banerjee e colaboradores[6] mostraram, em uma revisão sobre a classificação dos TPs e de alguns instrumentos de avaliação comuns, que, historicamente, as profissões da saúde nem sempre concordaram em como melhor conceituar, categorizar e definir esses transtornos. Apesar de hoje ainda existirem muitas opiniões divergentes, houve um maior consenso após a publicação das definições na CID-10[7] e no DSM-IV.[8]

É importante que os TPs sejam adequadamente avaliados, pois são condições comuns que têm um impacto significativo no funcionamento de um indivíduo em todas as áreas da vida. As avaliações psicológicas dedicadas a mapear as características da personalidade oferecem um interessante mapeamento quanto à forma que o sujeito se comporta, como interpreta e como age em seu ambiente.[5-6]

No entanto, surgem as seguintes questões quando se discute sobre a avaliação psicológica com o objetivo de esclarecimento diagnóstico em relação à presença de um TP: que instrumentos ou procedimentos mostram-se mais eficazes para isso e quem está mais bem colocado para informar sobre a personalidade de alguém?

Sabe-se que a própria pessoa pode não ter uma visão de como sua personalidade interfere com seu funcionamento ou pode ainda não ter uma visão crítica sobre suas atitudes. O informante pode ser alguém que, por experimentar os efeitos dos traços de personalidade adversos de um indivíduo, consegue traçar padrões, mas não tem a percepção do mundo subjetivo dessa pessoa. Soma-se a isso, ainda, que as descrições de comportamento podem apontar para sinais que ocorrem em mais de um transtorno, o que demanda que o avaliador tenha atenção para não apenas descrever o comportamento, mas também investigar seu significado ou propósito. Por exemplo, "uma pessoa com traços de personalidade esquizoide evita o contato com outros porque não tem interesse em se envolver com eles, enquanto uma pessoa com personalidade evasiva deseja o contato com os outros, mas se esquiva por causa de sentimentos de inferioridade e ansiedade".[6]

Além desses aspectos, problemas especiais ocorrem quando a avaliação é realizada em pessoas com deficiência intelectual ou transtorno mental grave,[6] o que traz como exigência que a avaliação seja neuropsicológica, uma vez que funções cognitivas precisarão ser investigadas a fim de delimitar a real condição de resposta e de compreensão do avaliando.

Considerando essa discussão sobre alinhar na avaliação a percepção do sujeito e de um informante, com uma descrição sobre questões de ordem interna que mobilizam o indivíduo a sentir e a agir de determinada forma, um número crescente de instrumentos vem sendo projetado especificamente para avaliação de personalidade, sendo que vários fatores contribuíram para esse desenvolvimento. Em 1980, nos Estados Unidos, a American Psychiatric Association reconheceu oficialmente os TPs como um domínio distinto e separado da psicopatologia, dando-lhe um eixo separado dentro do DSM, o Eixo II. Inicia-se, a partir disso, um maior interesse clínico e de pesquisa tanto quanto aos diagnósticos quanto à necessidade de elaborar instrumentos de avaliação mais específicos, uma vez que a avaliação e a classificação do TP estão intimamente ligadas. Medidas de personalidade consideradas como padrão normativo auxiliariam na compreensão da psicopatologia individual.[6]

Objetivos da avaliação da personalidade

Como ressaltado anteriormente, a avaliação da personalidade permite elencar informações pertinentes ao universo psicológico de uma determinada pessoa, visando:

- Avaliar a presença de um transtorno específico da personalidade;
- Estabelecer diagnóstico diferencial (estabelecendo um paralelo na identificação de sinais e de sintomas para diferenciar distintas patologias);
- Realizar uma avaliação compreensiva em relação à dinâmica do indivíduo;
- Investigar o funcionamento psicológico do indivíduo para fins de intervenção terapêutica;

- Avaliar fatores de risco e potencialidades para enfrentamento de situações novas;
- Estabelecer prognósticos;
- Auxiliar em perícias, visando fins legais.

Como acessar as características da personalidade

As características de personalidade podem ser acessadas via inventários, questionários ou provas projetivas, as quais podem ser gráficas expressivas, por produção verbal ou narrativa, gráfica-verbal e por cores ou formas. Para qualquer tarefa quatro passos devem ser seguidos:

1. O primeiro é a entrevista inicial ou entrevista clínica com o paciente e o familiar, obrigatoriamente quando se trata de criança, e o paciente e, se necessário, um familiar, em caso de adultos. Quando um adulto permite que outra pessoa de seu convívio seja também ouvida quanto ao comportamento dele, as informações trazidas podem fazer menção a aspectos que ele não percebe ou a respeito dos quais não tem demasiada crítica. No entanto, a ética e o cuidado do examinador em como tratar os dados estão em jogo, assim como sua visão crítica quanto ao panorama trazido por aqueles que foram ouvidos.

O *rapport*, ou seja, o estabelecimento de uma dinâmica relacional e de uma aliança terapêutica entre paciente e examinador pode garantir que a entrevista seja um processo bastante proveitoso quanto à obtenção de informações, flexibilizando a forma de perguntar, sem que o paciente se sinta sendo checado e investigado de uma forma hostil ou muito ansiogênica.

A compreensão de uma dinâmica relacional é o foco, o que inclui a obtenção de dados sobre sua história de vida, ou seja, seu percurso desde o nascimento. Em crianças é interessante observar e registrar como os pais vivenciaram o período gestacional (problemas físicos ou emocionais, desejos, dificuldades no período ou uso de drogas e medicações), o nascimento da criança e como a descrevem desde então em termos de desenvolvimento psicomotor e social, a história acadêmica e o comportamento apresentado até a idade atual.

Os mesmos dados podem ser obtidos em adultos, quando há um informante que possa fazer esse tipo de relato – por exemplo, pais vivos ou irmãos mais velhos. O cônjuge é, geralmente, um informante que traz dados atuais e, por vezes, passados, sobre a história relacional. Uma atenção especial à forma como são estabelecidos os vínculos afetivos e as relações interpessoais, bem como quais são as angústias, a forma de enfrentamento das dificuldades, a percepção de si e do outro e a condução de atividades ou ocupações produtivas.

2. A instrução de cada instrumento precisa ser dada de forma cuidadosa, e a compreensão do paciente checada antes que ele inicie a tarefa, seja por preenchimento de um questionário ou por provas projetivas. No caso da aplicação de

questionários ou inventários de autopreenchimento não é aconselhável deixar o paciente respondendo sozinho; a presença do examinador para tirar dúvidas faz a diferença, tendo o cuidado de não induzir uma forma de resposta.
3. A análise dos dados deve seguir os critérios apresentados nos respectivos manuais, mas é preciso que a interpretação do material obtido seja feita à luz de um arcabouço teórico (teorias sobre desenvolvimento dos aspectos afetivos e emocionais e teorias de personalidade). No caso de uso de provas projetivas, conceitos de projeção, de estruturas de personalidade (neurótica, psicótica ou perversa) e de indicadores psicopatológicos são necessários.
4. A entrevista de devolutiva dos resultados é um ponto de fundamental importância porque é relevante que o paciente – e, se for o caso, a família – entenda o que está disfuncional em seu comportamento e aceite ser inserido em intervenções psicoterapêuticas.

Para adultos a partir dos 18 anos, existe uma gama de instrumentos (*inventários, escalas e questionários para avaliar características de personalidade*) para acessar características da personalidade, do comportamento, modo de pensar ou de interpretar o mundo, bem como de agir sobre o ambiente, que podem ser comparadas com a maneira como a média das pessoas manifesta determinada reação. Há também versões para o público infanto-juvenil, mas em menor escala.

Avaliação de traços psicológicos

A identificação de traços de personalidade fornece sinais sugestivos para compreender, fazer previsões e explicar a conduta de uma pessoa, mas não na situação propriamente dita; ou seja, diante de uma mesma situação teremos pessoas entendendo, sentindo, agindo e reagindo de formas muito diferentes, mobilizadas por processos internos individuais. Dessa forma, acessar estes traços é um ponto importante na compreensão do funcionamento emocional.

Alguns modelos surgiram na tentativa de classificação de traços:

- Modelo de Allport, o qual é muito extenso quanto a denominações de traços, fornecendo inúmeras combinações. Trata-se de um modelo bastante complexo.[9]
- Modelo de Cattell, o qual faz referência a aproximadamente 16 traços distintos, que foram considerados em um questionário denominado 16 PF.[10] O modelo de Cattell deixou de ser usado em pesquisas porque pesquisadores acreditaram, baseados em análise fatorial, que a quantidade de fatores seria excessiva e alguns se sobreporiam ou se tornariam redundantes, o que ocasionou que fossem compactados em cinco e dessem origem a um novo modelo.[11]
- Modelo *Big Five*, que em português foi denominado Modelo dos Cinco Grandes Fatores, e é o modelo mais citado na literatura a respeito da possibilidade de identificar traços de personalidade. Neste modelo, a personalidade é analisada segundo cinco fatores independentes.

O *Big Five* será apresentado neste texto por ser uma forma de entender a existência de traços de personalidade de uma forma bem organizada e mais acessível, sendo considerado um modelo bastante sólido, específico e muito utilizado em pesquisas, aplicado em populações de diferentes regiões.

Os cinco fatores básicos desse modelo foram traduzidos para o Brasil com as seguintes nomenclaturas:[11-13]

- *Extroversão* (nível de atividade, interesse por relações interpessoais, animação e mobilização por estimulação). No polo oposto, seria *introversão* a característica que estaria sendo descrita, ou seja, escores muito baixos no fator *extroversão* sugeririam uma pessoa mais introvertida.
- *Neuroticismo* (nível de ajustamento emocional e tendência à instabilidade). Escores altos neste quesito sugeririam uma pessoa instável emocionalmente e propensa a sentir afeto negativo, a se sentir vulnerável e a se desestabilizar, com dificuldade para lidar e elaborar frustrações.
- *Abertura* (comportamentos exploratórios e atração por novas experiências). Escores altos marcam uma pessoa curiosa, imaginativa e criativa, que valoriza e gosta de experimentar novas experiências e ter novas ideias. Baixo escore nesta dimensão estaria presente em pessoas mais convencionais e conservadoras, além de menos responsivas emocionalmente.
- *Socialização/Amabilidade* (abertura a interações sociais). A marca de pessoas com escores altos neste fator seria a facilidade de se relacionar com os demais e a confiar, mas tais traços acentuados podem, ainda, gerar um maior gasto de tempo ou de recursos para ajudar ao outro do que para se dedicar a si próprio. Baixos escores sugerem pessoas com menor habilidade nos relacionamentos interpessoais, podendo expressar ciúme excessivo, desconfiança e até mesmo padrões comportamentais com característica antissocial.
- *Realização/Conscienciosidade* (nível de organização, de persistência, controle e motivação em busca dos objetivos). Pessoas com motivação para o sucesso, persistência nos objetivos, bom nível de organização e de planejamento em direção a uma meta costumam obter altos escores neste fator. No polo oposto, teríamos pessoas com tendência a desistir de tarefas necessárias para obtenção de um objetivo, falhas de planejamento, interesses difusos e envolvimento em atividades que não conseguem, de fato, entender ao que levariam.

No entanto, em alguns artigos internacionais existem discrepâncias na forma de nomeá-los, mas as definições de cada um são consistentes e consensuais. Há alguns instrumentos de autoavaliação que se propõem a avaliar os traços estipulados no Modelo *Big Five*. Duas escalas abrangem os cinco fatores deste modelo, mas a divisão dos subfatores apresenta algumas diferenças (Tabelas 6.1 e 6.2).

Nesse seguimento, tem-se ainda o Inventário Fatorial de Personalidade – IFP e IFP-II –,[14] inventário que avalia 13 dimensões da personalidade: assistência, intracepção, afago, autonomia, deferência, afiliação, dominância, desempenho, exibição, agressão, ordem, persistência e mudança; baseado na teoria de Henry Murray.

TABELA 6.1 Divisão dos subfatores da Coleção NEO PI-R / NEO FFI-R

Fatores	Neuroticismo	Extroversão	Abertura	Amabilidade	Conscienciosidade
Subfatores	Ansiedade	Acolhimento	Fantasia	Confiança	Competência
	Raiva e hostilidade	Gregarismo	Estética	Franqueza	Ordem
	Depressão	Assertividade	Sentimentos	Altruísmo	Senso de dever
	Embaraço e constrangimento	Atividade	Ações variadas	Complacência	Esforço por realizações
	Impulsividade	Busca de sensações	Ideias	Modéstia	Autodisciplina
	Vulnerabilidade	Emoções positivas	Valores	Sensibilidade	Ponderação

Fonte: Costa Jr, McCrae.[12]

TABELA 6.2 Divisão dos subfatores de acordo com Bateria Fatorial de Personalidade – BFP

Fatores	Neuroticismo	Extroversão	Socialização	Realização	Abertura
Subfatores	Vulnerabilidade	Comunicação	Amabilidade	Competência	Abertura a ideias
	Instabilidade emocional	Altivez	Pró-sociabilidade	Ponderação/Prudência	Liberalismo
	Passividade/falta de energia	Dinamismo	Confiança	Empenho/Comprometimento	Busca por novidades
	Depressão	Interações sociais			

Fonte: Nunes, Hutz, Nunes.[13]

A versão IFP é para adultos, mas a IFP II pode ser aplicada a partir dos 14 anos. As afirmações devem ser classificadas de 1 a 7 de acordo com a opinião do sujeito avaliado sobre o quanto aquela característica combina ou não com ele.

O modelo *Big Five* também tem sido utilizado para diagnóstico de TPs de acordo com o DSM. Em psiquiatria, a alteração destes traços pode marcar a presença de vários TPs,[15-16] desde que os dados obtidos no questionário sejam colocados em paralelo a descrições de comportamento que são obtidas na entrevista. Além disso, deve-se considerar se tais comportamentos ocorrem com frequência na vida prática desta pessoa, interferindo de forma negativa na qualidade dos relacionamentos interpessoais ou na sua adaptação psicossocial de forma geral.

Assim, o índice de *neuroticismo* é o que se mostra mais consistentemente correlacionado a vários TPs, como TP paranoide, esquizotípica, *borderline*, dependente e esquiva, apresentando altos escores nestas populações. Baixos escores seriam encontrados no TP antissocial.

Níveis elevados nos subfatores de *extroversão* costumam surgir no protocolo de pacientes com TPs histriônica e narcisista, mas são pouco expressivos nos TPs esquizoide, esquizotípica e evitativa, pois são pessoas que geralmente sentem desconforto na interação social e costumam ter poucos ou, até mesmo, nenhum amigo próximo.

O índice *abertura* torna-se expressivo em indivíduos criativos, enquanto pessoas mais rígidas tendem a ter escores mais baixos. Pacientes com TPs esquizotípica ou histriônica podem apresentar escores altos em algumas das facetas, principalmente busca por novidades e abertura a ideias, respectivamente. No subitem *liberalismo*, pacientes com traços de personalidade obsessivo-compulsiva apresentam níveis baixos, pois eles não costumam aceitar a relativização de valores morais e sociais, tendo dificuldade de flexibilizar o pensamento quando necessário.

O índice de *amabilidade/socialização* tem escores baixos nos TPs antissocial, esquizotípica, paranoide e narcisista, enquanto no TP dependente essa característica fica expressiva. Na BFP, existe o item pró-sociabilidade, que descreve comportamentos de risco, de confronto com leis e regras sociais, de auto e heteroagressividade, entre outros comportamentos relacionados à moralidade, sendo este item representativo dos TPs antissocial e narcisista, bem como nos transtornos por abuso de substância.

Outro item da escala de amabilidade/socialização é *confiança*, que se encontra rebaixado nos TPs paranoide, esquizotípica e *borderline*, mas aumentado nos TPs histriônica e dependente.

Conscienciosidade ou *realização* está rebaixado no TP antissocial e *borderline*. No entanto, é um índice aumentado no TP obsessivo-compulsiva.

Existem, ainda, outros instrumentos, como:

- Inventário Multifásico Minnesotta de Personalidade (MMPI)[17] – Composto por 556 afirmações que devem ser classificadas como verdadeiras ou falsas e dão origem a 14 escalas. Os itens descrevem sentimentos, atitudes, sintomas físicos, emocionais, além de fazer menção a experiências anteriores da vida. Para a descrição do perfil de personalidade, analisam-se de forma conjunta as escalas com pontuações mais elevadas.
- Inventário de Temperamento e Caráter (TCI)[18] – Um inventário dimensional da personalidade de elevada utilização nos estudos deste assunto, formatado

para autorrelato, destinado a quantificar as diferenças individuais em cada uma das dimensões do temperamento e do caráter. O modelo estruturado por Cloninger estabelece que o desenvolvimento da personalidade é um processo epigenético interativo, no qual os aspectos hereditários de temperamento como a busca de novidade, esquiva ao dano, dependência (gratificação) e persistência funcionam como ativadores iniciais do desenvolvimento do caráter de cada indivíduo, assim como os aspectos autodirecionamento (SD – percepção de si como sujeito autônomo); cooperatividade (CO – percepção de si como parte da sociedade e da humanidade) e a autotranscendência (percepção de si como membro integrante de um todo e de todas as coisas).

- Coleção CPS – Escala de Personalidade de Comrey[19] – Composta por 100 afirmações, que são classificadas em 10 escalas: escala de validade; de tendenciosidade nas respostas; de confiança × atitude defensiva; de ordem × falta de compulsão; de conformidade social × rebeldia; de atividade × falta de energia; de estabilidade × instabilidade emocional; de extroversão × introversão; de masculinidade × feminilidade; e de empatia (altruísmo) × egocentrismo.
- Questionário de avaliação tipológica (QUATI)[20] – Avalia a personalidade seguindo pressupostos do modelo junguiano. Noventa e três questões são subdivididas em seis categorias: festa, trabalho, viagem, estudo, lazer e aspectos pessoais. São descritas situações comuns que acompanham alternativas A e B sobre possíveis modos de agir. O sujeito deve marcar aquela que corresponde àquilo que ele faria ou não. A partir desses dados será traçada a identificação da atitude predominante do sujeito (introversão e extroversão), das funções perceptivas (intuição e sensação) e das funções avaliativas (pensamento e sentimento). Pode ser usado no contexto clínico e também para seleção de pessoas no meio organizacional ou para orientação de carreira.
- Coleção ESAVI-A|B (Escala de avaliação da impulsividade, formas A e B)[21] – Escala que visa avaliar um aspecto da personalidade relacionado à impulsividade, ou seja, a propensão a reações rápidas e não planejadas a partir de estímulos externos ou internos, sem que sejam levadas em consideração as consequências negativas que podem decorrer das ações para a própria pessoa ou para as outras. Pode ser aplicada a partir dos 18 anos.
- Inventário de expressão de raiva como estado e traço (STAXI)[22] – Pode ser aplicado em sujeitos a partir dos 13 anos até a idade adulta. É composta por 44 itens que têm por finalidade mensurar experiências e expressões de raiva.

A experiência de raiva é avaliada como estado e traço. O estado refere-se a sentimentos negativos que variam de intensidade em decorrência de alguma situação. O traço de raiva é a disposição para perceber várias situações como desagradáveis ou frustrantes, e a reação sobre elas.

A expressão da raiva também é compreendida de três maneiras: raiva para fora (expressão em relação aos outros ou aos objetos); raiva dirigida para dentro (sentimentos); e grau de intensidade com que as pessoas tentam controlar a expressão.

Testes gráficos expressivos

- Teste Palográfico na Avaliação da Personalidade[23] – É um teste de execução simples, mas de análise cuidadosa. O examinando é solicitado a fazer traços em uma folha de papel, pois pela análise gráfica é possível identificar características específicas como extroversão, equilíbrio emocional, insegurança, modo de se relacionar, dinamismo, organização, produtividade, ritmo de trabalho, iniciativa, agressividade e outras questões que comprometem o sistema nervoso central, como o uso de drogas e problemas emocionais.
- Teste Wartegg[24] – Técnica de investigação da personalidade a partir de desenhos obtidos por meio de uma variedade de pequenos elementos gráficos que servem como uma série de temas formais a serem desenvolvidos pelo indivíduo de maneira pessoal.
- Psicodiagnóstico Miocinético (PMK)[25] – Permite inferir aspectos da personalidade relacionados com variações do estado emocional/humoral e aspectos atitudinais, divididos em seis fatores, quais sejam:
    1. tônus vital (elação ou depressão);
    2. agressividade (hetero ou autoagressividade);
    3. reação vivencial (extra ou intratensão);
    4. emotividade;
    5. dimensão tensional (excitação ou inibição);
    6. predomínio tensional (impulsividade ou rigidez).

Tanto o teste Palográfico como o PMK são mais utilizados na área organizacional, na obtenção da Carteira Nacional de Habilitação (CNH) e para avaliar a permissão para porte de arma, mas não são excluídos da clínica.

Provas projetivas

Por produção verbal ou narrativa

- Teste de Apercepção Temática (TAT ou CAT)[26], de Murray, Bellack e Bellack,[27] 1991 – Técnica para investigação da dinâmica da personalidade. Consiste em apresentar para o examinando um conjunto de imagens e solicitar que conte histórias sobre elas. É esperado que ele revele de forma indireta informações sobre suas relações familiares, seus desejos e temores, além de outros sentimentos.
- Coleção SAT (Técnica da Apercepção para idosos)[28] – Pode ser aplicada a partir dos 60 anos, para investigar problemas específicos do envelhecimento e as atitudes e preocupações das pessoas idosas em relação às questões mais centrais da velhice.
- Questionário Desiderativo[29-30] – É um instrumento projetivo de avaliação psicológica que mobiliza a capacidade de simbolização do examinando, a partir da solicitação de que ele se imagine em uma condição muito diferente da sua atual, justificando as escolhas, ora por vantagens, ora por desvantagens, sendo estabelecida uma hierarquia de desejos e de rejeições. São investigadas

defesas, conflitos básicos, força do ego, qualidade dos afetos, tipo de relações objetais e características de vinculação.

Pode ser aplicado em crianças (que consigam seguir a consigna), em adolescentes e em adultos. A aplicação deve ser individual e a interpretação é feita a partir do simbolismo das respostas e das motivações dinâmicas, expressas nas associações. Esta prova está liberada somente para pesquisa pelo Conselho Federal de Psicologia.

- Rorschach – Consiste em 10 pranchas com manchas, aplicadas individualmente em examinandos que podem ser crianças, adolescentes e adultos. As pranchas devem ser observadas e interpretadas pelo examinando, que dirá o que as manchas ali expostas lhe parecem. Embora os Rorschach tenham alguns sistemas de correção e interpretação, a literatura tem enfatizado como referência o Sistema Compreensivo proposto por Exner. Este sistema está fundamentado em três pilares: aplicação padronizada, codificação objetiva e fidedignidade associada a uma base de dados normativos e representativa.[31]
- Teste de Zulliger[32] – Técnica projetiva aplicada em adultos de 18 a 83 anos, que se enquadra na categoria dos métodos de autoexpressão, cuja base metodológica e suporte teórico fundamentam-se no psicodiagnóstico de Rorschach. Envolve tanto os conceitos de psicometria quanto os de projeção. Pode ser usado tanto com finalidade clínica (diagnóstico, descrição da personalidade) como na área ocupacional (seleção de pessoal e avaliação de desempenho).

Produção gráfico – verbal
- Desenho da Casa, Árvore e Pessoa (HTP)[33] – Os desenhos podem vir acompanhados de um inquérito específico sobre eles ou de uma história de livre produção. O psicólogo entrega ao indivíduo três folhas de papel em branco e lápis grafite e coloridos, solicitando que sejam desenhadas uma casa, uma árvore e uma pessoa.

Técnicas expressivas
- As pirâmides coloridas de PFISTER[34] – Trata-se de uma técnica projetiva que visa investigar aspectos mais estruturais da personalidade, oferecendo uma compreensão dinâmica sobre as vivências emocionais.

Avaliação da personalidade da criança e do adolescente

Em crianças e adolescentes não se fala sobre TPs, porque estes diagnósticos têm como implicações um alto nível de gravidade e sérios comprometimentos nas relações interpessoais, além de por vezes sugerirem a impossibilidade do tratamento, pela característica de um caráter inflexível e desadaptado.

No entanto, embora exista o cuidado de não estabelecer um diagnóstico de TP precocemente, os sinais sugestivos de problemas emocionais precisam ser identificados e tratados na tentativa de melhorar o prognóstico na vida adulta. A população jovem desafia os clínicos gerais e psiquiatras ao manifestarem ideação suicida e apresentarem comportamentos de automutilação, ou mesmo ao darem entrada em serviços de pronto-socorro por tentativa de suicídio ou problemas decorrentes do uso abusivo de drogas. Tais quadros podem sinalizar a presença de traços que se não forem passíveis de intervenção podem se cristalizar e configurar futuramente o diagnóstico de TP, como mostrado no estudo de Homan e colaboradores[35] com 116 adolescentes admitidos consecutivamente para internação psiquiátrica por comportamentos de automutilação, ideação e tentativa de suicídio.

Os adolescentes completaram questionários de autorrelato que avaliavam os comportamentos de se ferir, de pensar ou tentar suicídio, o comportamento familiar desadaptativo e a vitimização. Histórias de abuso sexual e/ou físico foram abstraídas de registros médicos. Cinco anos após a internação, os registros médicos foram sistematicamente revisados e as informações sobre o diagnóstico, no momento, foram coletadas. A análise dos dados mostrou que as ameaças suicidas são um fator de risco importante em adolescentes que se envolvem em comportamentos de automutilação e podem diferenciar os adolescentes que desenvolvem TPB (transtorno da personalidade *borderline*) quando adultos. Este estudo sugeriu que qualquer manifestação sobre suicídio em crianças ou em adolescentes precisa ser muito bem tratada.

Durante o desenvolvimento infantil muitas variáveis podem alterar o curso de um problema ou de uma característica presente dependendo de fatores ambientais, pessoais (temperamento) e biológicos.

Quanto aos fatores pessoais e biológicos, sabe-se que componentes importantes para formação da personalidade vão se desenvolvendo desde muito cedo, como, por exemplo, a capacidade de empatizar com o outro e o senso de vergonha, o qual acompanha o desenvolvimento da autoconsciência, que mostram sinais claros de sua existência aos dois anos de idade. Nessa mesma linha, temos o desenvolvimento do *self*, sendo que seu início se dá por volta dos três anos, quando a criança é capaz de se reconhecer pelo nome em frente a um espelho. A impulsividade, quando expressa de forma intensa no período de aproximadamente cinco anos, pode aumentar a chance de surgir um comportamento antissocial futuro, assim como a timidez excessiva tende a ser precursora de comportamentos de esquiva na vida adulta. Assim, pode-se apreender que desvios no desenvolvimento desses aspectos são a base de alguns TPs, como *borderline*, narcisista, antissocial e evitativa.[36]

Na criança, a qualidade dos traços desadaptativos fica menos evidente quando ela está em condição familiar e em ambientes mais estruturados, não desafiadores e previsíveis ou bem organizados em termos de ocorrências e demandas. Por outro lado, famílias e ambientes que oferecem com frequência condições estressoras ou mesmo muitas mudanças, propiciam a manifestação de comportamentos mais instáveis. Essas premissas são reais também no caso de adultos, ou seja, os traços de personalidade tendem a se manifestar de forma diferente em termos de intensidade, dependendo da situação em que a pessoa se encontra. Dessa forma, a maneira como a criança ou o adolescente lida com períodos de mudança ou de transição é um aspecto que auxilia a predizer o comportamento adaptativo em desadaptativo em situações futuras semelhantes.

Como demandas estressoras ou mobilizadoras de instabilidade emocional pode-se considerar a necessidade de fazer novas amizades devido à mudança de escola ou de cidade, realizar testes que avaliem desempenho ou participar de competições, apresentar trabalhos escolares e passar períodos em uma festa ou na casa de amigos. Essas situações podem gerar vergonha, alto nível de ansiedade, fantasias ou mesmo ocorrências reais de fracasso ou de humilhação, sendo a forma de lidar muito variada dependendo dos recursos internos que estão se desenvolvendo e dos recursos externos, entendidos como possibilidade de ter apoio, orientação e acolhimento diante de angústias.[36]

No que tange aos fatores ambientais, há um número expressivo de estudos que apontam como risco para problemas no desenvolvimento emocional da criança o relacionamento parental ou a presença de psicopatologia nas mães.

Quanto ao relacionamento parental ser um fator desestabilizador na formação da personalidade da criança, Pearson e colaboradores[37] realizaram um estudo para investigar a associação entre comportamentos disfuncionais dos pais com traços de personalidade e riscos dos filhos apresentarem atitudes de automutilação, de depressão e de ansiedade.

Os traços de personalidade parental disfuncionais (evitação de monotonia, impulsividade, raiva e suspeita e desprendimento) foram medidos tanto nas mães quanto nos pais quando os filhos tinham cerca de nove anos e, após, aos 18 anos de idade.

Houve associação entre traços disfuncionais de personalidade materna com risco de automutilação, depressão e ansiedade na prole, independentemente de a mãe ter quadro depressivo. Todavia, as associações foram mais fortes para a depressão da prole que era descendente de mães com três ou mais comportamentos disfuncionais.

Em contrapartida, Möller e colaboradores[38] mostraram que o comportamento desafiador das figuras paternas se revelou mais negativo do que o comportamento desafiador materno. A combinação de vulnerabilidade genética e certos comportamentos parentais aumenta o risco de desenvolver um transtorno de ansiedade.

Quanto à presença de psicopatologia nas mães, o estudo de Kluczniok e colaboradores[39] apontou para a presença de consequências adversas no desenvolvimento emocional infantil quando a mãe tem o diagnóstico de TP *borderline* (TPB) ou com história de transtorno depressivo (TD), sugerindo a necessidade de intervenções específicas quanto à maternagem, bem como treinamento parental, de preferência em gestantes. No estudo dos autores, as mães com TPB mostraram maior hostilidade durante a interação mãe-filho em uma situação de jogo, enquanto a história de TD foi associada à sensibilidade reduzida na interação. A hostilidade materna, presente nas mães com TPB, e a baixa sensibilidade das mães com TD estavam relacionadas com a presença de transtornos psiquiátricos infantis e de comportamentos externalizantes e internalizantes nas crianças.

As alterações no desenvolvimento podem ocorrer tanto de uma forma positiva como negativa, dependendo dos fatores envolvidos, intensificando ou não características emocionais disfuncionais. Assim, a atenção à saúde mental dos pais ou ao sistema de educação aplicado em casa é necessária ao se intervir com crianças e adolescentes.[36]

Instrumentos de avaliação da personalidade em crianças e adolescentes

- Questionário de personalidade para crianças e adolescentes (EPQ-J)[40] – Avalia, em crianças de 10 até adolescentes de 16 anos, três dimensões da personalidade: neuroticismo, extroversão e psicoticismo. Os traços de personalidade estariam relacionados à vulnerabilidade ou à proteção a psicopatologias, competência social, promoção e manutenção de saúde física e indicadores sociais e biológicos.
- Procedimento de Desenhos-Estórias e Procedimento de Desenhos de Família com Estórias[41] – A análise ocorre pelo material gráfico e narrativo, segundo teorias muito específicas. Pode ser usado em qualquer idade, mas é mais comum com crianças e adolescentes jovens.
- Desenho da Casa, Árvore e Pessoa (HTP)[33] – Os desenhos podem vir acompanhados de um inquérito específico sobre eles ou de uma história de livre produção. O psicólogo entrega ao indivíduo três folhas de papel em branco e lápis grafite e coloridos, solicitando que seja desenhado uma casa, uma árvore e uma pessoa.
- As pirâmides coloridas de PFISTER[34] – Trata-se de uma técnica projetiva que visa investigar aspectos mais estruturais da personalidade, oferecendo uma compreensão dinâmica sobre as vivências emocionais.
- Teste de Apercepção Temática (TAT ou CAT)[26-27] – Técnica para investigação da dinâmica da personalidade. Consiste em apresentar para o examinando um conjunto de imagens e solicitar que conte histórias sobre elas. É esperado que ele revele, de forma indireta, informações sobre suas relações familiares, seus desejos e temores, além de outros sentimentos.

Considerações finais

O estudo da personalidade humana se traduz em uma complexidade multifatorial. A prática da avaliação psicológica da personalidade requer deste profissional um conhecimento e domínio amplos, que em seu escopo contemple uma formação sólida em psicopatologia, técnicas de avaliação psicológica, bem como familiaridade com os modelos teóricos da personalidade. Além disso, é preciso também domínio sobre administração, correção e interpretação de instrumentos psicológicos.

Quando o psicólogo, a partir das entrevistas, escolhe seus instrumentos de avaliação, é fundamental que ele saiba: quais são as perguntas cujas respostas espera obter por meio dos instrumentos; o que cada instrumento pode oferecer, seus limites e sua abrangência; quais processos psíquicos que cada instrumento mobiliza e quais são as contraindicações para a utilização de determinado instrumento.

Dessa forma, poderá refinar diagnósticos clínicos a fim de construir hipóteses capazes de explicar sua conduta (seja para fins clínicos, forenses, organizacionais ou educacionais) bem como para indicar as intervenções psicológicas mais adequadas.

Referências

1. Serafim AP, Felicio JL. Psicologia e clínica psiquiátrica: interfaces. In: Serafim AP, Rocca CCA, Saffi F, Yokomizo JE. Psicologia hospitalar em psiquiatria. São Paulo: Vetor; 2017. p. 17-34.
2. Serafim AP, Saffi F, Marques NM, Achá MFF, Oliveira MC. Avaliação neuropsicológica forense. São Paulo: Pearson; 2017.
3. Serafim AP, Saffi F. Avaliação Breve da Personalidade. In: Forlenza OV, Miguel EC, organizadores. Clínica psiquiátrica de bolso. Barueri: Manole; 2014. V. 1. p. 34-40.
4. Coid J, Yang M, Tyrer P, Roberts A, Ullrich S. Prevalence and correlates of personality disorder in Great Britain. Br J Psychiatry. 2006;188:423-31.
5. Tyrer P, Reed RG, Crawford MJ. Classification, assessment, prevalence, and effect of personality disorder. Lancet. 2015;385(9969):21-7.
6. Banerjee PJM, Gibbon S, Huband N. Assessment of personality disorder. Adv Psych Treat. 2009;15(5):389-97.
7. American Psychiatric Association. Manual diagnóstico e estatístico de transtornos mentais: DSM-5. 5. ed. Porto Alegre: Artmed; 2014.
8. World Health Organization. The ICD-10 classification of mental and behavioral disorders: clinical description and diagnostic guidelines. WHO; 1992.
9. Allport GW. Personalidade padrões e desenvolvimento. São Paulo: Herder; 1966.
10. Cattell RB, Cattell HEP. Personality structure and the new fifth edition of the 16PF. Educ Psychol Measurement. 1995;55:926-37.
11. Gleitman H, Reisberg D, Gross J. Psicologia. 7. ed. Porto Alegre: Artmed; 2009.
12. Costa Jr PT, McCrae RR. NEO PI-R: Inventário de personalidade NEO revisado e inventário de cinco fatores NEO revisado NEO-FFI-R [Versão curta]. São Paulo: Vetor; 2007.
13. Nunes CHSS, Hutz CS, Nunes MFO. BFP – Bateria Fatorial de Personalidade. São Paulo: Casa do Psicólogo; 2013.
14. Sá Leme IFA, Rabelo ISA, Silva Alves GA. IFP II – Inventário Fatorial de Personalidade. São Paulo: Casa do Psicólogo; 2013.
15. Saulsman LM, Page AC. The five-factor model and personality disorder empirical literature: a meta--analytic review. Clin Psychol Rev. 2004;23:1055-85.
16. Trull TJ, Widiger TA. Dimensional models of personality: the five-factor model and the DSM-5. Dialogues Clin Neurosci. 2013;15(2):135-46.
17. Hathaway SR, McKinley JC. Minnesota multiphasic personality inventory. Minneapolis: University of Minnesota;1943.
18. Svrakic DM, Draganic S, Hill K, Bayon C, Przybeck TR, Cloninger CR. Temperament, character, and personality disorders: etiologic, diagnostic, treatment issues. Acta Psychiatr Scand. 2002;106(3):189-95
19. Costa FR. Escala de Personalidade de Comrey. 3. ed. São Paulo: Vetor; 2009.
20. Zacharias JJM. Questionário de avaliação tipológica (QUATI). 5. ed. São Paulo: Vetor; 2003.
21. Rueda FJM, Ávila-Batista, AC. Escala de avaliação da impulsividade, formas A e B. São Paulo: Vetor; 2011.
22. Spielberger, C. D. Manual do inventário de expressão de raiva como estado e traço: STAXI. São Paulo: Vetor; 2003.
23. Minicucci A. Teste palográfico na avaliação da personalidade. 2. ed. São Paulo: Vetor; 2009.
24. Wartegg E. Teste de Wartegg: diagnóstico de camadas – livros i e ii. São Paulo: Casa do Psicólogo;1987.
25. Mira AMG. PMK: Psicodiagnóstico miocinético. São Paulo: Vetor; 1987.
26. Murray HA. Teste de apercepção temática. São Paulo: Mestre Jou, 1967.
27. Bellack L, Bellack SS. Manual do teste de apercepção infantil com figuras de animais. Campinas: Livro Pleno; 1991.
28. Bellak L, Abrams DM. Técnica da apercepção para idosos. São Paulo: Vetor; 2002.
29. Nijamkin GC, Braude MG. O Questionário desiderativo. São Paulo: Vetor; 2000.
30. Guimarães NM, Pasian SR, Barbieri V. A equação simbólica como recurso terapêutico: contribuições para análise do questionário desiderativo. Paidéia. 2006;16(35):365-76.
31. Exner JEJr. The Rorschach: A Compreensive system. Vol 2. New York: Wiley; 1991.

32. Villemor-Amaral AE, Primi R. Zulliger no Sistema Compreensivo – ZSC – forma individual: kit. 2. ed. rev. Editora Casa do Psicólogo; 2012.
33. Buck JN. Técnica projetiva de desenho: casa-árvore-pessoa (HTP): manual e guia de interpretação. São Paulo: Vetor; 2003.
34. Villemor-Amaral AE. As Pirâmides coloridas de Pfister. São Paulo: Casa do Psicólogo;2012.
35. Homan KJ, Sim LA, Fargo JD, Twohig MP. Five-year prospective investigation of self-harm/suicide-related behaviors in the development of borderline personality disorder. Personal Disorder. 2017;8(2):183-8.
36. Kernberg P. Transtornos da personalidade em crianças e adolescentes. Porto Alegre: Artmed. 2003
37. Pearson R, Campbell A, Howard L, Bornstein M, O'Mahen H, Mars B, et al. Impact of dysfunctional maternal personality traits on risk of offspring depression, anxiety and self-harm at age 18 years: A population-based longitudinal study. Psychol Med. 2018;48(1):50-60.
38. Möller EL, Nikolić M, Majdandžić M, Bögels SM. Associations between maternal and paternal parenting behaviors, anxiety and its precursors in early childhood: a meta-analysis. Clin Psychol Rev. 2016;45:17-33.
39. Kluczniok D, Boedeker K, Attar CH, Jaite C, Bierbaum A, Fuehrer D, et al. Emotional availability in mothers with borderline personality disorder and mothers with remitted major depression is differently associated with psychopathology among school-aged children. J Affect Disorders. 2018;231(15):63-73.
40. Eysenck HJ, Eysenck SBG. Questionário de personalidade para crianças e adolescentes – EPQ-J. São Paulo: Vetor; 1996.
41. Trinca W. Formas compreensivas de investigação psicológica: procedimento de desenhos-estórias e procedimento de desenhos de família com estórias. São Paulo: Vetor; 2013.

7
Transtornos da personalidade: aspectos médico-legais

Antonio de Pádua Serafim, Sergio Paulo Rigonatti, Daniel Martins de Barros

A personalidade humana contempla em seu núcleo a qualidade pessoal, o caráter essencial e exclusivo de uma pessoa, ou seja, um conjunto de características pessoais que a distingue de outra e relaciona-se diretamente aos aspectos cognitivos, emocionais e comportamentais. O aspecto cognitivo possibilita que as pessoas percebam, adquiram conhecimentos e entendam as coisas de modos diferentes, assim como formem ideias, pensem e interpretem de maneiras diversas uma mesma situação.

Quanto aos aspectos emocionais, as pessoas também sentem e respondem emocionalmente de formas diferentes. Nesse cenário, cognição e emoção atuam como moduladores do comportamento. O fator cognitivo associa ainda a qualidade da interpretação às diversas situações do seu dia a dia, ao passo que esta interpretação atua como o disparador da resposta emocional que resultará na forma como cada pessoa agirá e reagirá, o comportamento.[1]

O processo de equilíbrio entre esses aspectos emocionais e cognitivos proporciona um funcionamento adequado às exigências do meio, levando a pessoa a uma adaptação social, ou seja, a comportamentos mais adaptativos. Entretanto, este equilíbrio por vezes não acontece, o que corrobora o surgimento dos transtornos da personalidade (TP). Pessoas que preenchem critérios para um diagnóstico de TP são descritas, em geral, como portadoras de padrões de comportamento anormais ou mal-adaptativos, seguidos de desvios significativos da norma cultural, do modo de pensar, sentir, perceber e, particularmente, de relacionar-se com os outros.[2]

Sendo assim, um TP compreende um padrão persistente de vivência íntima ou comportamento que se desvia acentuadamente das expectativas da cultura do indivíduo, é invasivo e inflexível, tem seu início na adolescência ou começo da idade adulta e é estável ao longo do tempo, além de provocar sofrimento ou prejuízo a si, ao outro e à sociedade.[2]

De acordo com o DSM-5,[2] os TPs podem ser ordenados em três grupos distintos, os quais podem ser conferidos no Quadro 7.1.

Nesse escopo pode-se entender que um TP traduz uma pessoa com um padrão rígido e distorcido de pensamento, de funcionamento e de comportamento. Dessa forma, ela apresentará importantes dificuldades para perceber e se relacionar com

QUADRO 7.1 Agrupamento dos TPs, segundo o DSM-5[2]

Grupos	Transtornos da Personalidade
Grupo A: Caracterizado por pessoas que apresentam uma reduzida dependência de gratificação	• Paranoide • Esquizoide • Esquizotípico
Grupo B: Composto por pessoas que apresentam um padrão de funcionamento caracterizado por uma elevada sensibilidade ao tédio e por uma busca de novidades	• Antissocial • Borderline • Histriônica • Narcisista
Grupo C: Pessoas com padrões comportamentais com tendências a elevada esquiva ao dano	• Evitativa • Evitativa Dependente • Obsessivo-compulsiva

situações e com pessoas. Nesses casos estará presente uma significativa dificuldade de se adaptar às exigências do meio, decorrente, principalmente, das distorções processadas e expressas no comportamento, associadas ao conjunto de traços específicos para cada indivíduo.[1] Logo, é possível observar a desarmonia da afetividade e da excitabilidade com integração deficitária dos impulsos, das atitudes e das condutas, manifestando-se em amplo espectro da vida. A incidência dos TP na população geral varia entre 10 e 15%, sendo que cada tipo de transtorno situa-se entre 0,5 a 3%.[2]

Os estudos relacionados às alterações da personalidade têm despertado um expressivo interesse de pesquisadores, seja da psicologia ou da psiquiatria, em consequência dos vários problemas pessoais, sociais e jurídicos resultantes destes quadros nosológicos.[3-8] Quando os estudos enfocam a relação entre TP e violência, encontra-se uma elevada associação entre esse comportamento e indivíduos classificados como antissociais e psicopatas.[5,9-12]

Frente ao contexto introdutório sobre TP, a Figura 7.1 expressa um modelo de diagrama desses transtornos. Com base na Figura 7.1, a emoção assume o papel de modulador do desenvolvimento e da qualidade da interação social, visto que a junção de mecanismos biológicos e cognitivos propicia, principalmente aos seres humanos, a capacidade de *analisar, planejar e executar* um padrão de ação diante dos estímulos agradáveis ou desagradáveis, bem como na organização dos mecanismos de controle dos impulsos. Quanto à impulsividade, esta é definida como a falha em resistir a um impulso, instinto ou tentação e que é significativamente prejudicial à própria pessoa ou aos outros. Nesses casos, a impulsividade configura-se como um fenômeno multifatorial complexo que exerce uma importante influência sobre o comportamento humano, possibilitando ou não sua adaptação ao meio. No geral, a impulsividade corrobora a falha na capacidade de planejamento, a inquietação motora e a redução da eficiência atencional, além de manifestações agressivas.[1]

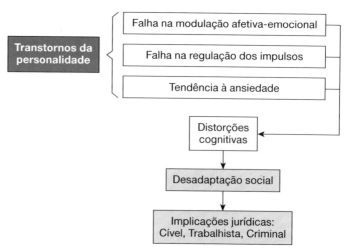

Figura 7.1 Diagrama dos TP.
Fonte: Adaptada de Serafim e Marques.[13]

Logo, um bom funcionamento dos fatores da personalidade, que resulta principalmente da maturidade emocional, permite ao indivíduo uma capacidade de adaptação e ajustamento social adequado.[14] Por outro lado, a presença de um TP pode resultar tanto em inadequação social, quanto em questões jurídicas.

Interface jurídica dos transtornos da personalidade

No cenário jurídico podemos estabelecer três áreas do Direito em associação com alguns TPs: Penal, Cível (Família) e Trabalhista, destacando que o Direito se configura pelo papel de estabelecer os parâmetros para o convívio social, definindo os limites para ações e comportamentos e consequentemente normatizando a sociedade. Depura-se desta explanação que o papel central do Direito é nortear a interação social de cada pessoa em termos de condutas, atitudes, direitos e deveres. Para a sua aplicação o Direito trabalha com o conceito de livre arbítrio e a determinação da racionalidade.[15]

A determinação da racionalidade engloba a ausência de loucura (preservação da sanidade mental), a capacidade de entendimento (eficiência intelectual e preservação das funções cognitivas) e a capacidade de autodeterminação (que envolve o controle das emoções e da impulsividade).

Área penal

O Direito Processual Penal disciplina o conjunto de procedimentos que devem ser tomados quando alguém comete um delito e é acionado penalmente. Parte do princípio de que ninguém pode ser condenado sem o devido processo legal e ampla defesa. Já o Direito Penal trata do crime em seus aspectos gerais e específicos, disciplina a aplicação da pena, assim como informa sobre os elementos, o espaço e o momento de efetivação do delito.

Seu objetivo é buscar a responsabilidade penal para aplicar sobre o autor de um crime:

   a. *imputabilidade:* inteiramente responsável pelo crime;
   b. *semi-imputabilidade*: parcialmente responsável pelo crime;
   c. *inimputabilidade:* totalmente incapaz de ser responsabilizado pelo crime.

A aplicação da responsabilidade penal é de uso exclusivo do juiz, embora este dependa da avaliação psiquiátrica e ou psicológica de acordo com o Artigo 26 do Código Penal:

Art. 26. É isento de pena o agente que, por doença mental ou desenvolvimento mental incompleto ou retardado, era, ao tempo da ação ou omissão, inteiramente incapaz de entender o caráter ilícito do fato ou determinar-se de acordo com esse entendimento.

Geralmente os casos que envolvem os TPs relacionam-se ao parágrafo único do Artigo 26:

Parágrafo único. A pena pode ser reduzida de um a dois terços se o agente, em virtude de perturbação de saúde mental ou por desenvolvimento mental incompleto ou retardado não era capaz de entender o caráter ilícito do fato ou determinar-se de acordo com esse entendimento.

O Código Penal Brasileiro utiliza o critério da "perturbação de saúde mental", entendido como um aspecto da autodeterminação, que envolve o controle das emoções e da impulsividade.

Nos processos de investigação da conduta criminosa, tem-se observado que, em relação a outros criminosos, os indivíduos com TP iniciam sua carreira mais cedo, cometem mais crimes e são mais versáteis no atuar criminosamente. São, provavelmente, mais engajados na violência, tanto na comunidade quanto na prisão.[4,5,9,10]

A associação entre TP e criminalidade sempre requer das sociedades estudos que possam produzir informações mais realísticas de sua ocorrência. Esta condição se torna essencial, visto que nem todos os portadores de TP são agressores sexuais, homicidas, sequestradores, etc. Muitos podem ser descritos como pessoas difíceis ou até agressivas e tal agressividade na maioria das vezes é vista como o padrão de comportamento daquele indivíduo. É tido como o jeito de ser da pessoa. Além do que, o abuso de álcool e de outras drogas configuram-se como comorbidades nesses transtornos, ressaltando que nem todo indivíduo que usa drogas é portador de TP.

A carência de dados da realidade brasileira reflete uma problemática no âmbito jurídico no que se refere à padronização e à habilidade dos profissionais da área forense quanto ao diagnóstico dos TPs. A literatura tem apontado uma sobreposição de diagnósticos, o que pode explicar, em parte, a falta de precisão dos métodos disponíveis para estabelecer tais diagnósticos. Fica claro também que tais transtornos deveriam ser mais bem investigados, visto que diagnósticos como passivo-agressivo e sádico não figuram nas classificações internacionais de transtornos mentais, porém são observados em vários indivíduos com histórico criminoso.

Nesse contexto, o trabalho de Morana e colaboradores,[16] por exemplo, no qual compararam os índices do Método de Rorschach com os parâmetros estabelecidos pelo DSM-IV encontrou quatro subtipos: *instáveis*, cujo aspecto principal está na incapacidade em manter propósitos e intenções; os *explosivos*, com resposta impulsiva intensa seguida de descarga de violência; os *perversos*, cuja principal característica é a insensibilidade afetiva em relação aos demais e déficits em relação à alteridade e, por fim, os *astênicos*, nos quais se caracteriza uma deficiência na espontaneidade vital. Destaca-se que boa parte da descrição desses casos já não aparece mais nos manuais diagnósticos em relação aos TPs, embora o termo sadismo esteja contemplado na sessão das parafilias no DSM-5.

Áreas cível, trabalhista e de família

Nas esferas que fogem da área penal, os TPs também podem ter implicações, dependendo do grau de comprometimento dos pacientes. No caso do Direito Civil, o objetivo é colocar para a sociedade as regras das relações jurídicas cotidianas, como compra, venda, sociedade, casamento, etc., sendo subdivido em áreas como o Direito do Trabalho, de Família e Sucessões. Nesse escopo, o Código Civil brasileiro estabelece que:

Art. 3º São absolutamente incapazes de exercer pessoalmente os atos da vida civil:

II – Os que, por enfermidade ou deficiência mental, não tiverem o necessário discernimento para a prática desses atos;

Art. 4º São incapazes, relativamente a certos atos, ou à maneira de os exercer:

II – Os ébrios habituais, os viciados em tóxicos, e os que, por deficiência mental, tenham o discernimento reduzido;

Isso significa que, diante da presença de um transtorno mental que prive totalmente o discernimento ou que o reduza significativamente, os indivíduos são considerados incapazes, ou parcialmente incapazes, sendo submetidos à curatela, sendo interditados por não poderem "exercer pessoalmente atos da vida civil". O curador deve ser, em ordem: cônjuge ou companheiro, não separado judicialmente; pai ou mãe; o descendente mais próximo e que se demonstrar mais apto e competente; na ausência destes fica a critério do juiz a escolha do curador.

Art. 1.767. Estão sujeitos a curatela:

I – Aqueles que, por enfermidade ou deficiência mental, não tiverem o necessário discernimento para os atos da vida civil;

III – Os deficientes mentais, os ébrios habituais e os viciados em tóxicos;

Um ponto que merece ser destacado em relação à interdição é que em 06 de julho de 2015 foi promulgada a Lei 13.146. Por se tratar de uma Lei sobre a inclusão da Pessoa com Deficiência, a princípio não incluiria dos portadores de TP. No entanto, o Livro II, parte especial do Título I do "Acesso à Justiça", no capítulo III, traz em seu escopo o conceito e a aplicação da "**Tomada de Decisão Apoiada**". Esta seção, de certa forma, abre outras possibilidades de abordar a imposição de limites para atos da vida cível mais flexíveis que a interdição como apresentado no Artigo 1.783-A, da Lei 13.146/2015.

Art. 1.783-A. A tomada de decisão apoiada é o processo pelo qual a pessoa com deficiência elege pelo menos 2 (duas) pessoas idôneas, com as quais mantenha vínculos e que gozem de sua confiança, para prestar-lhe apoio na tomada de decisão sobre atos da vida civil, fornecendo-lhes os elementos e informações necessários para que possa exercer sua capacidade.

§ 1º *Para formular pedido de tomada de decisão apoiada, a pessoa com deficiência e os apoiadores devem apresentar termo em que constem os limites do apoio a ser oferecido e os compromissos dos apoiadores, inclusive o prazo de vigência do acordo e o respeito à vontade, aos direitos e aos interesses da pessoa que devem apoiar.*

§ 2º *O pedido de tomada de decisão apoiada será requerido pela pessoa a ser apoiada, com indicação expressa das pessoas aptas a prestarem o apoio previsto no* **caput** *deste artigo.*

§ 3º *Antes de se pronunciar sobre o pedido de tomada de decisão apoiada, o juiz, assistido por equipe multidisciplinar, após oitiva do Ministério Público, ouvirá pessoalmente o requerente e as pessoas que lhe prestarão apoio.*

§ 4º *A decisão tomada por pessoa apoiada terá validade e efeitos sobre terceiros, sem restrições, desde que esteja inserida nos limites do apoio acordado.*

§ 5º *Terceiro com quem a pessoa apoiada mantenha relação negocial pode solicitar que os apoiadores contra-assinem o contrato ou acordo, especificando, por escrito, sua função em relação ao apoiado.*

§ 6º *Em caso de negócio jurídico que possa trazer risco ou prejuízo relevante, havendo divergência de opiniões entre a pessoa apoiada e um dos apoiadores, deverá o juiz, ouvido o Ministério Público, decidir sobre a questão.*

§ 7º *Se o apoiador agir com negligência, exercer pressão indevida ou não adimplir as obrigações assumidas, poderá a pessoa apoiada ou qualquer pessoa apresentar denúncia ao Ministério Público ou ao juiz.*

§ 8º *Se procedente a denúncia, o juiz destituirá o apoiador e nomeará, ouvida a pessoa apoiada e se for de seu interesse, outra pessoa para prestação de apoio.*

§ 9º *A pessoa apoiada pode, a qualquer tempo, solicitar o término de acordo firmado em processo de tomada de decisão apoiada.*

§ 10. *O apoiador pode solicitar ao juiz a exclusão de sua participação do processo de tomada de decisão apoiada, sendo seu desligamento condicionado à manifestação do juiz sobre a matéria.*

§ 11. *Aplicam-se à tomada de decisão apoiada, no que couber, as disposições referentes à prestação de contas na curatela.*

A priori, nos parece raro que um portador de TP venha a ser considerado totalmente incapaz em razão desse transtorno. No entanto, é possível que, em função de sintomas muito pronunciados – como desconfiança excessiva, grave instabilidade emocional, aversão intensa ao contato social, etc. –, sua capacidade para exercer determinados atos da vida civil, como vincular-se a um emprego, estabelecer matrimônio e adotar filhos possa estar prejudicada. Os limites da interdição nesses casos são determinados pelo juiz com base nas sugestões da avaliação forense: por exemplo, a uma pessoa com TP *borderline* grave, com instabilidade constante e múltiplas tentativas de suicídio, pode-se eventualmente vetar a possibilidade de adoção de filhos, conquanto atos de compra e venda não sejam necessariamente um problema. Uma personalidade obsessiva, com características de acumulador, pode também implicar em ações cíveis.

Deve-se sempre ter em mente que a lei está menos preocupada com o tipo da doença, e mais com suas consequências. Isso vale para todos os transtornos, mas ainda mais para os transtornos da personalidade. Os casos devem ser periciados para responder às perguntas: "a presença desse TP ocasiona a tal pessoa falta de capacidade para exercer os atos da vida civil? Quais? Total ou parcialmente?".

Frente ao exposto, apresentaremos a seguir os TPs com maiores riscos de implicações judiciais.

Transtorno da personalidade *borderline*

Pessoas portadoras de uma personalidade *borderline* caracterizam-se por apresentar um padrão de comportamento impulsivo e arriscado, como buscar sexo inseguro, jogos de azar ou compulsão. Expressam ainda uma autoimagem instável ou frágil. As relações tendem a ser instáveis e intensas. Variação do humor e da afetividade (mostras frequentes e intensas de raiva), comportamento suicida ou ameaças de autoagressividade, bem como temor intenso de estar sozinho ou abandonado em consequência dos sentimentos contínuos de vazio.[4]

Nas situações interpretadas como geradoras de frustração, evidenciam acentuada tendência a agir impulsivamente, com importantes dificuldades em considerar as consequências do seu ato, seguidas de intensa instabilidade afetiva. Essa característica pode resultar em comportamentos violentos com expressão e prática de agressão dirigida ao outro (no geral, desproporcional ao estímulo desencadeador) ou com ações de destruição de propriedades. Dependendo das proporções do comportamento impulsivo e das consequências há casos que são notificados criminalmente.[4,6]

A falta do controle do impulso agressivo é manifesta por ataques de fúria, em sua maioria dirigida a pessoas do convívio mais íntimo, como pais, irmãos, cônjuge, filhos, namorados, amigos, colegas de trabalho, etc. Estudos têm enfatizado que, apesar de as mulheres exibirem taxas mais elevadas de TP *borderline,* os crimes mais comuns para ambos os sexos englobam agressão ocasionando lesão corporal[4,6,8] e, em menores taxas, danos ao patrimônio.[3]

Embora não haja uma produção consistente na literatura sobre o conceito de incapacidade para atos da vida cível nos portadores de TP *borderline*, temos recebido em nossa prática de ambulatório forense (NUFOR), no Instituto de Psiquiatria do HC (USP), a solicitação de consultoria por advogados e familiares sobre este assunto. Como já abordamos no tópico sobre Direito Civil, dificilmente teremos quadros de TP que se enquadrem na condição de incapacidade plena. No entanto, para exercer determinados atos da vida civil, como vincular-se a um emprego, estabelecer matrimônio e adotar filhos, esta condição pode estar prejudicada.

Nesse contexto, autores têm enfatizado que se faz necessário reconhecer que a desregulação emocional e as anormalidades psicológicas e comportamentais na personalidade *borderline* podem causar dificuldades substanciais ao usar e pesar informações e na tomada de decisão. Porém, é necessário um consenso mais claro sobre estas questões, a fim de proporcionar um atendimento consistente sobre os critérios de avaliação para caracterizar a ideia de incapacidade.[17]

Transtorno da personalidade dependente

A natureza das características dos portadores de personalidade dependente como expressas – dependência excessiva dos outros e sensação de necessidade de ser cuidado; comportamento submisso ou pegajoso em relação aos outros; medo de ter que prestar autocuidado ou se defender se for deixado sozinho; diminuição da autoconfiança, exigindo conselhos excessivos e tranquilizações de outros para tomar pequenas decisões; dificuldade em iniciar ou fazer projetos por conta própria devido à falta de autoconfiança, dificuldade em manifestar desacordo com os outros, temendo desaprovação; necessidade urgente de iniciar um novo relacionamento quando do término do anterior –, segundo Livesley,[18] por si só, corroboram condutas com riscos sociais e jurídicos.

Rigonatti e colaboradores,[19] ao estudar uma amostra de 100 condenados (50 homicidas e 50 estupradores) encontrou um percentual de 90% de sujeitos com TPs. Entre estes, encontrou sujeitos com transtorno da personalidade dependente que praticaram homicídio. Isso é explicável porque o dependente, quando resoluto, agride brutalmente aquele de quem depende ou julga depender. Esse é um aspecto paradoxal em tal personalidade: como pode uma pessoa que aparenta mansidão, gentileza e vontade de agradar cometer uma violência extrema como o homicídio?

Salientamos os dois principais traços na personalidade dependente: *necessidade intensa de dependência* e *submissão*. Esses traços não parecem predispor tais indivíduos à violência e a práticas criminais, porém existem alguns aspectos na dinâmica dessas personalidades que podem desencadear esses comportamentos.

O primeiro refere-se ao fato de as personalidades dependentes regularmente se tornarem vítimas de parceiros sádicos, narcisistas ou antissociais, com tendências criminais. Como são alvos fáceis para predadores criminosos que procuram pessoas vulneráveis, em sua condição de dependência adotam práticas criminosas para satisfazer seu parceiro.[10, 20]

Para Malmquist,[21] estes indivíduos geralmente demonstram uma fachada de independência. Contudo, na verdade, eles têm uma grande inabilidade para se livrar sozinhos da dependência. Ligados por necessidades neuróticas a um parceiro (*partner*), se ocorrer que esse parceiro mude de nível em suas aspirações ou necessidades, o dependente se sentirá ameaçado. Podem ocorrer sentimentos de falta de esperança mesclados com frustração. A frustração leva a altos níveis de ansiedade, o que gera insegurança intensa e a autoestima fica sob ameaça.

Há, então, o início de um jogo de poder, no qual o parceiro que se sente abandonado quer evitar de todas as maneiras ao seu alcance o sentimento de ficar só ou o sentimento de abandono. Nesse momento, começam a surgir aspectos destrutivos do relacionamento. Uma mescla de sentimentos (inclusive sadomasoquistas) pode ser notada em ambos os parceiros, porém, é o dependente que comete o homicídio.

Quando ocorre a sensação de separação, o dependente pode achar impossível viver sem a companhia do parceiro. Na falta de habilidade em manejar o conflito, alguns usam drogas; em outros, surgem sentimentos de vacuidade, medo, pequenez e insignificância. Na intenção de resolver esse estado psíquico, o homicídio pode ocorrer, o que resulta em questões do direito penal.

Em alguns casos, o desejo de manter o relacionamento a qualquer custo pode levar a uma situação de homicídio seguido de suicídio. Tal acontecimento é gerado não só pelo desejo do dependente de destruir a pessoa que o desapontou, mas também pela fantasia de os dois continuarem juntos em outro tipo de existência.

Por outro lado, pessoas com este quadro também podem se sentir totalmente desamparadas quando sozinhas, até incapazes de cuidar de si mesmas. Embora esse medo não seja fundamentado em fatos reais, pode se tornar regularmente debilitante e pode resultar ainda em prejuízos da higiene pessoal, da dieta e de cuidados de saúde. Em casos graves, isso pode tornar-se fatal. Em algumas situações, os indivíduos não conseguem assumir novos projetos em decorrência dos medos exagerados de inadequação e não por falta de motivação.[20]

Transtorno da personalidade paranoide

O DSM-5[2] refere que a característica essencial da personalidade paranoide é um padrão de desconfiança e suspeição persistentes em relação aos outros com interpretação malévola das suas motivações. Decorrente deste funcionamento psicológico, principalmente relativo à crença injustificada de que outros estão tentando prejudicá-lo ou enganá-lo, as pessoas com este transtorno experimentam intensas dificuldades em estabelecer relações próximas e vivenciam frequentes problemas nesse tipo de relacionamento. A suspeição excessiva e a hostilidade tendem a resultar em discussões abertas e queixas recorrentes ou em um afastamento hostil. São excessivamente hipervigilantes, demonstram tendência a distorcer as situações pautadas no núcleo excessivo de sua desconfiança (veem os outros como interferentes, maliciosos, discriminadores e abusivos e desconfiam de todos). Por vezes chegam a distorcer a percepção de observações inocentes ou situações não ameaçadoras, interpretando-as como insultos ou ataques pessoais.[22]

No relacionamento interpessoal, tendem a expressar suspeita injustificada e recorrente de que o cônjuge ou parceiro afetivo e sexual é infiel.[22] Frente a isso, transformam fantasias em ameaças potenciais, o que os leva a agir de forma defensiva, aparentando muitas vezes frieza e desprendimento de sentimentos afetuosos, expressando frequentemente desde uma hostilidade verbal a um comportamento violento como o homicídio, por exemplo.[7,23-24]

No contexto jurídico, a personalidade paranoide pode se configurar como uma perturbação da saúde mental, colocando assim seu portador nas condições previstas no parágrafo único do artigo 26 do Código Penal: quando o sujeito tem a capacidade de entendimento ou de autodeterminação presente, mas prejudicada. Como os transtornos da personalidade geralmente não prejudicam o juízo de realidade, tal enquadre pode ser devido à falha na capacidade de se autocontrolar frente a situação eliciadora de raiva ou de frustração. Se for o caso, se aplica o conceito jurídico da semi-imputabilidade.

Transtorno da personalidade narcisista

Não é incomum na literatura uma associação entre a personalidade narcisista e práticas de crimes violentos, principalmente quando alguns fatores precipitantes externos ocorrem. É importante lembrar que estas pessoas geralmente sentem-se especiais e mais importantes do que outras, vivenciam fantasias sobre poder, sucesso e atratividade, exagero de conquistas ou talentos e expectativa de constante louvor e admiração. Por outro lado, expressam falhas em reconhecer as necessidades e sentimentos dos outros, tendem a expressar arrogância e expectativas irracionais de favores e vantagens, muitas vezes se aproveitando dos outros e da crença de que outros os invejam.[18]

Quando o portador deste transtorno é atingido por ofensa ou ameaça, é tomado por forte emoção de raiva. Porém, não se deve pensar que o comportamento homicida ocorre sempre na forma selvagem de um ato sem controle; o homicídio toma a forma de uma vingança premeditada, organizada, que é praticada com absoluta frieza. O orgulho ferido gera ódio e este sustenta e embala a necessidade de vingança. Muitas vezes, tais sentimentos ficam por muito tempo em estado latente.

Uma questão complexa no âmbito jurídico destes casos é que estes indivíduos, após a manifestação da crise de agressividade, tendem a manter a convicção de que a vítima foi merecedora de sua ação, não evidenciando, por exemplo, arrependimento ou autodesaprovação do comportamento expresso.[10] Essa característica, na maioria dos casos, é interpretada como um sinal de insensibilidade, o que não é verdade.

Ressalta-se ainda que as características da personalidade narcisista podem implicar em questões cíveis ou trabalhistas. É bem provável que uma personalidade narcisista que ocupe um cargo de liderança expresse em seu cotidiano atitudes arrogantes, implacáveis e violadoras de direitos. O efeito de tal personalidade em uma posição de poder pode ser devastador para outros quando eles se tornam alvo de ataques e de perseguições individuais, o que certamente pode resultar em processos cíveis/trabalhistas indenizatórios por assédio moral ou sexual, por exemplo.

Transtorno da personalidade esquizoide

O portador de um TP esquizoide traz em seu padrão de funcionamento uma expressiva ausência de interesse nas relações sociais ou pessoais, preferindo estar sozinho. Observa-se limitada expressão emocional, bem como uma incapacidade de aproveitar a maioria das atividades. O seu funcionamento mais isolado acaba passando uma imagem de ser frio ou indiferente aos outros. No contato mais interpessoal expressam pouco ou nenhum interesse em ter relações sexuais com outra pessoa.[18]

Este padrão começa no início da idade adulta e apresenta-se em vários contextos.[2] Em geral, estes indivíduos parecem não possuir um desejo de intimidade, mostram-se indiferentes às oportunidades de desenvolver relacionamentos íntimos, e parecem não obter muita satisfação do fato de fazerem parte de uma família ou de outro grupo social. Como padrão de comportamento prevalece o desejo de estar sozinhos a estarem com outras pessoas, visto que percebem o ambiente e as pessoas em geral como invasivas e violadoras dos seus direitos.

Indivíduos com esses quadros na sua maioria não se envolvem em questões forenses; porém, como são sujeitos a atitudes invasivas por parte das pessoas ao seu redor em insistir em uma aproximação, podem responder com agressividade.[12,25] Pacientes jovens acabam se tornando alvo do *bullying* e este fator aumenta o risco para reações violentas, tendo algumas associações com os chamados "atiradores de escolas".[26]

De acordo com a literatura existe uma carência de pesquisas nesta área, e ainda mais investigações deverão examinar a relação entre o comportamento violento e os traços de caráter associados com o transtorno da personalidade esquizoide.[26] Estudos também têm ressaltado que quanto maior for a dificuldade de formar relações sociais e íntimas e a incapacidade de responder adequadamente aos estímulos sociais, maior é o risco para reações violentas destas pessoas.[27]

Transtorno da personalidade esquizotípica

O quadro de personalidade esquizotípica é de difícil diagnóstico e, segundo a literatura, entre 25 a 40% dos casos são diagnosticados erroneamente como esquizofrenia. O portador de personalidade esquizotípica apresenta um padrão de comportamento caracterizado como estranho e excêntrico.[2] Geralmente com início na idade adulta, inclui déficits interpessoais e sociais, distorções cognitivas e perceptivas e comportamentos excêntricos. Em termos de sintomas apresentam ideias de referência ou acreditam em um significado pessoal para um evento inócuo ou coincidente; crenças ímpares ou pensamento mágico, como acreditar na clarividência ou na telepatia; percepção incomum, pensamento e discurso estranhos, vagos ou metafóricos; desconfiança e ideias paranoicas (sensação de que outros estão ameaçando); afeto inadequado com restrições na exibição de sentimentos; comportamento ou aparência excêntrica com maneirismos incomuns; falta de proximidade com amigos e parentes próximos, além de ansiedade social excessiva.[2] De acordo com Gruzelier,[28] estes sintomas podem ser agrupados em três fatores: distorções cognitivas/perceptivas; déficits interpessoais e padrão de comportamento desorganizado e excêntrico.

Decorrente deste funcionamento psicológico, portanto, facilmente essas pessoas confundem a fantasia e a realidade e tendem a se estabelecer em uma vida irreal e subjetiva, desconectada da lógica e dos valores comuns. Isso as leva a serem supersticiosas, sentindo que têm poderes especiais, inclusive com a sensação de controle sobre os eventos e as pessoas, seja por meio de telepatia ou de rituais. Do mesmo modo, elas também suspeitam da capacidade de outras pessoas de influenciá-las, controlando-as.[12]

A combinação desses sintomas pode se traduzir em comportamentos violentos, e essas pessoas geralmente expressam a violência sozinhas. O comportamento agressivo resulta da afetividade inadequada e não tem uma motivação clara; geralmente suas ações são impulsivas e sem planejamento. A relação personalidade esquizotípica e questões jurídicas está mais associada à área penal.[29-30]

Transtorno da personalidade obsessivo-compulsiva (anancástica)

Caracteriza-se por um padrão de comportamento pautado na preocupação com detalhes, ordem e regras.[2] Buscam o perfeccionismo extremo, aspecto este que resulta em disfunção e angústia quando a perfeição não é alcançada. Dessa forma, recai sobre esta pessoa um sentimento de incapacidade para concluir uma atividade, visto que não atende aos seus padrões rígidos. A relação com o ambiente e com o outro fundamenta-se pelo desejo imperioso de controlar as pessoas, tarefas e situações, bem como pela incapacidade de delegar tarefas. Esse funcionamento decorre da visão que se tem dos outros, que geralmente são vistos como irresponsáveis, negligentes, incompetentes e autoindulgentes.

No contexto das convicções são inflexíveis sobre moral, ética ou valores. A característica do controle também se aplica ao gasto de dinheiro, aspecto este que produz importantes conflitos no ambiente. E, ainda, algumas personalidades obsessivas podem apresentar um quadro de incapacidade de descartar ou de se desfazer de objetos quebrados ou sem valor, assumindo uma condição de acumulador. Nos casos de acumulação, ações cíveis de interdição podem ocorrer.[12]

Na esfera penal estes casos costumam apresentar baixas ocorrências. De um modo geral, a expressão da violência neste TP é mais rara, mas pode aparecer frente a experiências de perda de controle ou de ser confrontado. Nesses casos, a necessidade de impor seu controle associado à raiva acumulada pode se configurar como o gatilho para reações violentas, principalmente em associação ao uso de álcool. Esse TP é frequentemente comórbido com alterações do humor. O fator precipitante nesses casos é a raiva que surge devido à intolerância a críticas e à perda de seu controle.[12] De acordo com a manifestação do comportamento violento, implicações no âmbito penal podem ocorrer, dependendo das consequências do ato.

Transtorno da personalidade antissocial

A característica essencial do TP antissocial é um padrão invasivo de desrespeito e de violação dos direitos dos outros, que se inicia na infância ou começo da adolescência e continua na idade adulta. É comum o fracasso em ajustar-se às normas sociais relativas a comportamentos legais, conforme indicado pela repetição de atos que constituem motivos de detenção. Expressam tendência à falsidade, conforme indicado por mentiras repetidas, uso de nomes falsos ou de trapaça para ganho ou prazer pessoal; impulsividade ou fracasso em fazer planos para o futuro; irritabilidade e agressividade, conforme indicado por repetidas lutas corporais ou agressões físicas; descaso pela própria segurança ou pela dos outros; irresponsabilidade reiterada, conforme indicado por falha repetida em manter uma conduta consistente no trabalho ou em honrar obrigações financeiras; além da ausência de remorso, conforme indicado pela indiferença ou racionalização em relação a ter ferido, maltratado ou roubado outras pessoas.[2]

Em nosso entendimento, ainda que o antissocial traga em seu escopo um conjunto de sintomas que prejudicam significativamente as pessoas e o ambiente, nem sempre estes prejuízos são de cunho jurídico, embora entre os TPs com implicações jurídicas este seja o que mais se envolve em crimes.[31] O antissocial percebe-se como uma pessoa solitária, autônoma e forte. Tende a ver os outros como vulneráveis e exploráveis. Essa conduta deve-se ao fato de os indivíduos antissociais exibirem uma elevação da autoestima e possuírem um charme superficial, características que muitas vezes os ajudam nas suas tentativas de explorar e violar os direitos dos outros.[32] Frente a isso entende que a sua atuação no ambiente fundamenta-se no direito de infringir regras, decorrendo daí um padrão de comportamento pautado em ataques, explorações, manipulação, mentiras constantes, intrigas e até comportamentos antijurídicos, como corrupção, fraudes e violência. É consenso na literatura que este tipo de TP é marcado por uma insensibilidade aos sentimentos alheios, incapacidade de sentir culpa e baixa tolerância à frustração.[3,12,33]

No entanto, autores como Faulk[34] ressaltam que, de uma maneira geral, os termos "antissocial" e "psicopata" são usados como sinônimos, o que não deveria ocorrer, pois a psicopatia se enquadra como um agravo da personalidade antissocial. A prevalência da personalidade antissocial é cerca de 3% da população geral.[2] Em termos de psicopatia, Meloy[35] pontuou que 30% dos indivíduos com TP antissocial seriam psicopatas; nesse cenário, depura-se que para cada 10 sujeitos com personalidade antissocial, três apresentarão psicopatia. Morana e colaboradores[36] enfatizaram que quando o grau da insensibilidade apresenta-se elevado, levando o indivíduo a uma acentuada indiferença afetiva, ele pode adotar um comportamento criminal recorrente e o quadro clínico de personalidade antissocial pode assumir o feitio de psicopatia.

Autores como Blair, Mitchell e Blair[37] enfatizaram que há uma diferença preponderante entre o antissocial e o psicopata. Para esses autores, portadores de TP antissocial apresentariam, ainda que em menor nível comparado à população geral, aumento da resposta de ansiedade, enquanto psicopatas não expressariam o menor sinal de ansiedade (Figura 7.2). Estes achados têm sido destacados por outros autores.[38-40]

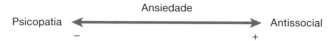

Figura 7.2 Personalidade antissocial e psicopatia.

Para Schneider,[41] o psicopata apresenta uma característica emocional empolgante, mas não a vivencia em relação aos seus parentes ou parceiros. Seu caráter é impiedoso e associa-se à falta de capacidade de experimentar constrangimento, decência, remorso e consciência. Eles são desagradáveis, frios, grosseiros nas relações, de uma maneira geral, e brutais quando praticam crimes. O código moral e social é conhecido, compreendido, mas não sentido. Ainda segundo Schneider,[41] o psicopata não tem uma psicopatia, no sentido de ser uma condição transitória, mas ele é um psicopata. Psicopata é uma maneira de ser no mundo, é uma maneira de ser estável. São indivíduos que se separam do grosso da população em termos de comportamento, de conduta moral e ética.

Cleckley[42] em sua obra *The Mask of Sanity* forneceu minuciosos relatos das características da personalidade psicopática:

> *Problemas de conduta na infância; inexistência de alucinações e delírios; ausência de manifestações neuróticas; impulsividade e ausência de autocontrole; irresponsabilidade; encanto superficial, notável inteligência e loquacidade; egocentrismo patológico, autovalorização e arrogância; incapacidade de amar; vida sexual impessoal, trivial e pouco integrada; falta de sentimentos de culpa e de vergonha; indigno de confiança e falta de empatia nas relações pessoais; manipulação do outro com recursos enganosos; perda específica da intuição; incapacidade para seguir qualquer plano de vida; conduta antissocial sem aparente arrependimento; ameaças de suicídio raramente cumpridas; incapacidade em aprender com a experiência, bem como exibe uma elevada pobreza de reações afetivas básicas.*

Já Hare[9] enfatiza que é enorme o sofrimento social, econômico e pessoal causado pelas atitudes e comportamentos psicopatas. Para esses indivíduos, as regras sociais não são uma força limitante, e a ideia de um bem comum é meramente uma abstração confusa e inconveniente. Ainda de acordo com Hare,[9] estes indivíduos atuam como predadores interespécies que usam charme, manipulação, intimidação e violência para controlar os outros e para satisfazer suas próprias necessidades. Em sua falta de confiança e de sentimento pelos outros, eles tomam friamente aquilo que querem, violando as normas sociais sem o menor senso de culpa ou arrependimento.

No Quadro 7.2 estão expressas as principais características da psicopatia com base na *Psychopathy Checklist Revised*, instrumento desenvolvido por Hare[43] voltado para verificar o grau de psicopatia de criminosos em populações prisionais. A psicopatia, segundo o autor, constitui um fator que engloba a insensibilidade afetiva e um segundo fator que contempla o comportamento antissocial.

Para Stalenhein e von Knorring,[44] há uma elevada associação entre psicopatia e problemas forenses. Estima-se que a prevalência desse transtorno seja de cerca de 1% da população mundial, constituindo, no entanto, cerca de 20% das populações prisionais. Comparados a outros criminosos, são responsáveis por um elevado número de homicídios, homicídios em série, tráfico de drogas, estupros, sequestros, crimes do "colarinho branco" e ações terroristas.[9] Nos processos de investigação da conduta criminosa, pode-se observar que, em relação a outros criminosos, os indivíduos com psicopatia iniciam sua carreira mais cedo, cometem mais crimes e são mais versáteis no atuar criminosamente, bem como se apresentam mais engajados na violência, tanto

QUADRO 7.2 Critérios de classificação de psicopatia: PCL-R

Fator 1 – Insensibilidade Afetiva	Fator 2 – Comportamento Antissocial
1. Loquacidade / Charme superficial 2. Superestima 3. Mentira patológica 4. Vigarice / Manipulação 5. Ausência de remorso ou de culpa 6. Insensibilidade afetivo-emocional 7. Indiferença / Falta de empatia 8. Incapacidade de aceitar responsabilidade pelos próprios atos	1. Necessidade de estimulação / Tendência ao tédio 2. Estilo de vida parasitário 3. Descontroles comportamentais 4. Transtornos de conduta na infância 5. Ausência de metas realistas e de longo prazo 6. Impulsividade 7. Irresponsabilidade 8. Delinquência juvenil 9. Revogação da liberdade condicional
Promiscuidade sexual Muitas relações conjugais de curta duração Versatilidade criminal*	

Aspectos considerados no comportamento carcerário e levantamento do histórico criminal.

na comunidade quanto na prisão. O índice de reencarceramento entre os criminosos psicopatas é significativamente mais alto que em criminosos não psicopatas.[5,9,10,24,45]

No escopo da legislação penal brasileira, o indivíduo portador da personalidade dissocial (CID-10: F60.2)[46] que comete algum crime se enquadra *a priori* na condição de semi-imputabilidade. Esse tipo de personalidade enquadra-se, dentro do critério médico-legal, em uma situação de perturbação da saúde mental, colocando seu portador nas condições previstas no parágrafo único do Artigo 26 do Código Penal, isto é, sendo um indivíduo que tem a capacidade de entendimento preservada, mas com prejuízos da autodeterminação.

Enfatizamos, ainda, que os tratamentos, seja de TP antissocial ou de psicopatia, se revelaram pouco eficazes; no momento atual do desenvolvimento terapêutico, não se dispõe de meios para modificar favoravelmente a conduta dessas personalidades, visto que estes indivíduos não aprendem com a experiência, e isso implica que o aprisionamento por si só não provoca mudanças significativas para uma readequação social.[9]

Tal assertiva implica, necessariamente, reconhecer que o prognóstico é, até o presente momento, desfavorável e não há especial tratamento curativo, o que afasta o previsto no Artigo 98 do Código Penal (*Substituição da Pena por Medida de Segurança para o Semi-Imputável, Art. 98 – Na hipótese do parágrafo único do Art. 26 deste Código e necessitando o condenado de especial tratamento curativo, a pena privativa de liberdade pode ser substituída pela internação, ou tratamento ambulatorial, pelo prazo mínimo de 1 (um) a 3 (três) anos, nos termos do artigo anterior e respectivos §§ 1º a 4º*), ressalva esta que provavelmente difere para os casos das personalidades antissociais.

Com base na literatura, sabe-se que em decorrência das características psicológicas das personalidades antissociais, esses sujeitos são mais suscetíveis a condutas criminais. No entanto, não tem sido incomuns no ambulatório forense NUFOR (IPq-HCFMUSP) processos cíveis de interdição para portadores de TP antissocial. Esses processos decorrem por parte das famílias preocupadas com o risco de dilapidação do patrimônio familiar por membros com TP antissocial, principalmente quando em comorbidade com outros quadros, como uso abusivo de álcool e de outras substâncias psicoativas.

Transtorno orgânico da personalidade

Este quadro deriva de uma alteração persistente da personalidade entendida como decorrente dos efeitos fisiológicos diretos de uma condição médica (epilepsias, encefalites, traumatismo cranioencefálico, neoplasias cerebrais, malformações vasculares cerebrais, entre outras). Qualquer agressão traumática ou doença do sistema nervoso central pode gerar importantes modificações na personalidade. Em termos caracterológicos, as lesões na região orbital do lobo frontal, por exemplo, podem causar desinibição em graus variados, que vai de irritabilidade leve à agressão manifesta. A pessoa pode expressar comportamentos inapropriados, principalmente pela falha no controle dos impulsos, ou manifestar uma falta de motivação, que os faz serem confundidos com deprimidos (pseudodepressão). E, por outro lado, um transtorno orgânico pode alterar os aspectos dinâmicos e o comportamento atual, o que apenas tipifica ou amplifica o padrão que teve durante toda a vida.

De alguma maneira os portadores de transtorno orgânico da personalidade expressam mudanças significativas no padrão de comportamento habitual, alteram a expressão das emoções, das necessidades, dos impulsos e do pensamento. Quanto à cognição, demonstram prejuízos funcionais na qualidade da atenção, da memória e das funções executivas, resultando em piora da interação social.[47-48] Além das questões cognitivas, a organicidade pode representar um fator de risco tanto para o comportamento violento quanto para comportamentos sexualmente inadequados ou ofensivos.[49]

No contexto judicial, pessoas com transtorno orgânico da personalidade poderão transitar tanto na área penal, no que compete à investigação da inimputabilidade, quanto na área cível, no que compete à verificação da capacidade como absolutamente ou relativamente incapaz, bem como a processos relativos à aposentadoria por invalidez na interface entre Direito Trabalhista e Previdenciário.

Considerações finais

O enquadramento dos pacientes com TP em imputáveis, inimputáveis ou semi-imputáveis na justiça penal, ou como capazes, incapazes ou relativamente incapazes na esfera cível não pode ser presumido de forma automática, baseando-se apenas no diagnóstico. Com base em estudos e na prática pericial, vemos que, embora o portador de TP seja diferente das pessoas consideradas normais, os argumentos de que não podem controlar seus impulsos nem sempre são consistentes.

A interface entre saúde mental e justiça se apresenta hoje e mais do que nunca necessária, frente ao expressivo número de comportamentos criminosos praticados por pessoas "normais" no que tange ao contexto sociocultural. A complexidade etiológica do comportamento criminoso abrange fatores biológicos, que em determinadas circunstâncias apresentam sinais específicos, os quais facilitam aos especialistas uma explicação nexo causal de um determinado fenômeno. Poderemos considerar aqui os fatores degenerativos do sistema nervoso central, alterações mentais por disfunções metabólicas, intoxicações exógenas, psicoses orgânicas, entre outras.

Todavia, quando as explicações biológicas não atendem a esta questão, o profissional da área forense perceberá que há situações em que é difícil atestar o grau de responsabilidade civil ou penal de uma determinada pessoa. O contexto psicossocial, a história e a constituição familiar constituem-se de especificidade e particularidades tênues à compreensão de um determinado comportamento. Há casos em que o indivíduo poderá cometer um crime bárbaro tendo entendimento e compreensão da gravidade de seu ato, porém lhe faltando o autocontrole, e alguns TPs enquadram-se nesta problemática.

Ao discutirmos o TP dentro do escopo da interface justiça e saúde mental devemos considerar que tanto a capacidade civil quanto a responsabilidade penal de uma pessoa portadora de um TP só serão questionadas quando a gravidade do seu transtorno interferir de fato na sua capacidade de entendimento e/ou de autodeterminação, ressaltando que a comorbidade continua a ser uma grande preocupação no processo de avaliação de TPs. A literatura tem sido consistente em destacar que uma proporção substancial dos pacientes com TP tem pelo menos um transtorno mental comórbido, particularmente depressão, ansiedade e abuso de álcool e de drogas, o que requer um aprofundamento nos estudos e procedimentos diagnósticos, tanto para a área clínica quanto pericial.[50]

Referências

1. Serafim AP. Avaliação dos transtornos da personalidade. In: Serafim AP, Rocca CCA, Saffi F, Yokomizo JE. Psicologia hospitalar em psiquiatria. São Paulo: Vetor; 2017.p 217-227.
2. American Psychiatric Association. Manual diagnóstico e estatístico de transtornos mentais: DSM-5. 5. ed. Porto Alegre: Artmed; 2014.
3. Barros DM, Serafim AP. Association between personality disorder and violent behavior pattern. Forensic Sci Int. 2008;179(1):19-22.
4. Sansone RA, Sansone LA. Borderline Personality and Criminality. Psychiatry (Edgmont). 2009;6(10):16-20.
5. Serafim AP, Barros DM, Castellana GB, Gorenstein C. Personality traits and violent behavior: a comparison between psychopathic and non-psychopathic male murderers. Psychiatry Res. 2014;219(3):604-8

6. Wetterborg D, Långström N, Andersson G, Enebrink P. Borderline personality disorder: prevalence and psychiatric comorbidity among male offenders on probation in Sweden. Compr Psychiatry. 2015;62:63-70.
7. Howard R. Personality disorders and violence: what is the link? Borderline Personality Disorder and Emotion Dysregulation. 2015;2:12.
8. Arola R, Antila H, Riipinen P, Hakko H, Riala K, Kantojärvi L. Borderline personality disorder associates with violent criminality in women: a population based follow-up study of adolescent psychiatric inpatients in Northern Finland. Forensic Sci Int. 2016;266:389-95.
9. Hare RD. Psychopathy: a clinical and forensic overview. Psychiatr Clin North Am. 2006;29(3):709-24.
10. Davison S, Janca A. Personality disorder and criminal behaviour: what is the nature of the relationship? Curr Opin Psychiatry. 2012;25(1):39-45.
11. Craig LA, Browne KD, Beech A, Stringer I. Differences in personality and risk characteristics in sex, violent and general offenders. Crim Behav Ment Health. 2006;16(3):183-94.
12. Esbec, E, Echeburúa, E. Violence and personality disorders: clinical and forensic implications. Actas Esp Psiquiatr. 2010;38(5):249-61.
13. Serafim AP, Marques NM. Transtornos da Personalidade. In: Serafim AP, Saffi F, editores. Neuropsicologia forense. Porto Alegre: Artmed; 2015: 241-248.
14. Serafim AP. Avaliação da personalidade. In: Forlenza OV, Miguel EC, editores. Compêndio de clínica psiquiátrica. Barueri: Manole; 2012. p. 77-86.
15. Serafim AP, Saffi F, Marques NM, Achá MFF, Oliveira MC. Avaliação neuropsicológica forense. São Paulo: Pearson; 2017.
16. Morana HCP, Caires MAF, Martins RCS. Subtypes of antisocial personality disorder and the implication in forensic research: contribution to the personality disorders assessment. In: XWorld Congress of Psychiatry, Madrid; 1996.
17. Ayre K, Owen GS, Moran P. Mental capacity and borderline personality disorder. BJPsych Bull. 2017;41(1):33–6.
18. Livesley WJ. Handbook of personality disorders: theory, research, and treatment. New York: The Guilford; 2001.
19. Rigonatti SP, Serafim AP, de Freitas Caires MA, Guerra Vieira Filho AH, Arboleda-Florez J. Personality disorders in rapists and murderers from a maximum security prison in Brazil. Int J Law Psychiatry. 2006;29(5):361-9.
20. Laajasalo T, Ylipekka M, Häkkänen-Nyholm H. Homicidal behaviour among people with avoidant, dependent and obsessive-compulsive (cluster C) personality disorder. Crim Behav Ment Health. 2013;23(1):18-29.
21. Malmquist CP. Homicide: a psychiatry perspective. Washington: American Psychiatric; 1996.
22. Vyas A, Khan M. Case report paranoid personality disorder. Am J Psychiatry Residents. 2016;11(1):9-11.
23. Grant BF, Hasin DS, Stinson FS, Dawson DA, Chou SP, Ruan WJ, et al. Prevalence, correlates, and disability of personality disorders in the United States: results from the National Epidemiologic Survey on Alcohol and Related Conditions. J Clin Psychiatry. 2004;65(7):948-58.
24. Stone MH. Violent crimes and their relationship to personality disorders. Pers Mental Health. 2007;1:138–53.
25. Loza W, Hanna S. Is schizoid personality a forerunner of homicidal or suicidal behavior? A case study. Int J Offender Ther Comp Criminol. 2006;50(3):338-43.
26. Neuman Y, Assaf D, Cohen Y, Knoll JL. Profiling School Shooters: Automatic Text-Based Analysis. Front Psychiatry. 2015;6:86.
27. Triebwasser J, Chemerinski E, Roussos P, Siever LJ. Schizoid personality disorder. J Pers Disord. 2012;6:919–26
28. Gruzelier JH. The factorial structure of schizotypy: Part I. Affinities with syndromes of schizophrenia. Schizophrenia Bulletin. 1996;22(4):611-20.
29. Jung S, Jamieson L. An exploratory examination of obsessive, schizotypal, and narcissistic traits among sexual offenders. Applied Psychol Crim Justice. 2012;8(1):1-14.
30. Mason OJ, Medford SS, Peters ER. Ethnicity, violent offending, and vulnerability to schizophrenia: a pilot study. Psychol Psychother. 2012;85(2):143-9.
31. Black DW, Gunter T, Loveless P, Allen J, Sieleni B. Antisocial personality disorder in incarcerated offenders: psychiatric comorbidity and quality of life. Ann Clin Psychiatry. 2010;22(2):113-20.

32. Goldstein RB, Powers SI, McCusker J, Lewis BF, Mundt KA, Bigelow C. Lack of remorse in antisocial personality disorder among drug abusers in residential treatment. J Personal Disorders. 1996;10(4):321-34.
33. Spaans M, Barendregt M, Haan B, Nijman H, de Beurs E. Diagnosis of antisocial personality disorder and criminal responsibility. Int J Law Psychiatry. 2011;34(5):374-8.
34. Faulk M. Basic forensic psychiatry. New York, Oxford: Blackwell Sience; 2000.
35. Meloy JR. The psychopathic mind: origins, dynamics. and treatment. Northvale: Jason Aronson; 1988.
36. Morana HCP, Stone MH, Abdalla-Filho E. Transtornos de personalidade, psicopatia e serial killers. Rev Bras Psiquiatria. 2006;28(Suppl. 2):s74-s79.
37. Blair J, Mitchell D, Blair K. The psychopath: emotion and the brain. Blackwell: Malden; 2005.
38. Raine A, Lencz T, Bihrle S, LaCasse L, Colletti P. Reduced prefrontal gray matter volume and reduced autonomic activity in antisocial personality disorder. Arch Gen Psychiatry. 2000;57(2):119-29.
39. Pastor MC, Moltó J, Vila J, Lang PJ. Startle reflex modulation, affective ratings and autonomic reactivity in incarcerated Spanish psychopaths. Psychophysiology. 2003;40(6):934-8.
40. Serafim AP, Barros DM, Valim A, Gorenstein C. Cardiac response and anxiety levels in psychopathic murderers. Rev Bras Psiquiatr. 2009;31(3):214-8.
41. Schneider K. Psychopathic personalities. 9th ed. London: Cassell; 1958.
42. Clecley H. The mask of sanity. St. Louis: Mosby; 1955.
43. Hare RD. The Hare psychopathy checklist – revised. Toronto: Multi-Health System; 1991.
44. Stålenheim EG, von Knorring L.Psychopathy and Axis I and Axis II psychiatric disorders in a forensic psychiatric population in Sweden. Acta Psychiatr Scand. 1996;94(4):217-23.
45. Devens M. Personality Disorders. Prime Care Prim Care. 2007;34(3):623-40.
46. Organização Mundial da Saúde. Classificação de transtornos mentais e de comportamento da CID-10. Porto Alegre: Artmed; 1993.
47. Bastert E, Schläfke D. Forensic patients with organic brain disorders. World J Biol Psychiatry. 2011;12 Suppl 1:23-7.
48. Mathiesen BB, Simonsen E, Soegaard U, Kvist K. Similarities and differences in borderline and organic personality disorder. Cogn Neuropsychiatry. 2014;19(1):1-16.
49. Palijan TZ, Radeljak S, Kovac M, Kovacević D. Relationship between comorbidity and violence risk assessment in forensic psychiatry – the implication of neuroimaging studies. Psychitatr Danub. 2010;22(2):253-6.
50. Bateman AW, Gunderson J, Mulder R. Treatment of personality disorder. Lancet. 2015; 385(9969):735-43.
51. Pickard H. Choice, deliberation, violence: mental capacity and criminal responsibility in personality disorder. Int J Law Psychiatry. 2015;40:15-24.

8
Transtornos da conduta na infância e na adolescência e transtorno da personalidade antissocial

Paulo Germano Marmorato, Ênio Roberto de Andrade

Em seu já clássico estudo, publicado em 1966, *Deviant Children Grown Up*, L. N. Robins[1] mostrou, após o seguimento de 100 jovens por cerca de 25 anos, que 45% daqueles com problemas de conduta vieram a desenvolver personalidade antissocial, salientando o curso potencialmente duradouro de tais quadros comportamentais. Desde então, a progressão dos transtornos da conduta ao longo da infância e da adolescência até a idade adulta tem recebido maior atenção, em especial nas últimas três décadas.

Apesar dos problemas relativos a jovens reiteradamente opositores serem relatados há milênios, apenas em meados do século passado esses quadros passaram a ser abordados de maneira mais sistemática e científica. Em 1980, foi cunhado no DSM-III o termo "transtorno da conduta", que, apesar de algumas fragilidades conceituais, permitiu expressivo avanço no conhecimento dos fenômenos envolvidos.

Os transtornos da conduta (TCs, no plural) são, de modo genérico, conceituados como um agrupamento diagnóstico caracterizado pela manifestação recorrente de comportamentos agressivos e antissociais por parte de crianças e de adolescentes. Esses transtornos abrangem os diagnósticos de transtorno opositivo-desafiador (TOD)* e de transtorno da conduta (TC) propriamente dito. Seus quadros clínicos abrangem comportamentos que são naturais em determinadas faixas etárias – como reações agressivas diante de frustrações – ou que, isolados, não indicam uma patologia em si – como um ato isolado de crueldade. É a ocorrência habitual e persistente desses comportamentos que sugere um processo patológico. Em outras palavras, é quando um indivíduo estabelece uma forma rígida de perceber o mundo e de nele se inserir por meio de atitudes antissociais que se levanta a possibilidade de um transtorno da conduta ou de um transtorno da personalidade, caso este padrão permaneça na idade adulta.

---

*Visando maior clareza e concisão, optamos pela denominação "transtorno opositivo-desafiador" em vez de "transtorno de oposição desafiante" da atual tradução brasileira do DSM-5 e "transtorno desafiador e de oposição" da CID-10.

Este capítulo abordará as principais características dos transtornos da conduta, com ênfase nos principais aspectos associados a sua evolução para o transtorno da personalidade antissocial (TPAS) à luz dos recentes estudos na área.

Transtornos da conduta

Jovens cujos comportamentos são marcados por uma relação de hostilidade constante com seu ambiente social são um problema bastante antigo, do que dão testemunho passagens da Bíblia hebraica,[2] considerações do direito romano[3] e textos históricos da Europa Medieval.[4] O surgimento da psiquiatria moderna no início do século XIX dá início a uma primeira tentativa de abordagem desses jovens pelo ponto de vista médico, ainda que estreitamente vinculado a sua condição jurídica, ou seja, a partir de sua condição de infratores da lei. Passou-se, então, a ser considerada a ocorrência de alterações mentais que justificassem a recorrência de atos delinquenciais. Com o estabelecimento de clínicas ligadas a coortes juvenis no início do século XX, tiveram início na França, na Inglaterra e nos Estados Unidos as primeiras abordagens de jovens antissociais e delinquentes orientadas por princípios clínicos e de intuito terapêutico, ainda que baseadas em princípios em larga medida considerados inadequados segundo os padrões atuais.

De modo mais claro inicia-se, então, a tentativa de configurar estes casos na taxonomia psiquiátrica. Estudos sistemáticos a respeito de jovens antissociais tiveram um impulso maior, no entanto, somente após a concepção do diagnóstico de transtorno da conduta pelo DSM-III, em 1980, logo seguido pela CID-10, em 1983.

Uma vez estabelecidos critérios diagnósticos mais objetivos, estudos epidemiológicos têm encontrado prevalências entre 5 e 10%,[5] conforme as populações estudadas. No Brasil, em estudo realizado no município de Taubaté, em São Paulo, Fleitlich e Goodman[6] encontraram a prevalência de 7% em jovens entre 7 e 14 anos de idade. Tais cifras colocam os TCs como o agrupamento diagnóstico prevalente da psiquiatria infantil no Brasil e no mundo.

Desde 1980, pequenas modificações foram realizadas. Os critérios diagnósticos atuais do DSM-5[7] para transtorno da conduta são apresentados no Quadro 8.1.

Deve-se notar que o critério para o diagnóstico de transtorno da conduta a partir da manifestação de três comportamentos entre 15 possibilidades tão distintas – desde provocações e mentiras até fuga de casa e assalto à mão armada – tende a incluir jovens com quadros clínicos bastante distintos entre si, tanto em termos de apresentação clínica, quanto de fatores de risco associados a sua etiologia. Na tentativa de encontrar padrões clínicos que tenham maior consistência, têm sido feitas distinções em subgrupos que ofereçam maior homogeneidade psicopatológica e que tenham melhor poder de indicação prognóstica. Os principais subgrupos apontados são:

- **Socializado e não socializado**, indicando a ocorrência ou não de estabelecimento de laços sociais consistentes. Presente na CID-10.[8]
- **De início na infância e de início na adolescência**, indicando o padrão cronológico do início dos comportamentos. Presente no DSM-IV-TR.

- Outros subgrupos propostos que ainda carecem de confirmação de sua validade são **"reativo"** *versus* **"predatório"** e **"com sintomas expostos"** *versus* **"com sintomas ocultos"**, entre outros.

QUADRO 8.1   Transtorno da conduta

a. Um padrão de comportamento repetitivo e persistente no qual são violados direitos básicos de outras pessoas ou normas ou regras sociais relevantes e apropriadas para a idade, tal como manifestado pela presença de ao menos três dos 15 critérios seguintes, nos últimos 12 meses, de qualquer uma das categorias adiante, com ao menos um critério presente nos últimos seis meses:

Agressão a Pessoas e Animais
1. Frequentemente provoca, ameaça ou intimida outros.
2. Frequentemente inicia brigas físicas.
3. Usou alguma arma que pode causar danos físicos graves a outros (p. ex., bastão, tijolo, garrafa quebrada, faca, arma de fogo).
4. Foi fisicamente cruel com pessoas.
5. Foi fisicamente cruel com animais.
6. Roubou durante o confronto com uma vítima (p. ex., assalto, roubo de bolsa, extorsão, roubo à mão armada).
7. Forçou alguém a atividade sexual.

Destruição de Propriedade
8. Envolveu-se deliberadamente na provocação de incêndios com a intenção de causar danos graves.
9. Destruiu deliberadamente propriedade de outras pessoas (excluindo provocação de incêndios).

Falsidade ou Furto
10. Invadiu a casa, o edifício ou o carro de outra pessoa.
11. Frequentemente mente para obter bens materiais ou favores ou para evitar obrigações (i.e., "trapaceia").
12. Furtou itens de valores consideráveis sem confrontar a vítima (p. ex., furto em lojas, mas sem invadir ou forçar a entrada; falsificação).

Violações Graves de Regras
13. Frequentemente fica fora de casa à noite, apesar da proibição dos pais, com início antes dos 13 anos de idade.
14. Fugiu de casa, passando a noite fora, pelo menos duas vezes enquanto morando com os pais ou em lar substituto, ou uma vez sem retornar por um longo período.
15. Com frequência falta às aulas, com início antes dos 13 anos de idade.

b. A perturbação comportamental causa prejuízos clinicamente significativos no funcionamento social, acadêmico ou profissional.
c. Se o indivíduo tem 18 anos ou mais, os critérios para transtorno da personalidade antissocial não são preenchidos.

Intimamente associado ao transtorno da conduta aparece o transtorno opositivo-desafiador (TOD), segundo tradução brasileira do DSM-IV-TR. Trata-se de um quadro de início habitualmente mais precoce, constituído por comportamentos menos graves do ponto de vista social e que com frequência antecede o TC. Nesse sentido, é comum a apresentação de TOD no período pré-púbere com evolução para TC na adolescência. O TOD é caracterizado no DSM-5 conforme apresentado no Quadro 8.2.

Em contraste com os critérios de TC, que são compostos por comportamentos mais específicos e complexos, o diagnóstico de TOD apresenta sintomatologia de natureza mais temperamental, relacionada a descontrole emocional, impulsividade e irritabilidade, com comportamentos disruptivos menos elaborados em relação àqueles manifestos no TC, o que está em consonância com sua manifestação em faixas etárias mais precoces.

Os jovens com TCs em geral apresentam uma série de características associadas que compõem seu quadro clínico e acrescentam morbidade e desadaptação à sua condição vital. Entre as mais importantes, temos: baixo rendimento acadêmico e

---

QUADRO 8.2 Transtorno opositivo-desafiador

a. Um padrão de humor raivoso/irritável, de comportamento questionador/desafiante ou índole vingativa com duração de pelo menos seis meses, como evidenciado por pelo menos quatro sintomas de qualquer das categorias seguintes e exibido na interação com pelo menos um indivíduo que não seja um irmão.

Humor Raivoso/Irritável
1. Com frequência perde a calma.
2. Com frequência é sensível ou facilmente incomodado.
3. Com frequência é raivoso e ressentido.

Comportamento Questionador/Desafiante
4. Frequentemente questiona figuras de autoridade ou, no caso de crianças e adolescentes, adultos.
5. Frequentemente desafia acintosamente ou se recusa a obedecer a regras ou pedidos de figuras de autoridade.
6. Frequentemente incomoda deliberadamente outras pessoas.
7. Frequentemente culpa outros por seus erros ou mau comportamento

Índole Vingativa
8. Foi malvado ou vingativo pelo menos duas vezes nos últimos seis meses.

b. A perturbação no comportamento está associada a sofrimento para o indivíduo ou para os outros em seu contexto social imediato (p. ex., família, grupo de pares, colegas de trabalho) ou causa impactos negativos no funcionamento social, educacional, profissional ou outras áreas importantes da vida do indivíduo.

c. Os comportamentos não ocorrem exclusivamente durante o curso de um transtorno psicótico, por uso de substância, depressivo ou bipolar. Além disso, os critérios para transtorno disruptivo da desregulação do humor não são preenchidos consequente maior risco de abandono escolar; maior ocorrência de somatizações; maior envolvimento em práticas de *bullying*, tanto como perpetrador quanto como vítima; maior incidência de se tornar alvo de outras formas de violência que jovens das mesmas faixas etárias.[3] Outra característica marcante do diagnóstico é a altíssima ocorrência de comorbidades psiquiátricas, chegando a mais de 90%.[3] Particularmente significativa é a intersecção de ambos TCs, ou seja, de sintomas de transtorno opositivo-desafiador e de transtorno da conduta, assim como com transtorno de déficit de atenção e hiperatividade (TDAH). Angold e colaboradores[9] e Lynam[10] encontraram uma série de morbidades na comorbidade TCs e TDAH: sintomas mais graves e variados de TCs, maiores níveis de psicopatologia parental, mais interações conflitantes entre os pais, maiores problemas com pares, mais dificuldades escolares e adversidades psicossociais, déficits neuropsicológicos mais graves e pior prognóstico para a idade adulta que seus congêneres, ambos os diagnósticos isolados.

São relevantes também as comorbidades com transtornos depressivos, transtorno bipolar,[11] assim como abuso e dependência de substâncias. Essas comorbidades tendem a se intensificar com o passar do tempo, tornando-se mais marcantes na adolescência.[12] Além disso, com frequência passam despercebidas pelos profissionais as comorbidades com transtornos de aprendizagem. Devido a sua prevalência e contribuição para a morbidade dos TCs, tais comorbidades devem ser ativamente investigadas.[13]

Quando se considera a distribuição entre os gêneros, estudos epidemiológicos mostram uma prevalência maior no gênero masculino, na razão de 2,5:1. Além disso, entre meninos, em geral, há maior diversidade e gravidade dos sintomas apresentados.[14]

A etiologia dos TCs tem sido atribuída à combinação sinérgica de uma miríade de fatores de risco causais de natureza biológica e psicossocial. Moffit e Scott[3] expõem os fatores de risco mais estudados para esses transtornos (Quadro 8.3).

Relações entre os transtornos da conduta e o transtorno da personalidade antissocial

Consideremos os critérios diagnósticos para o transtorno da personalidade antissocial (TPAS) segundo o DSM-5[7] (Quadro 8.4):

Destacamos a necessidade da apresentação clínica de transtorno da conduta antes dos 15 anos de idade para o diagnóstico de TPAS. Esse requisito reforça a necessidade de estabilidade de apresentação constitucional do indivíduo para que se considere a existência de um transtorno da personalidade. Um quadro que se instale, de repente, a partir dos 20 anos, sem antecedentes de padrões alterados de interação social, deve suscitar a investigação de um quadro de origem orgânica ou de um processo psicopatológico em que ocorre a quebra súbita na estrutura pessoal prévia como ocorre em diversas psicoses. Ou seja, tacitamente, o DSM concebe o TPAS como um transtorno do desenvolvimento, segundo a clássica nosologia de Jaspers.[15] Assim, bases

QUADRO 8.3 Fatores de risco mais estudados para transtornos da conduta

Características em nível individual
- Fatores genéticos
- Complicações perinatais
- Temperamento frio-insensível
- Disfunção em neurotransmissores
- Déficits verbais
- Disfunção executiva
- Alteração na reatividade autonômica
- Alteração no processamento de informação e cognição social

Influências em nível familiar
- Concentração de criminalidade em famílias
- Vulnerabilidade/suscetibilidade genética familiar
- Pobreza social familiar
- Deficiência no vínculo pais-criança
- Disciplina e parentagem inadequados
- Exposição a conflito conjugal e violência doméstica
- Maus-tratos

Riscos fora da família
- Riscos na vizinhança
- Influência de pares

QUADRO 8.4 Transtorno da personalidade antissocial (TPAS)

a. Um padrão difuso de desconsideração e violação dos direitos das outras pessoas que ocorre desde os 15 anos de idade, conforme indicado por três (ou mais) dos seguintes:
   1. Fracasso em ajustar-se às normas sociais relativas a comportamentos legais, conforme indicado pela repetição de atos que constituem motivos de detenção.
   2. Tendência à falsidade, conforme indicado por mentiras repetidas, uso de nomes falsos ou de trapaça para ganho ou prazer pessoal.
   3. Impulsividade ou fracasso em fazer planos para o futuro.
   4. Irritabilidade e agressividade, conforme indicado por repetidas lutas corporais ou agressões físicas.
   5. Descaso pela segurança de si ou de outros.
   6. Irresponsabilidade reiterada, conforme indicado por falha repetida em manter uma conduta consistente no trabalho ou honrar obrigações financeiras.
   7. Ausência de remorso, conforme indicado pela indiferença ou racionalização em relação a ter ferido, maltratado ou roubado outras pessoas.
b. O indivíduo tem no mínimo 18 anos de idade.
c. Há evidências de transtorno da conduta com surgimento anterior aos 15 anos de idade.
d. A ocorrência de comportamento antissocial não se dá exclusivamente durante o curso de esquizofrenia ou de transtorno bipolar.

estruturais da apresentação final já estariam estabelecidas de modo precoce e caberia aos fatores de risco psicossociais contribuir para o desenrolar patológico.

Os TCs compartilham com o TPAS a característica central de serem constituídos por padrões de comportamentos desviados das normas sociais básicas, mais do que por conjuntos de sinais e sintomas propriamente ditos. Isso suscita a importante questão: os transtornos da conduta constituem um diagnóstico psiquiátrico válido? Afinal, o fato de que alguém não se comporta de maneira socialmente esperada não justifica *per se* que ele ou ela apresenta um transtorno mental. Rutter[16] sugere que os critérios para tal poderiam incluir debilidade social associada ao quadro, assim como características psicológicas alteradas e evolução adversa na idade adulta, ou seja, quando o comportamento disruptivo ou antissocial é acompanhado de outras características que lhe conferem validade.

Outra questão relevante: os TCs e o TPAS não fariam parte de um *continuum* temporal de um único quadro nosológico? Adentramos, aqui, no tema da pertinência da consideração do diagnóstico de TPAS antes da idade adulta. Os sistemas classificatórios oficiais não contemplam o diagnóstico de transtornos da personalidade para a infância e a adolescência. Isso se deve, antes de tudo, à ausência de estudos que comprovem ou refutem de forma inequívoca tal possibilidade nessas faixas etárias. Soma-se aí o argumento teórico de que, não estando a personalidade dos jovens completamente consolidada até a idade adulta, seria errôneo realizar, nestes casos, um diagnóstico de conotação permanente. Por fim, existe a preocupação de que um diagnóstico de transtorno da personalidade acarretaria estigmatização de um jovem e desinvestimento precoce dos responsáveis por conta de uma condição considerada por muitos como intratável. No entanto, Kernberg e colaboradores[17] defendem a realização do diagnóstico de transtornos da personalidade em crianças e em adolescentes. Eles argumentam que diversas características da personalidade, tais como empatia, impulsividade, estilo de pensamento, entre outras, têm sido estudadas de maneira sistemática e verificadas precocemente em crianças, bem como apresentam significativa estabilidade ao longo do tempo. Defendem que os transtornos da personalidade em crianças são identificáveis de forma confiável e demonstram um padrão de persistência que torna seu impacto abrangente e grave. Segundo esses autores, apesar do problema da estigmatização, não diagnosticar um desses transtornos na criança também pode comprometer seu futuro, dificultando ou impossibilitando a obtenção do tratamento necessário e apropriado.

Independentemente da realização de diagnóstico de TPAS na infância, estudos realizados nas últimas décadas trazem uma série de informações significativas para a compreensão da relação entre os TCs e o TPAS. Conforme mencionado na introdução deste capítulo, Robins foi a primeira pesquisadora a constatar o alto índice de evolução de jovens com perfil antissocial para quadros de TPAS na idade adulta. O outro lado da moeda foi que 55% dos jovens estudados não persistiram no padrão antissocial, achado que se mantém semelhante em estudos mais recentes. Surgiram daí questões acerca de quais características poderiam indicar que jovens evoluiriam para o TPAS e se a intervenção em algumas delas poderia ter aplicabilidade clínica para tratamentos mais eficazes.

É notável que na última versão do DSM os transtornos da conduta deixaram de pertencer ao grupo específico dos diagnósticos próprios da infância e da adolescência (agora denominado transtornos do neurodesenvolvimento) e passaram a pertencer ao recém-criado grupo chamado transtornos disruptivos, do controle de impulsos e da conduta. Presume-se que o DSM optou por enfatizar o aspecto comportamental desses diagnósticos em detrimento do aspecto referente à faixa etária de sua incidência. Vale a ressalva, no entanto, de que os transtornos da conduta não deixam de ter aspectos do neurodesenvolvimento fortemente associados a sua etiopatogenia. É interessante a consideração da ocorrência de transtorno opositivo desafiador e transtorno da conduta na idade adulta não associados a um transtorno da personalidade. No entanto, a nova versão do DSM não oferece uma descrição clara dessas apresentações, e seus breves exemplos ilustrativos permanecem limitados a casos infantis e juvenis. Nesse sentido, muitos aspectos de uma possível apresentação dos TCs em adultos estão por ser esclarecidos.

Uma das características mais estudadas nesse sentido tem sido o surgimento precoce do quadro. Moffit[18] mostrou em diversos estudos que crianças apresentando o diagnóstico de TC antes da adolescência revelam maior risco de evolução desfavorável.

Características de temperamento parecem estar fortemente associadas a maior incidência e manutenção de comportamentos agressivos na infância. Isso ocorre porque o temperamento, constituinte inato e primordial da personalidade, fornece as bases nas quais se apoiarão uma série de comportamentos a serem integrados ao modo de ser individual. Entre os modelos forjados para abranger os mais importantes traços temperamentais, daremos destaque àquele que aponta para cinco grandes traços de temperamento que comprovadamente se mantêm estáveis da infância até a idade adulta, a saber: extroversão, neuroticismo, conscienciosidade, concordância e abertura à experiência.[19] Diversos estudos indicam traços peculiares de temperamento que favorecem o desenvolvimento de comportamentos mal-adaptativos e disruptivos em particular. Clark[20] afirma que o traço temperamental que mais provavelmente contribui para o espectro de comportamentos disruptivos é a tendência geral à desinibição em detrimento da contenção, que inclui tanto uma baixa conscienciosidade como uma baixa concordância. De fato, diversos estudos mostram que a tendência à desinibição comportamental está com frequência associada a TCs. Crianças com baixa capacidade de exercer autocontrole, planejamento, cuidado e deliberação apresentam maior risco de desenvolver comportamento opositivo, agressividade e problemas de conduta.[16] Estes dados estão de acordo com a alta comorbidade dos TCs com o TDAH, assim como da pior evolução quando ela ocorre. Além da desinibição, outros padrões de temperamento têm sido vinculados a subtipos específicos de TCs.

Entre esses, há jovens disruptivos caracterizados por altos níveis de raiva, irritabilidade e agressividade reativa. Crianças que ficam enraivecidas com facilidade e têm baixo autocontrole podem ser particularmente vulneráveis à possibilidade de desenvolver problemas de conduta e de oposição; nesses casos, o problema acentuado é o da baixa autorregulação emocional.[21] Esta característica, também denominada como "desregulação emocional", engloba diversas dimensões psíquicas, já que implica excessiva responsividade emocional a estímulos menores, em frequente baixa percepção emocional das emoções pelos indivíduos afetados[22] – uma forma de alexitimia – assim como no baixo desenvolvimento de habilidades para lidar com tais emoções e com as situações nelas envolvidas.[23] Esses jovens teriam seu quadro mais exacerbado por condições ambientais adversas. Tal perfil de personalidade parece caracterizar jovens com TDAH e TC comórbidos,[24] bem como aqueles que desenvolvem problemas de abuso de substâncias[25] e problemas com jogos de azar.[26] No subgrupo de jovens que desenvolvem TCs apenas na adolescência, são apontadas personalidades caracterizadas por uma falta de valores tradicionais e uma forte motivação para atrair atenção e exercer influência sobre os outros.[16] Este subgrupo tem sido mais frequentemente associado a evoluções menos graves.

Por fim, é apontado outro subgrupo de jovens, com tendências psicopáticas, que apresentam aspectos de baixa concordância (manifesta por manipulatividade, baixa empatia e remorso) e baixo temor a estímulos ansiogênicos.[18,27] Como características centrais da psicopatia são apontadas: disfunção emocional, em que há baixa responsividade afetiva, um processamento prejudicado de expressões de temor e de tristeza alheias e pobreza nos sentimentos para com outras pessoas.[28] Diversos estudos mostram que esse subgrupo apresenta alterações mais frequentes na regulação do sistema nervoso autonômico, como menor resposta de frequência cardíaca diante de eventos estressores.[29] Esses jovens são menos inclinados à socialização e seus comportamentos disruptivos são menos relacionados ao contexto. Esta característica tem sido mais fortemente estudada nos últimos anos e foi incorporada ao subtipo de TC chamado de "frio-insensível" (*callous-unemotional*) proposto pelo DSM-5. Estudos indicam que tanto adultos quanto crianças e adolescentes podem apresentar fortes traços de personalidade fria-insensível.

Apesar das fortes relações identificadas repetidas vezes entre o início precoce, variantes agressivas do TC e problemas persistentes ao longo da infância e da adolescência que frequentemente levam a comportamentos antissociais adultos, nem todas as crianças que apresentam essa forma mais grave de TC se tornam adultos antissociais. O trabalho de Magnusson e Bergman[30] é muito instrutivo a esse respeito, salientando as relações multifatoriais complexas envolvidas com as características e com o curso dos TCs. Ao fazer uma abordagem orientada à pessoa no estudo dos TCs, esses investigadores notaram que crianças com alta agressividade que eram deficitárias de outros modos, incluindo relações pobres com pares, baixa motivação escolar e baixo desempenho escolar, costumavam progredir para comportamento adulto antissocial. Crianças com níveis comparáveis de agressão sem tais déficits não progrediam para comportamentos antissociais adultos com tanta frequência.

Talvez a forma mais útil de conceituar a evolução dos TCs seja aplicar um modelo de desenvolvimento aos processos transacionais que ocorrem entre as características do indivíduo e os múltiplos níveis de ambiente aos quais ele está continuamente exposto (lar, escola, vizinhança e a comunidade e cultura maiores). Em tais modelos transacionais pode-se construir um número plausível de vias que levem a perturbações graves e persistentes da conduta e, por consequência, a sério prejuízo para a vida do jovem.[31] Também é preciso enfatizar que a questão da variação no tempo é de importância central para a reconstrução da evolução dos TCs, pois raras vezes todas as manifestações e complicações desses quadros apresentam-se de forma simultânea e tampouco se manifestam em níveis de maior gravidade em todos os momentos. As relações de comportamentos sintomáticos com os fatores de risco envolvidos que variam com o tempo abrem uma perspectiva extremamente importante para a compreensão da psicopatologia do desenvolvimento dos TCs.[32]

A Figura 8.1 exemplifica uma possibilidade desse desenvolvimento ao longo do tempo ao ilustrar de que forma os fatores de risco, tanto biológicos quanto psicossociais, interagem de forma sinérgica, de modo a engendrar um quadro de TPAS.

No intuito de expor este modelo a partir de um caso clínico, vamos usar o exemplo de dois adolescentes que moram em uma região de baixas condições socioeconômicas. Janete, uma jovem de 16 anos, estudante do ensino médio, vive em um ambiente familiar hostil, marcado por conflitos com o pai dependente de álcool. Gilson, um rapaz de 17 anos que abandonou os estudos, sem ocupação estável e que faz uso abusivo de álcool e de cocaína. Após se conhecerem, têm um relacionamento fortuito, e a jovem involuntariamente engravida. Ele não reconhece a paternidade e desaparece. Ela tem de lidar com a revolta familiar, a falta de apoio e vive o drama de optar pelo aborto até o quarto mês, momento em que é informada dos altos riscos de tal procedimento. Leva a gestação adiante com acompanhamento pré-natal irregular e aumenta o uso de cigarro para lidar com a ansiedade nesse período. Ao cabo de nove meses tem o parto a termo sem intercorrências e dá à luz Lucas, um saudável bebê de 2,8 kg.

Neste ponto, já podemos fazer algumas considerações: baixas condições socioeconômicas são apontadas como um fator de risco para os TCs;[33] dificuldades financeiras com mais frequência redundam em conflitos familiares; jovens pobres, com menos acesso a educação e cultura, são mais vulneráveis ao uso de cigarro, por exemplo, o que tem sido apontado como fator de risco para o TDAH e para os TCs quando usado durante a gestação;[34] e problemas econômicos também aumentam o risco de má nutrição infantil, condição que predispõe a déficits neurocognitivos e que está associada a comportamentos disruptivos.[35] Ressaltamos que, no exemplo citado, a mãe de Lucas enfrenta uma gestação precoce não planejada e tem de interromper boa parte do caminho de formação educacional almejado para trabalhar e contribuir com as despesas que um filho trará. Sem a participação do pai da criança e sob o olhar e o discurso condenatório da família, vive um período crítico sem apoio emocional e contato afetivo. A postura irresponsável do pai e sua história de abandono escolar e abuso de drogas sugere possível TDAH e/ou TC de sua parte, que, por fatores hereditários, poderão transmitir à criança a predisposição a comportamentos disruptivos.

Lucas mostra-se difícil já nos primeiros meses. Tem dificuldades para dormir, chora muito e custa a se acalmar. Isso gera a exaustão de Janete, que, aliada à lembrança do abandono pelo pai da criança, à vinda quase intrusiva do bebê e à interrupção precoce de sua vida juvenil, suscita sentimentos de raiva e de culpa difíceis de serem elaborados e que acabam por comprometer o estabelecimento de um vínculo mãe-bebê saudável. Como em tantos casos semelhantes, boa parte dos cuidados com Lucas passam a ser realizados pela avó materna. Na creche, o menino é agressivo com outras crianças e pouco tolerante a frustrações. Tem desenvolvimento neuropsicomotor básico adequado, mas apresenta hipercinesia marcante e alguns déficits na expressão verbal. Mais tarde, no ensino fundamental, mostra dificuldades na alfabetização, não realiza as atividades propostas e passa a ter posturas provocativas em sala de aula. Em casa, é agressivo, sobretudo com a mãe e com a avó, sendo que estas assumem posturas ambíguas, algumas vezes sendo extremamente permissivas e em outras aplicando severos castigos físicos. O avô exerce certa postura paternal, mas com acentuada agressividade física, de modo particular em momentos de embriaguez.

Verificamos que se configura em Lucas um quadro de TDAH. Sua intensa inquietação motora e em especial seu comportamento impulsivo provocam atitudes agressivas e medidas educativas caóticas e contraproducentes por parte de seus familiares.[28] Essas são apontadas como um dos principais fatores de risco para os TCs. Aqui se evidencia de que forma uma constituição biológica (inquietação psicomotora) induz respostas do ambiente (castigos físicos) que tendem a reforçar vias neuronais específicas e moldar um padrão de comportamento típico. Esse padrão de comportamento pode se configurar justamente como aquele do TOD.

Os comportamentos típicos de uma criança com TOD e TDAH levam a um percurso de dificuldades e fracassos escolares – o que suscita mais reprovações por parte dos adultos – e manifestações agressivas e egoístas – o que induz rejeição por boa parte de seus colegas. A combinação de déficits cognitivos e o comportamento antissocial podem agir de maneira sinérgica.[36,37] Nesse contexto, a criança encontra-se em uma situação que vivencia como hostil e, associada ao discurso vigente, alimenta uma imagem negativa de si mesma. Um contexto desfavorável juntamente com um sistema nervoso central vulnerável[38] pode desencadear um quadro depressivo que reforçaria dificuldades (p. ex., déficits cognitivos) e comportamentos disruptivos (p. ex., furtos como medida compensatória). Conforme afirmaram Patterson e colaboradores,[39] a criança pode se tornar tanto vítima quanto arquiteta de um estilo de vida mal-adaptado, no qual o investimento no comportamento agressivo seja dominante.

A partir dos 12 anos, Lucas torna-se mais rebelde. Cabula com frequência as aulas, já que, para ele, a escola não é um ambiente gratificante; realiza atos de vandalismo, como quebrar objetos da escola e outros equipamentos públicos; sua busca por uma identidade encontra eco em companhias de rapazes mais velhos que apreciam seu destemor para aventuras mais perigosas; o uso de cigarro e bebidas fornece-lhe a imagem de alguém que, aparentemente, estaria à frente de seus colegas da escola; recusa-se a voltar para casa no horário determinado e passa a ameaçar a família caso o impeçam de sair.

Aos 14 anos, no 9º ano do ensino fundamental, após várias suspensões e com aprendizado muito defasado, abandona a escola. Com sua avidez por novos estímulos, passa a usar cola, maconha e cocaína. Furta dinheiro e objetos de casa para comprar drogas; durante o uso, torna-se mais agressivo fisicamente e, nessas condições, realiza assalto à mão armada duas vezes. Aos 16 anos, associa-se a criminosos para traficar drogas e conseguir dinheiro "para comprar uma moto e roupas de marca". Suas relações afetivas são fugazes e de caráter utilitário.

Em um grande grupo de jovens delinquentes, Weisz e colaboradores[40] verificaram que o abuso de substâncias predizia a escalada de comportamento violento. Uma visão imediatista de busca de prazeres, a desconsideração pelo outro e a obtenção de seus objetivos por atitudes desonestas são alguns dos componentes marcantes nessa personalidade.

Já próximo dos 20 anos, com concepções de mundo e vias de atuação bem definidas, aliadas a um repertório restrito de maneiras para lidar com adversidades, as possibilidades de mudança tornam-se consideravelmente mais difíceis. O indivíduo acaba se equilibrando entre a busca de suas satisfações e as formas ineficientes da sociedade, sobretudo do Estado, em lidar com ele.

Esse caso fictício vale-se de relatos comumente encontrados na clínica de jovens com TCs no Brasil para ilustrar os eventos em cascata que geram uma retroalimentação positiva, levando à progressão para um padrão de inserção vital baseado em vias de ação e interação sociais rígidas e disfuncionais. A Figura 8.1 procura ilustrar como alguns diagnósticos podem se suceder ao longo do tempo por meio de um desenvolvimento lógico em que cada um deles adiciona novos fatores de risco, que, por sua vez, agem de forma a contribuir para a estruturação final de um TPAS.

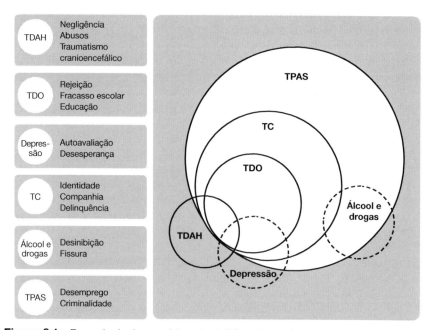

Figura 8.1 Exemplo de desenvolvimento de TC ao longo do tempo.

A Figura 8.2 contém um diagrama que exemplifica como fatores sociais, familiares e individuais podem se interconectar na evolução do transtorno opositivo-desafiador para o transtorno da conduta até atingir o nível do TPAS.

Assim, um fator ambiental – como condições socioeconômicas desfavoráveis – pode ocasionar um novo fator de risco, agora familiar, como relação conjugal conflituosa devido a questões financeiras, assim como um fator individual – como desequilíbrio monoaminérgico. Um segundo fator familiar – por exemplo, determinada característica genética de um dos pais manifestada fenotipicamente como um forte temperamento impulsivo – pode tornar-se um fator individual herdado pela criança. Baixas condições socioeconômicas podem ocasionar baixo nível de instrução e de acesso à informação, que, por sua vez, pode levar ao uso de tabaco durante a gestação, expondo o feto a toxinas que aumentarão as chances de a criança apresentar outros desequilíbrios na constituição de seu sistema nervoso central – constituindo um novo fator individual – e apresentar manifestações clínicas características do TDAH, um fator de risco para o TOD. Uma criança com temperamento irritável e comportamento opositivo pode suscitar práticas educacionais disfuncionais por parte dos pais, outro fator familiar de risco associado aos TCs, o que possivelmente agravará seu quadro. Um quadro clínico de desatenção ou transtorno de aprendizagem – um fator individual – pode levar a dificuldades de adaptação escolar, o que se tornará um aspecto social importante na forma de rejeição dos pares. E assim por diante, conforme o diagrama.

É importante notar que as Figuras 8.1 e 8.2 têm propósito meramente exemplificador, e por isso não se deve esperar que as interações entre fatores de risco e apresentação clínica aqui propostas ocorram necessariamente com os mesmos elementos e na mesma ordem. Cada jovem possui uma biografia única e cada caso apresenta uma configuração distinta.

Breves aspectos do tratamento

Apesar do ceticismo que ainda prevalece em nosso meio a respeito das possibilidades de tratamento, os estudos das últimas décadas mostram que algumas modalidades terapêuticas têm impacto significativo na evolução de grande parte das crianças e dos adolescentes com TCs. Entre elas, destacam-se programas de treinamento de manejo parental, treinamento de solução de problemas para os pacientes, assim como para os cuidadores, e algumas formas de terapia familiar funcional e multissistêmica.[42]

As dificuldades que o tratamento do TPAS apresenta, em termos de eficácia e aplicabilidade, reforçam a necessidade de se dedicar mais esforços ao tratamento dos TCs, visando evitar o desenvolvimento para um transtorno da personalidade, quando muitos danos já ocorreram e mudanças são mais difíceis. Naturalmente, quanto mais precoces as intervenções de prevenção, maiores as chances de evolução positiva. Um notável exemplo disso é um programa de assistência social voltado a gestantes cujo parceiro encontra-se no sistema carcerário.[43] Uma vez que a

132 LOUZÃ & CORDÁS (ORGS.)

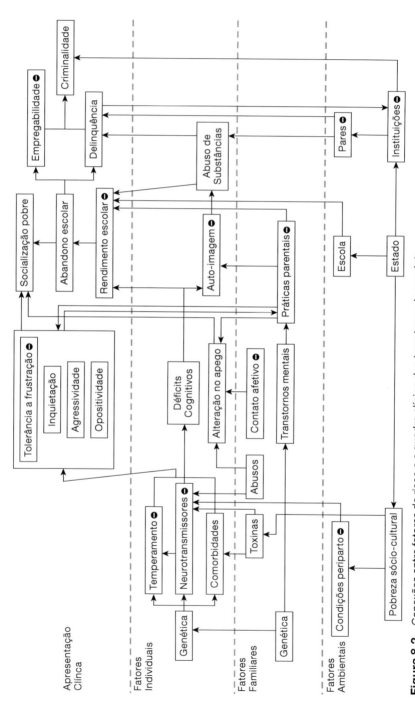

Figura 8.2 Conexões entre fatores de risco e o quadro clínico dos transtorno da conduta.
Fonte: Adaptada de Marmorato.[41]

criança vindoura tem maiores chances de apresentar fatores de risco social, familiar e pessoal para os TCs, esta intervenção procura oferecer orientações e suporte às mães no seu cuidado com a criança.

Uma vez que múltiplos fatores de risco estão associados aos TCs, os tratamentos tendem a apresentar melhores resultados quando envolvem intervenções em diferentes esferas, isto é, quando abordam aspectos sociais, familiares e individuais. Em virtude da configuração particular de cada caso, é recomendada a realização de um mapeamento minucioso do quadro clínico do jovem, assim como de sua configuração familiar, escolar e de seu ambiente social maior. A partir daí, a escolha de medidas terapêuticas mais certeiras pode ser otimizada.

Vale mencionar que a farmacoterapia, quando indicada, ainda que importante, tem papel complementar no tratamento, não devendo ser a única medida terapêutica. Não existem medicações de primeira escolha no tratamento dos TCs. Elas devem ser utilizadas visando possíveis comorbidades presentes e conforme o perfil temperamental de cada criança ou adolescente. Por exemplo, estimulantes do SNC (como o metilfenidato) para o TDAH; alguns antipsicóticos (como a risperidona); estabilizadores do humor (como o lítio) em casos de intensa agressividade ou antidepressivos (como a fluoxetina) em casos de comorbidade com depressão ou intensa irritabilidade. Para uma abordagem mais extensa da farmacoterapia dos TCs, ver Hambly.[44]

Referências

1. Robins LN. Deviant children grown up. Baltimore: Willians & Wilkins; 1966.
2. Bíblia sagrada. Antigo Testamento. São Paulo: Sociedade Bíblica do Brasil; 1993. Deuteronômio 21:18-21.
3. Fraschetti A. O mundo romano. In: Levi G, Schimitt JC, organizadores. História dos Jovens da antiguidade à era moderna. São Paulo: Companhia das Letras; 1996.
4. Schindler N. Os tutores da desordem:rituais da cultura juvenil nos primórdios da Era Moderna. In: Levi G, Schimitt JC, organizadores. História dos jovens da antiguidade à era moderna. São Paulo: Companhia das Letras; 1996.
5. Moffit TE, Scott S. Conduct disorders of childhood and adolescence. In: Rutter SM, Bishop D, Pine D, Scott S, Stevenson JS, Taylor EA, et al. Rutter's child and adolescent psychiatry. Oxford: Wiley Blackwell Science; 2008.
6. Fleitlich-Bilyk B, Goodman R. Prevalence of child and adolescent psychiatric disorders in Southeast Brazil. J Am Acad Child Adolesc Psychiatry. 2004;43(6):727-34.
7. American Psychiatric Association. Manual diagnóstico e estatístico de transtornos mentais: DSM-5. 5. ed. Porto Alegre: Artmed; 2014.
8. Organização Mundial de Saúde. Classificação de transtornos mentais e de comportamento da CID-10: descrições clínicas e diretrizes diagnósticas. Porto Alegre: Artmed; 1993.
9. Angold A, Costello EJ, Erkanli A. Comorbidity. J Child Psychol Psychiatry. 1991;40:57-87.
10. Lynam DR. The early identification of chronic offenders: who is the fledgling psychopath? Psychol Bull. 1996;120(2):209-34.
11. Marmorato PG. Transtorno bipolar, transtorno da conduta e transtorno desafiador de oposição comórbidos. In: Fu-I L, Boarati M, editores. Transtorno bipolar na infância e adolescência. Porto Alegre: Artmed; 2009.
12. Vermieren R, Jespers I, Moffit TE. Mental health problems in juvenile justice populations. Child Adolesc Psychiatr Clin N Am. 2006;15(2):333-51.

13. Carroll JM, Maughan B, Goodman R, Meltzer H. Literacy difficulties and psychiatric disorders: evidence for comorbidity. J Child Psychol Psychiatry. 2005;46(5):524-32.
14. Costello EJ, Angold A, Burns B, Erkanli A, Stangl D, Tweed D. The Great Smoky Mountain Study of Youth. Functional impairment and serious emotional disturbance. Arch Gen Psychiatry. 1996;53(12):1137-43.
15. Jaspers K. Allgemeine Psychopathologie. Berlin: Springer Verlag; 1948.
16. Rutter M. Conduct disorder: future directions. An afterword. In: Hill J, Maughan B. Conduct disorders in childhood and adolescence. Cambridge: Cambridge University; 2000. p. 553-72.
17. Kernberg P, Weiner AS, Bardenstein KK. Transtorno da personalidade em crianças e adolescentes. Porto Alegre: Artmed; 2003.
18. Moffitt TE. Adolescent-limited and life-course-persistent antisocial behavior: a developmental taxonomy. Psychol Rev. 1993;100:674-701.
19. Caspi A, Shiner. Temperament and Personality. In: Rutter SM, Bishop D, Pine D, Scott S, Stevenson JS, Taylor EA, et al. Rutter's child and adolescent psychiatry. Oxford: Wiley Blackwell Science; 2008.
20. Clark LA. Temperament as unifying basis for personality and psychopathology. J Abnorm Psychol. 2005;114(4):505-21.
21. Frick PJ, Morris AS. Temperament and developmental pathways to conduct problems. J Clin Child Adolesc Psychol. 2004;33(1):54-68.
22. Roll J, Koglin U, Petermann F. Emotion regulation and childhood aggression: longitudinal associations. Child Psychiatry Hum Dev. 2012;43(6):909-23.
23. McLaughlin KA, Hatzenbuehler ML, Mennin DS, Nolen-Hoeksema S. Emotion dysregulation and adolescent psychopathology: a prospective study. Behaviour Res Ther. 2011;49(9):544–54.
24. Cukrowicz KC, Taylor J, Schatschneider C, Ianoco WG. Personality differences in children and adolescents with attention deficit/hyperactivity disorder, and controls. J Child Psychol Psychiatry. 2006;47(2):151-9.
25. Wills TA, Dishion TJ. Temperament and adolescent substance abuse: a transactional analysis of emerging self-control. J Clin Child Adolesc Psychol. 2004;33(1):69-81.
26. Slutske WS, Caspi A, Moffitt TE, Poulton R. Personality and problem gambling: a prospective study of a birth cohort of young adults. Arch Gen Psychiatry. 2005;62(7):769-75.
27. Nigg JT. Temperament and developmental psychopathology. J Child Psychol Psychiatry. 2006;47(3-4):395-422.
28. Blair RJ, Viding E. Psychopathy. In: Rutter SM, Bishop D, Pine D, Scott S, Stevenson JS, Taylor EA, et al. Rutter's child and adolescent psychiatry. Oxford: Wiley Blackwell Science; 2008.
29. Ortiz J, Raine A. Heart rate level and antisocial behavior in children and adolescents: a meta-analysis. J Am Acad Child Adolesc Psychiatry. 2004;43(2):154-62.
30. Magnusson E, Bergman L. Individual and variable-based approaches to longitudinal research on early risk factors. In: Rutter M, editor. Studies of psychosocial risk: the power of longitudinal data. Cambridge: Cambridge University Press; 1998. p. 45-61.
31. Nagin D, Tremblay RE. Trajectories of boys´ Physical aggression, opposition, and hyperactivity on the path to physically violent and nonviolent juvenile delinquency. Child Dev. 1999;70(5):1181-96.
32. Earls F, Mezzacappa E. Conduct and Oppositional Disorders. In: Rutter M, Taylor E, editors. Child and adolescent psychiatry. Oxford: Blackwell Science; 2002.
33. Loeber R, Burke J, Lahey B, Winters A, Zera M. Oppositional defiant and conduct disorder: a review of the past 10 years, part I. J Am Acad Child Adolesc Psychiatry. 2000;39(12):1468-84.
34. Slotkin T A. Maternal smoking and conduct disorder in the offspring. JAMA Psychiatry. 2013;70(9):901-2.
35. Liu J, Raine A, Venables PH, Mednick SA. Malnutrition at age 3 Years and Externalizing Behavior Problems at ages 8, 11, and 17 years. Am J Psychiatry. 2004;161(11):2005-13.
36. Loeber R, Wung P, Keenan K, Giroux B, Stouthamer-Loeber M, Van Kammen WB, Maugham B. Developmental pathways in disruptive child behavior. Dev Psychol. 1993;5(1-2):103-34.
37. Frick PJ, Lahey BB, Loeber R, Stouthamer-Loeber M, Green S, Hart EL, et al. Oppositional defiant disorder and conduct disorder in boys: patterns of behavioral covariation. J Clin Child Psychol. 1991;20(2):202-8.
38. Passamonti L, Fairchild G, Goodyer IM, Hurford G, Hagan CC, Rowe JB, Calder AJ. Neural abnormalities in early-onset and adolescence-onset conduct disorder. Arch Gen Psychiatry. 2010;67(7):729-38.

39. Patterson GR, DeBarysh BD, Ramsey E. A developmental perspective of antisocial behavior. Am Psychol. 1989;44(2):329-35.
40. Weisz JR, Martin SL, Walter BR, Fernandez GA. Differencial prediction of young adult arrests for property and personal crimes: finding of a cohort follow-up study of violent boys from North Carolina´s Willie M. Program. J Child Psychol Psychiatry. 1991;32(5):783-92.
41. Marmorato PG. Transtornos de conduta e comportamentos externalizantes. In: Miguel EC, Gentil V, Gattaz WF. Clínica psiquiátrica. São Paulo: Manole; 2011. p. 1133-55.
42. Kazdin AE. Treatment of conduct disorders. In Hill J Maughan B. Conduct disorders in Childhood and adolescence. Cambridge: Cambridge University; 2001.
43. Eckenrode J, Zielinski D, Smith E, Marcynyszyn LA, Henderson CR Jr, Kitzman H, et al. Child maltreatment and the early onset of problem behaviors: Can a program of nurse home visitation break the link? Dev Psychopathol. 2001;13(4):873-90.
44. Hambly, JL, Kah S, McDermott B, Bor W, Haywood A. Pharmacotherapy of conduct disorder: challenges, options and future directions. J Psychopharmachol. 2016;30(10):967-75.

9
Transtornos da personalidade em idosos

Wanderly Barroso Campos, Alberto Stoppe Jr.

Os transtornos da personalidade (TPs) têm importante impacto na qualidade de vida, na morbidade e na mortalidade de pacientes idosos.[1,2] Apesar disso, são pouco estudados, principalmente em decorrência das dificuldades conceituais e metodológicas. Essas dificuldades tornam-se maiores quando se trata de pacientes idosos, dada a heterogeneidade das amostras e a falta de critérios diagnósticos próprios para esse grupo etário.[3,4]

Algumas questões podem ser levantadas quando se fala de TPs em idosos: existiriam modificações na apresentação clínica desses transtornos ao longo da vida? Haveria diferenças de estabilidade dos traços de personalidade se comparássemos populações de jovens com aquelas de sujeitos com mais de 50 anos de idade? As alterações cognitivas comuns na senilidade modificariam os TPs? As ocorrências próprias do envelhecimento, como aposentadoria, perda de cônjuges, doenças clínicas e mudanças das redes sociais seriam fatores modificadores da expressão dos traços de personalidade?

Essas e muitas outras indagações tornam esse tema extremamente interessante e desafiador. Ainda que se tenham poucas respostas, existem dados suficientes para estabelecer uma direção a futuros estudos para maiores esclarecimentos.

Ao lado da escassez de publicações sobre os TPs voltadas com exclusividade para pacientes idosos há consenso na literatura de que a produção de novos conhecimentos sobre este assunto exige uma revisão do sistema classificatório atual, onde o modelo categorial deveria dar lugar ao modelo dimensional.[5] Recentemente foi publicada a 5ª edição do *Manual diagnóstico e estatístico dos transtornos mentais*, da American Psychiatric Association (APA), em que encontra-se contemplado o modelo dimensional em sua seção III, porém conservando a proposta categorial na seção II, denotando uma fase de transição nosológica.[6]

Resta analisar se apenas a aplicação do modelo dimensional em estudos longitudinais futuros bastaria para ampliar os conhecimentos sobre os TPs na população geriátrica.

Conceito e classificação

Em 1994, a APA,[7] em seus critérios de diagnóstico (DSM-IV), conceituou os TPs considerando-os inflexíveis e estáveis ao longo do tempo, distribuindo 10 TPs em três grupos de acordo com suas similaridades (A, B e C). Com pequenas diferenças, a Organização Mundial da Saúde[8] adotou o mesmo modelo categorial e critério operacional do DSM-IV para o diagnóstico e a classificação dos TPs.

Esta abordagem dos transtornos da personalidade foi mantida no DSM-5[6] (Seção II), entretanto um modelo alternativo, dimensional, também está representado no DSM-5 (Seção III) com o objetivo de apresentar uma alternativa ao modelo categorial atual visando melhorar alguns aspectos do sistema classificatório como, por exemplo, do paciente típico que atende critérios para outros transtornos da personalidade. Muitos pacientes tendem a não apresentar padrões de sintomas que correspondem a somente um transtorno da personalidade. Nesse modelo alternativo, os transtornos da personalidade são caracterizados por prejuízos no funcionamento da personalidade e por traços de personalidade patológicos. Os diagnósticos específicos de transtorno da personalidade que podem ser derivados desse modelo incluem os transtornos da personalidade antissocial, evitativa, *borderline*, narcisista, obsessivo-compulsiva e esquizotípica. Essa abordagem também inclui o diagnóstico de transtorno da personalidade – especificado pelo traço (TP-ET), que pode ser feito quando um transtorno da personalidade é considerado presente, mas os critérios para um transtorno específico não são satisfeitos.

O DSM-5[6] determina que os TPs devam surgir pelo menos a partir da adolescência ou do início da fase adulta, porém não existem quaisquer considerações especiais acerca de sua expressão sintomática em idade avançada.

A CID-10[8] separa as 10 categorias de TPs específicos e diagnosticados na juventude do transtorno orgânico de personalidade (F07.0) e de transtornos de personalidade e de comportamento decorrentes de doença, lesão ou disfunção cerebral (F07.8).

Entre as categorias de TPs específicos estão outros transtornos específicos de personalidade (F60.8) e transtorno de personalidade não especificado (F60.9). Estes dois últimos são mencionados em vários trabalhos que abordam TPs em idosos, sugerindo que o modelo categorial não é adequado para classificação nessa faixa etária.

O transtorno orgânico de personalidade (F07.0) engloba os casos de degeneração lobar frontotemporal – subtipo demência frontotemporal (DLFT), cujo núcleo é a alteração do comportamento e da personalidade.

Os transtornos de comportamento decorrentes de doença, lesão ou disfunção cerebral (F07.8) envolvem alterações cognitivas leves e que não correspondem, ainda, a quadros de demência, como os comprometimentos cognitivos leves.[8]

O presente modelo de diagnóstico categorial encontrado na CID 10[8] e que ainda persiste no DSM-5[6] surgiu com o propósito de ser claro, delimitador e com descrição consistente de sintomas permitindo o uso clínico de forma compreensível. No entanto, muitas críticas se seguiram a alguns aspectos negativos, como as dificuldades psicométricas. A proposta dimensional apresentada no DSM-5,[6] já mencionada anteriormente, permitirá um avanço neste sentido, devendo contribuir de forma positiva para as decisões clínicas sobre as propostas de tratamento, especialmente dos casos que não podiam ser diagnosticados utilizando o modelo categorial.

Modificações da personalidade ao longo do tempo

Aparentemente, a idade por si só não altera a personalidade. A passagem do tempo, os estados biológicos e o tipo, o grau e o tempo dos eventos no ciclo da vida influenciam de forma conjunta a personalidade. O estudo da personalidade (modelo psicanalítico) no envelhecimento verifica que ela mantém suas características ao longo do tempo e que as modificações encontradas não se relacionam com a idade em si, mas com as perdas, sobretudo de saúde e de suporte social, de comportamento e de adaptações.

Kogan,[9] a partir de revisão da literatura, afirma que as evidências sugerindo uma invariância estrutural da personalidade (traços) e do envelhecimento são bastante fortes. A estabilidade de traços específicos ao longo de extensos períodos de tempo é substancial. Apesar disso, quanto maior o intervalo de tempo entre as avaliações, maior a instabilidade encontrada; entretanto, não há evidências de que a estabilidade observada na segunda metade da vida seja maior do que na primeira metade.

Em estudo sobre transtornos da personalidade (critérios do DSM-III)[10] em 762 indivíduos, sendo 289 com mais de 55 anos, foram utilizadas entrevistas clínicas em vez das escalas de avaliação. De forma geral, os indivíduos idosos apresentaram menor incidência de TPs. Os idosos em particular apresentaram poucos traços de má adaptação e de transtornos da personalidade antissocial e histriônica. Em idosos, os TPs estavam mais comumente associados a transtornos afetivos, de ansiedade e sexuais, enquanto a associação com abuso de substâncias foi menos proeminente que em jovens.[10] Um estudo mais recente, que incluiu 623 indivíduos de 17 a 87 anos, encontrou fortes evidências de efeitos específicos da idade nos TPs: idosos na comunidade apresentavam mais características esquizoides e obsessivo-compulsivas que outras faixas etárias.[11]

Existe ainda pouca informação sobre modificações na personalidade no envelhecimento, sendo que alterações individuais são multideterminadas e, portanto, de difícil avaliação. De forma geral, os estudos na literatura sugerem que em especial os TPs dos Grupos A e C persistem nos idosos e estão particularmente presentes em idosos deprimidos.

Até o presente momento, os estudos na literatura não apoiam a ideia de uma "personalidade do idoso" ou de transtornos ou traços de personalidade mais característicos do envelhecimento. Características ou traços de personalidade mantêm-se mais ou menos estáveis ao longo do ciclo de vida, influenciando a saúde mental, a satisfação com a vida e/ou favorecendo ou protegendo contra o surgimento de transtornos mentais de múltiplas maneiras, dependendo dos fatores aos quais o indivíduo é exposto.

No entanto, se as evidências epidemiológicas sugerem que alguns TPs, como aqueles dos Grupos A e C, são mais prevalentes em idosos, enquanto outros do Grupo B são pouco ou raramente identificados nesta faixa etária, o que explicaria a redução de uns e o aumento de outros com o envelhecimento? É possível admitir que portadores de transtorno da personalidade antissocial ou *borderline* do Grupo B tenham comportamento de risco e possam morrer mais cedo, que outros seriam afastados da sociedade e estariam detidos e, ainda, existe a possibilidade de serem menos participativos nos estudos, mas esses fatos não seriam suficientes para explicar o declínio em sua prevalência e nem a razão do aumento de casos de transtorno da personalidade paranoide, dependente ou obsessivo-compulsiva por outros motivos.

Nesse sentido, alguns estudiosos sugerem que os sintomas e comportamentos que caracterizam os TPs em sujeitos idosos podem ser diferentes em função do contexto ou do ambiente em que estão inseridos e de características próprias do envelhecimento, como a contenção de comportamentos impulsivos e a acentuação de traços dependentes pela maior vulnerabilidade. Com o propósito de explicar essas mudanças na apresentação clínica, importa mencionar a teoria da continuidade heterotípica ou equivalência funcional. De acordo com esta teoria, um padrão de comportamento impulsivo e agressivo que exige higidez física daria lugar a um perfil cognitivo equivalente. Por exemplo, ao contrário do comportamento antissocial de cometer delitos, o indivíduo idoso pode planejar ações criminosas sem envolvimento direto, mas mantendo-se no mesmo padrão delinquente de comportamento. Deve-se considerar, portanto, que os instrumentos aplicados em pesquisas podem não retratar essas modificações próprias desta faixa etária, gerando respostas falso positivas ou negativas e com repercussão sobre os dados epidemiológicos.[12-14]

Epidemiologia

A literatura sobre TPs em populações geriátricas ainda é escassa. Existe uma tendência, comum a muitos psiquiatras, a não fazer o diagnóstico desses transtornos por várias razões, como as dificuldades conceituais e a complexidade das apresentações clínicas.[15]

Alguns estudos sugerem que haja TPs com maior ou menor incidência dependendo da faixa etária das amostragens. Em dois grandes estudos que fizeram parte do Epidemiological Catchment Area (ECA), aplicando o Diagnostic Interview Schedule (DSI), que se baseava nos critérios do DSM-III, porém, foi pesquisada apenas a categoria transtorno da personalidade antissocial, que ocorreu em 0,8% dos indivíduos com mais de 65 anos.[16-17] Outro TP que teria menor incidência por melhora dos sintomas com o envelhecimento seria o da personalidade *borderline*.[18]

Em metanálise que incluiu estudos indexados na Medline e Psylit, entre 1980 e 1994, obedecendo a critérios como amostras de pelo menos 10 pacientes, classificação pelo DSM-III ou DSM-III-R, idade superior a 50 anos, pesquisas que permitissem o diagnóstico de todas as categorias de TPs e originalidade dos trabalhos, foram encontrados 23 trabalhos, sendo que apenas 11 (48%) preencheram os critérios mencionados anteriormente. Concluiu-se que havia prevalência dos TPs obsessivo--compulsiva (TPO-C) e dependente (TPD), ambos pertencentes ao Grupo C, sendo a incidência total de 10%. É possível que a presença de sintomas residuais de depressão nos sujeitos das amostras tenha gerado os diagnósticos de TPO-C. Quanto ao TPD, foi cogitada a possibilidade de contaminação pela inexperiência de clínicos jovens e as interpretações que os mesmos faziam da relação dos idosos com seus cuidadores.[19]

Em 1998, os mesmos autores publicaram nova metanálise elevando o número de trabalhos para 30, sendo 16 selecionados de acordo com os mesmos critérios entre 1980 e 1997. Nessa pesquisa, incluindo alguns novos estudos, concluiu-se a prevalência total (20%) de TPs paranoide e esquizoide, sendo categorias do Grupo A. Foi então questionado que esses novos grupos seriam constituídos por casos de doenças mentais crônicas, modificando os achados. Essa instabilidade estatística deve persistir até que se tenha uma massa crítica de dados.[20]

Como já mencionado, existem alguns fatores responsáveis pelas dificuldades em interpretar os estudos publicados para que sejam obtidas conclusões definitivas sobre a real prevalência desses transtornos na população de idosos. Esses fatores seriam: variações conceituais, influência de doenças psiquiátricas e transtornos orgânicos associados, desenhos dos estudos, heterogeneidade das amostras, subjetividade do diagnóstico clínico e falta de padronização dos instrumentos diagnósticos.

Embora a verdadeira prevalência dos TPs em idosos seja desconhecida até o momento, estima-se a ocorrência de 10 a 20% para os TPs como comorbidade.[21]

Balsis e colaboradores[22] consideram que o uso do modelo dimensional em estudos longitudinais futuros poderão refletir os traços mensuráveis identificados nos TPs. No entanto, a validade, a confiabilidade e a utilidade desses instrumentos estarão comprometidas se nenhuma atenção for direcionada à população geriátrica. Por exemplo, os itens "quase sempre opta por atividades solitárias" ou "não deseja nem desfruta de relações íntimas", aplicados a adultos jovens com transtorno da personalidade esquizoide poderiam ter significados um tanto além das características de personalidade em se tratando de população geriátrica. Para o primeiro item, a limitação da mobilidade devido a diversas doenças, a falta de transporte adequado ou a rede social reduzida podem gerar respostas falso positivas para TPs; para o segundo item, as mudanças fisiológicas ou a falta de parceiros adequados também podem fazê-lo.

Por outro lado, respostas falso negativas seriam possíveis por razões semelhantes. Balsis e colaboradores[22] citam um estudo com 8.748 sujeitos com mais de 55 anos em que nenhum caso de transtorno da personalidade antissocial foi identificado. Esses autores chamam a atenção para critérios inadequados deste TP para idosos, como irritabilidade e agressividade, conforme indicado por repetidas lutas corporais ou agressões físicas, e impulsividade ou fracasso em fazer planos para o futuro.

Diagnóstico

Expressão de sintomas e efeitos sobre o envelhecimento

A expressão sintomática dos TPs em idosos pode diferir da que ocorre nos jovens por vários motivos:

1. diferenças nos estressores, eventos vitais e tipo de vida;
2. diminuição de energia, impulsividade e/ou extroversão;
3. aprendizado com a experiência; e
4. efeitos de doenças cerebrais ou sistêmicas.

Esses fatores podem agravar, atenuar ou modificar comportamentos associados aos TPs.

Em pacientes com TPs do Grupo A, sobretudo paranoides e esquizoides, o isolamento social característico desse grupo se torna problemático se contribuir para o desenvolvimento de limitações ou doenças clínicas que necessitem de cuidados médicos.

Para os pacientes com TPs do Grupo B, relações próximas são sempre necessárias e problemáticas. Seus problemas de personalidade os tornam particularmente vulneráveis a eventos como viuvez, separações de pessoas queridas e diminuição do papel social, como aposentadoria e problemas econômicos.

Avaliação

O diagnóstico baseia-se na entrevista clínica e em observações sobre variações do comportamento. Os questionários podem ser usados como auxiliares, mas especialmente em pesquisas.

Em geral, a primeira dificuldade na avaliação da personalidade em idosos é examinar retrospectivamente as características prévias de personalidade ou a personalidade pré-mórbida quando há outras alterações presentes. Muitas vezes, as informações são relatadas por familiares devido à característica egossintônica dos TPs e aos comprometimentos cognitivos dos pacientes.

Apesar de os traços de personalidade poderem ser influenciados por fatores ambientais, as mudanças radicais de personalidade podem ser consideradas exceção. Estudos demonstram que instrumentos utilizados em jovens podem ser úteis na avaliação de personalidade em idosos sem doença cerebral orgânica. Em 91 indivíduos, o Temperament and Character Inventory (TCI) demonstrou eficiência comparável à encontrada em jovens na avaliação de personalidade em idosos.[15,6] Outros instrumentos utilizados em psiquiatria geriátrica são: o NEO Personality Inventory; o Neuropsychology Behavior and Affest Profile, desenvolvido para pacientes com alterações neuropsiquiátricas; o MMPI; e, sobretudo, o MMPI-2, cujo uso já foi intensamente estudado em idosos. Algumas pequenas diferenças são encontradas no MMPI em idosos, tais como aumento de pontuação para hipocondria, depressão, histeria e introversão e diminuição em psicopatia e hipomania, mas essas alterações não parecem ser significativas do ponto de vista clínico.[23]

Como já mencionado, o modelo categorial de TP adotado pelo sistema classificatório atual pode não contemplar os vários casos de traços mistos encontrados, os quais devem ser identificados.

Personalidade e depressão

Um dos aspectos mais estudados dos TPs é sua relação com a depressão. Sabe-se que esses transtornos estão relacionados à facilitação do surgimento de depressão e que o TP comórbido dificulta o tratamento e piora o prognóstico da depressão. Em idosos, isso não é diferente. Em estudo populacional com 1.511 idosos sem depressão, acompanhados por seis anos, alterações de personalidade, em especial neuroticismo, foram fatores preditivos para desenvolvimento de depressão, sendo mais importantes que fatores físicos ou sociais.[24] Os TPs, sobretudo dos Grupos A e C, são particularmente prevalentes em idosos deprimidos[11] e impactam de forma negativa no tratamento da depressão. Em estudo com 62 idosos deprimidos, os TPs tiveram impacto negativo tanto no tratamento psicoterapêutico como no farmacológico.[25]

Personalidade e demência

Alois Alzheimer, na primeira descrição do quadro demencial que viria a levar seu nome, já apontava para as modificações que ocorriam na personalidade dos indivíduos acometidos. Estas podem até anteceder o quadro cognitivo e, em alguns estudos, foram um bom fator preditivo do surgimento de demência.[26] Além disso, os TPs podem influenciar o surgimento[27] e as manifestações clínicas das demências, como presença e intensidade dos sintomas psicológicos e comportamentais.[28]

Apesar da importância das alterações de personalidade nas demências mais observadas, a de tipo Alzheimer e as vasculares, é nos quadros de demência frontotemporal (DFT) que essas alterações são mais significativas. A DFT é a segunda maior causa de demência degenerativa em pessoas com menos de 65 anos, e, com frequência, as primeiras e mais evidentes manifestações clínicas são alterações de personalidade, que muitas vezes surgem antes mesmo dos déficits cognitivos e dos achados em exames de neuroimagem.[29] Essas alterações de personalidade na DFT ocorrem devido ao processo degenerativo no córtex frontal (particularmente orbitofrontal) e nas vias frontossubcorticais. Indivíduos com DFT apresentam dificuldade de controlar impulsos, de planejar e executar tarefas, de abstração, de resolução de problemas e de focar a atenção. De forma geral, apresentam pouca crítica dessas alterações.[30] Pelos critérios do DSM-IV, a DFT não é classificada como demência, pois só apresenta déficits de memória em estados mais avançados, sendo classificada como transtorno orgânico da personalidade.

Tratamento

No tratamento de idosos com TP, a meta central é firmar uma relação médico-paciente estável, procurando estabelecer confiança, suporte e estabilidade ao paciente. A postura do profissional ante o paciente deve variar de acordo com o TP ou os traços identificados.

Por muitas décadas acreditou-se que pacientes idosos não se beneficiariam de psicoterapia psicanalítica. Atualmente se admite que, com as devidas adequações, essa técnica pode ser usada com bons resultados.[31] Pacientes narcisistas, em especial aqueles que desenvolvem depressão, tornam-se mais responsivos à abordagem psicodinâmica quando envelhecem. O mesmo ocorre com os casos de TP *borderline*. O impacto da experiência de vida e o efeito de atenuação da impulsividade podem estar envolvidos nesses casos.[32] A terapia cognitivo-comportamental (TCC), utilizada no tratamento de TPs em outras faixas etárias, pode ser aplicada em idosos, mas não há estudos voltados exclusivamente para essa população.

Apesar da falta de estudos sobre tratamento farmacológico de TPs em populações idosas e do limitado número de pesquisas envolvendo jovens, o uso de alguns psicotrópicos pode ser útil no tratamento dos TPs em idosos. As estratégias utilizadas para implantar a farmacoterapia variam de acordo com os tipos de TP, em qualquer faixa etária. Os objetivos dessa terapêutica são, entre outros, melhorar os traços mal-adaptativos e tratar as comorbidades. São citados na literatura fármacos antidepressivos, estabilizadores do humor, ansiolíticos e antipsicóticos, mas são poucos os estudos controlados.

Alguns princípios básicos devem ser seguidos para a prescrição de psicotrópicos à população geriátrica: avaliação clínica inicial criteriosa, monitoramentos frequentes e conhecimentos sobre particularidades farmacocinéticas e farmacodinâmicas nesse grupo. Esses pacientes apresentam maior sensibilidade a efeitos adversos e riscos de interações medicamentosas (polifarmácia) devido a doenças físicas associadas. De forma geral, é recomendado o uso de doses iniciais menores, com ajuste de dose mais lento e gradual.[33]

Considerações finais

A personalidade e seus transtornos refletem a capacidade do indivíduo para utilizar estratégias pessoais para lidar e se adaptar ao ambiente no qual está inserido. Logo, o resultado desta interação poderá ser bem ou malsucedido a depender dos recursos pessoais, incluindo a integridade do sistema nervoso central, e das circunstâncias envolvidas ou mudanças ambientais. A personalidade, então, poderá sofrer oscilações dentro de uma faixa de normalidade (dimensional) dependendo das significativas mudanças externas e da capacidade do sujeito.[34] Diante disso, pode-se concluir que o envelhecimento reúne particularidades pessoais e ambientais capazes de proporcionar uma ampliação do entendimento sobre as mudanças ou variações da personalidade ou sobre acentuações e atenuações dos traços ou características dos transtornos da personalidade.[35]

Como ficou demonstrado ao longo deste capítulo, há dados da literatura ainda controversos quanto à prevalência de algumas categorias de TPs em idosos. Se a nova proposta para uso do diagnóstico dimensional for aplicada ao lado de instrumentos adequadamente adaptados à população geriátrica em estudos longitudinais que alcancem esta faixa etária será possível produzir resultados esclarecedores.

O conhecimento sobre os TPs em populações idosas tem implicações sobre o manejo adequado dos portadores de comorbidades neuropsiquiátricas e doenças físicas, além de permitir o planejamento antecipado da condução ideal desses pacientes que poderão ser expostos, em algum momento, às diversidades ambientais como institucionalizações ou mudanças de residências com variações nas redes sociofamiliares.

Referências

1. Wilson RS, Mendes de Leon CF, Bienas JL, Evans DA, Bennett DA. Personality and mortality in old age. J Gerontol B Psychol Sci Soc Sci. 2004;59(3):P110-6.
2. Mroczek DK, Almeida DM. The effects of daily stress, age, and personality on daily negative affect. J Pers. 2004;72(2):355-78.
3. Agronin ME, Maletta G. Personality disorders in late life: Understanding the gap in research. Am J Geriatr Psychiatry. 2000;8(1):4-18.
4. Ames A, Molinari V. Prevalence of personality disorders in community-living elderly. J Geriatr Psychiatry Neurol. 1994 Jul-Sep;7(3):189-94.
5. Livesley WJ. Behavioral and molecular genetic contributions to a dimensional classification of personality disorder. J Pers Disord. 2005 Apr;19(2):131-55.
6. American Psychiatric Association. Manual diagnóstico e estatístico de transtornos mentais: DSM-5. 5. ed. Porto Alegre: Artmed; 2014.
7. American Psychiatric Association. Diagnostic and statistical manual of mental disorders: DSM-IV. 4th ed. Arlington: APA; 1994.
8. Organização Mundial de Saúde. Classificação de transtornos mentais e de comportamento da CID-10. Porto Alegre: Artes Médicas; 1993.
9. Kogan N. Personality and aging. In: Birren JE, Schaie KW, editors. Handbook of the psychology of aging. 3rd ed. San Diego: Academic; 1990. p. 330-46.
10. Cohen BJ, Nestadt G, Samuels JF, Romanovski AJ, McHugh PR, Rabins PV. Personality disorder in later life: a community study. Br J Psychiatry. 1994;165(4):493-9.
11. Engels G, Duijsens I, Haringsma R, van Putten C. Personality disorders in elderly compared to four young age groups: a cross sectional study of community residents and mental health patients. J Pers Disord. 2003;17(5):447-59.
12. Mroczek DK, Hurt SW, Berman WH. Conceptual and methodological issues in the assesment of personality disorders in older adults. In: Rosowsky E, Abrams RC, Zweig RA, editors. Personality disorders in older adults. New Jersey: Lawrence Erlbaum; 1999. p.135-50.
13. Lenzenweger MF, Johnson MD, Willett JB. Individual growth curve analysis illuminates stability and change in personality disorder features: the longitudinal study of personality disorder. Arch Gen Psychiatry. 2004;61(10):1015-24.
14. Balsis S, Gleason MEJ, Woods CM. An item response theory analysis of DSM–IV personality disorder criteria across younger and older age groups. Psychol Aging. 2007;22:171-85.
15. Casey JE, Joyce PR. Personality disorder and the temperament and charater Inventory in the elderly. Acta Psychiatr Scand. 1999;100:302-8.
16. Myers JK, Weissman MM, Tischler GL, et al. Six-month prevalence of psychiatric disorders in three communities, 1980 to 1982. Arch Gen Psychiatry. 1984;41:959-67.
17. Robins LN, Helzer JE, Weissman MM, Orvaschel H, Gruenberg E, Burke JD Jr, et al. Lifetime prevalence of specific psychiatric disorders in three sites. Arch Gen Psychiatry. 1984;41(10):949-58.
18. McGlashan TH. The Chesnut Lodge follow-up study, III: long-term outcome of schizophrenia and affective disorders. Arch Gen Psychiatry. 1986;43(2):167-76.
19. Abrams RC, Horowitz SV. Personality disorders after age 50: a meta-analysis. J Pers Disord. 1996;10:271-81.
20. Abrams RC, Horowitz SV. Personality Disorders after age 50: a meta-analytic review of the literature. In: Rosowsky E, Abrams RC, Zweig RA, editors. Personality disorders in older adults. New Jersey: Lawrence Erlbaum; 1999. p. 55-68.
21. Fogel BS, Sadavoy J. Somatoforme and personality disorders. In : Sadavoy J, Lazarus LW, Jarvik LF, Grossberg GT, editors. Comprehensive review of geriatric psychiatry – II. 2nd ed. Washington: APP; 1996. p. 637-58.

22. Bausis S, Segal D, Donahue C. Revising the personality disorder diagnostic criteria for the Diagnostic and Statistical Manual of Mental Disorders-Fifth Edition (DSM-5): Consider the Late Life Context. Am J Orthopsychiatry. 2009;79(4):452-60.
23. Starratt C, Peterson L. Personality and Normal Ageing. In: Nussbaum PD, editor. Handbook of neuropsychology and aging. New York: Plenum; 1997. p. 15-31.
24. Steunenberg B, Beekman A, Deeg D, Kerkhof A. Personality and the onset of depression in late life. J Affect Disord. 2006;92(2-3):243-51.
25. Canuto A, Giannakopoulos P, Meiler-Mititelu C, Dalaloye C, Hermman F, Weber K. Personality traits influence clinical outcome in day hospital-treated elderly depressed patients. Am J Geriatr Psychiatry. 2009;17(4):335-43.
26. Smith-Gamble V, Baiyewu O, Perkins A, Gureje O, Hall K, Ogunniyi A, et al. Informant reports of changes in personality predict dementia in a population-based study of elderly african americans and yoruba. Am J Geriatr Psychiatry. 2002;10(6):724-32.
27. Wang H, Karp A, Herlitz A, Crowe M, Kareholt I, Winblad B, et al. Personality and life style in relation to dementia incidence. Neurology. 2009;72(3):253-9.
28. Auguste N, Frederico D, Dorey J, Sagne A, Thomas-Anterion C, Rouch I, et al. Role of personality, familial environment, and severity of the disease on the behavioral and psychological symptoms of dementia. Psychol Neuropsychiatr Vieil. 2006;4(3):227-35.
29. Perry R, Graham A, Williams G, Rosen H, Erzinclioglu S, Weiner M, et al. Patterns of frontal lobe atrophy in frontotemporal dementia: a volumetric MRI study. Dement Geriatr Cogn Disord. 2006;22(4):278-87.
30. Moretti R, Torre P, Antonello R, Cattaruzza T, Cazzato G, Bava A. Frontal lobe dementia and subcortical vascular dementia: a neuropsychological comparison. Psychol Rep. 2005;96(1):141-51.
31. Lipson CT. Psychoanalysis in later life. Psychoanal Q. 2002;71(4):751-75.
32. Myers WA. Personality disorders in older adults: some issue in psychodynamic treatment. In: Rosowsky ER, Abrams C, Zweig RA, editors. Personality disorders in older adults. New Jersey: Lawrence Erlbaum; 1999. p. 205-14.
33. Avorn J. Drug prescribing, drug taking, adverse reactions, and compliance in elderly patients. In: Salzman C, editor. Clinical geriatric psychopharmacology. 3rd ed. Baltimore: Williams & Wilkins; 1998. p. 21-47.
34. Siever L. Foreword. In: Rosowsky ER, Abrams C, Zweig RA, editors. Personality disorders in older adults. New Jersey: Lawrence Erlbaum; 1999. p xv-xvii.
35. Oltmanns FT, Balsis S. Personality disorders in later life: questions about the measurement, course, and impact of disorders. Annu Rev Clin Psychol. 2011,7:321-349.

10
Transtorno da personalidade *borderline*

Hewdy Lobo, Ana Carolina Schmidt de Oliveira,
Táki Athanássios Cordás, Fabiana Chamelet Nogueira

O primeiro autor a descrever o termo *borderline* foi o psicanalista Adolph Stern, em 1938, acreditando que o conceito se adequasse a pacientes que apresentavam tanto características neuróticas quanto psicóticas, ficando, portanto, a meio caminho entre um e outro. Outros autores importantes, como Robert Knight,[1] Otto Kernberg[2] e Roy Grinker[3] exploraram e popularizaram essa definição inicial.[4]

Kernberg[2] definiu "personalidade de organização *borderline*" como uma de três formas de organização da personalidade, intermediária entre o tipo mais grave, os psicóticos ("personalidade de organização psicótica"), e os menos graves, os neuróticos ("personalidade de organização neurótica"). A "personalidade de organização *borderline*" seria caracterizada por uma formação de identidade pobre, com defesas primitivas (*splitting* e identificação projetiva) e baixa tolerância à frustração.

Em 1968, antecedendo o *Manual diagnóstico e estatístico* (DSM-III),[5] Grinker publicou o livro *The borderline syndrome*,[3] definindo os seguintes critérios para o diagnóstico:

1. falha do senso de identidade;
2. relacionamentos instáveis;
3. sintomas de depressão, e não um quadro com todos os critérios para transtorno depressivo;
4. raiva inadequada ou intensa.

Em 1975, Gunderson e colaboradores,[6] em uma revisão da literatura, *Defining borderline patients: An overview*, distinguiram pacientes *borderline* de pacientes com diagnóstico de esquizofrenia. O tema era relevante na medida em que, à época, os pacientes *borderline* eram considerados pertencentes ao espectro dos transtornos esquizofrênicos (*borderline schizophrenic*).

A *Diagnostic Interview for Borderline Patients* (DIB), entrevista específica para investigação diagnóstica de pacientes *borderline*, foi criada por Gunderson e Kolb[7] em 1978, utilizando conceitos da época e buscando aumentar a confiabilidade diagnóstica. Em 1989, essa entrevista foi revisada (DIB – *Revised*), buscando facilitar a diferenciação entre o TPB e os outros transtornos da personalidade.

A American Psychiatric Association (APA)[5] introduziu, em 1980, o conceito de transtorno da personalidade *borderline* (TPB) no DSM-III; 12 anos mais tarde e adaptado, o diagnóstico passou a figurar na décima edição da *Classificação internacional de doenças* (CID-10).[8]

No DSM-IV-TR,[9] os transtornos da personalidade estavam inseridos no Eixo II, junto com o retardo mental. No DSM-5, os transtornos da personalidade seguem com os mesmos critérios diagnósticos, e estão divididos em três agrupamentos, com base em similaridades descritivas. O TPB pertence ao Grupo B, junto aos transtornos da personalidade antissocial, histriônica e narcisista.[10]

Na seção III do DSM-5 são propostos novos critérios diagnósticos para pesquisa, a partir de um modelo dimensional proposto pelo Grupo de Trabalho da Personalidade e Transtornos da Personalidade do DSM-5.[10]

Nessa proposta, os prejuízos no funcionamento da personalidade no TPB seriam caracterizados por uma instabilidade na autoimagem, nos objetivos individuais, nos relacionamentos interpessoais e nos afetos. Os traços de personalidade patológicos seriam labilidade emocional, ansiedade, insegurança de separação, depressão, impulsividade e exposição a riscos ou hostilidade.[10]

O TPB é definido como uma alteração da personalidade marcada por uma forma de agir semelhante à que ocorre no transtorno do controle dos impulsos, estabelecendo com este transtorno limites por vezes pouco claros. A hipótese de que a compulsividade e a impulsividade seriam dois extremos psicopatológicos está representada na literatura há algum tempo. De um lado, a restrição da volição e do impulso representada pelo transtorno obsessivo-compulsivo (TOC), de outro, a desinibição e a incapacidade de contenção representadas pelo TPB.[4]

Pacientes pertencentes ao espectro bipolar ou com transtorno bipolar do tipo II, em especial aqueles com recorrências frequentes e com períodos de interfase sintomáticos, podem preencher critérios para transtornos da personalidade, principalmente o TPB, devido a sua extrema instabilidade emocional e impulsividade. Essas são situações de difícil diagnóstico e planejamento terapêutico.[11]

As características centrais do TPB constituem mais motivos de discordância do que de consenso. Fonagy e Luyten[12] sugerem que há fragilidade em diferentes facetas do funcionamento de diferentes circuitos neuronais cerebrais. Há, nesses pacientes, baixa capacidade de adaptação ao estresse e do próprio controle em relação ao relacionamento com os outros por dificuldade de compreensão. A fragilidade dos mecanismos mentais os torna mais dependentes, com instabilidade afetiva, impulsivos, com identidade difusa, suscetíveis a experiências dissociativas e a profundo sentimento de dor interior. Essas dificuldades podem resultar em incapacidade de manter limites apropriados nas relações, comportamentos autolesivos, ideação e tentativas de suicídio.[13]

Relacionamentos instáveis, uma hipersensibilidade a rejeição e medo de abandono estão altamente associados ao TPB, e podem gerar expectativas irrealizáveis em relação a outras pessoas, como amigos, parceiros, médicos e terapeutas. Quando o relacionamento inevitavelmente os decepciona ou quando a rejeição é percebida há forte instabilidade emocional.[14]

Relações românticas instáveis e caóticas também estão no cerne da disfunção interpessoal no TPB. Estudos longitudinais e transversais mostraram que as pessoas com TPB apresentam mais relações românticas, porém menos prolongadas, do que pessoas sem TPB. Os relacionamentos estáveis nesta população tendem a ser menos satisfatórios, mais hostis, com vínculo inseguro e marcados por comunicações passivas e agressivas. Comumente se relacionam com pessoas com outro TP ou com apego ansioso.[15]

Prevalência

Em estudos avaliados pelo DSM-5[10], a prevalência do TPB é estimada em cerca de 1,6% na população em geral, em 6% na atenção primária, em 10% em clínicas ambulatoriais de saúde mental e em 20% nos pacientes psiquiátricos internados.

Pesquisas populacionais nos Estados Unidos identificaram a prevalência do TPB ao longo da vida de 6% da população,[16] sendo que nos últimos 12 meses afetou aproximadamente 1,6% das pessoas, porcentagem distribuída igualmente entre homens e mulheres.[17] No cenário clínico, a proporção de mulheres para homens foi relatada como 3:1. Esses novos resultados fazem questionar relatórios anteriores de que o TPB era mais prevalente em mulheres.[13]

Critérios diagnósticos

Os critérios diagnósticos do DSM-5[10] fazem referência a um padrão generalizado de instabilidade nos relacionamentos interpessoais, na autoimagem e nos afetos, com acentuada impulsividade. Começam no início da idade adulta e estão presentes em uma variedade de contextos, como indicado por cinco (ou mais) dos critérios apresentados no Quadro 10.1.[10]

Indivíduos com TPB podem desenvolver sintomas psicóticos transitórios, como alucinações e ideias de referência, durante períodos de estresse.[18]

A história prévia de abuso físico ou sexual é relativamente comum entre os pacientes com TPB.[19-20] Assim, é importante que o clínico investigue ativamente a história pessoal de abuso e de traumas nos indivíduos com esses transtornos.

O exame cuidadoso para o controverso diagnóstico de TPB em um centro de tratamento de saúde mental e transtornos alimentares norte-americano incluiu seis anos de acompanhamento da evolução clínica. Os aspectos do TPB recebiam atenção diária por meio da prática chamada *borderline talk*. Tal procedimento ofereceu respostas que permitiam melhor compreensão dos modelos contraditórios e que requeriam discussão do psicodiagnóstico. O *borderline talk* capacitou clínicos a apoiarem uma abordagem ética do sujeito que, mesmo considerado doentio, precisa de ajuda para lidar com diferentes situações ambíguas. Essa abordagem diária dava a oportunidade de levar o indivíduo a uma percepção de saúde subjetiva mesmo diante de diferentes significados culturais e ideológicos de saúde e de doença.[21]

Alguns instrumentos para rastreio e avaliação da gravidade do TPB estão disponíveis internacionalmente, como: McClean Screening Instrument for Borderline

> **QUADRO 10.1 Critérios diagnósticos para transtorno da personalidade *borderline*, segundo o DSM-5**
>
> Um padrão difuso de instabilidade das relações interpessoais, da autoimagem e dos afetos e de impulsividade acentuada que surge no início da vida adulta e está presente em vários contextos, conforme indicado por 5 (ou mais) dos seguintes:
> 1. Esforços desesperados para evitar abandono real ou imaginado. (*Nota:* Não incluir comportamento suicida ou de automutilação coberto pelo Critério 5.)
> 2. Um padrão de relacionamentos interpessoais instáveis e intensos caracterizado pela alternância entre extremos de idealização e desvalorização.
> 3. Perturbação da identidade: instabilidade acentuada e persistente da autoimagem ou da percepção de si mesmo.
> 4. Impulsividade em pelo menos duas áreas potencialmente autodestrutivas (p. ex., gastos, sexo, abuso de substância, direção irresponsável, compulsão alimentar). (*Nota:* Não incluir comportamento suicida ou de automutilação coberto pelo Critério 5.)
> 5. Recorrência de comportamento, gestos ou ameaças suicidas ou de comportamento automutilante.
> 6. Instabilidade afetiva devida a uma acentuada reatividade de humor (p. ex., disforia episódica, irritabilidade ou ansiedade intensa com duração geralmente de poucas horas e apenas raramente de mais de alguns dias).
> 7. Sentimentos crônicos de vazio.
> 8. Raiva intensa e inapropriada ou dificuldade em controlá-la (p. ex., mostras frequentes de irritação, raiva constante, brigas físicas recorrentes).
> 9. Ideação paranoide transitória associada a estresse ou sintomas dissociativos intensos.

Personality Disorder, Personality Diagnostic Questionnaire, the Minnesota Borderline Personality Disorder Scale, The Personality Assessment Inventory-Borderline Features Scale, Zanarini Rating Scale for Borderline Personality Disorder, Borderline Personality Disorder Severity Index (BPDSI-IV), e Clinical Global Impression Scale for Borderline Personality Disorder Patients (CGI-BPD).[22]

No Brasil, está disponível em português a Entrevista Clínica Estruturada para os Transtornos do DSM-5 (SCID-5-CV);[23] o Inventário Dimensional Clínico da Personalidade 2 (IDCP-2), um teste exclusivo para psicólogos;[24] e o Millon Clinical Multiaxial Inventory-III, que está em processo de validação para a população brasileira.[25]

Etiologia

Existem evidências de uma correlação importante entre o TPB e traumas infantis repetidos, incluindo abuso sexual (principalmente incestuoso), abuso físico, abuso emocional, negligência e violência doméstica grave.[19,20,26]

Além da violência, os fatores ambientais identificados como predisponentes para o desenvolvimento de TPB incluem: eventos de vida estressantes, principalmente escolares e familiares crônicos, como conflitos conjugais; psicopatologia parental, em especial mãe com TPB ou com transtorno relacionado a substância; pouco afeto ou punição severa dos pais; hostilidade maternal e baixo *status* socioeconômico.[19]

Alguns estudos de imagem cerebral de pacientes com TPB sugerem alterações tanto na estrutura quanto na função cerebral, como volume reduzido da amígdala e do hipocampo; alteração na ativação da amígdala ao processar emoções negativas; e um metabolismo alterado em regiões pré-frontais, incluindo o córtex cingulado anterior, relacionado à propensão para agir com impulsividade.[14]

Pesquisas com gêmeos revelam que a genética também desempenha um papel importante neste transtorno, sendo que o TPB possui entre 65 e 75% de herdabilidade.[27] O TPB é cerca de cinco vezes mais comum entre parentes biológicos de primeiro grau do que na população em geral.[10]

Estudos neurobiológicos sugerem que prejuízos na função da serotonina, especificamente a redução da sensibilidade do receptor 5HT-1A, estariam presentes em pacientes com TPB, e que o papel da oxitocina na regulação do sistema de recompensa e empatia também contribuiria para o transtorno.[13]

Parece provável que a interação entre experiências negativas na infância, genética e anormalidades na função cerebral leve ao desenvolvimento do TPB.[14]

Curso e prognóstico

Surpreendentemente contrário à impressão disseminada da dificuldade de tratamento do TPB, o desaparecimento ou a atenuação de sintomas suficientes para o diagnóstico de TPB ao longo da evolução da morbidade é uma regra dos estudos de evolução. Um exemplo é o fato de que apenas 8% dos pacientes continuavam apresentando critérios diagnósticos para o transtorno após 27 anos de evolução.[28]

De acordo com estudo longitudinal, realizado por Zanarini e colaboradores,[29] por 16 anos, com 290 pacientes com TPB, 35% dos pacientes, após dois anos de evolução, apresentaram remissão do quadro, 91% após 10 anos, e 99% após 16 anos. Uma vez alcançada, a remissão foi mantida por mais de oito anos em 78% dos pacientes.

Esse estudo demonstra que seguimentos de longo prazo mostram um curso favorável. Os pesquisadores identificaram que o tempo para a diminuição de sintomas varia, como se pode observar no Quadro 10.2, que descreve o tempo médio de remissão dos sintomas de TPB nos pacientes que participaram dos 10 anos de *follow up*.[30]

Os fatores associados a maior rapidez na remissão dos sintomas foram: ausência de transtornos comórbidos do eixo I, de histórico de abuso sexual infantil, de abuso de substâncias entre familiares, alto funcionamento basal demonstrado na escola ou no local de trabalho e idade inferior a 25 anos.[29]

Quanto à recuperação excelente, 39% dos pacientes com TPB da amostra de Zanini e colaboradores[31] a alcançaram depois de 20 anos, caracterizada por remissão

QUADRO 10.2   Tempo médio de remissão dos sintomas do TPB

Tempo médio para remissão e sintomas
- 0-2 anos: pensamento quase psicótico, comportamento sexual desviante, regressões no tratamento, problemas de contratransferência ou relações de tratamento "especiais";
- 2-4 anos: transtorno relacionado a substâncias, automutilação, tentativas manipuladoras de suicídio, exigências, distúrbio de identidade grave;
- 4-6 anos: pensamentos estranhos ou experiências perceptivas incomuns, paranoias, preocupações com abandono ou rejeição, relacionamentos tormentosos, desvalorização ou manipulação do outro, sadismo, instabilidade afetiva;
- 6-8 anos: depressão maior, sentimentos crônicos de desamparo ou desesperança, sentimentos de inutilidade ou culpa, ansiedade crônica, impulsos, intolerância à solidão, conflitos quanto a ajuda ou assistência, dependência ou masoquismo;
- 8-10 anos: raiva crônica ou atos de raiva frequentes, solidão ou vazio crônico.

Fonte: Adaptado de Zanarini e colaboradores.[30]

do TPB, bom funcionamento social e vocacional em tempo integral e ausência de transtorno do eixo I associado à diminuição do funcionamento social ou vocacional.

Cinco variáveis formaram o modelo preditivo de recuperação excelente para pacientes TPB: maior QI, bom histórico infantil, bom histórico profissional, menos traços de neuroticismo e maiores traços de agradabilidade. Os autores verificaram que a competência demonstrada na infância e na idade adulta é o melhor preditor de recuperação.

Apesar das altas taxas de remissão, os estudos de Zanarini e colaboradores[31] demonstram que a recuperação completa é difícil em casos de TPB, mesmo durante longos períodos de tempo.

Vale notar que a remissão por critérios de diagnóstico não necessariamente indica um aumento do funcionamento, e que as taxas de recuperação ou melhoria da função global são baixas mesmo entre aqueles que alcançaram a remissão, mantendo situações como falta de trabalho de período integral ou necessidade de auxílio financeiro.[32]

Suicídio

Apesar de grande parte do comportamento suicida no TPB não levar ao suicídio de fato, o suicídio continua a ser uma das principais causas de morte nesta população. As comorbidades com transtornos do humor ou relacionadas a substâncias são os principais fatores de risco para suicídio. Verifica-se uma taxa de suicídio 50 vezes maior do que na população em geral.[14]

O comportamento suicida é relatado como ocorrendo em até 84% dos pacientes, e estima-se que entre 60 e 78% dos pacientes com TPB tentam suicídio. Zanarini e colaboradores[33] encontraram taxas de suicídio de 4,5% durante 16 anos de seguimento.

Comorbidades

Transtornos relacionados a abuso e dependência de substâncias

Estima-se que cerca de 78% dos adultos com TPB apresentam algum transtorno relacionado a consumo de substâncias em algum momento de suas vidas.[34] Estudos em serviços especializados para pacientes com transtornos relacionados à dependência de substâncias apontam uma prevalência de transtornos da personalidade entre 40 e 100%, dados díspares que obviamente refletem diferenças metodológicas. Embora destacadas essas questões, é possível perceber que transtornos da personalidade – em particular dos Grupos B e C e transtorno da personalidade múltipla – são mais descritos entre populações de abusadores e dependentes de drogas do que entre alcoolistas.[35]

Em um estudo norueguês com 2801 gêmeos foi verificado que TPB e antissocial foram os maiores preditores de suscetibilidade fenotípica e genotípica para uso ou transtorno relacionado ao álcool.[36]

De acordo com Kienast e colaboradores,[34] pessoas com TPB com transtorno relacionado à substância são mais impulsivas e clinicamente menos estáveis do que as sem dependência de substâncias. Descobriram que nesta comorbidade ocorrem mais comportamentos suicidas, abandono de tratamento e períodos de abstinência mais curtos. Os autores indicam que deve haver tratamento diferenciado e precoce nestes casos, e que a Terapia Dialética Comportamental é a que apresenta melhores resultados no nível funcional geral dos pacientes e no número de dias de abstinência.[34]

Portanto, quando na presença de paciente com abuso ou dependência de álcool ou drogas e comportamentos impulsivos, relacionamentos pessoais tempestuosos e automutilação, o diagnóstico diferencial e a presunção de comorbidade precisam ser feitos.

Deve-se considerar, no entanto, a possibilidade de os sintomas serem secundários ao uso da droga quando esses comportamentos ocorrem na busca desesperada pela substância ou pela evitação da abstinência.

Embora entre pacientes com TPB seja comum o abuso de álcool e drogas relacionado ao comportamento impulsivo em resposta às frustrações, não raro há histórico de múltiplo uso de drogas e frequente migração para outras drogas. O uso de drogas nesses pacientes também é descrito como uma automedicação na tentativa de reduzir sensações de vazio interno ou de disforia.

Transtorno de estresse pós-traumático

Há consistente evidência de que não apenas eventos traumáticos na infância aumentam o risco de TPB, mas também de que há uma maior associação entre TPB e transtorno de estresse pós-traumático (TEPT) do que se esperaria ao acaso.

Indivíduos com TPB apresentam taxas aumentadas de abuso físico, sexual e negligência por parte dos cuidadores na infância, e o mecanismo que eles frequentemente utilizam para lidar com essas experiências passadas é o da dissociação. Entende-se dissociação como um mecanismo psicológico no qual o indivíduo bloqueia a experiência afetiva ou cognitiva de experiências intoleráveis.[37]

O TEPT é prevalente em 30% dos TPB na população geral, e 50% em amostras clínicas. As intervenções baseadas em evidências oferecem suporte para tratar simultaneamente TEPT e TPB, sendo que o tratamento deve enfocar a exposição com habilidades antidissociativas, regulação emocional quanto à vergonha e culpa e aceitação do trauma e de sentimentos relacionados.[37]

Episódios psicóticos

Existem diferentes discussões a respeito da prevalência e da fenomenologia de sintomas psicóticos em pacientes com TPB.

Os episódios psicóticos de intensidade leve a moderada são comuns entre indivíduos com TPB, podendo alcançar 20% em populações desses pacientes internados. Tarnopolsky e Berelowitz[38] referem que a apresentação desses quadros tem início súbito, e quadro delirante, quando presente, não é sistematizado.

Em 1984, Jonas e Pope,[39] revendo a literatura, sugeriram que uma definição mais estrita de psicose, como a presença de delírios e alucinações, é rara em pacientes com TPB, sendo mais frequentes quadros transitórios de agitação psicomotora, desrealização e despersonalização.

Transtornos do humor

Fornaro e colaboradores[40] em revisão bibliográfica e metanálise avaliaram que a prevalência de TPB entre pessoas com transtorno bipolar foi de 21,6%, sendo mais observada em participantes bipolares tipo II (37,7%). Ser homem e ter mais idade estão associados a menor prevalência de TPB nestes casos. Também identificaram que a prevalência de bipolaridade entre indivíduos com TPB foi de 18,5%.

Um outro estudo, realizado por Fava e colaboradores,[41] evidenciou que 15% dos pacientes com TPB preenchiam critérios diagnósticos para depressão maior em algum momento de sua história. Também Skodol e colaboradores[42] publicaram um estudo com 240 pacientes *borderline*. Esses autores verificaram que 39,2% da amostra reunia os critérios para, pelo menos, um transtorno do humor, sendo que 31,3% dos pacientes foram diagnosticados com depressão maior, 16% com distimia, 9,2% com transtorno bipolar I e 4,1% com transtorno bipolar II.

É importante investigar a comorbidade entre transtornos do humor e TPB porque as respostas ao tratamento são mais insatisfatórias nos pacientes com transtornos comórbidos, sendo necessárias, nesses casos, abordagens e estratégias mais amplas.[43]

Vale destacar que pacientes com TPB são frequentemente diagnosticados erroneamente com transtorno bipolar ou transtorno depressivo maior. Em contraste com os episódios de humor associados aos transtornos do humor, os episódios no TPB são em geral de curta duração, com vários episódios de disforia e de eutimia ocorrendo em um dia, sem períodos prolongados de mania ou elação. É comum que no TPB a variação no humor esteja relacionada a dificuldades interpessoais ou a sentimentos de rejeição.[14]

Transtornos alimentares

A associação entre TPB e transtornos alimentares é observada em diferentes estudos com as duas populações de pacientes.

Skodol e colaboradores[42] relataram que 6% das pacientes com TPB em tratamento ambulatorial preenchiam critérios para anorexia nervosa, e 8%, para bulimia nervosa.

Já Zanarini e colaboradores[44] verificaram que 21% das mulheres com TPB preenchiam critérios para anorexia nervosa, 26% para bulimia nervosa e 28% para transtorno alimentar não especificado (TANE). Em estudo posterior, para avaliar a relação entre os transtornos alimentares não especificados como comorbidade em mulheres com TPB, foram descritos quatro subtipos:[45]

1. Padrão de restrição sem baixo peso
2. Padrão de compulsão sem purgação
3. Padrão de purgação sem compulsão
4. Padrão de baixo peso sem parada da menstruação

Zanarini chegou a três importantes conclusões:[45]

- TANE é o quadro clínico mais comum entre mulheres com TPB, e o inverso também é verdadeiro. Esses padrões característicos representam um modo efetivo de controle do peso ou uma forma de autopunição ou autolesão.
- Cerca de 75% dos pacientes com TPB e transtornos alimentares não preenchem os critérios para anorexia ou bulimia nervosas, e sim para TANE. Esses achados sugerem que esses pacientes parecem formar um grupo distinto, e não apenas formas residuais ou prodrômicas de uma morbidade no curso da outra.
- Ainda não é possível prever se esses pacientes irão se recuperar ou reduzir esses transtornos alimentares durante o seguimento do TPB. Também não se sabe se um tipo de transtorno alimentar tenderá a se transformar em outro diagnóstico durante a evolução dessas comorbidades.

Tratamento

Psicofarmacoterapia

Por muito tempo pensou-se que o TPB era uma condição intratável, porém o que a ciência mostra é que trata-se de um quadro efetivamente tratado por um número crescente de psicoterapias baseadas em evidências, ainda que não haja tratamentos farmacológicos oficiais e com resultados consistentes.[37]

Até o presente momento não há fortes evidências para sustentar o uso de medicamentos no tratamento do TPB. Uma revisão bibliográfica sistemática até 2017 sobre farmacoterapia para TPB verificou que os resultados da aplicação de antipsicóticos de segunda geração são variados, há poucas novas evidências sobre a eficácia de estabilizadores de humor, faltam ensaios randomizados controlados para o uso de antidepressivos e as evidências para a utilização de antagonistas opioides são limitadas.

A psicofarmacoterapia pode ser utilizada quando necessário para manejar depressão, ansiedade, distúrbios do sono e sintomas psicóticos.[13] Também pode ser aplicada em quadros de crise, quando as pessoas com TPB dirigem-se aos serviços de saúde mental com ideação suicida aumentada, surtos associados à impulsividade, exacerbações psicóticas, dissociações severas ou agravantes de condições comórbidas.[22]

Ou seja, até a data, existe um amplo consenso de que nenhum medicamento único seja capaz de tratar substancialmente o próprio TPB. As opções de tratamento de drogas são escolhidas com a intenção de melhorar sintomas distintos que uma determinada pessoa com TPB pode experimentar, tanto sintomas específicos como associados, como a depressão ou a ansiedade.[22]

Psicoterapia

Os modestos resultados alcançados com o tratamento farmacológico para TPB têm levado a considerar a psicoterapia como a principal forma de tratamento.

A psicoterapia torna-se benéfica ao diminuir as tentativas de suicídio e os episódios de automutilação que são considerados sintomas agudos que podem responder rapidamente à intervenção psicoterápica. Já os sintomas considerados constitucionais, como raiva intensa e medo de abandono, demoram mais a responder a tratamentos e requerem mais tempo para apresentar os primeiros resultados, além de causarem maior prejuízo psicossocial.[47]

A literatura mostra diversos tipos de psicoterapia que podem ser usados. A terapia comportamental dialética (TCD) e as abordagens psicodinâmicas vêm sendo apontadas como as mais eficazes no tratamento dos sintomas do TPB, autoagressão, suicídio e comorbidades.[48]

A última revisão sistemática Cochrane sobre psicoterapias para pessoas com TPB identificou que TCD, tratamento baseado na mentalização, terapia centrada na transferência e psicoterapia interpessoal para TPB apresentaram resultados significativos no tratamento do TPB e de comorbidades associadas. A TCD foi a que mais demonstrou efeitos significativos, auxiliando na diminuição da raiva inapropriada, na redução da automutilação e na melhoria do funcionamento geral.[49]

Outro estudo aponta que a TCD e a terapia centrada na transferência diminuem comportamento suicida, autoagressão, hospitalizações e abandono de tratamento, melhorando sintomas específicos do TPB e de depressão e ansiedade associadas.[37]

A TCD também demonstra eficácia no tratamento das principais comorbidades psiquiátricas do TPB, como a depressão, o TEPT, os transtornos alimentares e os transtornos relacionados a substâncias, principalmente quando adaptados a estes quadros específicos.[37]

Quanto às terapias de base cognitivo-comportamental – terapia comportamental dialética, terapia cognitivo-comportamental, terapia focada nos esquemas e terapia cognitiva por manual – foi demonstrado que todas apresentam benefícios clínicos: redução de sintomas gerais e específicos, redução da frequência e da gravidade dos comportamentos autolesivos e melhoria do funcionamento social, interpessoal e global. A literatura internacional revela uma alta taxa de remissão com terapia comportamental dialética (57%) e com terapia focada nos esquemas (94%).[50]

Vale destacar que diversos tipos de intervenções psicoterapêuticas produzem esses benefícios, com formato individual ou de grupo, de duração breve ou prolongada, com diferentes estruturas de terapias, estratégias e técnicas aplicadas. Além disso, não há registros de efeitos adversos ou deletérios dessas intervenções psicológicas.[50]

Estudos vêm demonstrando que a regulação emocional seria central no desenvolvimento e na manutenção do TPB. Assim, diante de intervenções terapêuticas ocorre uma diminuição das estratégias mal-adaptativas de regulação emocional e da desregulação em geral, inclusive para sintomas de ansiedade, depressão, uso de substâncias e transtornos alimentares associados.[51]

Como se sabe, pessoas com TPB demonstram padrões de alta frequência em serviços de saúde. Assim, a eficácia destas intervenções no TPB apresenta impactos inclusive para a saúde pública. Estima-se que a média de redução de custos para o tratamento de TPB com psicoterapia baseada em evidências é de 2.987,82 dólares por paciente ao ano. Mesmo fora de tratamentos especializados, como na atenção básica, este custo é reduzido para 1.551,00 dólares por paciente ao ano.[52]

Gerenciamento de caso

Um dos recentes avanços foi o delineamento de modelos generalistas de cuidado do TPB, para que intervenções baseadas em evidências possam ser implementadas de forma mais ampla e prática na maioria dos ambientes de tratamento.[37]

Entre as abordagens generalistas para TPB está o Gerenciamento Psiquiátrico Geral, criado nos Estados Unidos, baseado em um modelo de gerenciamento de casos, em que intervenções são aprendidas facilmente por clínicos generalistas. Assim como a abordagem de gerenciamento de caso, possui um foco na vida e na melhora do funcionamento do paciente fora da terapia: funcionamento vocacional, estabilidade em relacionamentos românticos, melhoria do funcionamento social e de sintomas específicos.[37]

O profissional deve realizar a psicoeducação para paciente e família sobre os sintomas do TPB, etiologia e prognóstico; discutir as características do tratamento, objetivos, frequência e duração; gerenciar as intervenções psicossociais e farmacológicas e promover intervenções familiares.[37]

Um dos focos deve ser o manejo da hipersensibilidade interpessoal do TPB, ajudando o paciente a compreender que os sintomas do deste transtorno – como desregulação emocional, comportamento impulsivo e autolesivo – são respostas de uma cascata emocional que inicia com um estressor interpessoal.[37]

Uma alternativa similar a este modelo é o Gerenciamento Clínico Estruturado, desenvolvido na Inglaterra, que tem como objetivo tornar o tratamento compreensível e factível aos pacientes. A dada ênfase à psicoeducação e ao envolvimento familiar, e também ao vínculo terapêutico, ao estabelecimento de metas e a um planejamento de segurança. Se necessário, encoraja contatos telefônicos para suporte, busca ativa diante de faltas em sessões e visitas domiciliares se o risco de vida é alto. Inclui tratamento semanal em grupo com foco em resolução de problemas.[37]

Manejo da crise

Com frequência, durante crises, indivíduos com TPB recorrem aos serviços de emergência. Nesse ambiente, exibem agressividade, impulsividade, intensa ansiedade, depressão, automutilação, tentativas de suicídio, entre outros comportamentos de difícil manejo.[53]

É importante que equipes de emergência sejam treinadas para se sentirem confortáveis com as intervenções e compassivas com os pacientes neste contexto. Devido à falta de informação e a estigmas sociais, estas podem demonstrar abordagens negativas, o que gera um impacto negativo no resultado do tratamento.[53]

Para paciente agitados, a administração de benzodiazepínicos e/ou antipsicóticos é comumente recomendada, além de manejo comportamental e psicológico. Para pacientes não agitados que sofrem de intenso estresse emocional, a psicoterapia intensiva e breve pode ser suficiente. Geralmente se aplica psicoterapia individual, com treinamento de habilidades sociais, treinamento em *mindfulness* e consultas em equipe multidisciplinar. O manejo do risco, somado à atitude positiva e empática, ajudará a normalizar a crise e possibilitar um planejamento terapêutico a seguir.[53]

O risco pode ser trabalhado por meio de uma comunicação apropriada, com discussão sobre as causas por trás dos comportamentos disruptivos, sobre os atuais problemas enfrentados pelo paciente e com uma reflexão sobre as possíveis soluções.[53]

Apesar do TPB não requerer internação hospitalar, nas seguintes situações pode ser indicada: risco iminente de comportamentos letais devido a ideação suicida ou impulsividade, intensos pensamentos negativos ou psicose transitória decorrentes de graves estressores sociais, escalonamento rápido na gravidade do comportamento autolesivo e descompensação nas comorbidades psiquiátricas.[13]

Orientações básicas

É comum que além do TPB estar associado a mais frequência de visitas a serviços de saúde, os pacientes também acessem um maior número de especialidades, façam mais chamadas telefônicas para consultórios e solicitem mais prescrições de medicamentos.[14]

Dubovsky e Kiefer[14] apontam que esses comportamentos "difíceis" de pacientes com TPB durante o tratamento decorrem em geral do medo de abandono. Por isso, sugerem orientações básicas para manejo do TPB na atenção primária, que podem ser replicadas a outros contextos (ver Quadro 10.3).

QUADRO 10.3 Orientações básicas para manejo do TPB

1. Aprenda sobre apresentações clínicas comuns e causas de comportamentos indesejáveis.
2. Valide os sentimentos do paciente nomeando a emoção que você suspeita, como medo de abandono, raiva, vergonha, assim por diante, antes de abordar os fatos da situação e reconhecer o real estresse da situação do paciente.
3. Evite responder a comportamentos provocativos.
4. Agende consultas regulares e com tempo definido, que não estejam condicionadas ao paciente estar "mal".
5. Defina limites claros no início do tratamento e não responda a tentativas de operar fora destes limites a não ser em uma real emergência.
6. Torne a comunicação com outros profissionais e familiares uma condição para o tratamento.
7. Evite polifarmácia e grandes volumes de prescrições de medicamentos potencialmente tóxicos.
8. Evite prescrever medicamentos que potencialmente causam dependência, como benzodiazepínicos, opiáceos, entre outros. Informe o paciente sobre sua política quanto a estas substâncias no início do tratamento para que eles estejam cientes dos seus limites.
9. Sem julgar, estabeleça limites firmes para comportamentos manipuladores.
10. Não reforce comportamentos difíceis com mais contato e atenção. Forneça atenção baseada em agendamentos regulares e não como resposta a comportamentos desadaptativos.

Fonte: Adaptado de Dubovsky e Kiefer.[14]

Referências

1. Knight RP. Borderline states. Bull Menninger Clin. 1953;17(1):1-12.
2. Kernberg O. Borderline personality organization. J Am Psychoanal Assoc. 1967;15(3): 641-85.
3. Grinker RR, Werble B, Drye RC. The borderline syndrome: a behavioral study of egofunctions. New York: Basic Books; 1968.
4. Zanarini MC, Weinberg E. Borderline personality disorder: impulsive and compulsive features, in impulsivity and compulsivity. In: Oldham JM, Hollander E, Skodol AE, editors. Washington: APP; 1996. p. 37-58.
5. American Psychiatric Association. Diagnostic and statistical manual of mental disorders: DSM-III. 3rd ed. Washington: APA; 1980.
6. Gunderson JG, Singer MT. Defining borderline patients: an overview. Am J Psychiatry. 1975; 132(1):1-10.
7. Gunderson JG, Kolb JE. Discriminating features of borderline patients. Am J Psychiatry. 1978; 135(7):792-6.

8. World Health Organization. The ICD-10 classification of mental and behavioural disorders: clinical descriptions and diagnostic guidelines. Geneva: WHO; 1992.
9. American Psychiatric Association. Diagnostic and statistical manual of mental disorders: DSM-IV-TR. 4th ed. Washington: APA; 2000.
10. American Psychiatric Association. Manual diagnóstico e estatístico de transtornos mentais: DSM-5. 5. ed. Porto Alegre: Artmed; 2014.
11. Perugi G, Akiskal HS. The soft bipolar spectrum redefined: focus on the cyclothymic, anxious-sensitive, impulse-dyscontrol, and binge-eating connection in bipolar II and related conditions. Psychiatr Clin North Am. 2002;25(4):713-37.
12. Fonagy P, Luyten P. A developmental, mentalization-based approach to the understanding and treatment of borderline personality disorder. Dev Psycopathol. 2009;21(4):1355-81 .
13. Chapman J, Fleisher C. Personality disorder borderline In: StatPearls [Internet]. Treasure Island: StatPearls; 2017 [capturado em 12 out. 2018]. Disponível em: https://www.ncbi.nlm.nih.gov/books/NBK430883/.
14. Dubovsky AN, Kiefer MM. Borderline personality disorder in the primary care setting. Med Clin North Am. 2014;98(5):1049-64.
15. Navarro-Gómez S, Frías Á, Palma C. Romantic relationships of people with borderline personality: a narrative review. Psychopathology. 2017;50(3):175-87.
16. Grant BF, Chou SP, Goldstein RB, Huang B, Stinson FS, Saha TD, et al. Prevalence, correlates, disability, and comorbidity of DSM-IV borderline personality disorder: results from the Wave 2 National Epidemiologic Survey on Alcohol and Related Conditions. J Clin Psychiatry. 2008;69(4):533-45.
17. Lenzenweger MF, Lane MC, Lorganger AW, Kessler RS. DSM-IV personality disorders in the National Comorbidity Survey Replication. Biol Psychiatry 2007;62(6):553–64.
18. Zanarini MC, Frankenburg FR, Reich DB, Fitzmaurice G. Attainment and stability of sustained symptomatic remission and recovery among patients with borderline personality disorder and axis II comparison subjects: a 16-year prospective follow-up study. Am J Psychiatry. 2012;169(5):476-83.
19. Stepp SD, Lazarus SA, Byrd AL. A systematic review of risk factors prospectively associated with borderline personality disorder: taking stock and moving forward. Personality Disorders. 2016;7(4):316-23.
20. de Aquino Ferreira LF, Queiroz Pereira FH, Neri Benevides AML, Aguiar Melo MC. Borderline personality disorder and sexual abuse: A systematic review. Psychiatry Res. 2018 Feb 1;262:70-7.
21. Lester RJ. Brokering authenticity: borderline personality disorder and the ethics of care in an American eating disorder Clinic. Curr Anthropol. 2009;50(3):281-302.
22. Stoffers-Winterling JM, Storebø OJ, Völlm BA, Mattivi JT, Nielsen SS, Kielsholm ML, Faltinsen EG, Simonsen E, Lieb K. Pharmacological interventions for people with borderline personality disorder. Cochrane Database Syst Rev. 2006;(1):CD005653.
23. First MB, Williams JBW, Karg RS, Spitzer RL. Entrevista clínica estruturada para os transtornos do DSM-5: SCID-5-CV – versão clínica. Porto Alegre: Artmed, 2017.
24. Carvalho LF, Primi R, Stone GE. Psychometric Properties of the Inventário Dimensional Clínico da Personalidade (IDCP) using the Rating Scale Model. Avances Psicol Latinoamericana. 2014; 32(3):433-46.
25. Rocha HRRP, Sousa HKC, Alchieri JC, Sales EA, Alencar JCN. Estudos de adaptação do Millon Clinical Multiaxial Inventory-III para avaliação de aspectos psicopatológicos da personalidade no Brasil. J Bras Psiquiatr. 2011;60(1):34-9.
26. Zanarini MC, Frankenburg FR, Hennen J.The McLean Study of Adult Development (MSAD): overview and implications of the first six years of prospective follow-up. J Pers Disord. 2005;19(5):505-23.
27. New AS, Goodman M, Triebwasser J, Siever LJ. Recent advances in the biological study of personality disorders. Psychiatr Clin North Am. 2008;31(3):441-61
28. Paris J, Zweig-Frank H. A 27-year follow-up of patients with borderline personality disorders. Compr Psychiatry. 2001;42(6):482-7.
29. Zanarini MC, Frankenburg FR, Reich DB, Fitzmaurice G. Attainment and stability of sustained symptomatic remission and recovery among borderline patients and axis ii comparison subjects: a 16-year prospective follow-up study. Am J Psychiatry. 2012;169(5):476-83.
30. Zanarini MC, Frankenburg FR, Reich DB, Silk KR, Hudson JI, McSweeney LB. The subsyndromal phenomenology of borderline personality disorder: a 10-year follow-up study. Am J Psychiatry. 2007;164(6):929-35.

31. Zanarini MC, Temes CM, Frankenburg FR, Reich DB, Fitzmaurice GM. Description and prediction of time-to-attainment of excellent recovery for borderline patients followed prospectively for 20 years. Psychiatry Res. 2018;262:40-45.
32. Gunderson JG. Borderline personality disorder. N Engl J Med. 2011;364(21):2037-42
33. Zanarini MC, Frankenburg FR, Reich DB, Conkey LC, Fitzmaurice GM. Rates of psychiatric treatment reported by patients with borderline personality disorder and other personality disorders over 16 years of prospective follow-up. Psychiatr Serv. 2015;66(1):15-20.
34. Kienast T, Stoffers J, Bermpohl F, Lieb K. Borderline personality disorder and comorbid addiction: epidemiology and treatment. Dtsch Arztebl Int. 2014;111(16):280-6.
35. Bowden-Jones O, Iqbal MZ, Tyrer P, Seivewright N, Cooper S, Judd A, Weaver T. Prevalence of personality disorder in alcohol and drug services and associated comorbidity. Addiction. 2004;99(10):1306-14.
36. Long EC, Aggen SH, Neale MC, Knudsen GP, Krueger RF, South SC, Czajkowski N, Nesvåg R, Ystrom E, Torvik FA, Kendler KS, Gillespie NA, Reichborn-Kjennerud T. The association between personality disorders with alcohol use and misuse: A population-based twin study. Drug Alcohol Depend. 2017;174:171-180.
37. Choi-Kain LW, Finch EF, Masland SR, Jenkins JA, Unruh BT. What works in the treatment of borderline personality disorder. Curr Behav Neurosci Rep. 2017;4(1):21-30.
38. Tarnopolsky A, Berelowitz M. Borderline personality disorder: diagnostic attitudes at the Maudsley Hospital. Br J Psychiatry. 1984;144:364-9.
39. Jonas MJ, Pope HG. Psychosis in borderline personality disorder. Psychiatr Dev. 1984;2(4):295-308.
40. Fornaro M, Orsolini L, Marini S, De Berardis D, Perna G, Valchera A, Ganança L, Solmi M, Veronese N, Stubbs B. The prevalence and predictors of bipolar and borderline personality disorders comorbidity: systematic review and meta-analysis. J Affect Disord. 2016;195:105-18.
41. Fava M, Farabaugh AH, Sickinger AH, Wright E, Alpert JE, Sonawalla S, et al. Personality disorders and depression. Psychol Med. 2002;32(6):1049-57.
42. Skodol AE, Gunderson JG, Pfohl B, Widiger TA, Livesley WJ, Siever LJ. The borderline diagnosis I: psycopathology, comorbidity, and personality structure. Biol Psychiatry.2002;51(12):936-50.
43. Sullivan PF, Joyce PR, Mulder RT. Borderline personality disorder in major depression. J Nerv Ment Dis. 1994;182(9):508-16.
44. Zanarini MC, Frankenburg FR, DeLuca CJ, Hennen J, Khera GS, Gunderson JG. The pain of being borderline: dysphoric states specific to borderline personality disorder. Harv Rev Psychiatry. 1998;6(4):201-7.
45. Zanarini MC, Skodol AE, Bender D, Dolan R, Sanislow C, Schaefer E, et al. The Collaborative Longitudinal Personality Disorders Study: reability of axis I and II diagnosis. J Pers Disord. 2000;14(4):291-9.
46. Hancock-Johnson E, Griffiths C, Picchioni M. A focused systematic review of pharmacological treatment for borderline personality disorder. CNS Drugs. 2017;31(5):345-356.
47. Zanarini MC. Psychotherapy of borderline personality disorder. Acta Psychiatr Scand. 2009;120(5):373-7.
48. Cristea IA, Gentili C, Cotet CD, Palomba D, Barbui C, Cuijpers P. Efficacy of psychotherapies for borderline personality disorder: a systematic review and meta-analysis. JAMA Psychiatry. 2017;74(4):319-28.
49. Stoffers-Winterling JM, Völlm BA, Rücker G, Timmer A, Huband N, Lieb K. Psychological therapies for people with borderline personality disorder. Cochrane Database Syst Rev. 2012;(8):CD005652.
50. Marques S, Barrocas D, Rijo D. Psychological treatments for borderline personality disorder: a review of cognitive-behavioral oriented therapies. Acta Med Port. 2017;30(4):307-319.
51. Sloan E, Hall K, Moulding R, Bryce S, Mildred H, Staiger PK. Emotion regulation as a transdiagnostic treatment construct across anxiety, depression, substance, eating and borderline personality disorders: a systematic review. Clin Psychol Rev. 2017;57:141-163.
52. Meuldijk D, McCarthy A, Bourke ME, Grenyer BF. The value of psychological treatment for borderline personality disorder: Systematic review and cost offset analysis of economic evaluations. PLoS One. 2017;12(3):e0171592.
53. Shaikh U, Qamar I, Jafry F, Hassan M, Shagufta S, Odhejo YI, Ahmed S. Patients with Borderline Personality Disorder in Emergency Departments. Frontiers in Psychiatry. 2017;8:136.

11
Personalidade, transtornos da personalidade e esquizofrenia

Yara Azevedo Prandi, Gamaliel Coutinho de Macedo, Mario Rodrigues Louzã

Histórico

Psiquiatras europeus, no início do século XX, observaram diferentes gradações nos transtornos mentais relacionados à esquizofrenia, principalmente a presença de sintomas leves, similares aos sintomas psicóticos, em parentes dos pacientes.

Eugen Bleuler,[1] no livro *Dementia Praecox oder Gruppe der Schizophrenien*, usou o termo "esquizofrenia latente" e afirmava que a psicose no geral apenas aumentava quantitativamente as características de caráter presentes nos parentes ou na personalidade pré-psicótica do próprio paciente.

Esses sintomas leves, similares aos psicóticos, foram chamados de "esquizoides" por Ernst Kretschmer,[2] que estabeleceu uma relação entre estes e a esquizofrenia. Ele propôs uma relação entre tipo físico (leptossômico), características de personalidade (esquizotimia), transtorno da personalidade (esquizoide) e esquizofrenia, considerando haver um *continuum* entre eles.[3]

Em 1949, Hoch e Polatin[4] descreveram "formas pseudoneuróticas da esquizofrenia", caracterizando-as como uma forma leve da doença, em que os mecanismos básicos da esquizofrenia estavam presentes.

Mais recentemente, tem sido estudada a presença de experiências psicóticas na população em geral (população não clínica), reforçando o conceito de um *continuum* dimensional entre sintomas psicóticos sem repercussão clínica e aqueles graves, na esquizofrenia, e passando por uma manifestação intermediária nos transtornos da personalidade do espectro da esquizofrenia.[5]

Estudos neurobiológicos demonstram que parentes de indivíduos com esquizofrenia apresentam sintomas atenuados da doença, principalmente relacionados a transtornos da personalidade, o que reforça o conceito de "espectro da esquizofrenia".

Estudos comparando características de personalidade de filhos adotados de pais com esquizofrenia com filhos adotados de pais sadios, realizados nas décadas de 1970 a 1990, por Kety[6] (Kety 1983), Kendler e colaboradores[7] e outros autores, demonstraram que havia um aumento da prevalência de transtornos do espectro da esquizofrenia ("esquizofrenia incerta" ou *borderline*) naqueles que eram filhos de pessoas com esquizofrenia. Na mesma linha, estudos de gêmeos criados em ambientes diversos mostraram que a carga genética tinha grande influência na manifestação de sintomas do espectro da esquizofrenia.[3,8] Observou-se que personalidades paranoides e esquizotípicas são mais comuns em familiares de esquizofrênicos do que nos dos controles. Esses dados também apoiam de forma consistente a hipótese de que o risco familiar para esquizofrenia é, em parte, decorrente de um conjunto de traços de personalidade associados a isolamento social, estranheza e suspeição.[9]

Os transtornos da personalidade do espectro da esquizofrenia

O conceito de espectro da esquizofrenia foi revitalizado em 1980, com a introdução do "transtorno da personalidade esquizotípica" a partir do DSM-III.[10]

Na 5ª edição do *Manual diagnóstico e estatístico de transtornos mentais*, da American Psychiatric Association (DSM-5),[11] o Grupo (*cluster*) A (denominado grupo "estranho-excêntrico" [*odd-excentric*]) dos transtornos da personalidade inclui três diagnósticos: transtorno da personalidade esquizotípica, transtorno da personalidade paranoide e transtorno da personalidade esquizoide. Caracterizam-se por traços de personalidade de estranheza, isolamento, desconfiança, persecutoriedade, excentricidade e afetividade constrita. Esses transtornos são equivalentes a outras três categorias diagnósticas na 10ª Edição da *Classificação Internacional de Doenças* (CID-10):[12] transtorno esquizotípico, transtorno da personalidade paranoide e transtorno da personalidade esquizoide (Quadro 11.1). É importante salientar que, na CID-10, o transtorno esquizotípico não está agrupado entre os transtornos de personalidade, mas sim na categoria que inclui esquizofrenia e outros transtornos psicóticos (F20-F29).

O *transtorno da personalidade esquizotípica* (Quadro 11.2) caracteriza-se por sintomas semelhantes aos psicóticos, porém atenuados, como ideias de referência ou distorções cognitivas e perceptuais, além de constrição do afeto, isolamento social, aparência ou discurso excêntricos. As ideias de referência, embora sem a convicção delirante, são persistentes e incomodam o paciente. Esses pacientes podem sentir que os outros estão zombando ou falando deles, quando, por exemplo, entram em um ônibus, ou em outras situações sociais.

Muitas vezes, têm crenças fora de sua cultura, supersticiosas ou religiosas, como pensamento mágico. Ilusões e outras alterações das percepções também são comuns, sobretudo em situações de informações ambíguas (como um quarto escuro) ou em estado de consciência alterado (como cansaço). São pessoas isoladas, com poucos amigos íntimos ou mesmo nenhum. Tendem a ter reações emocionais inapropriadas, são desconfiadas, reservadas e atribuem intenções negativas ou persecutórias aos outros. Em algumas circunstâncias, podem sorrir de forma inapropriada e reagir emocionalmente de maneira incongruente com o conteúdo do discurso. Podem ter comportamento ou aparência estranhos e movimentos, expressões, maneirismos ou modo de vestir idiossincráticos. O discurso pode ser incomum,

> **QUADRO 11.1   Critérios diagnósticos da CID-10**
>
> **Transtorno de personalidade paranoide (F60.0)**
>
> Caracterizado por uma sensibilidade excessiva diante das contrariedades; recusa de perdoar os insultos; caráter desconfiado; tendência a distorcer os fatos, interpretando as ações imparciais ou amigáveis dos outros como hostis ou de desprezo; suspeitas recidivantes, injustificadas, a respeito da fidelidade sexual do cônjuge ou do parceiro sexual, e um sentimento combativo e obstinado de seus próprios direitos. Pode existir uma superavaliação de sua autoimportância, havendo, com frequência, autorreferência excessiva.
>
> **Transtorno de personalidade esquizoide (F60.1)**
>
> Caracterizado por um retraimento dos contatos sociais, afetivos ou outros; preferência pela fantasia; atividades solitárias e reserva introspectiva; e incapacidade de expressar seus sentimentos e experimentar prazer.
>
> **Transtorno esquizotípico (F21)**
>
> Transtorno caracterizado por um comportamento excêntrico e por anomalias do pensamento e do afeto, que se assemelham àquelas da esquizofrenia, mas não havendo, em momento algum da evolução, qualquer anomalia esquizofrênica manifesta ou característica. A sintomatologia pode comportar afeto frio ou inapropriado e anedonia; comportamento estranho ou excêntrico; tendência ao retraimento social; ideias paranoides ou bizarras, sem que se apresentem ideias delirantes autênticas; ruminações obsessivas; transtornos do curso do pensamento e perturbações das percepções; períodos transitórios ocasionais quase psicóticos, com ilusões intensas, alucinações auditivas ou outras e ideias pseudodelirantes, ocorrendo em geral sem fator desencadeante externo. O início do transtorno é difícil de se determinar, e sua evolução corresponde, em geral, àquela de um transtorno da personalidade.

Fonte: Adaptado de Organização Mundial da Saúde.[12]

concreto ou muito elaborado. Episódios psicóticos transitórios não são raros nesse transtorno, sobretudo se essas pessoas estiverem sob estresse, e os sintomas podem ficar proeminentes a ponto de preencher critérios diagnósticos para os transtornos esquizofreniforme, delirante ou psicótico breve.[11,13]

Os critérios para o transtorno da personalidade esquizotípica foram derivados empiricamente, em parte, dos sintomas observados nos parentes dos pacientes com esquizofrenia. Cerca de 3 a 10% dos parentes em primeiro grau dos pacientes esquizofrênicos preenchem critérios para o transtorno da personalidade esquizotípica.[13,14]

Os critérios diagnósticos do *transtorno da personalidade paranoide* (Quadro 11.3) enfatizam traços de desconfiança e suspeita. As distorções de cognição e percepção podem não estar presentes. Assim, essas pessoas têm sempre a expectativa de malevolência por parte dos outros e sempre questionam a lealdade dos amigos e colegas próximos. Devido ao medo de confiar nos outros, são sempre sensíveis a detectar desprezo. O transtorno inclui geralmente dificuldade ocupacional e social – são pessoas

> **QUADRO 11.2** Critérios diagnósticos para transtorno da personalidade esquizotípica, segundo o DSM-5

A. Um padrão difuso de déficits sociais e interpessoais marcado por desconforto agudo e capacidade reduzida para relacionamentos íntimos, além de distorções cognitivas ou perceptivas e comportamento excêntrico, se manifesta no início da idade adulta e está presente em uma variedade de contextos, indicado por, no mínimo, cinco dos seguintes critérios:
   1. ideias de referência (excluindo delírios de referência);
   2. crenças bizarras ou pensamento mágico que influenciam o comportamento e não estão de acordo com as normas da subcultura do indivíduo (p. ex., superstições, crença em clarividência, telepatia ou "sexto sentido"; em crianças e adolescentes, fantasias e preocupações bizarras);
   3. experiências perceptivas incomuns, incluindo ilusões somáticas;
   4. pensamento e discurso bizarros (p. ex., vago, circunstancial, metafórico, estereotipado ou com detalhamento exagerado ou desnecessário);
   5. desconfiança ou ideação paranoide;
   6. afeto inadequado ou constrito;
   7. aparência ou comportamento esquisito, peculiar ou excêntrico;
   8. ausência de amigos íntimos ou confidentes, que não os parentes em primeiro grau;
   9. ansiedade social excessiva que não diminui com a familiaridade e tende a estar associada com temores paranoides, em vez de julgamentos negativos acerca de si próprio.
B. Não ocorre exclusivamente durante o curso de esquizofrenia, transtorno do humor com características psicóticas, outro transtorno psicótico ou um transtorno global do desenvolvimento.

Nota: se os critérios são satisfeitos antes do início da esquizofrenia, acrescentar "pré-mórbido"; por exemplo, "transtorno da personalidade esquizotípica (pré-mórbido)".

Fonte: American Psychiatric Association.[11]

que, sob estresse, podem desenvolver transtornos psicóticos breves. Frequentemente querelantes e litigantes, envolvem-se em disputas judiciais, lutando para que prevaleça seu ponto de vista, mesmo que se trate de uma questão irrelevante.[15,16]

No *transtorno da personalidade esquizoide* (Quadro 11.4) encontramos mais traços de associabilidade e falta de engajamento em relações interpessoais. O indivíduo esquizoide, assim como o esquizotípico, não tem amigos íntimos ou confidentes, embora não necessariamente apresente alterações cognitivas ou de percepção. Os esquizoides preferem ficar sozinhos e parecem não desejar e não ter prazer em relações próximas, de amizade ou íntimas. Parecem ser indiferentes a críticas e elogios e, assim como os esquizotípicos, podem ter aparência estranha. Com frequência, essas pessoas manifestam graves problemas ocupacionais e sociais quando o envolvimento interpessoal é necessário e, como são muito isoladas, apresentam um desempenho geral ruim. Além disso, sob estresse, podem desenvolver transtornos psicóticos breves. O transtorno da personalidade esquizoide algumas vezes aparece

> **QUADRO 11.3** Critérios diagnósticos para transtorno da personalidade paranoide, segundo o DSM-5
>
> A. Um padrão global de desconfiança e suspeitas em relação aos outros, de modo que suas intenções são interpretadas como maldosas, que se manifesta no início da idade adulta e está presente em uma variedade de contextos, como indicado por, no mínimo, quatro dos seguintes critérios:
>   1. suspeita, sem fundamento suficiente, de estar sendo explorado, maltratado ou enganado;
>   2. preocupa-se com dúvidas infundadas acerca da lealdade ou da confiabilidade de amigos ou colegas;
>   3. reluta em confiar nos outros por um medo infundado de que as informações contadas possam ser maldosamente usadas contra si;
>   4. interpreta significados ocultos, de caráter humilhante ou ameaçador, em observações ou acontecimentos benignos;
>   5. guarda rancores persistentes, ou seja, é implacável com insultos, injúrias ou deslizes;
>   6. percebe ataques a seu caráter ou reputação que não são visíveis pelos outros e reage rapidamente com raiva ou contra-ataque;
>   7. tem suspeitas recorrentes, sem justificativa, quanto à fidelidade do cônjuge ou parceiro sexual.
> B. Não ocorre exclusivamente durante o curso de esquizofrenia, transtorno do humor com características psicóticas ou outro transtorno psicótico, tampouco é decorrente dos efeitos fisiológicos diretos de uma condição médica geral.

Nota: se os critérios são satisfeitos antes do início de esquizofrenia, acrescentar "pré-mórbido"; por exemplo, "transtorno da personalidade paranoide (pré-mórbido)".

Fonte: American Psychiatric Association.[11]

como antecedente pré-psicótico dos transtornos delirantes, da esquizofrenia e, raramente, de transtorno depressivo.[17]

Na prática clínica, em geral esses três transtornos da personalidade estão superpostos, principalmente o paranoide e o esquizotípico. Embora todos levem à tendência ao isolamento, os pacientes esquizoides são os menos comumente encontrados na prática clínica, pois sofrem menos de disforia, têm melhor funcionamento no trabalho e nas relações interpessoais e menos excentricidade. Como se sentem confortáveis nas situações de isolamento, não costumam procurar ajuda psiquiátrica, dada sua adaptação em geral satisfatória.

Personalidade pré-mórbida na esquizofrenia

A literatura da área da esquizofrenia tem dado cada vez mais importância à fase prodrômica da doença, e o estudo dos transtornos da personalidade do espectro da esquizofrenia é fundamental para a detecção precoce ou mesmo a prevenção da psicose. Deve-se ter em mente que a esquizofrenia é, pelo menos em parte, uma

QUADRO 11.4 Critérios diagnósticos para transtorno da personalidade esquizoide, segundo o DSM-5

A. Um padrão global de distanciamento das relações sociais e uma faixa restrita de expressão emocional em contextos interpessoais, que se manifesta no início da idade adulta e está presente em uma variedade de contextos, como indicado por, no mínimo, quatro dos seguintes critérios:
   1. não deseja nem gosta de relacionamentos íntimos, incluindo fazer parte de uma família;
   2. quase sempre opta por atividades solitárias;
   3. manifesta pouco, se algum, interesse em ter experiências sexuais com um parceiro;
   4. tem prazer em poucas atividades, se alguma;
   5. não tem amigos íntimos ou confidentes, outros que não parentes em primeiro grau;
   6. mostra-se indiferente a elogios ou críticas;
   7. demonstra frieza emocional, distanciamento ou embotamento afetivo.
B. Não ocorre exclusivamente durante o curso de esquizofrenia, transtorno do humor com características psicóticas, outro transtorno psicótico ou um transtorno global do desenvolvimento, tampouco é decorrente dos efeitos fisiológicos diretos de uma condição médica geral.

Nota: se os critérios são satisfeitos antes do início de esquizofrenia, acrescentar "pré-mórbido"; por exemplo, "transtorno da personalidade esquizoide (pré-mórbido)".

Fonte: American Psychiatric Association.[11]

doença do neurodesenvolvimento, e muitos estudos de coortes de nascimentos (*birth cohorts*) mostram que vários aspectos do desenvolvimento dessas crianças são alterados desde muito cedo.[18]

Avaliando os dados do Registro Médico da Suécia, Harper e colaboradores[19] observaram que vários fatores de risco, como condições de gestação e parto, idade parental, adversidade social, genética, abuso de substâncias, migração, etnia, personalidade e desempenho cognitivo ruim, entre outros, interagem para aumentar o risco de desenvolvimento de esquizofrenia.

Alguns indivíduos que, no futuro, desenvolverão esquizofrenia, apresentam, ao longo do desenvolvimento, alterações de personalidade ou traços peculiares de personalidade.[20] Cerca de 25% desses indivíduos têm, com frequência, história de uma personalidade esquizoide – são crianças passivas, com poucos amigos, introvertidas, mais isoladas e adolescentes fechados, quando a falta de amigos fica ainda mais marcante. Muitas vezes, são descritas como crianças "boazinhas" por serem quietas e obedientes. Tendem a brincar sozinhas, são desajeitadas com atividades motoras e evitam o contato visual. Um adolescente esquizoide típico quase não sai, não aprende a dançar e não tem namorado(a); é pouquíssimo interessado em atividades hétero ou homossexuais, mas é interessado em masturbação; evita esportes competitivos, mas vai ao cinema, assiste à televisão e ouve música; pode ser um ávido leitor de filosofia e psicologia.

Período prodrômico ou de risco ultra-alto para o desenvolvimento de psicoses

O início da esquizofrenia ocorre no fim da adolescência ou no início da idade adulta e é frequentemente precedido por mudanças do comportamento habitual, piora no desempenho acadêmico e social, perda de interesse e isolamento. Esse período prodrômico (muitas vezes referido na literatura como "estado mental de risco ultra-alto [*ultra-high risk*]") pode durar de semanas a vários anos, até que sintomas evidentes de esquizofrenia apareçam. Na definição *retrospectiva* de pródromo, esse é um período de risco, que precede o surgimento da psicose. Os estudos que comparam crianças e adolescentes que se tornaram adultos normais com aqueles que desenvolveram esquizofrenia mostram diferenças cognitivas, bem como sintomas inespecíficos e prejuízo no funcionamento social, antes do aparecimento dos sintomas positivos.[20,21]

Jackson e colaboradores[22] investigaram 330 pacientes com primeiro episódio psicótico, a fim de comparar os sintomas prodrômicos entre as diferentes categorias diagnósticas, e encontraram maior frequência deles nos pacientes com esquizofrenia e transtorno esquizofreniforme. Avaliando todas as categorias, os sintomas prodrômicos mais encontrados foram: isolamento social (52%), prejuízo nos papéis funcionais (44%) e ideias bizarras (38%). Dados dos estudos subsequentes estão resumidos na Tabela 11.1, sendo que os mais inespecíficos foram semelhantes na frequência em todos os trabalhos.

Møller e Husby[23] investigaram experiências e comportamentos que pareciam essenciais ao pródromo de 19 pacientes com primeiro episódio psicótico e

TABELA 11.1 Frequência de sintomas prodrômicos

Sintomas prodrômicos	McGorry[22] N=94 (%)	Yung e McGorry[23] N=21 (%)	Dias[24] N=23 (%)
Isolamento social	75,5	71,9	82,6
Prejuízo no funcionamento escolar e/ou profissional	62,8	76,2	73,9
Comportamento peculiar	25,5	9,5	17,4
Higiene e aparência	22,3	33,3	43,5
Alteração do afeto	33,3	4,8	52,2
Alteração do discurso	29,0	57,1	30,4
Alteração do pensamento	53,3	23,8	47,8
Percepções incomuns	23,7	61,9	34,8
Falta de interesse ou energia	23,7	66,7	73,9

identificaram como principais experiências o "distúrbio da percepção do eu" e a "extrema preocupação com ideias supervalorizadas". Como principais alterações de comportamento, identificaram o abandono do estudo ou do trabalho, perda ou mudança acentuada de interesses, passividade ou isolamento social marcante e mudança relevante e duradoura na aparência. Esses pacientes também relataram grande dificuldade em interpretar e falar sobre seus sintomas na época em que ocorreram.

McGorry e colaboradores[27] propuseram outra abordagem do conceito de pródromo de psicoses, prospectiva e preditiva. Desde os anos 1990, esse grupo de pesquisadores australianos realiza vários estudos para definir critérios operacionais de um grupo de pacientes a que chamaram de alto risco (UHR, do inglês *ultra-high risk*) para progressão para transtornos psicóticos. Assim, nessa segunda conceituação, *pródromo* é uma síndrome que confere maior vulnerabilidade à psicose, "um estado mental de risco ultra-alto" ou "um estado precursor". Apenas uma proporção de indivíduos que apresentam sintomas de risco para psicose progredirá para um episódio psicótico, e outros podem apresentar remissão espontânea ou progressão para outros transtornos mentais. Uma vez que pode representar uma predisposição genética ou vulnerabilidade para desenvolver esquizofrenia, o transtorno da personalidade esquizotípica é considerado, pelo grupo de pesquisadores australianos pioneiros nessa área,[28] importante para identificar um pródromo de esquizofrenia.

São considerados em estado mental de alto risco os indivíduos que preenchem os critérios de um dos seguintes três grupos: sintomas positivos atenuados, sintomas psicóticos breves e risco genético com deterioração funcional.[27] O Quadro 11.5 apresenta

QUADRO 11.5 Critérios para síndromes que envolvem alto risco de desenvolvimento de transtornos psicóticos (UHR)

Síndrome psicótica positiva atenuada	Existência de sintomas psicóticos atenuados (positivos, subclínicos), mas não francamente psicóticos no último ano
	Os sintomas ocorreram pelo menos uma vez por semana no último mês
Síndrome psicótica intermitente breve	Existência de experiências psicóticas francas, breves e limitadas nos últimos três meses
	As experiências não preenchem critérios para transtornos psicóticos pelo DSM-5
	Os sintomas ocorreram por vários minutos por dia, mais de 4 dias por semana
	Os sintomas não são gravemente desorganizadores ou perigosos
Síndrome de risco genético e deterioração funcional	Indivíduo tem um parente em primeiro grau com qualquer **transtorno psicótico** e/ou preenche critérios do DSM-5 para transtorno da personalidade esquizotípica
	Deterioração funcional é definida como uma queda de 30% ou mais na pontuação da Global Assessment of Functioning (GAF) durante o último mês, se comparada a 12 meses atrás

Fonte: Adaptado de McGorry e colaboradores.[27]

os critérios diagnósticos dessas síndromes. Recentemente, um estudo demonstrou a validade da utilização dos três grupos, embora considerando-se que há uma homogeneidade, no longo prazo, daqueles sujeitos que não apresentaram conversão para psicose, porém apresentaram outros transtornos mentais.[29]

No DSM-5,[11] foram propostos critérios para a "síndrome psicótica atenuada" (*attenuated psychosis syndrome*) no âmbito das categorias ou condições que demandam mais estudos e pesquisas (Quadro 11.6).

Esses critérios ainda não são destinados à prática clínica, mas apenas para pesquisa, com intuito de validação para eventual futuro reconhecimento oficial pela American Psychiatric Association.[11] A partir desses trabalhos, vários grupos de pesquisa têm utilizado entrevistas padronizadas para avaliar e diagnosticar pessoas com suspeita de estado mental de risco, e, fazendo o acompanhamento por 1 a 2 anos, observa-se que cerca de 20 a 40% delas desenvolvem um quadro psicótico.[30] Um dos estudos mais abrangentes nessa área é o North America Prodrome Longitudinal Study (NAPLS), que acompanhou prospectivamente 291 indivíduos de oito centros nos Estados Unidos e no Canadá. Eles foram diagnosticados com a Structured Interview of Prodrome Symptoms (SIPS), e, no seguimento de 2 anos e meio, 35% deles desenvolveram quadro psicótico. Os principais preditores de conversão para psicose foram risco genético para esquizofrenia, deterioração funcional, níveis elevados de conteúdo não comum de pensamento e de suspeição/paranoia, maior prejuízo social e história de abuso de substâncias psicoativas.[31] Relacionada a esse estudo, foi feita uma avaliação neuropsicológica da amostra dos indivíduos com estado mental de risco, comparada a indivíduos com risco genético (familiares de primeiro e segundo graus com esquizofrenia), porém sem sintomas de estado mental de risco, e um grupo-controle. Aqueles com estado mental de risco que desenvolveram psicose e aqueles com risco genético tinham o maior grau de comprometimento

---

QUADRO 11.6   Critérios propostos da síndrome de psicose atenuada

A. Pelo menos um dos sintomas a seguir está presente de forma atenuada, com teste de realidade relativamente intacto, e tem gravidade ou frequência suficientes para demandar atenção clínica:
   1. delírios;
   2. alucinações;
   3. discurso desorganizado.
B. Os sintomas devem ter estado presentes no mínimo uma vez por semana no último mês.
C. Os sintomas começaram ou pioraram no último ano.
D. Os sintomas são suficientemente incapacitantes para o indivíduo, demandando atenção clínica.
E. Os sintomas não são mais bem explicados por outro transtorno mental, incluindo transtorno depressivo ou transtorno bipolar com características psicóticas, e não é atribuível a efeitos fisiológicos de substâncias psicoativas ou outra condição médica.
F. Critérios para qualquer transtorno psicótico nunca foram preenchidos.

Fonte: American Psychiatric Association.[11]

na avaliação neuropsicológica, sugerindo um prejuízo cognitivo anterior ao desenvolvimento da psicose.[32] Mais recentemente, na 2ª fase do NAPLS, foi reavaliada a frequência de sintomas prodrômicos na população de risco ultra-alto para o desenvolvimento de psicoses[33] (Tabela 11.2).

TABELA 11.2 Frequência de sintomas prodrômicos em pacientes do NAPLS

Sintoma	Frequência (%)*
Sintomas positivos	
Conteúdo não comum do pensamento/ideias delirantes	79,6
Desconfiança/ideias persecutórias	65,1
Grandiosidade	15,8
Anomalias da percepção/alucinações	74,2
Comunicação desorganizada	29,7
Sintomas negativos	
Anedonia social	42,3
Avolição	51,4
Expressão das emoções	25,7
Experiência das emoções e do eu (*self*)	28,7
Riqueza ideacional	19,4
Funcionamento ocupacional	56,4
Sintomas de desorganização	
Comportamento ou aparência estranhos	12,8
Pensamento bizarro	12,4
Dificuldade com atenção e foco	59,2
Prejuízo da higiene pessoal	10,5
Sintomas gerais	
Distúrbios do sono	52,3
Humor disfórico	67,9
Distúrbios motores	6,1
Tolerância ao estresse normal prejudicada	52,0

*Porcentagem de sujeitos que pontuaram acima de 2 (leve) na escala SOPS (do inglês Scale of Psychosis-risk Symptoms) da entrevista SIPS (do inglês Structured Interview for Psychosis-Risk Syndromes).
Fonte: Addington e colaboradores.[33]

A avaliação neurocognitiva dos indivíduos com risco ultra-alto no NAPLS-2 mostrou que os indivíduos que converteram para psicose apresentavam maior comprometimento da atenção, memória de trabalho e memória declarativa em comparação com controles sadios e os indivíduos com risco ultra-alto que não converteram para psicose.[34]

Uma metanálise de nove estudos usando a bateria MATRICS (do inglês Measurement and Treatment Research to Improve Cognition in Schizophrenia) comparou a neurocognição de indivíduos de alto risco que converteram para psicose e indivíduos de alto risco que não converteram para psicose. Os indivíduos que converteram para psicose apresentavam pior desempenho na memória de trabalho e no aprendizado visual. Não houve diferença entre os grupos em outros domínios da MATRICS (velocidade de processamento, atenção/vigilância, aprendizado verbal e solução de problemas/raciocínio).[35]

Alterações de personalidade em pacientes com esquizofrenia

Meehl introduziu o termo "esquizotaxia"[36,37] para descrever a predisposição genética à esquizofrenia, pois notou a prevalência de sintomas negativos na fase prodrômica da doença ou em parentes não psicóticos. Tsuang e colaboradores[38] modificaram esse conceito, enfatizando os fatores ambientais e a herança poligênica, tendo, depois, operacionalizado o conceito pela identificação de déficits neuropsicológicos e sintomas negativos em parentes em primeiro grau de pessoas com esquizofrenia.[38] Pacientes com esquizofrenia teriam alterações de personalidade anteriores ao início da doença, que poderiam significar também vulnerabilidade à esquizofrenia.[39] Essas alterações de personalidade são a soma do déficit de integração neural (esquizotaxia) com o aprendizado social. Relacionado a este, o conceito de esquizotipia (*schizotypy*), proposto por Rado,[40] refere-se aos traços de personalidade decorrentes da esquizotaxia.[41] Tais traços, encontrados na população, incluem alterações da sensopercepção, distorções cognitivas e alterações de comportamento (seja comportamentos excêntricos, seja dificuldade na interação social).[36,38,41]

A relação entre as diferentes categorias diagnósticas de psicoses e os traços de personalidade é frequentemente estudada pela comparação dos cinco fatores de personalidade (*Five Factors Model*) – neuroticismo (**N**), extroversão (**E**), abertura a novas experiências (**AE**), agradabilidade (**A**) e consciensiosidade (**C**) – entre diferentes grupos.[42]

Os estudos sobre traços de personalidade nos transtornos da personalidade do espectro da esquizofrenia em amostras comunitárias são consistentes ao mostrar altos **N** e **AE** e baixa **E**, e menos uniformemente ao mostrar baixas **A** e **C**.[43,44]

Em amostras de pacientes com transtornos da personalidade do espectro da esquizofrenia, internados ou ambulatoriais, foram observados alto **N** e baixas **A** e **E**.[45] Em um estudo com parentes de pacientes psicóticos, 5% tinham diagnóstico de transtornos da personalidade do espectro da esquizofrenia, com alto **N** e baixas **A** e **C**.[46]

Um estudo[47] de pacientes com esquizofrenia, pacientes com transtornos da personalidade do espectro da esquizofrenia e controles sadios demonstrou que os esquizofrênicos apresentavam alto **N** e baixas **E**, **A**, **C** e **AE** quando comparados aos controles, e que aqueles com transtornos da personalidade apresentavam altos **N** e **AE** e baixa **C**, quando comparados aos controles. Os pacientes com esquizofrenia apresentavam baixas **E**, **AE** e **A**, quando comparados àqueles com transtornos da personalidade do espectro da esquizofrenia.

Em uma revisão, Dinzeo e Docherty[48] concluíram que escores altos de **N** e baixos de **E** estão associados à vulnerabilidade para psicose e pior qualidade de vida. As características de baixa **A** e baixa **C** estão relacionadas a comorbidades, como abuso de substâncias psicoativas e violência.

Analisando a relação entre esquizotipia e os traços de personalidade segundo o modelo dos cinco fatores, Asai e colaboradores[49] concluem que traços específicos (**N** ou **E**) mais acentuados correspondem às características de esquizotipia conforme mensuração por escalas específicas, sugerindo um *continuum* entre a personalidade normal e a esquizotipia.

Em um seguimento de 3 anos, traços de personalidade (conforme modelo dos cinco fatores) mantiveram-se relativamente estáveis, independentemente de flutuações de sintomas positivos e da sintomatologia negativa de pacientes com esquizofrenia e transtornos do espectro da esquizofrenia, com duração média da doença de cerca de 7,3 anos.[50]

Uma metanálise[51] recente mostrou que portadores de esquizofrenia têm escores mais altos de **N**, e escores mais baixos de **E**, **AE**, **A** e **C**, em comparação com controles sadios, sugerindo que esses pacientes teriam um perfil de personalidade diferente da população normal.

Cicero e colaboradores[52] avaliaram a estrutura da personalidade de 288 pacientes com quadros psicóticos e a compararam com 258 adultos que nunca apresentaram psicose. Utilizando o modelo dos cinco fatores, demonstraram haver um *continuum* entre os traços de personalidade (psicoticismo), esquizotipia positiva (percepções e crenças distorcidas) e sintomas psicóticos. Traços de personalidade (baixa extroversão), esquizotipia negativa (isolamento, anedonia) e sintomas negativos também se apresentaram em um *continuum*.

Os estudos neurobiológicos, incluindo genética, neurocognição, movimentos oculares sacádicos, fatores ambientais e sociais, convergem para um modelo dimensional da esquizotipia, indicando um *continuum* entre os traços de personalidade, esquizotipia, transtornos do espectro da esquizofrenia e esquizofrenia. Entretanto, os autores consideram que os traços esquizotípicos ou a própria esquizotipia não seriam, por si só, suficientes para o aparecimento de psicose franca.[53-55]

Se as diferenças psicológicas entre as pessoas afetam sua capacidade de se adaptar e viver, algumas pesquisas sugerem que aquelas com esquizofrenia podem responder à doença de formas distintas, e que suas diferenças psicológicas podem afetar o modo como lidam com suas vidas e a doença.[56] Dois traços de personalidade são relacionados ao prognóstico da esquizofrenia: neuroticismo (**N**) e extroversão (**E**). **N** representa a vulnerabilidade a ser emocionalmente instável e inibida, ao passo que **E** reflete a tendência a ser cordial, sociável, gregário e assertivo.[43] Lysaker e colaboradores[57] examinaram a associação entre as diferentes dimensões da personalidade e os diferentes estilos de enfrentamento (*coping*). Em comparação com controles, pacientes com esquizofrenia têm níveis mais elevados de neuroticismo (**N**) e níveis menores de extroversão (**E**) e agradabilidade (**A**), preferindo estratégias de evitação no enfrentamento das situações cotidianas. Os autores observaram uma relação positiva entre níveis de neuroticismo, sintomas positivos e negativos e maior grau de evitação. Tais traços de personalidade contribuiriam ainda mais para prejudicar o desfecho clínico e social desses pacientes.[57]

As evidências de tratamento farmacológico da esquizotipia e do transtorno esquizotípico são escassas. Há poucos estudos randomizados controlados, dificultando a elaboração de diretrizes clínicas. Contudo, os estudos disponíveis sugerem, de modo geral, que os antipsicóticos são eficazes na redução de sintomas, como ideação autorreferente, fenômenos sensoperceptivos, como ilusões ou alucinações fugazes, e persecutoriedade. Riscos inerentes ao uso de antipsicóticos devem ser bem avaliados, caso a caso, visando ponderá-los frente aos benefícios obtidos.[58]

Considerações finais

Há uma complexa relação entre predisposição (esquizotaxia), traços de personalidade (esquizotipia), transtornos da personalidade do espectro da esquizofrenia e esquizofrenia. Considerados uma variação dimensional da doença, com formas brandas ou atenuadas, porém geneticamente próximas, devem ser levados em consideração na avaliação clínica do paciente, uma vez que podem influenciar o curso e o prognóstico da doença, bem como as abordagens terapêuticas a serem utilizadas.

Referências

1. Bleuler E. Dementia praecox oder Gruppe der Schizophrenien. Leipzig: Deuticke; 1911.
2. Kretschmer E. Körperbau und Charakter. Berlin: Springer; 1921.
3. Kendler KS. Diagnostic approaches to schizotypal personality disorder: a historical perspective. Schizophr Bull. 1985;11(4):538-53.
4. Hoch P, Polatin P. Pseudoneurotic forms of schizophrenia. Psychiatr Q. 1949;23(2):248-76.
5. Balaratnasingam S, Janca A. Normal personality, personality disorder and psychosis: current views and future perspectives. Curr Opin Psychiatry. 2015;28(1):30-4.
6. Kety SS. Mental illness in the biological and adoptive relatives of schizophrenic adoptees: findings relevant to genetic and environmental factors in etiology. Am J Psychiatry. 1983;140(6):720-7.
7. Kendler KS, McGuire M, Gruenberg AM, O'Hare A, Spellman M, Walsh D. The Roscommon Family Study. III. Schizophrenia-related personality disorders in relatives. Arch Gen Psychiatry. 1993;50(10):781-8.
8. Torgersen S. Relationship of schizotypal personality disorder to schizophrenia: genetics. Schizophr Bull. 1985;11(4):554-63.

9. Asarnow RF, Nuechterlein KH, Fogelson D, Subotnik KL, Payne DA, Russell AT, et al. Schizophrenia and schizophrenia-spectrum personality disorders in the first-degree relatives of children with schizophrenia: the UCLA family study. Arch Gen Psychiatry. 2001;58(6):581-8.
10. American Psychiatric Association. Diagnostic and statistical manual of mental disorders: DSM-III. 3rd ed. Washington: APA; 1980.
11. American Psychiatric Association. Manual diagnóstico e estatístico de transtornos mentais: DSM-5. 5. ed. Porto Alegre: Artmed; 2014.
12. Organização Mundial da Saúde. Classificação de transtornos mentais e de comportamento da CID-10: descrições clínicas e diretrizes diagnósticas. Porto Alegre: Artmed; 1993.
13. Rosell DR, Futterman SE, McMaster A, Siever LJ. Schizotypal personality disorder: a current review. Curr Psychiatry Rep. 2014;16(7):452.
14. Kirchner SK, Roeh A, Nolden J, Hasan A. Diagnosis and treatment of schizotypal personality disorder: evidence from a systematic review. NPJ Schizophr. 2018;4(1):20.
15. Triebwasser J, Chemerinski E, Roussos P, Siever LJ. Paranoid personality disorder. J Pers Disord. 2013;27(6):795-805.
16. Lévy B. From paranoia querulans to vexatious litigants: a short study on madness between psychiatry and the law. Part 2. Hist Psychiatry. 2015;26(1):36-49.
17. Triebwasser J, Chemerinski E, Roussos P, Siever LJ. Schizoid personality disorder. J Pers Disord. 2012;26(6):919-26.
18. Welham J, Isohanni M, Jones P, McGrath J. The antecedents of schizophrenia: a review of birth cohort studies. Schizophr Bull. 2009;35(3):603-23.
19. Harper S, Towers-Evans H, MacCabe J. The aetiology of schizophrenia: what have the Swedish Medical Registers taught us? Soc Psychiatry Psychiatr Epidemiol. 2015;50(10):1471-9.
20. Mäki P, Veijola J, Jones PB, Murray GK, Koponen H, Tienari P, et al. Predictors of schizophrenia: a review. Br Med Bull. 2005;73-74:1-15.
21. Liu CH, Keshavan MS, Tronick E, Seidman LJ. Perinatal risks and childhood premorbid indicators of later psychosis: next steps for early psychosocial interventions. Schizophr Bull. 2015;41(4):801-16.
22. Jackson HJ, McGorry PD, Dudgeon P. Prodromal symptoms of schizophrenia in first-episode psychosis: Prevalence and specificity. Compr Psychiatry. 1995;36(4):241-50.
23. Møller P, Husby R. The initial prodrome in schizophrenia : searching for naturalistic core dimensions of experience and behavior. Schizophr Bull. 2000;26(1):217-32.
24. McGorry PD, McFarlane C, Patton GC, Bell R, Hibbert ME, Jackson HJ, Bowes G. The prevalence of prodromal features of schizophrenia in adolescence: a preliminary survey. Acta Psychiatr Scand. 1995;92(4):241-9.
25. Yung AR, McGorry PD. The initial prodrome in psychosis: descriptive and qualitative aspects. Aust N Z J Psychiatry. 1996;30(5):587-99.
26. Dias CC. Adaptação e estudo de confiabilidade da "Entrevista para levantamento retrospectivo do início da esquizofrenia" IRAOS [dissertação]. São Paulo: Unifesp; 2001.
27. McGorry PD, Nelson B, Amminger GP, Bechdolf A, Francey SM, Berger G, et al. Intervention in individuals at ultra-high risk for psychosis. J Clin Psychiatry. 2009;70(9):1206-12.
28. Yung AR, Phillips LJ, Yuen HP, McGorry PD. Risk factors for psychosis in an ultra high-risk group: psychopathology and clinical features. Schizophr Res. 2004;67(2-3):131-42.
29. McHugh MJ, McGorry PD, Yuen HP, Hickie IB, Thompson A, de Haan L, et al. The ultra-high-risk for psychosis groups: evidence to maintain the status quo. Schizophr Res. 2018;195:543-8.
30. Louzã MR. Early detection: is it possible to prevent schizophrenia? Rev Psiquiatr Clín. 2007;34(Suppl 2): 169-73.
31. Cannon TD, Cadenhead K, Cornblatt B, Woods SW, Addington J, Walker E, et al. Prediction of psychosis in youth at high clinical risk: a multisite longitudinal study in North America. Arch Gen Psychiatry. 2008;65(1):28-37.
32. Seidman LJ, Giuliano AJ, Meyer EC, Addington J, Cadenhead KS, Cannon TD, et al. Neuropsychology of the prodrome to psychosis in the NAPLS Consortium. Arch Gen Psychiatry. 2010;67(6):578-88.
33. Addington J, Liu L, Buchy L, Cadenhead KS, Cannon TD, Cornblatt BA, et al. North American Prodrome Longitudinal Study (NAPLS 2): the prodromal symptoms. J Nerv Ment Dis. 2015;203(5):328-35.
34. Seidman LJ, Shapiro DI, Stone WS, Woodberry KA, Ronzio A, Cornblatt BA, et al. Association of neurocognition with transition to psychosis. JAMA Psychiatry. 2016;73(12):1239-48.

35. De Herdt A, Wampers M, Vancampfort D, De Hert M, Vanhees L, Demunter H, et al. Neurocognition in clinical high risk young adults who did or did not convert to a first schizophrenic psychosis: a meta-analysis. Schizophr Res. 2013;149(1-3):48-55.
36. Meehl PE. Schizotaxia, schizotypy, schizophrenia. Am Psychol. 1962;17(12):827-38.
37. Meehl PE. Schizotaxia revisited. Arch Gen Psychiatry. 1989;46(10):935-44.
38. Tsuang MT, Stone WS, Tarbox SI, Faraone SV. An integration of schizophrenia with schizotypy: identification of schizotaxia and implications for research on treatment and prevention. Schizophr Res. 2002;54(1-2):169-75.
39. Berenbaum H, Fujita F. Schizophrenia and personality: exploring the boundaries and connections between vulnerability and outcome. J Abnorm Psychol. 1994;103(1):148-58.
40. Rado S. Dynamics and classification of disordered behaviour. Am J Psychiatry. 1953;110:406-16.
41. Ettinger U, Meyhöfer I, Steffens M, Wagner M, Koutsouleris N. Genetics, cognition, and neurobiology of schizotypal personality: A review of the overlap with schizophrenia. Front Psychiatry. 2014;5:18.
42. Costa PT Jr, McCrae RR. Personality disorders and the five-factor model of personality. J Pers Disord. 1990;4(4):362–71.
43. Costa PT Jr, McCrae RR. Personality trait structures as a human universal. Am Psychol. 1997;52(5):509-16.
44. Ross SR, Lutz CJ, Bailley SE. Positive and negative symptoms of schizotypy and the five-factor model: a domain and facet level analysis. J Pers Assess.2002;79(1):53-72.
45. Morey LC, Gunderson J, Quigley BD, Lyons M. Dimensions and categories: the "big five" factors and the DSM personality disorders. Assessment. 2000;7(3):203-16.
46. Yeung AS, Lyons MJ, Waternaux CM, Faraone SV, Tsuang MT. The Relationship between DSM-III personality disorders and the five-factor model of personality. Compr Psychiatry. 1993;34(4):227-34.
47. Camisa KM, Bockbrader MA, Lysaker P, Rae LL, Brenner CA, O'Donnell BF. Personality traits in schizophrenia and related personality disorders. Psychiatry Res. 2005;133(1):23-33.
48. Dinzeo TJ, Docherty NM. Normal personality characteristics in schizophrenia: a review of the literature involving the FFM. J Nerv Ment Dis. 2007;195(5):421-9.
49. Asai T, Sugimori E, Bando N, Tanno Y. The hierarchic structure in schizotypy and the five-factor model of personality. Psychiatry Res. 2011;185(1-2):78-83.
50. Boyette LL, Nederlof J, Meijer C, de Boer F, de Haan L; GROUP. Three year stability of five-factor model personality traits in relation to changes in symptom levels in patients with schizophrenia or related disorders. Psychiatry Res. 2015;229(1-2):539-44.
51. Ohi K, Shimada T, Nitta Y, Kihara H, Okubo H, Uehara T, Kawasaki Y. The five-factor model personality traits in schizophrenia: a meta-analysis. Psychiatry Res. 2016;240:34-41.
52. Cicero DC, Jonas KG, Li K, Perlman G, Kotov R. Common taxonomy of traits and symptoms: linking schizophrenia symptoms, schizotypy, and normal personality. Schizophr Bull. No prelo 2019.
53. Nelson MT, Seal ML, Pantelis C, Phillips LJ. Evidence of a dimensional relationship between schizotypy and schizophrenia: a systematic review. Neurosci Biobehav Rev. 2013;37(3):317-27.
54. Siddi S, Petretto DR, Preti A. Neuropsychological correlates of schizotypy: a systematic review and meta-analysis of cross-sectional studies. Cogn Neuropsychiatry. 2017;22(3):186-212.
55. Myles JB, Rossell SL, Phillipou A, Thomas E, Gurvich C. To the schizophrenia continuum: A systematic review of saccadic eye movements in schizotypy and biological relatives of schizophrenia patients. Neurosci Biobehav Rev. 2017;72:278-300.
56. Lysaker PH, Buck KD, Roe D. Psychotherapy and recovery in schizophrenia: A proposal of critical elements for an integrative psychotherapy attuned to narrative in schizophrenia. Psychol Serv. 2007;4(1):28–37.
57. Lysaker PH, Wilt MA, Plascak-Hallberg CD, Brenner CA, Clements CA. Personality dimensions in schizophrenia: associations with symptoms and coping. J Nerv Ment Dis. 2003;191(2):80-6.
58. Jakobsen KD, Skyum E, Hashemi N, Schjerning O, Fink-Jensen A, Nielsen J. Antipsychotic treatment of schizotypy and schizotypal personality disorder: a systematic review. J Psychopharmacol. 2017;31(4):397-405.

12
Transtornos da personalidade e obesidade

Alexandre Pinto de Azevedo

Apesar de evidências científicas demonstrarem o contrário há vários anos, ainda há, mesmo entre profissionais da saúde, a crença na existência de um perfil de personalidade específico de indivíduos obesos.[1] Na verdade, essa ideia inadequada sobre o funcionamento psicológico do indivíduo com obesidade é resultado de construções socioculturais preconceituosas, tornando-o mais estigmatizado que outras populações sociais, como as minorias étnicas ou mesmo indivíduos com necessidades especiais.[2] Na década de 1950, a suposição de que pessoas obesas apresentavam um tipo característico de personalidade já estava sendo contestada, mas apenas estudos recentes dão suporte de qualidade a essa ideia.[1,2] Apesar disso, a escassez de pesquisas sobre estereótipos de obesidade em populações de adolescentes, em que, especificamente, expressam mais experiências de insatisfação com a aparência e conflitos entre seus corpos ideal e atual, é surpreendente à luz do aumento da obesidade nos últimos 30 anos e das implicações da compreensão destes estereótipos em intervenções para reduzir o estigma e outras questões associadas à obesidade, lembrando da importância da aparência para o desenvolvimento psicossocial dos adolescentes.[2,3]

O estigma da obesidade é algo claramente difundido em todas as culturas, embora seja possível encontrar exceções como entre mulheres sul-africanas que valorizam, respeitam e até desejam um corpo com sobrepeso ou obesidade, como revelado pelo estudo conduzido por Prioreschi e colaboradores.[4] Além dos riscos para a saúde física, as pessoas com obesidade comumente experimentam estigmas relacionados ao peso.[5] Estigma foi definido como: "a coocorrência de rotulagem, estereótipos, separação, perda de *status* e discriminação em um contexto em que o poder é exercido".[6] Link e Phelan[7] categorizaram três tipos de estigmas relacionados ao peso corporal: (a) *direto* – como, por exemplo, ser abusado quando usando transporte público; (b) *ambiental* – como, por exemplo, não ser capaz de se encaixar em assentos em aviões; e (c) *indireto* – como, por exemplo, pessoas olhando para o conteúdo do carrinho de supermercado. Pessoas com obesidade experimentam as três formas de estigma, incluindo a discriminação no ambiente de trabalho (p. ex., não ser contratado para determinada vaga disponível), no ambiente educacional (p. ex., sentir desânimo de buscar o ensino superior), no âmbito dos prestadores de serviços e nas relações interpessoais (p. ex., ser tratado com menos respeito do que outras pessoas e/ou ser insultado).[5-7] Indivíduos obesos são vistos como menos queridos e menos favorecidos do que os de peso normal e ainda são descritos de forma inadequada como preguiçosos, ignorantes, incapazes e feios.[1,8,9] Atitudes discriminatórias são encontradas nos ambientes de trabalho, familiar e estudantil, além de empregos, alojamentos e admissões escolares.[1,8] Talvez em decorrência disso, pessoas obesas casem-se menos e apresentem renda financeira menor quando comparadas àquelas sem sobrepeso.[8,10] Além disso, ante uma cultura que condena sua aparência física e os culpa por sua condição, é lógico supor que indivíduos obesos apresentem maior sofrimento emocional, atitudes negativas em suas escolhas e sofram discriminação em diferentes áreas.[1,8,11]

Psicopatologia e obesidade

A presença de maior sofrimento emocional entre alguns indivíduos obesos pode estar relacionada a diversos fatores, como, por exemplo, a comorbidade com transtorno de compulsão alimentar (TCA) e oscilações frequentes de peso – perdas e ganhos ao longo da vida –,[12] sendo possível identificar maior prevalência de sintomas ansiosos e depressivos nessa população. Obesidade e transtornos mentais são condições crônicas prevalentes e há evidências de que os dois podem ser associados e que sua coocorrência é mais do que uma sobreposição aleatoriamente esperada de duas condições comuns existentes.[13] No entanto, os mecanismos que ligam obesidade e transtornos mentais ainda não são claros.[13] Há algum tempo, tem havido uma grande quantidade de pesquisas examinando as relações entre essas áreas clínicas, e um tema comum emergente destes estudos é uma associação bidirecional entre obesidade e saúde mental.[14] Indivíduos com um transtorno mental têm um aumento de 2 a 3 vezes no risco de obesidade, e o risco de transtorno mental em indivíduos com obesidade tem sido documentado entre 30 e 70%.[13] A obesidade tem sido associada com vários transtornos psiquiátricos, incluindo históricos de transtornos do humor, ansiedade, transtornos da personalidade, transtorno de déficit de atenção/hiperatividade (TDAH), transtorno de compulsão alimentar, trauma e esquizofrenia, e também como efeito colateral de muitos dos medicamentos usados para tratar transtornos mentais.[14]

Obesos com TCA apresentam maior prevalência de alterações psicopatológicas, particularmente transtornos afetivos, comparados a obesos sem esse transtorno alimentar. Segundo Marcus e colaboradores,[15] aproximadamente 60% dos obesos com comorbidade de TCA evidenciam critérios diagnósticos para pelo menos mais um transtorno psiquiátrico, quando comparados ao grupo de obesos sem TCA (28%).[15] Além disso, é possível evidenciar maior sintomatologia psiquiátrica ao serem comparados a não obesos com associação de TCA. Assim sendo, a presença de TCA pode ser considerada um fator de risco para sintomas psiquiátricos entre indivíduos obesos.[15]

Embora existam estudos correlacionando os riscos das oscilações de peso sobre a saúde física, pouco se investiga sobre o impacto psicológico do ciclo de ganhos e perdas de peso, frequentemente encontrado entre obesos.[16] Parece haver evidência de que indivíduos que apresentam dificuldades em manter a perda de peso conquistada, ou seja, com reganho de peso, têm autoestima mais baixa e maior insatisfação com sua imagem corporal e sua vida de forma geral. Ainda é possível identificar três variáveis demográficas que representam fatores de risco para sofrimento psicológico entre os obesos: ser do sexo feminino, ser adolescente e apresentar importante excesso de peso.[15]

Transtorno da personalidade na obesidade

Além da evidência da associação comórbida entre obesidade e transtornos afetivos e de ansiedade, tem se explorado o funcionamento da personalidade e a prevalência de transtornos da personalidade em indivíduos obesos, embora ainda sejam poucos os estudos controlados de qualidade que confirmem essa associação.

Identificam-se grupos distintos de pessoas com obesidade, sendo que, naqueles que apresentam comorbidade com TCA e/ou depressão maior, por exemplo, a prevalência de transtorno da personalidade é maior, sobretudo o subtipo *borderline*, quando comparados a obesos sem outras comorbidades psiquiátricas.[17] Também é demonstrado que o diagnóstico de transtorno da personalidade *borderline* (TPB) é mais frequente entre obesos com TCA que buscam tratamento em centros de saúde mental do que entre obesos na comunidade.[18] Uma avaliação comparativa da presença de sintomas de TPB entre obesos tratados em programas de transtornos alimentares e em programas de cuidados clínicos primários evidenciou significativa prevalência de transtornos psiquiátricos entre aqueles em tratamento para transtorno alimentar,[19] e essa associação foi confirmada por outro estudo realizado cinco anos depois.[20] Indivíduos com TPB apresentam maiores riscos de desenvolvimento de doenças de evolução crônica, entre elas obesidade, diabetes e hipertensão.[20] Sugere-se que a obesidade seja comum entre pacientes com TPB em tratamento e associada a quatro importantes fatores de risco: transtorno de estresse pós-traumático, ausência de atividade física regular, história familiar de obesidade e história recente de polifarmacoterapia;[21] e que mulheres obesas com sintomas de TPB apresentem maior insatisfação com a imagem corporal não relacionada necessariamente à obesidade.[22] Excesso de peso corporal está associado com transtornos da personalidade paranoide, antissocial e esquiva em mulheres, enquanto homens obesos apresentam baixas taxas de transtorno da personalidade paranoide.[23]

A população com obesidade grau III, isto é, com índice de massa corporal superior a 40 kg/m², parece revelar prevalência de alterações psicopatológicas, incluindo transtornos da personalidade, quando comparada a obesos graus I e II ou a não obesos.[24] Segundo Mauri e colaboradores,[25] cerca de um quinto dos indivíduos obesos grau III candidatos a cirurgia bariátrica apresenta um transtorno da personalidade.

Estudo de avaliação de 79 pacientes obesos grau III de ambos os sexos candidatos à cirurgia de banda gástrica, Lang e colaboradores[26] demonstraram que 10% apresentavam um transtorno da personalidade, além de outros transtornos psiquiátricos, como o transtorno de adaptação (15,2%).[26] Ainda, aproximadamente 46% dos pacientes avaliados apresentavam pelo menos um transtorno psiquiátrico e metade desses tinha um transtorno alimentar.[26] Bloomston e colaboradores[27] descreveram o caso de uma paciente de 31 anos, com obesidade grau III (IMC 49 kg/m²), candidata a cirurgia bariátrica, que apresentava história de abuso sexual na infância, com diagnóstico de transtorno da personalidade múltipla[27] complicando os cuidados e a evolução no pós-operatório.

Uma avaliação quanto a traços de personalidade de 89 pacientes obesos grau III, no pré e pós-operatório para cirurgia de banda gástrica horizontal, comparando-os a uma população de não obesos grau III,[28] verificou que traços de personalidade relacionados à esfera do conceito psicanalítico de oralidade – que inclui características como insegurança, sensibilidade, dependência e instabilidade emocional, por exemplo – eram mais frequentes em obesidade mais grave.[28] Após um ano de pós-operatório, esses traços citados de personalidade diminuíram significativamente, porém foi possível identificar com mais consistência traços obsessivos de personalidade (classificados como de organização e parcimônia).[28] Na verdade, os autores concluíram que, como grupo geral, não houve mudanças relevantes nos traços de personalidade; contudo, tornaram-se menos sintomáticos após a cirurgia e a perda de peso. Em estudo de avaliação de 100 obesos grau III, 18 meses após se submeterem à cirurgia de banda gástrica vertical, foi identificada prevalência de traços de personalidade de características esquizoide, paranoide, compulsiva e histriônica, em comparação a um grupo-controle.[29]

Castelnuovo-Tedesco e Schiebel[30] já haviam relatado achados sobre traços de personalidade em 12 mulheres com superobesidade (IMC > 50 kg/m²) na década de 1970. Nesse estudo, os principais traços de personalidade encontrados foram características na época denominadas passivo-agressivas, além de história de privação emocional na infância e de casamentos instáveis.[30] Características como teimosia, rebeldia, necessidade de autonomia e exibicionismo também foram achados proeminentes. Os autores afirmaram que essas características contribuíam para a reputação de que obesos são pacientes difíceis e exigem grande atenção para colaborar com o sucesso terapêutico.[30]

Buscando analisar, ao longo de dois anos, o efeito da perda de peso sobre os traços de personalidade de pacientes obesos grau III, Ryden e colaboradores[31] avaliaram, por meio da Escala Karolinska de Personalidade (EKP), um total de 1.380 candidatos à cirurgia bariátrica, 1.241 pacientes tratados conservadoramente e 1.135 pacientes do estudo Swedish Obese Subjects (SOS). Na avaliação inicial, os indivíduos obesos eram caracterizados por maior propensão a ansiedade, impulsividade e irritabilidade. Após o período de dois anos, foi verificado que a propensão para ansiedade e outras características, exceto impulsividade, diminuía de forma significativa.[31]

Parece haver uma correlação entre pior evolução e insucesso em programas para perda de peso em indivíduos obesos com transtornos da personalidade quando comparados a obesos-controle; embora muitos estudos falhem em demonstrar essa correlação. Poston e colaboradores[32] estudaram 102 pacientes obesos fazendo tratamento clínico em programa de oito semanas para perda de peso e reavaliados após 3 e 12 meses pela Escala Karolinska de Personalidade. A presença de traços específicos de personalidade, mensurada pela EKP, pareceu não ser um importante preditor de falha na perda de peso no programa inicial de oito semanas ou na avaliação de seguimento de 12 semanas, não contribuindo para predizer o sucesso do tratamento em programas para obesidade.[32]

Transtorno da personalidade e prognóstico após a cirurgia bariátrica

Considerando que os transtornos da personalidade são mais prevalentes entre obesos grau III[24,25] e que geralmente o tratamento de escolha para este grau de obesidade é a cirurgia bariátrica,[33] ainda poucos estudos têm se dedicado especificamente a investigar se e como esta comorbidade modifica o prognóstico do sucesso da cirurgia bariátrica. Segundo revisão realizada por Livhits e colaboradores,[34] os fatores mais consistentemente associados de forma negativa à perda de peso pós-operatória incluem maiores níveis de IMC e transtornos da personalidade, achado também referido por Guisado e colaboradores.[29] Em revisão de 2014 sobre os diferentes aspectos de saúde relacionados à cirurgia bariátrica realizada pelo NIH (National Institutes of Health Symposium), evidenciou-se que faltam dados abrangentes e de longo prazo para a maioria dos resultados relacionados à saúde mental, incluindo tentativas de suicídio, abuso de álcool e de outras substâncias, além de outros comportamentos de risco.[35] Contudo, algumas evidências sugerem que devido a alterações fisiológicas após a cirurgia, os pacientes submetidos à cirurgia bariátrica são mais sensíveis ao efeito do consumo de substâncias do que aqueles que não o fizeram;[36] aproximadamente 84% daqueles que consumiram álcool após a cirurgia bariátrica experimentaram efeitos intoxicantes da substância mesmo após consumir uma pequena quantidade dela e 29% deles indicaram que o tempo dos efeitos intoxicantes do álcool durou mais do que antes de realizar a cirurgia bariátrica.[36] Contudo, a prevalência de uso de álcool no pós-operatório foi maior entre pacientes que já possuíam histórico de uso da substância no pré-operatório do que entre aqueles que não a utilizavam, e a prevalência no pós-operatório de uso de álcool variou de 7,6 a 11,8%.[36] Múltiplos fatores psicológicos e fisiológicos estão relacionados à mudança no uso de substâncias após cirurgia bariátrica, como a presença de sintomas de depressão, história familiar de abuso de substâncias e habilidades deficientes de enfrentamento, aumentando as chances de desenvolver abuso de álcool no pós-operatório.[37] Além da história familiar de uso de substâncias, Reslan e colaboradores[38] identificaram que fatores relacionados ao comportamento alimentar (relato de "dependência alimentar" pré-operatória, alimentação noturna pós-operatória, sensação de fome subjetiva e reatividade às adversidades) estavam associados ao uso de substâncias no pós-operatório.

Uso de psicofármacos e obesidade

Essencialmente o tratamento dos transtornos da personalidade deverá ser priorizado com as diferentes modalidades de psicoterapia. Porém, o uso de psicofármacos, como antidepressivos, estabilizadores do humor e antipsicóticos poderá ser necessário para controle dos sintomas encontrados nos transtornos da personalidade, em especial para aqueles associados à obesidade, como a instabilidade afetiva e a impulsividade.[39]

É importante lembrar que alguns psicofármacos, especialmente os antipsicóticos, podem contribuir para o ganho de peso, agravando ou promovendo a obesidade.[40] Antidepressivos, como os da classe dos tricíclicos e a mirtazapina, estabilizadores do humor, como carbamazepina e ácido valproico, e antipsicóticos, como olanzapina, clozapina, risperidona e quetiapina, são exemplos de psicofármacos que promovem ganho de peso e, em médio a longo prazo, podem levar à obesidade.[40] Em termos gerais, o ganho de peso pode ocorrer pela inatividade física, sendo, obviamente, maior em pacientes internados ou gravemente comprometidos com sintomas negativos, e quando há um aumento da ingestão calórica e/ou diminuição do gasto metabólico. Diferentes mecanismos apenas parcialmente conhecidos parecem implicados no ganho de peso com antipsicóticos atípicos.[40] Entre os antipsicóticos atípicos, a clozapina é a droga associada com maiores índices de ganho de peso em uma porcentagem maior de pacientes tratados e a olanzapina é, após a clozapina, a droga mais implicada com ganho de peso e elevação das concentrações sanguíneas de triglicérides e de colesterol.[41] O uso da risperidona e da quetiapina está associado a ganho de peso moderado, aparentemente não dose-dependente. A ziprasidona tem sido associada a alterações mínimas no peso (para mais ou para menos) ou a nenhuma mudança do peso corporal.[40,41]

Considerações finais

Estudos mais recentes mostram que não é possível caracterizar um tipo específico e padrão de estrutura de personalidade entre indivíduos obesos e que qualquer tentativa de classificá-los de forma negativa é de natureza preconceituosa. Contudo, esses mesmos estudos apontam para maior presença de sintomas psiquiátricos e comorbidades diagnosticadas entre indivíduos obesos, incluindo transtornos da personalidade ou presença de algumas características disfuncionais de personalidade. A existência de transtornos psiquiátricos comórbidos, como depressão maior e transtorno de compulsão alimentar, em obesos acompanhados em programas específicos de emagrecimento estaria mais comumente associada à comorbidade com transtornos da personalidade, em particular o transtorno da personalidade *borderline*. Também é possível verificar que, quanto maior o grau de obesidade, maior a prevalência de sintomas psiquiátricos. Indivíduos obesos em tratamento clínico para emagrecimento tendem a ser mais impulsivos, ansiosos e emocionalmente instáveis.

Referências

1. Fairburn CG, Brownell KD. Eating disorders and obesity. 2nd ed. New York: Guilford; 2002.
2. Klaczynski PA, Felmban WS. Thin idealization and causal attributions mediate the association between culture and obesity stereotypes: An examination of Chinese and American adolescents. Br J Dev Psychol. No prelo 2018.
3. Farhat, T. Stigma, obesity and adolescent risk behaviors: Current research and future directions. Curr Opin Psychol. 2015;5:56–66.
4. Prioreschi A, Wrottesley SV, Cohen E, Reddy A, Said-Mohamed R, Twine R, et al. Examining the relationships between body image, eating attitudes, BMI, and physical activity in rural and urban South African young adult females using structural equation modeling. PLoS ONE. 2017;12(11):e0187508.
5. Spahlholz J, Baer N, Konig HH, Riedel-Heller SG, Luck-Sikorski C. Obesity and discrimination – a systematic review and meta-analysis of observational studies. Obes Rev. 2016;17(1):43–55.
6. Hatzenbuehler ML, Phelan JC, Link BG. Stigma as a fundamental cause of population health inequalities. Am J Public Health. 2013;103(5):813–21.
7. Link BG, Phelan JC. Stigma and its public health implications. Lancet. 2006; 367(9509):528–9.
8. Spooner C, Jayasinghe UW, Faruqi N, Stocks N, Harris MF. Predictors of weight stigma experienced by middle-older aged, general-practice patients with obesity in disadvantaged areas of Australia: a cross-sectional study. BMC Public Health. 2018;18(1):640.
9. Friedman MA, Brownell KD. Psychological correlates of obesity: moving to the next generation. Psychol Bull. 1995;117(1):3-20.
10. Gortmaker A, Must A, Perrin JM, Sobol AM, Dietz WH. Social and economic consequences of overweight in adolescence and young adulthood. N Engl J Med. 1993;329(14):1008-12.
11. Wadden TA, Stunkard AJ. Social and psychological consequences of obesity. Ann Intern Med. 1985;103(6 (Pt 2)):1062-7.
12. Kolotkin RL, Revis ES, Kirkley BG, Janick L. Binge eating in obesity: associated MMPI characteristics. J Consult Clin Psychol. 1987;55(6):872-6.
13. Kivimäki M, Batty GD, Singh-Manoux A, Nabi H, Sabia S, Tabak AG, et al. Association between common mental disorder and obesity over the adult life course. Br J Psychiatry. 2009;195(2):149–55.
14. Avila C, Holloway AC, Hahn MK, Morrison KM, Restivo M, Anglin R, Taylor VH. An overview of links between obesity and mental health. Curr Obes Rep. 2015;4(3):303-10.
15. Marcus MD, Wing RR, Hopkins J. Obese binge eaters: affect, cognitions and response to behavioral weight control. J Consult Clin Psychol. 1988;56(3):433-9.
16. Kiernan M, Rodin J, Brownell KD, Wilmore JH, Crandall C. Relation of level of exercises, age and weight-cycling history to eating and weight disturbances in male end female runners. Health Psychol. 1992;11(6):418-21.
17. van Hanswijck de Jonge P, Van Furth EF, Lacey JH, Waller G. The prevalence of DSM-IV personality pathology among individuals with bulimia nervosa, binge eating disorder and obesity. Psychol Med. 2003;33(7):1311-7.
18. Sansone RA, Wiederman MW, Sansone LA. The prevalence of borderline personality disorder among individuals with obesity: a critical review of the literature. Eat Behav. 2000;1(1):93-104.
19. Sansone RA, Sansone LA, Morris DW. Prevalence of borderline personality symptoms in two groups of obese subjects. Am J Psychiatry. 1996;153(1):117-8.

20. Sansone RA, Wiederman MW, Sansone LA, Monteith D. Obesity and borderline personality symptomatology: comparison of psychiatric versus primary care sample. Int J Obes Relat Metab Disord. 2001;25(2):299-300.
21. Frankenburg FR, Zanarini MC. Obesity and obesity-related illness in borderline patients. J Pers Disord. 2006;20(1):71-80.
22. Frankenburg FR, Zanarini MC. The association between borderline personality disorder and chronic medical illness, poor health-related lifestyle choices, and costly forms of health care utilization. J Clin Psychiatry. 2004;65(12):1660-5.
23. Mather AA, Cox BJ, Enns MW, Sareen J. Associations between body weight and personality disorders in a nationally representative sample. Psychosom Med. 2008;70(9):1012-9.
24. Sullivan M, Karlsson J, Sjöström L, Backman L, Bengtsson C, Bouchard C, et al. Swedish obese subjects (SOS) – an intervention study of obesity. Baseline evaluation of health and psychosocial function in the first 1743 subjects examined. Int J Obes Relat Metab Disord. 1993;17(9):503-12.
25. Mauri M, Rucci P, Calderone A, Santini F, Oppo A, Romano A, et al. Axis I and II disorders and quality of life in bariatric surgery candidates. J Clin Psychiatry. 2008;69(2):295-301.
26. Lang T, Hauser R, Schlumpf R, Klaghofer R, Buddeberg C. Psychological comorbidity and quality of life of patients with morbid obesity and requesting gastric banding. Schweiz Med Wochenschr. 2000;130(20):739-48.
27. Bloomston M, Zervos EE, Power PS, Rosemurgy AS. Bariatric surgery and multiple personality disorder: complexities and nuances of care. Obes Surg. 1997;7(4):363-6.
28. Larsen F, Torgersen S. Personality changes after gastric banding surgery for morbid obesity. A prospective study. J Psychosom Res. 1989;33(3):323-34.
29. Guisado JS, Vaz FJ. Personality profiles of the morbidly obese after vertical banded gastroplasty. Obes Surg. 2003;13(3):394-8.
30. Castelnuovo-Tedesco P, Schiebel D. Studies of superobesity: I. Psychological characteristics of superobese patients. Int J Psychiatry Med. 1975;6(4):465-80.
31. Ryden A, Sullivan M, Torgerson JS, Karlsson J, Lindroos AK, Taft C. A comparative controlled study of personality in severe obesity: a 2-y follow-up after intervention. Int J Obes Relat Metab Disord. 2004;28(11):1485-93.
32. Poston WS 2nd, Ericsson M, Linder J, Nilsson T, Goodrick GK, Foreyt JP. Personality and the prediction of weight loss and relapse in the treatment of obesity. Int J Eat Disord. 1999;25(3):301-9.
33. Conselho Federal de Medicina. Resolução CFM nº 2.131/2015 [Internet]. Brasília: CFM; 2015 [capturado em 08 out. 2018]. Disponível em: http://www.portalmedico.org.br/resolucoes/cfm/2010/1955_2010.htm.https://sistemas.cfm.org.br/normas/visualizar/resolucoes/BR/2015/2131.
34. Livhits M, Mercado C, Yermilov I, Parikh JA, Dutson E, Mehran A, Ko CY, Meehan MM. Preoperative predictors of weight loss following bariatric surgery: systematic review. Obes Surg 2012, 22:70-89.
35. Courcoulas AP, Yanovski SZ, Bonds D, Eggerman TL, Horlick M, Staten MA, Arterburn DE. Long-term outcomes of bariatric surgery: a National Institutes of Health symposium. JAMA Surg. 2014;149(12):1323-9.
36. Linlin Li, Li-Tzy Wu. Substance use after bariatric surgery: a review. J Psychiatr Res. 2016;76:16–29.
37. Ivezaj V, Saules KK, Schuh LM. New-onset substance use disorder after gastric bypass surgery: rates and associated characteristics. Obes Surg. 2014:1975–80.
38. Reslan S, Saules KK, Greenwald MK, Schuh LM. Substance misuse following Roux-en-Y gastric bypass surgery. Subst Use Misuse. 2014; 49(4):405–17.
39. Stoffers J, Völlm BA, Rücker G, Timmer A, Huband N, Lieb K. Pharmacological interventions for borderline personality disorder. Cochrane Database Syst Rev. 2010;(6):CD005653.
40. Azevedo AP, Cordás TA. Obesidade no contexto da psiquiatria. PROPSIQ. 2016;6(1).
41. Himmerich H, Minkwitz J, Kirkby KC. Weight gain and metabolic changes during treatment with antipsychotics and antidepressants. Endocr Metab Immune Disord Drug Targets. 2015;15(4):252-60.

13
Personalidade e dependência de drogas

André Malbergier, Luciana Roberta Donola Cardoso

Histórico

Estudos mais antigos consideravam a patologia da personalidade como fator etiológico primário das dependências de acordo com os modelos moral e sintomático. No modelo sintomático, que dominou a literatura psiquiátrica durante a primeira metade do século XX, a dependência era considerada sintoma de uma personalidade evidenciada por "desajustes, traços neuróticos de caráter, imaturidade emocional ou infantilismo". Até nos primeiros manuais diagnósticos da American Psychiatric Association, DSM-I e DSM-II, a adição era descrita como uma variação de um "transtorno da personalidade sociopática".

Em 1960, E. Morton Jellinek abordou de forma pioneira a dependência de álcool como doença em seu livro *The Disease Concept of Alcoholism* (O conceito de doença do alcoolismo). Apesar dessa publicação, somente a partir de 1970, quando vários estudos retrospectivos e prospectivos falharam na tentativa de identificar um tipo único de personalidade "pré-aditiva", os modelos moral e sintomático foram descartados pela comunidade científica.

Mesmo não sendo considerados fatores etiológicos primários para o desenvolvimento das dependências, alguns estudos evidenciam a relação entre transtornos da personalidade (TPs) e transtornos por uso de substâncias (TUS), sendo eles:

1. Estudos relatam altas taxas de comorbidade entre alguns TPs e TUS.
2. Estudos longitudinais apontam traços de personalidade como preditores do início do uso de substâncias e de problemas relacionados ao consumo.
3. Estudos retrospectivos mostram a psicopatologia precedendo os TUS em um número substancial de casos.

A partir desses estudos, considera-se que os TPs podem ser um fator de risco importante para problemas relacionados ao uso de substâncias. Todavia, não são exclusivos nem essenciais em todos os casos.[1]

Transtorno por uso de substâncias

O consumo de substâncias psicoativas com prejuízos físicos e psíquicos era descrito na literatura por meio das definições de abuso ou dependência até o advento da nova versão do DSM (*Manual diagnóstico e estatístico de transtornos mentais*, da American Psychiatric Association).[2] A quinta versão não apresenta mais os conceitos de abuso e dependência e descreve o transtorno como um *continuum* em que, à medida que o indivíduo vai preenchendo mais critérios diagnósticos, seu quadro vai sendo considerado cada vez mais grave.

O Quadro 13.1 apresenta os critérios diagnósticos do transtorno por uso de substâncias de acordo com o DSM-5.[2]

QUADRO 13.1 Os critérios do DSM-5 e as categorias de gravidade

Critérios do DSM-5	Categorias de gravidade
1. Uso recorrente de substâncias levando ao fracasso de cumprir com obrigações no trabalho, na escola ou em casa;	Leve = 2 a 3 critérios Moderado = 4 a 5 critérios Grave = 6 ou mais critérios
2. Uso recorrente de substâncias em situações de perigo para a integridade física;	
3. Uso continuado de substâncias apesar de problemas sociais ou interpessoais recorrentes causados ou exacerbados pelo uso;	
4. Tolerância, definida por uma necessidade cada vez maior da substância para alcançar o efeito desejado ou pelo efeito diminuído com o uso da mesma quantidade;	
5. Abstinência, manifestada por sintomas característicos da retirada de determinada substância ou pelo consumo da mesma ou de substâncias semelhantes para evitar os sintomas;	
6. A substância é consumida em maiores quantidades e por mais tempo do que pretendido;	
7. Desejo persistente ou esforços sem sucesso para reduzir ou controlar o uso;	
8. Grande quantidade de tempo é gasta em atividades necessárias para obter a substância, consumir ou recuperar-se de seus efeitos;	
9. Atividades ocupacionais ou sociais são abandonadas ou reduzidas devido ao uso;	
10. Uso continuado da substância apesar do conhecimento de possuir um problema físico ou psicológico provavelmente causado ou exacerbado pelo uso;	
11. Fissura ou intenso desejo de usar.	

Fonte: American Psychiatric Association.[2]

O diagnóstico do TUS deve ser realizado por meio de uma anamnese detalhada que deve conter:

a. Identificação
b. Desenvolvimento neuropsicomotor
c. Aproveitamento escolar e socialização
d. Início do uso (experimentação)
e. Aumento do consumo
f. Uso de múltiplas drogas
g. Início dos problemas associados ao consumo da substância
h. Impacto do consumo das substâncias nas áreas pessoal, profissional, familiar, no lazer e na saúde
i. Comportamentos de risco associados ao consumo de substâncias (p. ex. beber e dirigir, fazer sexo sem preservativo, meter-se em brigas e usar de violência)
j. Antecedentes familiares relacionados aos transtornos psiquiátricos e ao uso de substâncias
k. Tentativas prévias de cessação do consumo de substâncias.

Exames toxicológicos de urina, cabelo e sangue podem detectar o consumo recente das substâncias, mas não necessariamente indicam problemas associados ao uso da substância detectada.

Exames clínicos complementares – como ultrassom de abdômen, análise de enzimas hepáticas e pancreáticas, hemograma, exames de imagem cerebral como tomografia e ressonância, eletrocardiograma, exames de imagem do tórax, entre outros – podem ajudar na avaliação do impacto do consumo de substâncias no indivíduo.

Testagem neuropsicológica pode ser indicada na suspeita de alterações cognitivas que precederam ou foram causadas pelo uso de drogas.

O uso de instrumentos específicos também pode ajudar o profissional no diagnóstico. A avaliação dos sintomas pode ser realizada por meio de entrevistas estruturadas, por exemplo, a SCID[3] (entrevista clínica estruturada para os transtornos do DSM-5) e instrumentos específicos, como a escala Alcohol Use Disorder Identification Test (AUDIT)[4] ou o questionário para triagem do uso de álcool, tabaco e outras substâncias da Organização Mundial da Saúde (ASSIST).

Epidemiologia

O United Nations Office on Drugs and Crime (UNODC)[5] estima que aproximadamente 250 milhões de pessoas consumiram drogas ilícitas nos 12 meses anteriores à pesquisa. A maconha é a droga ilícita mais utilizada no mundo, com 180 milhões de usuários, seguida pelo uso de anfetaminas (37 milhões), opiáceos (35 milhões, sendo que, destes, 9 milhões usam heroína), *ecstasy* (22 milhões) e cocaína (17 milhões).[5]

No Brasil, de acordo com o II Levantamento Nacional sobre o consumo de substâncias psicoativas,[6] realizado pelo Instituto Nacional de Ciência e Tecnologia para

Políticas Públicas de Álcool e Outras Drogas (INPAD) da Universidade Federal de São Paulo (Unifesp), 22,8% da população com idade entre 12 e 65 anos já fez uso de droga ilícita alguma vez na vida, 10,3% no último ano e 4,5% no mês anterior à entrevista. Em relação ao álcool, 74,6% da população já fez uso alguma vez na vida, 49,8% no último ano e 38,3% no mês anterior à entrevista. No País, 12,3% da população apresentou dependência de álcool, 10,1%, de tabaco e 2,1%, de outras drogas.[6]

Estudos epidemiológicos mostram que a presença de transtornos psiquiátricos pode elevar as taxas de problemas associados ao uso de álcool, tabaco e outras drogas. Os TPs estão entre as comorbidades mais frequentemente associadas a esses problemas.

Transtorno da personalidade e transtornos por uso de substâncias

Estima-se que até 70% dos indivíduos com transtorno da personalidade (TP) têm algum transtorno associado ao uso de álcool e 40% ao uso de outras drogas.[7] Entre usuários de drogas na comunidade, a prevalência de TP é de aproximadamente 65%.[8] Em uma pesquisa em centro especializado para dependentes de drogas, 46% dos pacientes apresentavam um ou mais TPs. Os TPs antissocial (16%) e *borderline* (13%) foram os mais prevalentes, seguidos por paranoide, evitativa e obsessivo-compulsiva. A comparação da prevalência de TP em pacientes do sexo masculino e feminino mostrou diferença significativa na frequência da personalidade antissocial. Nenhuma das pacientes do sexo feminino tinha TP antissocial, mas 24% dos homens apresentavam tal transtorno. Usuários de drogas ilícitas apresentaram mais frequentemente TPs do que usuários de álcool.[9] No Brasil, um estudo com 50 farmacodependentes do sexo masculino em tratamento mostrou que 10% tinham TP lábil e 2%, TP antissocial.[10]

A prevalência de TUS em indivíduos com transtorno da personalidade antissocial (TPAS) pode chegar a 40%[7,11], e a 20% naqueles com transtorno da personalidade *borderline* (TPB).

Um estudo acompanhou 175 indivíduos com TPB e 396 com outros TPs durante 84 meses. Apesar de mais da metade (54,9%) da amostra apresentar abuso de álcool e 38,4%, de outras drogas, a dependência de álcool (13%) e de outras drogas (11%) foi maior entre os *borderline* do que naqueles que tinham outros TPs (6 e 4%, respectivamente).[12]

Um estudo longitudinal com 668 indivíduos com TPs esquizotípica, *borderline*, esquiva, obsessivo-compulsiva e depressão maior sem TP mostrou que a prevalência de abuso/dependência de álcool ao longo da vida foi de 42, 53, 32, 26 e 31%, nessa ordem.[13] Todavia, essa alta prevalência foi encontrada também em indivíduos com depressão maior sem TP, o que leva a questionar se não só indivíduos com TP, mas também os com outros diagnósticos psiquiátricos, apresentam maior prevalência dos TUS.

É importante destacar que existem algumas características relevantes na chegada ao tratamento em usuários com alguma comorbidade. Os que têm comorbidades com outros transtornos como depressão e ansiedade apresentam mais mal-estar, incômodo e desejo de procurar ajuda do que os com TP. Transtornos psiquiátricos são sentidos pelos pacientes como egodistônicos (reconhecidos como relacionados a sofrimento e sendo algo do que querem se livrar, que precisam tratar ou para o que necessitam receber ajuda). Os TPs são vistos como "o jeito do paciente", e não reconhecidos como um transtorno, uma doença ou algo que possa ser tratado.

As mulheres com TUS diferem mais nas dimensões de personalidade do que aquelas sem TUS e os homens. Esse fato corrobora a hipótese de que os TUS são menos normativos, portanto potencialmente mais patológicos, em mulheres.

Traços de personalidade e transtornos por uso de substâncias

Várias pesquisas destacam traços de personalidade (que não necessariamente determinam um transtorno) como fatores de risco para abuso e dependência de substâncias psicoativas. Em geral, estudos prospectivos mostram que crianças, adolescentes e universitários que desenvolveram dependência de álcool apresentavam mais frequentemente traços característicos de alguns TPs, como, por exemplo, impulsividade, dificuldade em lidar com emoções negativas e desinibição.

Os TPAS e TPB são os TPs que mais apresentam características associadas a um maior risco de desenvolver TUS. O TPAS é mais comum em homens e o TPB em mulheres.

Algumas características presentes no TPAS, como, por exemplo, infringir regras, envolver-se em atividades ilícitas, buscar novidade, mentir e manipular, têm sido vistas como fatores de risco para o início do uso de álcool e outras drogas em adolescentes.

Em relação às mulheres, instabilidade emocional, dilemas "existenciais", incertezas, escolhas que causam ansiedade, pressões sociais, descontrole afetivo e impulsividade são algumas das características do TPB que também aumentam a vulnerabilidade para uso, abuso e dependência de álcool e de outras drogas.[14]

Mais recentemente, o conceito de regulação emocional (capacidade dos indivíduos de gerenciarem as emoções que sentem, bem como quando e como essas emoções são experimentadas e expressas) tem sido estudado como fator comum a vários transtornos psiquiátricos, especialmente TPs e do uso de substâncias, de uso excessivo de internet e de jogar de forma patológica. Essa regulação parece estar associada à infância, quando as crianças aprendem, a partir de suas experiências com figuras próximas, a lidar com emoções negativas e angústia ao enfrentar situações de sofrimento e perigo.[15]

Alguns pesquisadores sugerem que o uso de álcool e de outras drogas em indivíduos com os traços de personalidade listados anteriormente estaria associado à forma de enfrentar situações emocionalmente difíceis e estressantes, além de "auxiliar" a lidar com frustrações e com a impulsividade.[16]

A impulsividade, como traço da personalidade ou como sintoma de outros transtornos, como o transtorno de déficit de atenção e hiperatividade, parece ser uma característica central na vulnerabilidade ao uso e aos problemas associados ao uso de substâncias. Sabe-se que adolescentes que apresentam alta impulsividade têm até três vezes mais chance de fazer uso de álcool, heroína, cocaína, tabaco e maconha do que aqueles que não têm essa característica. Ademais, o consumo entre os impulsivos tende a ser mais precoce e aumenta a vulnerabilidade para desenvolver dependência de substâncias ao longo da vida.

Os traços de personalidade descritos anteriormente parecem ser fatores de risco não só de TUS, mas também das "dependências comportamentais", como dependência de internet, jogo patológico, sexo patológico, compras compulsivas, etc. A identificação de traços de personalidade que possam estar ligados a algum tipo de "personalidade viciante" – particularmente neuroticismo e introversão – pode ajudar os pesquisadores a identificar e a prevenir a dependência da internet nos estágios iniciais e, possivelmente, auxiliar no tratamento deste transtorno.[17]

Confirmando a importância dos TPAS e TPB no risco de desenvolvimento de TUS, um grande estudo norueguês que acompanhou mais de 2000 gêmeos observou que dois critérios presentes nos TPs foram associados ao transtorno associado ao uso de álcool: transtorno de conduta infantil e comportamentos impulsivos de automutilação. O primeiro está presente no TPAS e o segundo no TPB.[18]

O Quadro 13.2, a seguir, sintetiza a relação entre os traços de personalidade e os fatores de risco importantes para o desenvolvimento do TUS por meio de três diferentes mecanismos.

QUADRO 13.2 Traços de personalidade como fatores de risco para o desenvolvimento de TUS

1. **O modelo da desinibição do comportamento:** está presente em personalidades antissociais e *borderline*. As drogas mais comuns para esse grupo seriam cocaína e anfetaminas. A desinibição do comportamento levaria o indivíduo a comportamentos antissociais e impulsivos. Esse fator, associado à baixa evitação de risco, deixaria o indivíduo mais suscetível a comportamentos desviantes, incluindo o uso de drogas.
2. **O modelo de redução de estresse:** está presente em personalidades esquivas, dependentes, esquizotípicas e *borderline*. As drogas mais comuns seriam o álcool, a heroína e os benzodiazepínicos. Os indivíduos sensíveis ao estresse respondem com maior instabilidade e sintomas de ansiedade e alterações do humor. Diante dessa situação, tais indivíduos poderiam usar drogas como automedicação.
3. **O modelo relacionado com sensibilidade a recompensa:** está presente em personalidades histriônicas e narcisistas. A maior parte das drogas está representada nesse perfil. Indivíduos com características de "buscar novidades e sensações" procurariam as drogas visando obter seus efeitos prazerosos.

Fonte: Verheul.[1]

Estudos como esses confirmam que os traços comportamentais característicos dos TP podem ser fatores de risco para TUS, mas não excluem a possibilidade de um fator etiológico comum para ambas as condições.

Etiologia: relação entre transtornos da personalidade e abuso/dependência de substâncias

A relação entre TPs e TUS parece ser resultado de influências genéticas e ambientais compartilhadas. Discute-se a possibilidade da ocorrência de fatores etiológicos comuns aos dois transtornos ou de que um deles poderia ser um fator de risco para o outro. Para exemplificar, um indivíduo com TPAS experimenta mais frequentemente drogas/álcool devido às suas características impulsivas, o que aumentaria seu risco de desenvolver TUS. Entretanto, o uso de drogas promove comportamentos antissociais, como intoxicação, mentiras e crimes para obtenção de dinheiro para compra de drogas.

A possibilidade de o TPAS ser artefato associado ao uso de substâncias e não um "verdadeiro" TP vem sendo questionada por estudos que encontraram taxas de TP semelhantes entre usuários de drogas no presente e no passado. A remissão do TUS não foi associada à remissão da patologia da personalidade, sugerindo que os dois transtornos sigam cursos independentes.[1]

Estudos mais recentes sugerem alterações da regulação de circuitos neurais e sistemas de neurotransmissores relacionadas a cada um dos grupos citados. O grupo 1, caracterizado por desinibição e impulsividade, estaria associado a deficiência de serotonina; o 2, caracterizado por sensibilidade ao estresse, estaria associado a uma maior excitabilidade neuronal devido à redução da inibição pelo sistema GABA-glutamato; e o 3, cuja característica é a necessidade de recompensa, estaria associado a hiper-reatividade dopaminérgica ou opioide.[1]

A influência dos transtornos da personalidade no tratamento dos transtornos por uso de substâncias

Muitos estudiosos do tema acreditam que a presença de transtornos psiquiátricos em dependentes de álcool e de outras drogas aumenta as taxas de recaída e dificulta o sucesso no tratamento. Um estudo que acompanhou dependentes de álcool com algum TP mostrou que 40 a 60% deles apresentaram a primeira recaída após três meses de tratamento, e 70 a 80%, durante os 12 meses seguintes ao tratamento. Essas taxas de recaída parecem ser maiores quando comparadas às de dependentes de álcool sem TP. Nestes últimos, a taxa de recaída após 36 meses de tratamento foi de 45%.[19]

Vários estudos têm apontado os TPs como preditores de baixa resposta ao tratamento devido a problemas nas relações terapêuticas, vínculos com os profissionais, resistência a mudanças e abandono precoce do tratamento.[1]

Uma crítica a esses estudos é que eles não controlam o estado pré-tratamento (gravidade da dependência, complicações legais, suporte social, etc.) o que, *per se,* poderia predizer tais evoluções desfavoráveis e que está também associado aos TPs. Ou seja, não seria necessariamente o TP que influenciaria o sucesso do tratamento, mas sim características das pessoas antes de iniciarem o uso de drogas. Segundo esta teoria, algumas características, quando presentes antes do consumo de substâncias, mesmo na ausência do TP, seriam os reais fatores de pior prognóstico.

Um estudo que corrobora esta hipótese avaliou 64 pacientes com TUS, separados em três grupos (o primeiro com algum TP, o segundo com traços de transtorno e o terceiro sem nenhum transtorno) e não encontrou diferenças na taxa de abstinência depois de quatro meses de tratamento ambulatorial após alta hospitalar.[20]

Mesmo sem unanimidade em relação ao impacto dos TPs no resultado do tratamento para TUS, os indivíduos com essa comorbidade também se beneficiam do tratamento, e a presença de TP nesta população não deve ser vista com niilismo terapêutico.

Além disso, alguns estudos ressaltam que uma das razões de falhas no tratamento da dependência nessa população é o fato de não serem abordados os comportamentos característicos dos TP de forma concomitante. Um exemplo disso é que os comportamentos relacionados à delinquência, provocativos e impulsivos, presentes nos TP, podem proporcionar eventos estressantes e diminuir o apoio social, tornando o paciente mais suscetível a uma recaída.

As recaídas em pacientes com TP, comparados aos que não têm essa comorbidade, têm sido associadas às características de impulsividade, instabilidade emocional, desinibição, pouca habilidade para enfrentar problemas e dificuldade nos relacionamentos interpessoais.

Estudos clínicos e de revisão sugerem que o tratamento da dependência em indivíduos que apresentam comorbidade com TP seja baseado em intervenções que visem treinar tolerância: lidar com emoções negativas e angústia; controle da raiva; situações envolvendo pressão ou conflito nas relações sociais; treino de habilidades sociais e de comunicação; assertividade; aprender a fazer e a receber críticas; aumentar a autoeficácia; resolver problemas, tomar decisões e desenvolver habilidades para prevenir recaída, como, por exemplo, recusar uma bebida, controlar fissura e evitar situações de risco.[21]

Alguns pesquisadores aconselham que, para aumentar o vínculo com o tratamento, o profissional deve ajudar o paciente a identificar os prejuízos decorrentes do uso da droga e relacioná-los com os traços de personalidade. Por exemplo, é importante que ele aprenda que há uma relação entre impulsividade e uso de drogas, bem como que os prejuízos são decorrentes dessa relação.

Marlatt e Gordon[22] propõem que o tratamento para dependência de substâncias em indivíduos com TP deva incluir uma intervenção de pelo menos 24 semanas utilizando técnicas de automonitoramento, resolução de problemas e assertividade.

Baseado no conceito de regulação emocional,[15] o tratamento dos sintomas da desregulação (falha nos mecanismos de regulação listados anteriormente) pode influenciar positivamente o prognóstico e o tratamento do transtorno por uso de substâncias.[23]

O tratamento farmacológico, com o uso de antipsicóticos, antidepressivos, lítio, carbamazepina e buspirona, pode ser utilizado no controle de sintomas específicos. Os antipsicóticos podem beneficiar pacientes com TPs *borderline*, esquizoide e paranoide.[24] O uso de antidepressivos pode ajudar na redução da impulsividade e da agressividade em alguns pacientes antissociais e *borderline*.[24] Já a administração de benzodiazepínicos deve ser cautelosa em decorrência de seu potencial de abuso e dependência, podendo ser substituída por buspirona e antidepressivos, especialmente em pacientes com transtorno da personalidade evitativa.

Considerações finais

Pesquisas clínicas e epidemiológicas evidenciam a relação entre TUS e TPs. Para maior sucesso nos tratamentos, os dois tipos de transtornos devem ser avaliados e abordados de forma simultânea.

Referências

1. Verheul L. Comorbidity of personality disorders in individuals with substance use disorders. Eur Psychiatry. 2001;16(5):274-82.
2. American Psychiatric Association. Manual diagnóstico e estatístico de transtornos mentais: DSM-5. 5. ed. Porto Alegre: Artmed; 2014.
3. First MB, Spitzer RL, Karg RS, William J. Entrevista clínica estruturada para os transtornos do DSM-5: SCID-5-CV versão clínica. Porto Alegre: Artmed; 2017.
4. Babor TF, Fuente JR, Saunders J, Grant M. Audit: the alcohol use disorders identification test: guidelines for use in primary health care. Geneva: WHO; 1992.
5. United Nations Office on Drugs and Crime. World Drug Report 2017 [Internet]. Vienna: UNODC; 2017 [capturado em 12 out. 2018]. Disponível em: http://www. www.unodc.org/wdr2017/field/Booklet_1_EXSUM.pdf.
6. Universidade Federal de São Paulo. Centro Brasileiro de Informações sobre Drogas Psicotrópicas. II Levantamento domiciliar sobre o uso de drogas psicotrópicas no Brasil [Internet]. São Paulo: UNIFESP; 2005 [capturado em 12 out. 2018]. Disponível em: http://www.unifesp.br/dpsicobio/cebrid/.
7. Stinson FS, Dawson DA, Goldstein RB, Chou P, Huang B, Smith SM, et al. Prevalence, correlates, disability, and comorbidity of DSM-IV narcissistic personality disorder: results from the wave 2 national epidemiologic survey on alcohol and related conditions J Clin Psychiatry. 2008;69(7):1033-45.
8. Langås AM, Malt UF, Opjordsmoen S. In-depth study of personality disorders in first-admission patients with substance use disorders. BMC Psychiatry. 2012;12:180.
9. Zimmerman M, Coryell W. DSM III personality disorder diagnoses in a nonpatient sample: demographic correlates and comorbidity. Arch Gen Psychiatry. 1989;46(8):682-9.
10. Silveira DX, Jorge MR. Comorbidade psiquiátrica em dependentes de substâncias psicoativas: resultados preliminares. Rev Bras Psiquiatr. 1999;21(3):145-51.
11. Compton WM, Thomas YF, Stinson FS, Grant BF. Prevalence, correlates, disability, and comorbidity of DSM-IV drug abuse and dependence in the United States: results from the national epidemiologic survey on alcohol and related conditions. Arch Gen Psychiatry. 2007;64(5):566-76.
12. Walter M, Gunderson JG, Zanarini MC, Sanislow CA, Grilo CM, et al. New onsets of substance use disorders in borderline personality disorder over seven years of followups: findings from the collaborative longitudinal personality disorders study. Addiction. 2009;104(1):97-103.

13. McGlashan TH, Grilo CM, Skodol AE, Gunderson JG, Shea MT, Morey LC, Zanarini MC, Stout RL. The Collaborative Longitudinal Personality Disorders Study: baseline Axis I/ II and II/II diagnostic cooccurrence. Acta Psychiatr Scand. 2000;102(4):256-64.
14. Swendsen JD, Conway KP, Rounsaville BJ, Merikangas KR. Are personality traits familial risk factors for substance use disorders? Results of a controlled family study. Am J Psychiatry. 2002;159(10):1760-6
15. Gutiérrez EA, Fernandez DH, Gonzalvo IS, Bilbao PJ. El papel mediador de la regulación emocional entre el juego patológico, uso abusivo de Internet y videojuegos y la sintomatología disfuncional en jóvenes y adolescentes. Adicciones. 2014;26(4):282-90.
16. Cohen P, Chen H, Crawford TN, Brook JS, Gordon K. Personality disorders in early adolescence and the development of later substance use disorders in the general population. Drug Alcohol Depend. 2007;88:S71-S84.
17. Tsiolka E, Bergiannaki ID, Margariti M, Malliori M, Papageorgiou C Dysfunctional internet behaviour symptoms in association with personality traits. Psychiatriki. 2017;28(3):211-218.
18. Rosenström T, Torvik FA, Ystrom E, Czajkowski NO, Gillespie NA, Aggen SH. Prediction of alcohol use disorder using personality disorder traits: a twin study. Addiction. 2018;113(1):15-24.
19. Bottlender M, Soyka M. Outpatient alcoholism treatment: predictors of outcome after 3 years. Drug Alcohol Depend. 2005;80(1):83-9.
20. Clopton JR, Weddige RL, Contreras SA, Fliszar GM, Arredondo R. Treatment outcome for substance misuse patients with personality disorder. Int J Addict. 1993;28(11):1147-53.
21. Monti PM, Kadden RM, Rohsenow DJ, Cooney NL, Abrams DB. Tratando a dependência de álcool: um guia de treinamento das habilidades de enfrentamento. 2. ed. São Paulo: Rocca; 2005.
22. Marlatt GA, Gordon JR. Relapse prevention: maintenance strategies in the treatment of additive behavior. New York: Guilford; 1985.
23. Sloan E, Hall K, Moulding R, Bryce S Mildred H, Staiger PK. Emotion regulation as a transdiagnostic treatment construct across anxiety, depression, substance, eating and borderline personality disorders: a systematic review. Clin Psychol Rev. 2017;57:141-163.
24. Zaleski M. Transtornos da personalidade X Dependência de álcool e outras drogas. In: Associação Brasileira de Estudos do Álcool e outras Drogas. Comorbidades: transtornos mentais X transtorno por uso de substâncias de abuso. Porto Alegre: ABEAD; 2003.

14
Transtornos alimentares

Táki Athanássios Cordás, Fábio Tapia Salzano,
Alexandre Pinto de Azevedo, Andreza Carla de Souza Lopes,
Mirella Baise

Os transtornos alimentares (TAs) caracterizam-se por inadequações no consumo, no padrão e no comportamento alimentares, bem como por diferentes crenças equivocadas sobre a alimentação, ocasionando progressiva piora da qualidade nutricional e psicopatológica.[1]

Esses transtornos são determinados por uma etiologia multifatorial, sendo que aspectos socioculturais (como o ideal de corpo e os padrões de beleza) e psicológicos (individuais e familiares), uso de dietas restritivas (que podem dar início a uma cascata de alterações biológicas) e vulnerabilidade biológica (inclusive genética) têm importante participação no desencadeamento, na manutenção e na perpetuação de seus sintomas.[2]

O capítulo "Transtornos Alimentares" do *Manual diagnóstico e estatístico de transtornos mentais* (DSM-5)[3] reúne os diagnósticos já consagrados do capítulo "Transtornos da Alimentação" do DSM-IV-TR,[4] incluindo os diagnósticos que constavam como Transtornos da Alimentação da Primeira Infância no capítulo "Transtornos Geralmente Diagnosticados pela Primeira Vez na Infância ou na Adolescência", suprimido da nova edição do DSM. Assim, os diagnósticos de pica e de transtorno de ruminação foram revisados para que pudessem ser aplicados a indivíduos de qualquer idade.

Uma nova categoria, transtorno alimentar restritivo/evitativo, foi incluída para descrever pacientes que exibem um fracasso persistente em atender às necessidades nutricionais ou de energia, em associação a um ou mais desses sintomas: perda significativa de peso, deficiência nutricional significativa, dependência de nutrição enteral ou suplemento nutricional oral e acentuada interferência na função psicossocial.

O diagnóstico de anorexia nervosa (AN) não sofreu mudanças conceituais, mas foi retirada a exigência de amenorreia em mulheres pós-menarca, tendo sido adicionados, no Critério B, comportamentos persistentes que interferem no ganho de peso.

O diagnóstico de bulimia nervosa (BN) sofreu mudança no que diz respeito à frequência exigida de crises bulímicas e comportamentos compensatórios. No

DSM-IV-TR, eram necessárias pelo menos duas crises por semana durante três meses. No DSM-5, a exigência muda para uma crise por semana durante o mesmo período.

O transtorno de compulsão alimentar periódica, apresentado no DSM-IV-TR como proposta para estudos adicionais (Apêndice B), foi validado como transtorno de compulsão alimentar (TCA) no DSM-5 devido a sua utilidade clínica. Assim como no diagnóstico de BN, o DSM-IV-TR exigia uma frequência de pelo menos duas crises por semana durante três meses. No DSM-5, a exigência muda para uma vez por semana no mesmo período.

Essas mudanças reduziram sensivelmente o número de pacientes que se encaixavam em uma categoria residual de atípicos.

Ao fim deste capítulo, apresentamos os novos critérios diagnósticos do DSM-5 para os três principais TAs (Quadros 14.1 a 14.3).

QUADRO 14.1 Critérios diagnósticos para anorexia nervosa

A. Restrição da ingesta calórica em relação às necessidades, levando a um peso corporal significativamente baixo no contexto de idade, gênero, trajetória do desenvolvimento e saúde física. *Peso significativamente baixo* é definido como um peso inferior ao peso mínimo normal ou, no caso de crianças e adolescentes, menor do que o minimamente esperado.

B. Medo intenso de ganhar peso ou de engordar, ou comportamento persistente que interfere no ganho de peso, mesmo estando com peso significativamente baixo.

C. Perturbação no modo como o próprio peso ou a forma corporal são vivenciados, influência indevida do peso ou da forma corporal na autoavaliação ou ausência persistente de reconhecimento da gravidade do baixo peso corporal atual.

Determinar o subtipo:

Tipo restritivo: Durante os últimos três meses, o indivíduo não se envolveu em episódios recorrentes de compulsão alimentar ou comportamento purgativo (i.e., vômitos autoinduzidos ou uso indevido de laxantes, diuréticos ou enemas). Esse subtipo descreve apresentações nas quais a perda de peso seja conseguida essencialmente por meio de dieta, jejum e/ou exercício excessivo.

Tipo compulsão alimentar purgativa: Nos últimos três meses, o indivíduo se envolveu em episódios recorrentes de compulsão alimentar purgativa (i.e., vômitos autoinduzidos ou uso indevido de laxantes, diuréticos ou enemas).

Especificar se:

Em remissão parcial: Depois de terem sido preenchidos previamente todos os critérios para anorexia nervosa, o Critério A (baixo peso corporal) não foi mais satisfeito por um período sustentado, porém ou o Critério B (medo intenso de ganhar peso ou de engordar ou comportamento que interfere no ganho de peso), ou o Critério C (perturbações na autopercepção do peso e da forma) ainda está presente.

Em remissão completa: Depois de terem sido satisfeitos previamente todos os critérios para anorexia nervosa, nenhum dos critérios foi mais satisfeito por um período sustentado.

(Continua)

QUADRO 14.1 Critérios diagnósticos para anorexia nervosa *(Continuação)*
Especificar a gravidade atual: O nível mínimo de gravidade baseia-se, em adultos, no índice de massa corporal (IMC) atual (ver a seguir) ou, para crianças e adolescentes, no percentil do IMC. Os intervalos abaixo são derivados das categorias da Organização Mundial da Saúde para baixo peso em adultos; para crianças e adolescentes, os percentis do IMC correspondentes devem ser usados. O nível de gravidade pode ser aumentado de maneira a refletir sintomas clínicos, o grau de incapacidade funcional e a necessidade de supervisão. Leve: IMC 17 kg/m^2 Moderada: IMC 16-16,99 kg/m^2 Grave: IMC 15-15,99 kg/m^2 Extrema: IMC <15 kg/m^2 **Subtipos** A maioria dos indivíduos com anorexia nervosa do tipo compulsão alimentar purgativa que se envolvem em comportamentos periódicos de hiperfagia também purga por meio de vômitos autoinduzidos ou faz uso indevido de laxantes, diuréticos ou enemas. Alguns indivíduos com esse subtipo de anorexia nervosa não apresentam episódios de hiperfagia, mas purgam regularmente depois do consumo de pequenas quantidades de alimento. A alternância entre os subtipos ao longo do curso do transtorno não é incomum; portanto, a descrição do subtipo deverá ser usada para indicar os sintomas atuais, e não o curso longitudinal.

Fonte: American Psychiatric Association.[3]

Comorbidades

A comorbidade entre os TAs é mais regra do que exceção. Algumas dessas comorbidades apresentam início muito precoce na infância e adolescência, por vezes antecedendo e, em outras, surgindo concomitantemente ao TA. O surgimento precoce e a frequente cronificação de muitos desses quadros tornam a possibilidade de "separar o joio do trigo" (i.e., saber o que é a comorbidade, o que é a doença principal e o que é a personalidade do indivíduo) uma tarefa difícil.

Um bom exemplo disso é o crescente reconhecimento do transtorno de déficit de atenção/hiperatividade (TDAH), doença de início precoce e elevada morbidade em pacientes com TAs. Estudos diagnosticando TDAH em pacientes com TA mostraram prevalências elevadas: 3 a 16% em AN, 9 a 35% em BN e cerca de 20% em TCA.[5]

O subtipo purgativo da anorexia nervosa (AN-P) apresenta maior prevalência de comorbidades psiquiátricas do que o subtipo restritivo (AN-R). Há muito tempo se relaciona AN a depressão, sendo esta a comorbidade mais prevalente em pacientes anoréxicas, com taxa aproximada de 40% naquelas com o subtipo restritivo e de 82% naquelas com o subtipo purgativo. Algumas das alterações encontradas, como cansaço, irritabilidade, humor disfórico, perda de libido, insônia e dificuldade de

QUADRO 14.2 Critérios diagnósticos para bulimia nervosa

A. Episódios recorrentes de compulsão alimentar. Um episódio de compulsão alimentar é caracterizado pelos seguintes aspectos:
   1. Ingestão, em um período de tempo determinado (p. ex., dentro de cada período de duas horas), de uma quantidade de alimento definitivamente maior do que a maioria dos indivíduos consumiria no mesmo período sob circunstâncias semelhantes.
   2. Sensação de falta de controle sobre a ingestão durante o episódio (p. ex., sentimento de não conseguir parar de comer ou controlar o que e o quanto se está ingerindo).
B. Comportamentos compensatórios inapropriados recorrentes a fim de impedir o ganho de peso, como vômitos autoinduzidos; uso indevido de laxantes, diuréticos ou outros medicamentos; jejum; ou exercício em excesso.
C. A compulsão alimentar e os comportamentos compensatórios inapropriados ocorrem, em média, no mínimo uma vez por semana durante três meses.
D. A autoavaliação é indevidamente influenciada pela forma e pelo peso corporais.
E. A perturbação não ocorre exclusivamente durante episódios de anorexia nervosa.

Especificar se:
Em remissão parcial: Depois de todos os critérios para bulimia nervosa terem sido previamente preenchidos, alguns, mas não todos os critérios, foram preenchidos por um período de tempo sustentado.
Em remissão completa: Depois de todos os critérios para bulimia nervosa terem sido previamente preenchidos, nenhum dos critérios foi preenchido por um período de tempo sustentado.
Especificar a gravidade atual:
O nível mínimo de gravidade baseia-se na frequência dos comportamentos compensatórios inapropriados (ver a seguir). O nível de gravidade pode ser elevado de maneira a refletir outros sintomas e o grau de incapacidade funcional.
Leve: Média de 1 a 3 episódios de comportamentos compensatórios inapropriados por semana.
Moderada: Média de 4 a 7 episódios de comportamentos compensatórios inapropriados por semana.
Grave: Média de 8 a 13 episódios de comportamentos compensatórios inapropriados por semana.
Extrema: Média de 14 ou mais comportamentos compensatórios inapropriados por semana.

Fonte: American Psychiatric Association.[3]

concentração, podem ser decorrentes do estado nutricional alterado. Com o ganho de peso, a sintomatologia tenderia a desaparecer na ausência de real comorbidade.

Em segundo lugar, aparecem os transtornos de ansiedade, com taxa de 24% para os pacientes com AN-R e de 71% para os com AN-P. Em terceiro lugar, temos o transtorno obsessivo-compulsivo (TOC), cuja prevalência ao longo da vida em

QUADRO 14.3 Critérios diagnósticos para transtorno de compulsão alimentar

A. Episódios recorrentes de compulsão alimentar. Um episódio de compulsão alimentar é caracterizado pelos seguintes aspectos:
   1. Ingestão, em um período determinado (p. ex., dentro de cada período de duas horas), de uma quantidade de alimento definitivamente maior do que a maioria das pessoas consumiria no mesmo período sob circunstâncias semelhantes.
   2. Sensação de falta de controle sobre a ingestão durante o episódio (p. ex., sentimento de não conseguir parar de comer ou controlar o que e o quanto se está ingerindo).
B. Os episódios de compulsão alimentar estão associados a três (ou mais) dos seguintes aspectos:
   1. Comer mais rapidamente do que o normal.
   2. Comer até se sentir desconfortavelmente cheio.
   3. Comer grandes quantidades de alimento na ausência da sensação física de fome.
   4. Comer sozinho por vergonha do quanto se está comendo.
   5. Sentir-se desgostoso de si mesmo, deprimido ou muito culpado em seguida.
C. Sofrimento marcante em virtude da compulsão alimentar.
D. Os episódios de compulsão alimentar ocorrem, em média, ao menos uma vez por semana durante três meses.
E. A compulsão alimentar não está associada ao uso recorrente de comportamento compensatório inapropriado como na bulimia nervosa e não ocorre exclusivamente durante o curso de bulimia nervosa ou anorexia nervosa.

Especificar se:
Em remissão parcial: Depois de terem sido previamente satisfeitos os critérios plenos do transtorno de compulsão alimentar, a hiperfagia ocorre a uma frequência média inferior a um episódio por semana por um período de tempo sustentado.
Em remissão completa: Depois de terem sido previamente satisfeitos os critérios plenos do transtorno de compulsão alimentar, nenhum dos critérios é mais satisfeito por um período de tempo sustentado.
Especificar a gravidade atual:
O nível mínimo de gravidade baseia-se na frequência de episódios de compulsão alimentar (ver a seguir). O nível de gravidade pode ser ampliado de maneira a refletir outros sintomas e o grau de incapacidade funcional.
Leve: 1 a 3 episódios de compulsão alimentar por semana.
Moderada: 4 a 7 episódios de compulsão alimentar por semana.
Grave: 8 a 13 episódios de compulsão alimentar por semana.
Extrema: 14 ou mais episódios de compulsão alimentar por semana.

Fonte: American Psychiatric Association.[3]

mulheres com AN varia de 10 a 62%. Por fim, a dependência de álcool e drogas atinge até 25% dos pacientes com TAs.[6]

A comorbidade mais observada na BN é a depressão, com prevalência ao longo da vida variando de 50 a 65%.[7] Taxas de transtorno bipolar mais altas do que as esperadas também têm sido encontradas em pacientes com BN, atingindo cerca de

14,3%. A prevalência ao longo da vida do uso abusivo de substâncias psicoativas varia de 30 a 60%, sendo a segunda comorbidade mais frequente na BN.[7]

Estudos demonstram que a prevalência do uso abusivo de álcool em pacientes com BN é de 25%; para a dependência de álcool, a taxa é de 26%; e para o uso abusivo e dependência, chega a 46%. O quadro alimentar precede o abuso de álcool em 68% dos casos.[8]

As taxas de prevalência para transtorno de ansiedade generalizada variam de 8 a 12%; para o transtorno de pânico, a taxa é de aproximadamente 11%; para fobia social, é de 17%; e cerca de 40% para TOC. Alguns estudos demonstram que o transtorno de estresse pós-traumático (TEPT) é significativamente mais comum nos pacientes com BN.

O diagnóstico da comorbidade ajuda no tratamento e na instituição de terapêutica adequada para o quadro.

Transtornos da personalidade e transtornos alimentares

Pesquisas têm comparado traços e diagnósticos de transtornos da personalidade (TPs) em pacientes com TAs. Um dos achados mais frequentes é a elevada prevalência de TPs em pacientes com TAs em comparação a controles normais, além de diferenças marcantes entre os diferentes subtipos de TAs. Deve-se ressaltar que a grande maioria dos trabalhos foi realizada na década passada, utilizando os diagnósticos do DSM-IV e do DSM-IV-TR, havendo, então, algumas diferenças em relação aos critérios diagnósticos atuais.[9]

Artigos originais e diferentes revisões vêm apontando associações entre personalidade e TAs, propondo distintas teorias para compreender essa associação e sua importância na etiologia, na expressão dos sintomas, na resposta e na adesão aos tratamentos, na comorbidade e na evolução do quadro.[10] Embora seja comum a descrição de traços de personalidade precedendo e contribuindo para o início dos TAs, deve-se entender que essa associação pode interagir de várias maneiras: predispondo, sendo fator de risco, tendo uma base genética comum, derivando da restrição alimentar autoimposta ou sendo resultado de alterações neuropsicológicas que se perpetuam com a cronificação.

Jejum prolongado leva a profundas modificações na personalidade e no comportamento. Algumas evidências que consideram o tempo de doença e a gravidade do quadro apontam para persistência de algumas dessas alterações.

Da mesma maneira, distorções cognitivas, alterações neuropsicológicas e negação da doença e do tratamento levam a distorções na interpretação das avaliações clínicas, incluindo as de personalidade.

Transtornos da personalidade e anorexia nervosa

Lavender e colaboradores[11] avaliaram a personalidade de 116 mulheres com AN típica ou quadros parciais. Eles propõem um modelo de avaliação clínica com três subtipos de personalidade: baixa regulação emocional (n = 55), alta regulação emocional (n = 17) e com poucas alterações psicopatológicas (n = 44), no qual a personalidade teria tendência à normalidade. O subtipo de personalidade com baixa regulação emocional caracteriza-se por automutilação, grande procura por novos estímulos, comportamento opositor e maior presença de sintomas dos TAs. Já o subtipo com alta regulação emocional apresenta compulsões e pequena procura por novos estímulos, com tendência a comorbidade com TOC ao longo da vida e alto grau de perfeccionismo. O terceiro subtipo tem poucas alterações psicopatológicas, apresentando os menores níveis de sintomas de TA e baixa comorbidade com outros transtornos psiquiátricos.

Em outro estudo, pacientes adolescentes com AN foram divididas em três subgrupos de acordo com as características de personalidade observadas. O primeiro subgrupo foi chamado de perfeccionista com alto grau de funcionamento, em que os pacientes apresentam recursos para lidar com a realidade de maneira saudável e sem transtornos de identidade relevantes, mas tendem a ser perfeccionistas e muito autocríticos. O segundo subgrupo é o emocionalmente instável, caracterizado por disforia, infelicidade, medo de rejeição e sentimentos frequentes de inferioridade. O terceiro subgrupo é o contido/controlador, em que os pacientes, que apresentam dificuldades em expressar suas emoções, pensam em termos concretos, não costumam entender metáforas e são inibidos.[12]

Estudos categoriais sugerem que entre 25 e 69% dos pacientes anoréxicos e bulímicos têm ao menos um TP. Os transtornos mais descritos em pacientes com AN-R são o TP evitativa, o TP obsessivo-compulsiva e o TP dependente. Já entre as pacientes com AN-P, o TP mais descrito é o do tipo *borderline*.[13]

Transtornos da personalidade e bulimia nervosa

Nagata e colaboradores,[14] ao estudar um grupo de pacientes, mostraram que aqueles com BN apresentaram mais traços impulsivos (manifestados por uso e abuso de álcool ou drogas, automutilação e tentativas de suicídio) do que os com AN. Essa impulsividade, discutem os autores, pode ser a expressão da personalidade básica do indivíduo, a expressão das alterações psicopatológicas da doença ou uma consequência biológica de um comportamento alimentar caótico.

Os TPs mais encontrados em pacientes com BN são o TP *borderline* (entre 14 e 83%), o TP histriônica (até 20%), o TP dependente (até 21%) e o TP evitativa (até 19%), embora esses números reflitam critérios diagnósticos bastante heterogêneos.[13]

A interferência do TP *borderline* na evolução de pacientes com BN ainda é motivo de divergências na literatura, embora trabalhos consistentes sugiram que, ao contrário do esperado, não parece ser preditivo de má evolução ou interferência negativa sobre o tratamento. Um aspecto até pouco tempo considerado irrelevante é a presença de AN no início da BN, o que pode ocorrer em 25 a 41% dos casos. Entre as diferenças recentemente descritas estão os achados de maior presença de sintomas obsessivo-compulsivos e maior impulsividade entre os pacientes bulímicos com história prévia de AN, embora não se tenha encontrado diferenças no que concerne aos diagnósticos categoriais de personalidade entre os dois grupos.[13]

Transtorno da personalidade e transtorno de compulsão alimentar

Um estudo realizado por Becker e Grilo[15] avaliou características de comorbidades em 347 indivíduos portadores de TCA em quatro subtipos: aqueles com transtorno do humor (TH), aqueles com transtorno por uso de substâncias (TUS), aqueles com ambos (THS) e aqueles sem nenhuma dessas comorbidades (STHSc). Os resultados mostraram uma prevalência aproximada de 37% para TH, 10% para TUS, 17% para THS e 36% para STHSc. Esses grupos diferiram quanto às características do TP, sendo aqueles com TH e THS os que apresentaram maior frequência de comorbidade com TP. Os TPs comórbidos mais frequentemente encontrados foram: evitativa (23%), obsessivo-compulsiva (19%), paranoide (7%) e *borderline* (6%).

Comparando aspectos dimensionais da personalidade de indivíduos portadores de BN, TCA, obesidade sem TCA e pacientes com peso normal (avaliados pelo Multidimensional Personality Questionnaire), Peterson e colaboradores[16] encontraram elevados níveis de reação de estresse em portadores de BN e de comportamentos de prevenção de danos naqueles com TCA, além de baixa pontuação nas características de bem-estar e emotividade positiva em comparação a outros grupos.

Poucos são os estudos que avaliam a comorbidade TCA e TP. Estudos mais antigos, que compararam indivíduos obesos com e sem TCA, revelam que aqueles em comorbidade com TCA têm altas prevalências de comorbidade com TP, particularmente com os subtipos evitativa, histriônica e *borderline*. Contudo, comparando TCA com amostras gerais de pacientes psiquiátricos, tornam-se evidentes as altas prevalências de comorbidade com TP evitativa e obsessivo-compulsiva.[16]

Traços de personalidade, instrumentos de avaliação e transtornos alimentares

Vários instrumentos para avaliação da personalidade identificam traços frequentemente encontrados em pacientes com TAs. O *perfeccionismo* é um dos traços mais observados, sendo caracterizado pelo estabelecimento de padrões altos e irrealistas sobre si mesmo, apesar das consequências adversas.[17] A maioria dos instrumentos tem uma abordagem unidimensional para avaliação do perfeccionismo, entretanto, dois instrumentos apresentam uma abordagem multidimensional desse traço: a Multidimensional Perfectionism Scale, que avalia a auto-orientação, a orientação do outro e o perfeccionismo socialmente prescrito, e a The Frost Multidimensional Perfectionism Scale, que avalia cinco componentes: preocupação com os erros, crítica parental, normas pessoais e dúvidas sobre ações e organização.

Pessoas com AN, BN, TCA e transtorno alimentar não especificado (TANE) tendem a apresentar escores maiores na avaliação unidimensional de perfeccionismo quando comparadas com pessoas sem TA.[18] Quando avaliados pela The Frost Multidimensional Perfectionism Scale, pacientes com AN e BN apresentam excessiva preocupação com erros e dúvidas quanto à qualidade de suas ações.[19] A maioria dos estudos, ao comparar indivíduos com AN, BN e TANE, sugere escores similares de perfeccionismo.[20]

Estudos realizados na última década afirmam que indivíduos com AN e BN apresentam mais sintomas de perfeccionismo do que os dos grupos-controle, enquanto aqueles com diferentes diagnósticos de TA apresentam escores similares entre si nas medidas que avaliam perfeccionismo, sendo que essa característica não tende a melhorar após o tratamento em indivíduos com AN e BN.[21]

A *impulsividade*, característica importante de pacientes com TA, é entendida como uma construção composta por cinco facetas diferentes: urgência negativa (tendência a se engajar em um comportamento impulsivo quando diante de fortes emoções negativas), urgência positiva (tendência a se engajar em um comportamento impulsivo quando diante de fortes emoções positivas), falta de planejamento (incapacidade de considerar as consequências de determinados comportamentos), busca por sensações (desejo de emoções e sensações excitantes) e falta de persistência (incapacidade de persistir em determinada atividade quando entediado ou cansado).[22]

Indivíduos que procuram tratamento para perda de peso e indivíduos obesos com e sem TCA apresentam resultados semelhantes de urgência negativa, sugerindo que esta pode ser elevada em indivíduos obesos independentemente da presença de compulsão alimentar. Quando comparados os diferentes diagnósticos de TA, aqueles com AN e TANE têm escores similares de urgência negativa, os com BN tendem a apresentar maiores escores do que os com AN, e os com AN-P tendem a apresentar maiores escores do que os com AN-R.[23-26]

A urgência positiva parece estar elevada em indivíduos com AN-P, BN e com TANE, embora tenha sido pouco estudada em indivíduos com TA.[27]

Quando avaliada a falta de planejamento por meio da Barrat Impulsiveness Scale (BIS) – subteste motor para avaliação da falta de planejamento –, indivíduos com TA, de modo geral, apresentam índices maiores do que os de grupos-controle.

Entre os subtipos de TA, indivíduos com BN apresentam pontuações mais elevadas do que pacientes com AN; há uma diferença nos resultados de indivíduos com AN-P, com resultados significativamente maiores quando comparados aos com AN-R.

Ainda, quando utilizado o UPPS-R (Premeditation Scale) não são identificadas diferenças significativas entre os grupos de TA, o que pode ser justificado tendo em vista que a BIS avalia os aspectos comportamentais, e a UPPS-R foca nos aspectos cognitivos do planejamento.[16,24,25]

Na busca por sensações, os resultados tendem a variar de acordo com os diagnósticos. Ao comparar os TAs, indivíduos com BN apresentam escores mais altos do que aqueles com AN, semelhantes aos indivíduos com TCA.[28] Entretanto, poucos estudos encontram relação entre a busca por sensações e os comportamentos observados nos indivíduos com TAs, como a compulsão alimentar e os comportamentos compensatórios.[29]

A relação entre a falta de persistência e os TAs também tende a variar de acordo com o diagnóstico, em que se observa que indivíduos com AN apresentam escores mais baixos, e indivíduos com BN e TANE apresentam resultados semelhantes quando comparados aos seus controles. Além disso, indivíduos com BN têm resultados maiores do que os com AN em falta de persistência, enquanto os resultados daqueles com TANE não podem ser distinguidos dos daqueles com outros TAs, ou seja, essa característica é compartilhada na maioria dos TAs.

Avaliadas as características de impulsividade e compulsão habitualmente entendidas como próprias da BN, percebe-se que a intensidade dos sintomas se relaciona a características clínicas relevantes. Pacientes bulímicos que apresentam resultados mais baixos nas características de impulsividade e compulsão exibem personalidade com características menos patológicas, sintomas de TAs e depressão; pacientes com altos níveis de impulsividade e compulsão revelam personalidade com características mais patológicas, automutilação e maior gravidade dos sintomas alimentares e depressivos.[30]

A "motivação para aproximação" refere-se à tendência a aproximar-se de situações gratificantes, e a "motivação para evitação", a afastar-se ou evitar situações associadas à punição. Na avaliação da motivação para aproximação, duas escalas são utilizadas: a Sensitivity to Reward Scale of the Sensitivity to Punishment and Sensitivity to Reward Questionnaire (SPSRQ) e a Behavioral Activation System (BAS), escalas de resposta de recompensa e condução. Indivíduos com TAs apresentam resultados discrepantes nas duas escalas, em que aqueles com AN, BN e TCA mostram resultados maiores do que os controles na SPSRQ [7,31] do que na BAS,[8,32] o que pode ser explicado tendo em vista que a SPSRQ avalia situações e recompensas sociais, e a BAS avalia situações genéricas.

Na motivação para evitação, ou seja, a tendência a afastar-se ou evitar situações associadas a punição, os resultados são elevados em indivíduos com AN, BN, TCA e TANE quando comparados aos controles.[10,32,33] A presença dessa característica é associada a episódios de compulsão, abuso de laxante, uso de comprimidos para emagrecer, dieta restritiva e ao comer emocional.[34,35]

Transtornos alimentares e medidas de banda larga de personalidade

Medidas de personalidade de banda larga têm o objetivo de caracterizar as dimensões normais de personalidade. Os instrumentos mais utilizados são:

- **NEO Personality Inventory (NEO-PI-R).** Sua base teórica é fundamentada no modelo dos cinco fatores de personalidade, que pressupõe que esta é composta por cinco grandes domínios: neuroticismo, extroversão, abertura para experiência, amabilidade e conscienciosidade. Indivíduos com AN e BN, quando avaliados com o NEO-PI-R, apresentam maiores níveis de neuroticismo e menores níveis de extroversão do que controles sem TA. Esses achados correspondem a uma dificuldade de regulação emocional e de problemas interpessoais comuns entre os indivíduos com TAs.[36] Indivíduos com TCA também aparecem, nos poucos estudos existentes, com níveis maiores de neuroticismo quando comparados com controles normais. Um estudo comparando os subtipos de AN identificou que pessoas com AN-R apresentaram níveis de condescendência similares aos dos controles, enquanto as com AN-P e as com BN apresentaram níveis de condescendência menores.[36] Indivíduos com TAs, de modo geral, apresentaram menores resultados na consciensiosidade do que controles.[37] Contudo, aqueles com AN-R apresentaram resultados similares aos dos controles e maiores níveis de consciensiosidade do que os com BN e AN-P.[36]

- **Multidimensional Personality Questionnaire (MPQ).** Trata-se de uma escala de autorrelato que avalia características de personalidade em um intervalo normal, em três grandes fatores e 11 escalas primárias. Utilizado em indivíduos com TA, os seguintes resultados foram descritos: na BN há uma presença significativamente maior de emotividade negativa e resultados menores de emotividade positiva, quando comparados com controles normais; em indivíduos com TCA, os resultados são significativamente menores na emotividade positiva.[16] Segundo Peterson e colaboradores,[16] quando introduzido o Inventário de Depressão de Beck como uma covariável, a diferença entre os grupos desaparece. Assim, a presença da alteração de humor pode complicar a avaliação de dimensões de personalidade de ordem superior, como a emotividade positiva e negativa, podendo ser difícil diferenciar se o afeto negativo é um estado dependente ou indicativo de um traço mais duradouro.

- **Freiburg Personality Inventory-Revised (FPI-R).** Estudo utilizando este instrumento relata que mulheres jovens com TA apresentam baixos níveis de satisfação com a vida e preocupação com a saúde e altos níveis de orientação social, inibição, irritabilidade, tensão, queixas somáticas e emotividade quando comparadas aos controles.[38] Segundo esse estudo, mulheres com AN-R, AN-P e BN sem purgação apresentam resultados piores do que os controles no domínio de extroversão. Aquelas com AN mostram resultados mais baixos nos domínios de fraqueza e extroversão do que as com BN, mas resultados maiores na inibição e na preocupação com a saúde. Além disso, aquelas com AN-R apresentam resultados piores no domínio de agressividade do que as com BN e piores na emotividade do que as com AN-P ou BN.

No Brasil, alguns instrumentos são validados para avaliação da personalidade:

- **Bateria Fatorial de Personalidade (BFP) (2010).** É um instrumento psicológico construído para a avaliação da personalidade a partir do modelo dos Cinco Grandes Fatores (CGF), que inclui as seguintes dimensões: Neuroticismo (N1 – Vulnerabilidade; N2 – Instabilidade emocional; N3 – Passividade/Falta de energia; N4 – Depressão), Extroversão (E1 – Comunicação; E2 – Altivez; E3 – Dinamismo; E4 – Interações sociais), Socialização (S1 – Amabilidade; S2 – Pró-sociabilidade; S3 – Confiança nas pessoas), Realização (R1 – Competência; R2 – Ponderação/Prudência; R3 – Empenho/Comprometimento), Abertura

(A1 – Abertura a ideias; A2 – Liberalismo; A3 – Busca por novidades). Em indivíduos com AN foram encontradas as características dimensionais a seguir:

- Alto nível de neuroticismo, que revela propensão a vivenciar intensamente sofrimento emocional, incluindo ideias dissociadas da realidade, ansiedade excessiva, dificuldade para tolerar a frustração causada pela não realização de desejos e respostas de *coping* mal adaptadas, com alto grau de ansiedade, hostilidade, depressão, baixa autoestima, impulsividade e vulnerabilidade
- No traço de extroversão, uma tendência a serem pessoas reservadas, sóbrias, indiferentes, independentes e quietas
- Baixos níveis de socialização revelando tendência a demonstrarem cinismo, serem indivíduos não cooperativos e irritáveis, podendo ser pessoas manipuladoras, vingativas e implacáveis
- Escores baixos no traço de realização revelam pessoas que não têm objetivos claros, tendem a ter pouco comprometimento e responsabilidade diante de tarefas e geralmente são descritas como preguiçosas, descuidadas, negligentes e hedonistas
- No traço de abertura, observa-se que os baixos resultados demonstram que esses indivíduos tendem a ser convencionais, dogmáticos e rígidos em suas crenças e atitudes, conservadores em suas preferências e menos responsivos emocionalmente

Esses traços de personalidade confirmam as características da AN descritas no *Manual diagnóstico e estatístico de transtornos mentais* (DSM-5), em que se verificam sintomas depressivos, isolamento social, irritabilidade, forte desejo por controlar o próprio ambiente, pensamentos inflexíveis, espontaneidade social limitada e expressão emocional excessivamente contida. Esses traços são característicos da personalidade, podendo acometer pacientes com AN. Tais resultados confirmam os dados encontrados em estudos anteriores, mesmo sendo utilizados outros instrumentos de avaliação, no entanto, com traços de personalidade semelhantes.[39,40]

- **Inventário de Temperamento e Caráter – Cloninger (ITC).** Outro instrumento validado e utilizado no Brasil para avaliação de traços de personalidade,[41] o ITC é um questionário de autopreenchimento, composto por 240 itens do tipo "Verdadeiro" ou "Falso". O modelo de Cloninger e colaboradores[42] baseia-se na divisão da personalidade em dois componentes: Temperamento (traços herdados geneticamente) e Caráter (diferenças individuais quanto a conceitos sobre si mesmo e a percepção dos próprios objetivos e valores). Esse modelo é composto por sete fatores e concebe o desenvolvimento da personalidade como um processo epigenético interativo, em que os fatores de temperamento (busca por novidade, esquiva de dano, dependência de prêmio e persistência) inicialmente motivam o desenvolvimento dos fatores de caráter (autodirecionamento, cooperatividade e autotranscendência), que modificam o significado e a saliência dos estímulos percebidos aos quais a pessoa responde. Assim, o temperamento colabora no desenvolvimento do caráter e vice-versa.[43]

Cada um dos fatores do ITC divide-se em subfatores que expressam conceitos particulares, conforme descritos a seguir.[41]

Fatores de Temperamento:

- Busca por Novidade (BN) – tendência hereditária de ativação e iniciação de comportamentos por estímulos novos e suscetibilidade comportamental à estimulação ambiental; reflete o comportamento ante estímulos novos.
- Esquiva de Dano (ED) – tendência hereditária a inibir ou cessar comportamentos ante os sinais de estímulos aversivos, a fim de se evitar punição; envolve inibição do comportamento em resposta à punição.
- Dependência de Gratificação (DG) – tendência hereditária a responder de maneira intensa a sinais de recompensa, visando a obtenção de prêmios; esse traço de personalidade versa sobre a resposta a pista social relacionada a recompensas.
- Persistência (PE) – tendência hereditária a persistir em responder de determinada forma, a despeito de reforços intermitentes; refere-se à manutenção do comportamento a despeito de frustrações ou fadiga.

Fatores de Caráter:

- Autodirecionamento (AD) – identificação de si como um indivíduo autônomo; quantifica os ideais e as concepções que um indivíduo tem em relação a si mesmo.
- Cooperatividade (C) – identificação de si mesmo como uma parte integrante da sociedade e da humanidade; reflete a concepção de um indivíduo referente à sociedade.
- Autotranscendência (AT) – identificação de si mesmo como uma parte integrante da unidade de todas as coisas, de um todo interdependente; reflete o sistema de ideais do indivíduo em relação ao universo e a Deus.

Pesquisas realizadas na última década[44,45] têm encontrado resultados consistentes em que indivíduos com TAs apresentam pontuação inferior quando comparados aos controles. A compulsão alimentar, a purgação e a alimentação emocional tendem a ser negativamente associadas às pontuações no autodirecionamento, envolvendo os indivíduos com TAs que apresentam compulsão alimentar e/ou purgação (p. ex., AN-P, BN, AN-R).[34,46,47]

Os resultados também sugerem que aqueles com TANE apresentam pontuação semelhante aos indivíduos com AN no autodirecionamento. Contudo, os resultados comparando indivíduos com TANE àqueles com BN no autodirecionamento são mistos, e as pontuações nesse item parecem melhorar com o tratamento.[28,48–50]

A maioria dos estudos revelou, ainda, que as pontuações referentes a Cooperatividade, Autotranscendência e Dependência de Gratificação não estão associadas aos TAs.[10]

Medidas abrangentes de personalidade patológica

Estudos sobre TP em pacientes com TA têm igualmente utilizado instrumentos de autoavaliação para aspectos psicopatológicos da personalidade, como, por exemplo, o Dimensional Assessment of Personality Pathology-Basic Questionnaire (DAPP-BQ), a Karolinska Scale of Personality (KPS) e o Minnesota Multiphasic Personality Inventory 2 (MMPI-2). O DAPP-BQ é uma escala que com 18 subescalas que busca delinear quatro dimensões de personalidade (emocionalmente instável, comportamento dissociado, inibição e compulsividade).

A KPS é composta por 15 subescalas. Foi projetada para avaliar a vulnerabilidade psicopatológica a partir de uma perspectiva neuropsicológica.

Foram observadas evidências no DAPP-BQ de instabilidade afetiva e ansiedade para os TAs. A instabilidade afetiva se refere à tendência a experimentar frequentes flutuações na intensidade ou nos tipos de emoções, e sugere-se que essa característica aumentaria a vulnerabilidade para a manutenção dos estados emocionais negativos e comportamentos mal adaptados.

A labilidade afetiva também está relacionada a episódios de compulsão alimentar na BN, e as mulheres com BN que apresentam maior labilidade afetiva apresentam maior severidade dos sintomas e compulsões mais frequentes. Da mesma maneira, pacientes com AN-P tendem a apresentar maior labilidade afetiva do que aquelas com AN-R.

Ansiedade também está associada a TAs. As escalas DAPP-BQ e KPS indicam uma propensão às medidas de ansiedade. Quando utilizada a KPS, pacientes com TAs apresentam escores maiores do que os controles nos sintomas somáticos e físicos de ansiedade. Resultados semelhantes são observados em indivíduos clínicos e subclínicos com AN, que apresentam sintomas de ansiedade no DAPP-BQ. Usando a KPS, pacientes com AN apresentam níveis menores em sintomas de ansiedade somáticos e físicos do que aqueles com BN.

Comparações do DAPP-BQ indicam maiores níveis de ansiedade, narcisismo e labilidade afetiva em pacientes com BN do que em suas irmãs. No entanto, quando depressão e sintomas de ansiedade são controlados, a instabilidade afetiva já não predispõe BN. Assim, o aumento nos níveis de labilidade afetiva entre pacientes com BN pode refletir o episódio agudo de TA, tendo a ansiedade um importante papel na predisposição ao desenvolvimento da BN. Quando comparadas aos controles, pacientes com BN apresentam, no DAPP-BQ, maiores índices de comportamento antissocial (agressividade), ansiedade, distorção cognitiva, problema de identidade, narcisismo e desconfiança, bem como, na KPS, aumento da fatigabilidade, da inibição e da agressividade. Em relação à inibição da agressão, aquelas com BN apresentam escores maiores na KPS do que as com AN.

De modo geral, pesquisas realizadas na última década sugerem que a instabilidade afetiva está associada aos TAs, sendo prevalente naqueles indivíduos que apresentam episódios de compulsão alimentar (AN-P e BN), e que os níveis de ansiedade são maiores em pacientes com TAs quando comparados aos controles. No entanto, sintomas depressivos e ansiosos podem mediar ou moderar a relação entre a BN e a instabilidade afetiva. Além disso, pacientes com BN tendem a apresentar escores maiores nas escalas que avaliam traços de personalidade em relação a pacientes do Grupo B de transtornos da personalidade, tais como instabilidade afetiva, problemas de identidade e agressões, quando comparadas com suas irmãs e com pacientes com AN.

O MMPI-2 tem sido amplamente utilizado para avaliar a personalidade nos TAs. Esse instrumento contém 10 escalas clínicas, 15 escalas de conteúdo e 15 escalas complementares. O MMPI-2 apresenta perfis clínicos para as patologias. Por exemplo, AN-R, AN-P, BN e TANE apresentam frequentemente um perfil tipo 2-7, caracterizado por uma mistura de depressão e sintomas de ansiedade. Nesse estudo, todos os TAs apresentaram escores maiores nas seis escalas, indicando perfil semelhante de psicopatologia e angústia, caracterizado por preocupações somáticas, a pessoa tende a focar nos sintomas físicos para evitação de estresse, raiva, paranoia, ansiedade e alienação social. Indivíduos com AN-P, BN e TANE apresentaram índices maiores na escala, sugerindo preocupação somática (somatização) naqueles com TA quando engajados em episódio de compulsão ou purgação. Quando comparados com grupos-controle, observa-se que indivíduos com AN-P apresentaram sintomas depressivos maiores do que os com AN-R. Indivíduos com BN apresentaram índices maiores na escala 9 do que os com AN-R, AN-P e TANE, sugerindo uma maior tendência para comportamentos impulsivos. De forma geral, indivíduos com AN-R exibiram menor sintomatologia em comparação com os demais grupos, indicando maior sintomatologia entre os grupos com TA que apresentaram purgação ou compulsão. Em outro estudo, observou-se que mulheres com compulsão alimentar, em tratamento intensivo, apresentaram resultados semelhantes e elevados nas escalas 1, 2, 4, 6, 7 e 8 do MMPI-2, indicando perfil caracterizado por somatização, ansiedade, paranoia e isolamento social.

Existem poucos estudos com mulheres de meia-idade com TA. Entretanto, em estudo recente utilizando o MMPI-2 em pacientes com TA (64% restritivas e 36% compulsivas), observou-se que, no total, apresentaram clinicamente um aumento no índice das escalas 1, 2, 3, 7 e 8. Embora essas elevações também tenham sido observadas entre as pacientes internadas com TA mais jovens, elas são mais do tipo 2 e 3, em contraste com o tipo 2 e 7 das pacientes mais jovens com TA acompanhadas em regime ambulatorial, indicando menores níveis de ansiedade e maior negação do transtorno entre aquelas na meia-idade. O tipo 2 e 3 também sugere maior presença de sintomas depressivos, sentimento de insistência, falta de *insight*, negação somática, supercontrole emocional e problemas de dependência.

Em resumo, indivíduos com AN, BN não purgativa e TANE tendem a apresentar características de depressão e sintomas de ansiedade. Mulheres com TCA apresentam perfis clínicos semelhantes. As comparações entre os TAs sugerem que pacientes com AN-P apresentam sintomas depressivos maiores quando comparadas com aquelas com AN-R. Indivíduos com BN são mais impulsivos do que os com AN ou TANE. Em geral, são encontradas semelhanças em diferentes idades, embora mulheres que desenvolvem TA na meia-idade apresentem menos ansiedade e mais negação do transtorno do que as mais jovens.

Tratamento

O tratamento de pacientes com TAs requer uma equipe multidisciplinar, com abordagem nutricional, psicológica e psiquiátrica.

Quando o TA vem acompanhado de um TP, o prognóstico é, em geral, desfavorável, embora esse assunto ainda não encontre um consenso em relação à BN, como mencionado anteriormente.

Esses indivíduos, além de necessitarem de períodos maiores de internação, apresentam tendência mais frequente à cronificação, mais tentativas de suicídio, se automutilam e mobilizam outros pacientes e a equipe de forma maciça, despertando sentimentos variados em seus membros. Esses sentimentos e impressões devem ser discutidos em reuniões rotineiras com um supervisor experiente para que as "atuações" desses pacientes sejam minimizadas.

Traços de personalidade disruptivos podem resultar em maiores dificuldades emocionais, risco aumentado de suicídio, maior disfunção familiar e hospitalizações frequentes.[17] Podem estar relacionados também a sintomas depressivos maiores, funcionamento global prejudicado, uso de laxantes, maior insatisfação corporal, esquiva ao dano aumentada e autodirecionamento diminuído.

O emprego de psicofármacos nos TAs não está completamente definido, e a indicação deve levar em consideração as comorbidades presentes de modo individual. Nos casos de comorbidade com TP *borderline*, não há consenso; terapêuticas farmacológicas podem melhorar de forma direta a impulsividade e reduzir as marcantes oscilações do humor e a ansiedade. As medicações incluem antipsicóticos atípicos, inibidores da recaptação de serotonina (IRSs), inibidores seletivos da recaptação de serotonina e noradrenalina (ISRSNs) de liberação contínua e estabilizadores do humor. Os sais de lítio, com ampla utilização no transtorno bipolar, oferecem risco aos pacientes com TA. A perda de peso, a desidratação e o excesso de exercício físico podem levar a grave intoxicação por essa medicação. O valproato, pelo grande risco de induzir ganho de peso, deve ser evitado quando possível.

Os anticonvulsivantes, como lamotrigina e topiramato, podem ser alternativas aos estabilizadores do humor, considerando o ajuste gradual das administrações e os cuidados com os efeitos colaterais importantes (redução do efeito anticoncepcional e prejuízo cognitivo pelo topiramato, e farmacodermia grave secundária ao uso de lamotrigina).[21]

A intervenção no TP *borderline* deve ser complementada pela farmacoterapia orientada para os sintomas apresentados individualmente, como já mencionado. Esses pacientes costumam manifestar quadro de impulsividade (automutilação), uso abusivo ou dependência de álcool e drogas. Há risco de superdosagem no uso de tricíclicos, lítio e inibidores da monoaminoxidase, e risco de dependência e abuso de substância no uso de benzodiazepínicos e hipnóticos receptores benzodiazepínicos;[22] por isso, o uso desses fármacos é evitado.

O tratamento geralmente é iniciado com antidepressivo serotonérgico, sendo recomendada a associação a um antipsicótico atípico, em baixa dosagem. Para controlar a impulsividade e a ansiedade, podem ser associados anticonvulsivantes.

Na comorbidade com o TP *borderline*, a psicoterapia é parte fundamental do tratamento, focando a melhora da autorregulação em geral (incluindo a sintomatologia do TA), reduzindo o comportamento autodestrutivo, melhorando as relações interpessoais e aliviando a instabilidade afetiva. Por ser um transtorno heterogêneo, é provável que uma única abordagem psicoterápica não satisfaça a necessidade de todos os pacientes com TA e essa comorbidade. Além disso, nenhuma abordagem para tratamento de TP *borderline* provou ser superior a outras abordagens.

O uso de serotonérgicos exerce efeito terapêutico no pensamento obsessivo, nos sintomas relacionados à ruminação de pensamentos e na angústia dos pacientes com TP obsessivo-compulsiva e TAs, apesar de não aprovados pela Food and Drug Administration (FDA) para essa finalidade. Podem ser associados a baixa dose de buspirona (20 mg/dia) com boa resposta. Para esses pacientes, recomenda-se como tratamento complementar a psicoterapia de orientação cognitivo-comportamental, ampliando essa técnica para outras áreas do funcionamento: acadêmica, esportiva e organizacional.

Tratamento do transtorno de compulsão alimentar

O tratamento do TCA já é bem estabelecido, independentemente de suas comorbidades. Contudo, as escolhas farmacológicas podem ser guiadas também pela presença de sintomatologia específica da comorbidade, incluindo-se os TPs. De modo geral, o tratamento farmacológico do TCA tem como objetivo o controle da impulsividade alimentar e inclui basicamente escolhas consideradas *off label* das seguintes classes de medicamentos: antidepressivos, estabilizadores do humor e promotores de saciedade. Mais recentemente, o psicoestimulante lisdexanfetamina foi aprovado pela FDA como a primeira droga *on label* para o tratamento do TCA.

Os antidepressivos inibidores seletivos da recaptação de serotonina (ISRSs), cujo representante mais conhecido é a fluoxetina, são a classe mais bem estudada e parecem ser a primeira escolha no tratamento farmacológico, embora ensaios clínicos de qualidade com sertralina e fluvoxamina revelem opções terapêuticas interessantes. Evidências mais recentes indicam que o antidepressivo dopaminérgico bupropiona pode ser uma escolha para o tratamento do TCA. Ensaios clínicos abertos sugerem que a presença comórbida de obesidade torna a sibutramina, agente promotor de saciedade de ação serotonérgica e noradrenérgica, uma opção. Da mesma forma, o topiramato e a lamotrigina, agentes estabilizadores do humor e anticonvulsivantes, revelam-se uma opção entre os demais fármacos, não somente favorecendo o controle dos episódios de compulsão alimentar, mas também auxiliando na perda de peso, se necessário. As doses recomendadas de lisdexanfetamina são as mesmas indicadas para o tratamento do transtorno de déficit de atenção e, segundo a recomendação, deverão chegar progressivamente a 70 mg/dia – até o momento da finalização deste capítulo, a lisdexanfetamina continua sendo considerada uma indicação *off label* no Brasil, uma vez que a Anvisa ainda não autorizou sua indicação para o TCA. Segundo recomendações da FDA, essa medicação deverá ser considerada com cautela em pacientes com história pessoal ou familiar de transtornos depressivos, transtorno bipolar ou psicose.[51]

Referências

1. Casper RC. On the emergence of bulimia nervosa as a syndrome. Int J Eat Disord. 1983;2(3):3-16.
2. Cordás TA, Neves JEP. Escalas de avaliação de transtornos alimentares. Rev Psiquiatr Clin. 1999;26:41-7.
3. American Psychiatric Association. Manual diagnóstico e estatístico de transtornos mentais: DSM-5. 5. ed. Porto Alegre: Artmed; 2014.
4. American Psychiatric Association. Manual diagnóstico e estatístico de transtornos mentais: DSM-IV-TR. 4. ed. rev. Porto Alegre: Artmed; 2002.
5. Nazar BP, Bernardes C, Peachey G, Sergeant J, Mattos P, Treasure J. The risk of eating disorders comorbid with attention-deficit/hyperactivity disorder: a systematic review and meta-analysis. Int J Eat Disord. 2016;49(12):1045-57.
6. Ulfvebrand S, Birgegård A, Norring C, Högdahl L, von Hausswolff-Juhlin Y. Psychiatric comorbidity in women and men with eating disorders results from a large clinical database. Psychiatry Res. 2015;230(2):294-9.
7. Frank GK, Reynolds JR, Shott ME, O'Reilly RC. Altered temporal difference learning in bulimia nervosa. Biol Psychiatry. 2011;70(8):728-35.
8. Carver CS, White T. Behavioral inhibition, behavioral activation, and affective responses to impending reward and punishment: The BIS/BAS scales. J Personal Soc Psychol. 1994;67(2):319-33.
9. Farstad SM, McGeown LM, von Ranson KM. Eating disorders and personality, 2004–2016: a systematic review and meta-analysis. Clin Psychol Rev. 2016;46:91-105.
10. Atiye M, Miettunen J, Raevuori-Helkamaa A. A meta-analysis of temperament in eating disorders. Eur Eat Disord Rev. 2015;23(2):89-99.
11. Lavender JM, Wonderlich SA, Crosby RD, Engel SG, Mitchell JE, Crow SJ, et al. Personality-based subtypes of anorexia nervosa: examining validity and utility using baseline clinical variables and ecological momentary assessment. Behav Res Ther. 2013;51(8):512-7.
12. Gazzillo F, Lingiardi V, Peloso A, Giordani S, Vesco S, Zanna V, et al. Personality subtypes in adolescents with anorexia nervosa. Compr Psychiatry. 2013;54(6):702-12.
13. Magallón-Neri E, González E, Canalda G, Forns M, De la Fuente E, Martinez E, et al. Prevalence and severity of categorical and a dimensional personality disorders in adolescents with eating disorders. Eur Eat Disord Rev. 2014;22(3):176-84.
14. Nagata T, Kawarada Y, Kiriike N, Iketani T. Multi-impulsivity of Japanese patients with eating disorders. Psychiatry Res. 2000;94(3):239-50.
15. Becker DF, Grilo CM. Comorbidity of mood and substance use disorders in patients with binge-eating disorder: associations with personality disorder and eating disorder pathology. J Psychosom Res. 2015;79(2):159-64.
16. Peterson CB, Thuras P, Ackard DM, Mitchell JE, Berg K, Sandager N, et al. Personality dimensions in bulimia nervosa, binge eating disorder, and obesity. Compr Psychiatry. 2010;51(1):31-6.
17. Cassin SE, von Ranson KM. Personality and eating disorders: a decade in review. Clin Psychol Rev. 2005;25(7):895-916.
18. Hilbert A, Pike KM, Goldschmidt AB, Wilfley DE, Fairburn CG, Dohm FA, et al. Risk factors across the eating disorders. Psychiatry Res. 2014;220(1-2):500-6.
19. Boisseau CL, Thompson-Brenner H, Pratt EM, Farchione TJ, Barlow DH. The relationship between decision-making and perfectionism in obsessive–compulsive disorder and eating disorders. J Behav Ther Exp Psychiatry. 2013;44(3):316-21.
20. Dellava JE, Thornton LM, Lichtenstein P, Pedersen NL, Bulik CM. Impact of broadening definitions of anorexia nervosa on sample characteristics. J Psychiatr Res. 2011;45(5):691-8.

21. Bardone-Cone A, Wonderlich S, Frost RO, Bulik C, Mitchell J, Uppala S, et al. Perfectionism and eating disorders: current status and future directions. Clin Psychol Rev. 2007;27(3):384-405.
22. Cyders MA, Smith GT, Spillane NS, Fischer S, Annus AM, Peterson C. Integration of impulsivity and positive mood to predict risky behavior: development and validation of a measure of positive urgency. Psychol Assess. 2007;19(1):107-18.
23. Boisseau CL, Thompson-Brenner H, Caldwell-Harris C, Pratt E, Farchione T, Barlow DH. Behavioral and cognitive impulsivity in obsessive-compulsive disorder and eating disorders. Psychiatry Res. 2012;200(2-3):1062-6.
24. Fischer S, Settles R, Collins B, Gunn R, Smith GT. The role of negative urgency and expectancies in problem drinking and disordered eating: testing a model of comorbidity in pathological and at risk samples. Psychol Addict Behav. 2012;26(1):112-23.
25. Rosval L, Steiger H, Bruce K, Israël M, Richardson J, Aubut M. Impulsivity in women with eating disorders: problem of response inhibition, planning, or attention? Int J Eat Disord. 2006;39(7):590-3.
26. Brownstone LM, Bardone-Cone AM, Fitzsimmons-Craft EE, Printz KS, Le Grange D, Mitchell JE, et al. Subjective and objective binge eating in relation to eating disorder symptomatology, negative affect, and personality dimensions. Int J Eat Disord. 2013;46(1):66-76.
27. Claes L, Islam MA, Fagundo AB, Jimenez-Murcia S, Granero R, Agüera Z, et al. The relationship between non-suicidal self-injury and the UPPS-P impulsivity facets in eating disorders and healthy controls. PLoS One. 2015;10(5):e0126083.
28. Abbate-Daga G, Gramaglia C, Amianto F, Marzola E, Fassino S. Attachment insecurity, personality, and body dissatisfaction in eating disorders. J Nerv Ment Dis. 2010;198(7):520-4.
29. Dalle Grave R, Calugi S, Marchesini G. Compulsive exercise to control shape or weight in eating disorders: prevalence, associated features, and treatment outcome. Compr Psychiatry. 2008;49(4):346-52.
30. Engel SG, Corneliussen SJ, Wonderlich SA, Crosby RD, le Grange D, Crow S, et al. Impulsivity and compulsivity in bulimia nervosa. Int J Eat Disord. 2005;38(3):244-51.
31. Frank GK, Reynolds JR, Shott ME, Jappe L, Yang TT, Tregellas JR, et al. Anorexia nervosa and obesity are associated with opposite brain reward response. Neuropsychopharmacology. 2012;37(9):2031-46.
32. Monteleone P, Scognamiglio P, Monteleone A, Perillo D, Maj M. Cortisol awakening response in patients with anorexia nervosa or bulimia nervosa: relationships to sensitivity to reward and sensitivity to punishment. Psychol Med. 2014;44(12):2653-60.
33. Taborelli E, Krug I, Karwautz A, Wagner G, Haidvogl M, Fernández-Aranda F, et al. Maternal anxiety, overprotection and anxious personality as risk factors for eating disorder: a sister pair study. Cogn Ther Res. 2013;37(4):820-8.
34. Baños RM, Cebolla A, Moragrega I, Van Strien T, Fernández-Aranda F, Aguera Z, et al. Relationship between eating styles and temperament in an anorexia nervosa, healthy control, and morbid obesity female sample. Appetite. 2014;76:76-83.
35. Brown TA, Haedt-Matt AA, Keel PK. Personality pathology in purging disorder and bulimia nervosa. Int J Eat Disord. 2011;44(8):735-40.
36. Tasca GA, Demidenko N, Krysanski V, Bissada H, Illing V, Gick M, et al. Personality dimensions among women with an eating disorder: towards reconceptualizing DSM. Eur Eat Disord Rev. 2009;17(4):281-9.
37. Podar I, Jaanisk M, Allik J, Harro J. (2007). Psychological traits and platelet monoamine oxidase activity in eating disorder patients: their relationship and stability. Prog Neuropsychopharmacol Biol Psychiatry. 2007;31(1):248-53.
38. Massoubre C, Jaeger B, Milos G, Schmidt U, Soares I, Papezova H, et al. FPI profiles in a European sample of 1068 female patients suffering from anorexia or bulimia nervosa. Eur Eat Disord Rev. 2005;13(3):201-10.
39. Filoteo JV, Paul EJ, Ashby FG, Frank GK., Helie S, Rockwell R, et al. Simulating category learning and set shifting deficits in patients weight-restored from anorexia nervosa. Neuropsychology. 2014;28(5):741-51.
40. Lindner SE, Fichter MM, Quadflieg N. Set-shifting and its relation to clinical and personality variables in full recovery of anorexia nervosa. Eur Eat Disord Rev. 2014;22(4):252-9.
41. Svrakic DM, Whitehead C, Przybeck TR, Cloninger CR. Differential diagnosis of personality disorders by the seven-factor model of temperament and character. Arch Gen Psychiatry. 1993;50(12):991-9.

42. Cloninger CR, Svrakic DM, Przybeck TR. A psychobiological model of temperament and character. Arch Gen Psychiatry. 1993;50(12):975-90.
43. Fuentes D, Tavares H, Camargo CHP, Gorestein C. Inventário de temperamento e caráter de Cloninger. In: Andrade LHSG, Zuardi AW, Gorenstein C, organizadores. Escalas de avaliação clínica em psiquiatria e psicofarmacologia. São Paulo: Lemos Editorial; 2000. p. 363-76.
44. Alvarez-Moya EM, Jiménez-Murcia S, Granero R, Vallejo J, Krug I, Bulik CM, et al. Comparison of personality risk factors in bulimia nervosa and pathological gambling. Compr Psychiatry. 2007;48(5):452-7.
45. Villarejo C, Jiménez-Murcia S, Álvarez-Moya E, Granero R, Penelo E, Treasure J, et al. Loss of control over eating: a description of the eating disorder/obesity spectrum in women. Eur Eat Disord Rev. 2014;22(1):25-31.
46. Dalle Grave R, Calugi S, Marchesini G. Objective and subjective binge eating in underweight eating disorders: associated features and treatment outcome. Int J Eat Disord. 2012;45(3):370-6.
47. Rotella F, Fioravanti G, Godini L, Mannucci E, Faravelli C, Ricca V. Temperament and emotional eating: a crucial relationship in eating disorders. Psychiatry Res. 2015;225(3):452-7.
48. Rodríguez-Cano T, Beato-Fernandez L, Moreno LR, Vaz Leal FJ. Influence of attitudes towards change and self-directness on dropout in eating disorders: a 2-year follow-up study. Eur Eat Disord Rev. 2012;20(3):e123-8.
49. Agüera Z, Krug I, Sánchez I, Granero R, Penelo E, Peñas-Lledó E, et al. Personality changes in bulimia nervosa after a cognitive behaviour therapy. Eur Eat Disord Rev. 2012;20(5):379-85.
50. Calugi S, Dalle Grave R, Marchesini G. Longstanding underweight eating disorder: associated features and treatment outcome. Psychother Res. 2013;23(3):315-23.
51. McElroy SL, Hudson JI, Mitchell JE, Wilfley D, Ferreira-Cornwell MC, Gao J, et al. Efficacy and safety of lisdexamfetamine for treatment of adults with moderate to severe binge eating disorder. A Randomized Clinical trial. JAMA Psychiatry. 2015; 72(3):235-24.

15
A interface entre personalidade, transtornos da personalidade e transtornos do humor

Ricardo Alberto Moreno, Luis Felipe Costa, Aline Valente Chaves

Transtornos do humor e da personalidade: eixos iguais ou diferentes?

Eis os questionamentos que nos motivaram a escrever este capítulo: como diferenciar um temperamento e a respectiva morbidez? Qual a fronteira para que as doenças afetivas sejam agravadas por um transtorno da personalidade (TP)?

Nos últimos anos, estudos têm surgido no sentido de diferenciar e estudar as diversas faces dos transtornos mentais. Pesquisadores mapeiam de forma detalhada a estrutura e a prevalência dos transtornos mentais na população. Um deles é o São Paulo Megacity, cujo objetivo global é fornecer estimativas de prevalência (12 meses e *lifetime*) para uma ampla gama de transtornos mentais na população em geral; identificar comorbidades psiquiátricas, bem como sua gravidade e o comprometimento associado; determinar os padrões de utilização dos serviços de saúde; e estimar a carga global das doenças mentais.[1]

Em sua estrutura o DSM-5[2] rompeu com a classificação multiaxial introduzida na terceira edição do manual. Os TPs, previamente sugeridos como transtornos do Eixo II, deixaram de ser condições subjacentes e se uniram aos outros transtornos psiquiátricos no Eixo I.

Uma variedade de características poderia formar as bases para a distinção entre transtorno clínico (TC) e TP. Krueger sugere que essas características podem ser divididas em seis áreas: estabilidade, idade de início do quadro, resposta ao tratamento, *insight*, comorbidade e especificidade de sintomas. A compreensão mais extensa das conexões entre TCs e TPs poderia ser obtida ao observar como ambos estão conectados à personalidade. Surge, então, uma questão crucial: como a personalidade está conectada aos TPs? Ou seja, qual a estrutura principal das personalidades normal e anormal?[3] Vamos, então, discutir acerca dos conceitos a fim de melhor compreendê-los.

Personalidade

As pessoas são diferentes, e o que nos distingue uns dos outros tem uma relação íntima com algo chamado de personalidade: são padrões fenotípicos de pensamentos, sentimentos e comportamentos que nos definem de forma singular. Representa a totalidade dos traços emocionais e comportamentais que caracterizam o indivíduo. Isso resulta em um estilo de vida único e individual e um modo de adaptação resultante de fatores constitucionais, de desenvolvimento e de experiências sociais. Esses processos também podem adquirir um aspecto bidirecional: o temperamento de uma criança pode influenciar o comportamento dos pais, o que, por sua vez, reforça o temperamento da criança.[4] Por exemplo, crianças com temperamento sereno podem influenciar os pais a serem mais continentes, assim como as de temperamento irritadiço normalmente implicam em comportamentos paternos mais negligentes.

Um traço de personalidade consiste em um atributo estável que pode ser inferido por seu comportamento, mas não diretamente observado. Refere-se, portanto, a um modo habitual e recorrente de comportamento. O termo "traço" contrasta com o termo "estado", que é um modo transitório de ação do indivíduo.[5] Fatores como o temperamento, que engloba os traços de determinação heredogenética (cuja expressão é apenas parcialmente afetada pelas influências ambientais), e o caráter, que abrange os traços moldados ao longo do desenvolvimento, resultantes das experiências de aprendizagem obtidas por diferentes influências ambientais, também estão envolvidos na gênese da personalidade.[6] Embora as patologias de personalidade sejam bem estabelecidas na literatura e na história, comumente são associadas a fraqueza de caráter ou a um comportamento ofensivo produzido por "falta de educação", em vez de representar uma variante psicopatológica legítima. Por conta disso, como veremos adiante, há intensos problemas como estresse, estigma público e importante disfunção interpessoal e ocupacional.[4]

Transtorno da personalidade

Um TP representa uma alteração dos traços de caráter que vai além da variação encontrada na maioria dos indivíduos. De acordo com o DSM-5,[2] um TP diz respeito a um padrão persistente de vivência íntima e de comportamento que se desvia acentuadamente das expectativas da cultura do indivíduo. Esse padrão, invasivo e inflexível, tem seu início na adolescência ou no começo da vida adulta e permanece estável ao longo do tempo, provocando sofrimento ou prejuízos significativos. Quatro características básicas podem ser associadas aos TPs: início precoce, persistência temporal, ampla penetração do padrão comportamental anormal em todas as áreas de atuação/situações pessoais ou sociais e associação com sofrimento pessoal e/ou problemas da função social ou ocupacional.[5,6] É importante esclarecer que nem sempre traços mal-adaptados preenchem critérios para TPs.

A personalidade e os TPs influenciam os transtornos do humor de maneira complexa. Ainda existem lacunas acerca das particularidades dessa associação e, portanto, o diagnóstico diferencial entre essas condições e as apresentações sintomáticas decorrentes de sua sobreposição representa um desafio para a prática clínica. Alguns autores defendem o diagnóstico diferencial de cada um deles[7] e outros argumentam a favor da inclusão do TP como parte do espectro bipolar.[8]

Entre os transtornos do humor, a distimia e a ciclotimia apresentam um relacionamento mais complexo com os TPs, com aspectos comuns: início precoce, curso crônico, prejuízo na qualidade de vida e limitações impostas ao funcionamento psicossocial (família, trabalho e sociedade). Essas similaridades fizeram com que a distimia e a ciclotimia fossem confundidas com os TPs durante muito tempo. Em ambos os casos, ainda é difícil para o paciente distinguir entre o padrão de normalidade e o transtorno, já que tanto a distimia e a ciclotimia quanto os TPs apresentam-se como egossintônicos, ou seja, como se fossem fatores constitucionais do indivíduo.

É fundamental salientar que os TPs e o transtorno bipolar (TB) podem coexistir. Entre pacientes com TB, condições comórbidas são muito comuns. Elas são associadas a pior curso e evolução da doença (episódios mais longos, menor período de eutimia e idade de início mais precoce), assim como a maiores taxas de suicídio. Estudos sobre o TB indicam que características de personalidade são importantes preditores de curso do transtorno. A comorbidade com TPs é fortemente associada a baixa adesão medicamentosa.[9] Os sintomas de TPs têm significativa ligação com maior número de medicamentos prescritos, maior taxa de desemprego e alta incidência de histórias de abuso de álcool ou de drogas, em comparação aos sintomas de pacientes com TB sem patologia de personalidade.[10] Assim, neste capítulo, buscaremos:

a. abordar as relações existentes entre personalidade e transtornos do humor e de forma mais específica os aspectos temperamentais relacionados ao TB;
b. abordar as relações entre os TPs e o TB.

Temperamento

São várias as abordagens acerca deste conceito teórico e suas dimensões, mas, apesar das diferenças, os estudiosos concordam que o temperamento refere-se a traços básicos, relativamente estáveis, expressos principalmente nas características formais de reações e de comportamento. Esses traços estão presentes desde cedo na criança. Primariamente determinado por mecanismos de origem biológica, está sujeito a mudanças causadas pela maturação e pela interação indivíduo-genótipo específico-ambiente.[11]

Cloninger e colaboradores[6] descreveram um modelo psicobiológico de temperamento e caráter em que cada dimensão do temperamento é caracterizada por um traço herdado relacionado às emoções básicas de medo (evitação de dano), raiva (busca de novidades), dependência (dependência de reforço emocional) e ambição e determinação (persistência). Esse modelo já contempla a personalidade normal e patológica, mas apresenta limitação para a aplicação clínica de rotina pela sua complexidade e por não ter sido criado para identificar indivíduos com risco para transtorno do humor, de cognição e de comportamento.[6]

O conceito de personalidade foi revisado por Akiskal e colaboradores,[12] com uma sinonímia de tendência pessoal em critérios depressivos, hipertímicos, ciclotímicos e irritados, e associou-se mais tardiamente à ansiedade generalizada. Dos temperamentos afetivos, a ciclotimia é o mais correlacionado com problemas emocionais e comportamentais. Tentativas de descrever os transtornos do humor e comportamento como espectros dimensionais também têm sido propostas. Seu modelo de espectro de humor baseia-se nos temperamentos afetivos, e possui maior clareza em relação ao modelo categorial, assim como um grande mérito ao fornecer uma compreensão e uso clínico simplificados. A ciclotimia e as categorias temperamentais relacionadas representam uma parte significativa do espectro maníaco-depressivo.[12]

Interfaces

Certas características de personalidade podem preceder as manifestações do TB, coexistir ou ser secundárias a elas. A diferenciação, porém, é difícil, uma vez que a descrição do aparecimento dos sintomas do TB pode não ser exata. Além disso, a presença de sintomas subsindrômicos pode ser subestimada e as alterações de comportamento decorrentes podem ser atribuídas a eventual comorbidade com TPs.

Foi demonstrado que pacientes bipolares remitidos apresentam maior grau de extroversão, caracterizado por maior sociabilidade e impulsividade se comparados aos unipolares remitidos, e, em contrapartida, estes apresentam maior neuroticismo, que é caracterizado por pior ajustamento emocional, desconfiança, timidez, hipocondria, perda de responsabilidade social e de persistência. Comparando traços de personalidade de 30 bipolares remitidos e de 974 indivíduos sem transtorno mental, utilizando-se 17 escalas de avaliação, foi verificado que pacientes bipolares remitidos diferenciavam-se dos controles nas avaliações de estabilidade emocional, objetividade, neuroticismo e controle.[13] O estudo dos pródromos do TB permite identificar sua importância clínica e preditiva para compreender traços pré-mórbidos e manifestações clínicas entre os episódios do espectro maníaco-depressivo (TB). Embora a relação entre os transtornos afetivos leves e as formas mais clássicas não esteja solucionada, há evidências neuropsicológicas e genético-familiares que sugerem um *continuum* entre eles.[14,15]

Com base no balanço das evidências, os sistemas atuais de classificação, como a CID-10[16] e o DSM-5,[2] têm posto de lado a dicotomia neurótico-endógena. A distimia, por exemplo, é uma variante do transtorno do humor (fazendo parte do espectro depressivo) e tem apresentado um grande impacto no diagnóstico e na terapêutica em todo o mundo, apesar da existência de autores que se opõem a esse conceito.[14] Na Grécia Antiga, o termo distimia designava o temperamento que predispunha os indivíduos à melancolia e se caracterizava por letargia e insegurança. Esse termo foi reintroduzido no século XX para descrever uma depressão com quadro clínico semelhante ao do episódio depressivo maior, porém com sintomatologia atenuada e com curso crônico (pelo menos dois anos de duração). São comuns letargia e inércia (piores pela manhã), anedonia, dificuldades de concentração, sentimentos de inadequação e baixa autoestima. Os pacientes queixam-se de infelicidade, desânimo e mau-humor que, pela cronicidade do quadro, muitas vezes são interpretados como características inerentes ao indivíduo.[17] A distimia surgiu como entidade diagnóstica a partir do DSM-III[18] e foi mantida nas classificações que se seguiram. A CID-10[16] inclui no diagnóstico de distimia o diagnóstico de personalidade depressiva.

Há muito tempo busca-se validadores que discriminem TB e TP, pois são patologias frequentemente comórbidas, apresentam sintomas sobrepostos nos critérios diagnósticos e, na prática clínica, muitas vezes é difícil saber a qual categoria pertencem. Alguns autores[19] observaram que a carga do temperamento afetivo é muito similar entre eles, mas algumas diferenças são marcantes: o TP destacou-se por apresentar baixo nível de hipertimia e alto nível depressivo; o TB por níveis baixos de ansiedade e de irritabilidade; e o temperamento ciclotímico tem expressão elevada e similar em ambas as patologias. Há consenso de que os TPs influenciam na patoplastia, na terapêutica e no prognóstico dos transtornos do humor. Duas formas básicas de apresentação dessas condições têm sido levantadas na literatura: comorbidade ou depressão dupla, isto é, TP depressiva ou distimia de início precoce associados a episódio depressivo, e a hipótese patoplástica, ou seja, o TP que modifica a apresentação clínica da distimia, em que os traços de personalidade podem ser sequelas ou fatores predisponentes da distimia. Alguns autores[20] defendem que a personalidade depressiva seria parte do espectro dos transtornos do humor com uma predisposição compartilhada entre membros de uma mesma família. De acordo com Klein,[21] em parentes de pacientes distímicos e depressivos parece haver uma associação importante entre personalidade depressiva e formas crônicas de depressão, como a distimia e a depressão dupla, em oposição às formas episódicas do transtorno depressivo maior. Algumas características podem auxiliar na distinção entre traços de personalidade depressiva e distimia, como perfeccionismo, padrão de pensamento ruminativo e pior estado funcional de saúde, respectivamente.[22,23] Pacientes distímicos tendem a relatar mais dores e problemas físicos que aqueles com TP depressiva. Esse traço tem ampla relação com o comportamento suicida e sua elevada taxa de suicídio, além de maior prejuízo psicossocial.[17]

Já o temperamento hipertímico apresenta como características mais comuns o aumento de energia e de iniciativa, autoconfiança, grandiosidade, desinibição, de ser uma pessoa bem articulada, com muitos planos e ideias. Seu diagnóstico não se baseia na presença de sintomas isolados, mas em vários sintomas de intensidade leve, porém com risco potencial.[24] Até o momento, contudo, não foi possível traçar o limite entre normalidade e temperamento hipertímico, que pode ser considerado anormal apenas na presença de depressão clínica. Mesmo assim, é possível identificar em famílias de bipolares indivíduos com apresentação oposta aos distímicos até que apresentem algum episódio depressivo, quando passam a ser considerados como portadores de história familiar equivalente ao TB de tipo II.

A ciclotimia caracteriza-se por manifestações afetivas leves, de natureza subdepressiva e hipomaníaca, oscilantes e alternadas durante longos períodos da vida. O conceito restringe-se a um transtorno no nível de temperamento.[25] Em alguns ciclotímicos predomina o humor depressivo ou irritável e em outros os traços de sintomas hipomaníacos. Os critérios validados por Placidi e colaboradores[26] demonstram características clínicas que se alternam, com oscilações bifásicas do humor, cada uma durando alguns dias e raramente com presença de eutimia. Quatro sintomas devem constituir a linha de base habitual do indivíduo, incluindo letargia que se alterna com eutonia, autoestima que oscila com autoconfiança, falar pouco que se alterna com tagarelice, confusão mental que muda para pensamento claro e criativo, choro inexplicável que oscila com excessiva jocosidade ou introspecção que evolui para sociabilidade.

Borderline ou bipolar?

O transtorno da personalidade *borderline* (TPB) e o TB são frequentemente confundidos na prática clínica. Entre os motivos para esta confusão podemos salientar:

1. A sobreposição de seus sintomas;
2. O fato de muitos dos diagnósticos em psiquiatria serem definidos quase na sua totalidade com base na fenomenologia, levando a problemas na validade e a incertezas nas fronteiras com outros diagnósticos;
3. A maior ênfase atual das neurociências em psiquiatria (o que tende a privilegiar sintomas de humor sobre traços de personalidade);
4. A baixa empatia do clínico com o portador de TPB;
5. Um menor otimismo acerca do prognóstico;
6. A ampliação das fronteiras do TB para um espectro mais amplo (o que levou ao conceito de bipolaridade diferente daquele da psiquiatria clássica).[27,28]

O TPB apresenta características fenomenológicas diferentes do TB (ver Quadro 15.1), não possui os mesmos fatores etiológicos de risco e não está associado com a mesma história familiar, tendo um curso e desfecho único. O TPB é caracterizado por um padrão difuso de instabilidade das relações interpessoais, da autoimagem, dos afetos, com impulsividade acentuada no início da vida adulta (alguns autores estimam seu início na adolescência)[4,11] e está presente em vários contextos descritos na DSM-5.[2] Os dados epidemiológicos indicam uma prevalência estimada em 1,6%, embora possa chegar a 5,9%. Essa prevalência pode chegar a 6% na atenção primária, 10% em pacientes ambulatoriais de saúde mental e por volta de 20% entre pacientes psiquiátricos internados. A prevalência pode diminuir nas faixas etárias mais altas.[2] A prevalência de TPB em sujeitos primariamente diagnosticados com TB variou de 0 a 58%, e a de TB em pacientes primariamente diagnosticados como TPB variou de 5,1 a 78,9%. Apesar das diferenças metodológicas dos 28 estudos que analisaram a prevalência de TPB no TB, e que contribuíram para esta ampla diferença, ressaltamos que a prevalência da coocorrência foi maior no TB de tipo I do que no TB de tipo II e que pacientes bipolares sintomáticos relataram maiores taxas de comorbidade com TPB do que eutímicos. A diferença de comorbidade com TPB em pacientes com TB não remitido *versus* remitido nos leva a pensar sobre a possibilidade de falha diagnóstica devido à sobreposição de sintomas entre ambas as patologias. Assim, talvez seja necessário focar mais nas características cognitivas

QUADRO 15.1   Critérios diagnósticos para TPB e TB de acordo com o DSM-5[2]

Transtorno da Personalidade *Borderline*	Transtorno Bipolar
Padrão de comportamento **persistente ao longo do tempo**, com importante instabilidade nos relacionamentos interpessoais, autoimagem e afetos, que normalmente surge no início da vida adulta e encontra-se presente em uma variedade de contextos, indicado por cinco ou mais das características a seguir.	Padrão compatível com **estado de humor distinto** (indivíduo ou familiares notam que o mesmo se encontra muito diferente do seu padrão de normalidade), elevado, expansivo ou irritado e atividade ou energia persistentemente aumentados, durante pelo menos uma semana e presente na maior parte do dia, quase todos os dias (ou qualquer duração se internação for necessária). Durante o período de alteração de humor, três ou mais dos sintomas a seguir estão presentes de forma significativa e representam uma mudança importante no padrão prévio do indivíduo.
Esforços grandiosos para evitar o abandono real ou imaginário.	Indivíduos iniciam muitas tarefas ao mesmo tempo e apresentam dificuldades para conclusão de cada uma delas.
Padrão de relacionamentos intensos e instáveis caracterizados por alternância entre extremos de idealização e de desvalorização.	Autoestima aumentada ou grandiosidade.
Distúrbio de identidade: autoimagem ou senso de si próprio persistentemente instável.	Aceleração generalizada dos processos psíquicos e ativação noturna.
Impulsividade no mínimo em duas áreas que são potencialmente danosas ao indivíduo: gastos financeiros, sexualidade, abuso de substâncias, direção imprudente, compulsão alimentar (não incluir comportamentos de automutilação ou suicidas).	Hipersexualidade, gastos desnecessários (com frequência há endividamento financeiro), aumento de atividade dirigida para um objetivo.
Comportamento suicida recorrente, gestos, ameaças e automutilação.	Envolvimento excessivo em atividades com alto potencial para prejuízos e posterior culpa ou remorso (indiscrições sexuais, atitudes impulsivas, investimentos financeiros de alto risco).

(Continua)

QUADRO 15.1 Critérios diagnósticos para TPB e TB de acordo com o DSM-5[2] *(Continuação)*	
Transtorno da Personalidade Borderline	**Transtorno Bipolar**
Instabilidade afetiva secundária a marcante reatividade de humor (disforia episódica intensa, irritabilidade ou ansiedade geralmente durando algumas horas e raramente mais que alguns dias).	Instabilidade episódica em relacionamentos, trabalho e outras áreas que fazem parte do cotidiano do indivíduo.
Sensações crônicas de "vazio" subjetivo.	O episódio não pode ser atribuído a efeitos fisiológicos de uma substância ou de outra condição médica.
Dificuldade e inadequação em controlar a raiva (raiva constante, heteroagressividade física).	O transtorno do humor é suficientemente severo para gerar intensos prejuízos em diversas áreas (social, trabalho, interpessoal) ou para necessitar de hospitalização (a fim de evitar auto ou heteroagressividade física) ou há sintomas psicóticos.
Ideação paranoide transitória relacionada ao estresse ou a sintomas dissociativos intensos.	Pode haver coexistência com sintomas psicóticos congruentes com o humor (p. ex., ideias de grandeza).

do TPB (p. ex., medo de abandono, dependência emocional) em vez dos sintomas afetivos (de humor). A falta de fatores subjacentes comuns às duas patologias sugerem que a coocorrência no mesmo indivíduo pode refletir a limitação das definições nosológicas atuais (artefato clínico-psicopatológico de avaliação) em vez de representar um comorbidade real.[29,30] De acordo com o Epidemiologic Catchment Area Study (ECA), mania e hipomania ocorrem em 1,2% da população em geral durante a vida, aumentando para 3 a 8% quando se amplia o diagnóstico com a inclusão do espectro bipolar.[31-33] De outro lado, foi observado que o TPB é um dos TPs que ocorrem com maior frequência na população em geral (2 a 3%).[34]

O curso do TPB é caracterizado por uma instabilidade crônica no início na vida adulta com episódios graves de descontrole afetivo/impulsivo e aumento no uso de recursos de saúde e de saúde mental. Prejuízos devido ao descontrole afetivo/impulsivo são maiores em adultos jovens e vão desaparecendo com o avançar da idade, embora a tendência para emoções intensas, impulsividade e intensidade nos relacionamentos possa perdurar a vida toda e intervenções psicoterápicas tendam a melhorá-los. Um fato particularmente interessante em relação à impulsividade é que normalmente os indivíduos com TB apresentam sentimento de culpa e remorso após o ato, enquanto os portadores de TPB com frequência não demonstram este aspecto, ou seja, não identificam o ato como culposo. Este pode ser um curioso indicativo, no TB, de que o tratamento adequado auxilia na retomada de *insight* e crítica dos indivíduos acometidos pela doença. Isso, por sua vez, corrobora a distinção básica entre estado e traço. A tendência a melhora nos relacionamentos e na vida profissional ocorre entre os 30 e 50 anos, e até metade deles, após 10 anos de seguimento ambulatorial, melhoram ou não apresentam mais o padrão de comportamentos característicos do TPB.[4,29] De acordo com o DSM-5,[2] o TPB é caracterizado por um padrão invasivo de instabilidade dos relacionamentos interpessoais, da autoimagem e dos afetos e acentuada impulsividade, que começa no início da idade adulta e está presente em uma variedade de contextos.[2] Esses critérios tendem a uma mistura de traços, sintomas e comportamentos que atravessam outros domínios, em particular aqueles de natureza afetiva. Apesar de útil para pesquisas e para comunicação entre médicos, esse construto possui limitações.

Interações de múltiplos fatores genéticos e experiências perturbadoras da infância foram sugeridas no desenvolvimento da desregulação emocional e da impulsividade, o que poderia gerar os sintomas do TPB.[30] Estudos com famílias apontam para uma substancial base genética, e estudos com gêmeos estimam hereditariedade entre 44 e 72%.[4] Outros com animais e humanos sinalizam que a serotonina reduzida e o aumento da atividade da noradrenalina no cérebro induzem comportamentos agressivos e impulsivos.[4] Embora diversos comportamentos ligados à impulsividade (p. ex., transtorno de déficit de atenção/hiperatividade [TDAH] ou abuso de substâncias) tenham sido associados à função alterada da dopamina, o envolvimento do sistema dopaminérgico no TPB foi circunstancial. A principal evidência de apoio, até agora, vem do efeito terapêutico do bloqueio do receptor D2 por antipsicóticos.[30] Estudos em neuroimagem comparando o volume de estruturas cerebrais envolvidas no processamento de emoções entre portadores de TPB e controles mostrou que os primeiros apresentaram redução de substância cinzenta cingulada, além de menor volume hipocampal,[4] entretanto, a especificidade das alterações de neuroimagem no TPB ainda é baixa.[24]

O planejamento terapêutico no TB envolve obrigatoriamente o uso de medicações (estabilizadores de humor, antipsicóticos atípicos, ansiolíticos e, em alguns casos, antidepressivos), além das intervenções psicológicas para o paciente e sua família (como psicoeducação e terapia cognitivo-comportamental [TCC], entre outras). Há consenso estabelecido após séculos de prática clínica e de pesquisa de que a psicoterapia isoladamente não é eficaz no transtorno bipolar. O tratamento combinado pode resultar em um benefício maior para o paciente e para sua família. Em casos de difícil controle, pode ser utilizada a eletroconvulsoterapia (ECT). Em contraste, há um consenso similar por décadas de que as psicoterapias são o tratamento central no TPB, e muitos especialistas veem a medicação como tratamento adjuvante para alguns pacientes.[4,28,31]

As evidências até o momento sugerem que o TB é distinguível e diferente do TPB. As principais características que os diferenciam se relacionam à história familiar na doença bipolar, autoagressão parassuicida e história de abuso sexual, entre outras, e cada uma sendo pelo menos duas vezes mais frequente em uma condição ou na outra. A resposta a tratamento parece ser o marcador diferencial mais robusto; características sintomatológicas (psicopatologias, como labilidade de humor e impulsividade) não as diferenciam. Assim, a distinção é mais clara com validadores como a genética, o curso da doença e a resposta a tratamento.[28] Para auxiliar no diagnóstico diferencial entre TB e TPB é necessário aguardar a observação longitudinal do paciente, e o diagnóstico não deve ser realizado em caso de superposição sintomatológica no corte transversal.[2] Portanto, se houver uma hipótese diagnóstica de espectro bipolar deve-se aguardar a recuperação do TB para depois investigar o diagnóstico diferencial ou a possível comorbidade. O risco quatro vezes maior do que na população em geral de comorbidade durante a vida, e nos últimos meses do TPB com TB, TP narcisista e TP esquizotípica, ilustra a importância do diagnóstico diferencial.[34,35]

Podemos resumir da seguinte maneira as duas patologias: de um lado, o TB é um transtorno de fundo genético com uma grande quantidade de alterações neurobiológicas que requer tratamento medicamentoso como estratégia central no planejamento terapêutico e, de outro lado, o TPB é uma condição mais ambiental com poucas evidências de alterações neurobiológicas e que requer psicoterapia como ponto central do tratamento. São duas entidades distintas, uma mais biológica e a outra com um forte componente psicológico/ambiental como fator determinante.

Considerações finais

É fundamental a avaliação da personalidade ao examinar pacientes com distimia, ciclotimia, depressão ou TB. O maior desafio clínico ainda é distinguir traço (personalidade) de estado (sintoma). A influência bidirecional desses fatores, agravando-se mutuamente, torna essa tarefa ainda mais complicada na prática clínica. A situação ideal seria avaliar os pacientes antes que desenvolvessem pela primeira vez o transtorno do humor (distimia, ciclotimia, depressão ou TB), de modo que os sintomas da doença não influenciassem a aferição da personalidade. Isso significa identificar indivíduos antes de se tornarem doentes. Infelizmente, de uma forma geral, a prática clínica fica limitada a uma observação transversal do curso e da evolução da personalidade e dos transtornos do humor, estando as avaliações de história de vida e história familiar sujeitas às influências do autorrelato dos pacientes. Nesse sentido, torna-se muito difícil estabelecer tais relações no momento do tratamento, não devendo, portanto, ser esse o foco da abordagem desses pacientes. É importante, contudo, estar atento às possíveis influências da personalidade no humor, a fim de prever resultados e potencializar a resposta terapêutica à intervenção de modo a contribuir de maneira significativa para a melhora da qualidade de vida do paciente. Apesar dessas dificuldades, tanto a depressão recorrente quanto o TB têm sua genética, curso, evolução e resposta a tratamento relativamente bem definidos. Do outro lado, os TPs têm, igualmente, sua psicopatologia, curso, evolução, idade de início e resposta a tratamento relativamente bem definidos. As evidências da neurobiologia poderão nos dar instrumentos para poder estabelecer diagnósticos diferenciais e, em alguns casos, da coocorrência das duas condições (transtorno do humor associado a TP).

Referências

1. Viana MC, Teixeira MG, Beraldi F, Bassani Ide S, Andrade LH. São Paulo Megacity Mental Health Survey – a population-based epidemiological study of psychiatric morbidity in the São Paulo metropolitan area: aims, design and field implementation. Rev Bras Psiquiatr. 2009;31(4):375-86.
2. American Psychiatric Association. Manual diagnóstico e estatístico de transtornos mentais: DSM-5. 5. ed. Porto Alegre: Artmed; 2014.
3. Krueger RF. Continuity of Axes I and II: toward a unified model of personality, personality disorders and clinical disorders. J Pers Disord. 2005;19(3):233-61.
4. Oldham JM, Skodol AE, Bender DS, editors. Textbook of personality disorders. 2nd ed. Washington: APP; 2014.
5. Sardinha A, Nardi AE. Distimia e personalidade. In: Moreno RA, Cordás TA, Nardi AE. Distimia: do mau humor ao mal do humor; diagnóstico e tratamento. 3. ed. Porto Alegre: Artmed; 2010. p. 73-85.
6. Cloninger CR, Bayon C, Svrakic DM. Measurement of temperament and character in mood disorders: a model of fundamental states as personality types. J Affect Disord. 1998;1:21-32.
7. Paris J, Gunderson J, Weinberg I. The interface between borderline personality disorder and bipolar spectrum disorders. Compr Psychiatry. 2007;48(2):145-54.
8. Akiskal HS. Demystifying borderline personality: critique of the concept and unorthodox reflections on its natural kinship wish the bipolar spectrum. Acta Psychiatr Scand. 2002;110:401-7.
9. Vieta E, Colom F, Martínez-Arán A, Benabarre A, Reinares M, Gastó C. Bipolar II disorders and co-morbidity. Compr Psychiatry. 2000;41(5):339-43.
10. Hammen C, Gitlin M, Altshuler L. Predictors of work adjustment in bipolar I patients: a naturalistic longitudinal follow-up. J Consult Clin Psychol. 2000;68(2):220-5
11. Strelau, J. Temperament: A Psychological Perspective. New York: Plenum; 1998.
12. Akiskal HS, Khani ML, Scott–Strauss A. Cyclothymic temperamental disorders. Psychiatr Clin North Am.1979;2:527-54.
13. Solomon DA, Shea MT, Leon AC, Mueller TI, Coryell W, Maser JD, Endicott J, Keller MB. Personality traits in subjects with bipolar I disorder in remission. J Affect Disord. 1996;40(1-2):41-8.
14. Akiskal HS, Cassano B. Dysthymie and the spectrum of chronic depressions. New York: Eluilford; 1997.
15. Kendler KS, Neale MC, Kessler RC. A population based twin study of major depression in women: the impact of varying definitions of illness. Arch Gen Psychiatry. 1992; 49(4):257-66.
16. Organização Mundial da Saúde. Classificação de transtornos mentais e de comportamento da CID-10. Porto Alegre: Artmed; 1993.
17. Moreno RA, Cordás TA, Nardi AE. Distimia: do mau humor ao mal do humor: diagnóstico e tratamento. 3. ed. Porto Alegre: Artmed; 2010.
18. American Psychiatric Association. DSM-III: diagnostic and statistical manual of mental disorder. 3rd ed. Washington: APA; 1980.
19. Eich D, Gamma A, Malti T, Vogt Wehrli M, Liebrenz M, Seifritz E, Modestin J. Temperamental differences between bipolar disorder, borderline personality disorder, and attention deficit/hyperactivity disorder: some implications for their diagnostic validity. J Affect Disord. 2014;169:101-4.
20. Klein DN, Miller GA. Depressive personality in nonclinical subjects. Am J Psychiatry. 1993;150(11):1718-24.
21. Klein DN. Depressive personality in the relatives of outpatients with dysthymic disorder and episodic major depressive disorder and normal controls. J Affect Disord. 1999;55(1):19-27.

22. Kelly O, Matherson K, Ravindran A, Merali Z, Anisman H. Ruminative coping among patients with dysthymia before and after pharmacotherapy. Depress Anxiety. 2007;24(4):233-43.
23. Huprich SK, Porcerelli J, Binienda J, Karana D. Functional health status and its relationship to depressive personality disorder, dysthymia, and major depression: preliminary findings. Depress Anxiety. 2005;22(4):168-76.
24. Meyer TD, Keller F. Is there evidence for a latent class called "hypomanic temperament"? J Affect Disord. 2003;75:259-67.
25. Brieger P, Marneros A. Dysthymia and cyclothymia: historical origins and contemporary development. J Affect Disord. 1997;45:117-26.
26. Placidi GF, Signoretta S, Liguari A, Gervasi R, Akiskal HS, Marenanni IHS. The Semi Structured Affective Temperament Interview (TEMPS-I): reliability and psychometric properties in 1010 14-26 year students. J Affect Disord. 1998;47:1-10.
27. Paris,J. Differential diagnosis of bipolar disorder and borderline personality disorder. Bipolar Disorders. 2017;19:605.
28. Paris J, Black DW. Borderline personality disorder and bipolar disorder: what is the difference and why does it matter? J Nerv Ment Dis. 2015;203(1):3-7.
29. Frías A, Baltasar I, Birmaher B. Comorbidity between bipolar disorder and borderline personality disorder: prevalence, explanatory theories, and clinical impact. J Affect Disord. 2016; 202:210-9.
30. Nemoda Z, Lyons-Ruth K, Szekely A, Bertha E, Faludi G, Sasvari-Szekely M. Association between dopaminergic polymorphisms and borderline personality traits among at-risk young adults and psychiatric inpatients. Behav Brain Funct. 2010;6:4.
31. Ghaemi SN, Atania DS, Barroilhet S. Bipolar or borderline: a clinical review. Acta Psychiatr Scand 2014;130(2):99-108.
32. Moreno DH, Andrade LH. The lifetime prevalence, health services utilization and risk of suicide of bipolar spectrum subjects, including subthreshold categories in the São Paulo ECA study. J Affect Disord. 2005;87(2):231-41.
33. Moreno DH, Andrade LH. Latent class analysis of manic and depressive symptoms in a population-based sample in São Paulo, Brazil. J Affect Disord. 2010;123(1-3):208-15.
34. Gunderson J, Phillipps K. Personality disorders. In: Kaplan H, Sadock B, editors. Comprehensive Textbook of psychiatry. 6th ed. Baltimore: Williams and Wilkins; 1995. p. 1425-41.
35. Grant BF, Chou SP, Goldstein RB, Huang B, Stinson FS, Saha TD, et al. Prevalence, correlates, disability and comorbidity of DSM-IV borderline personality disorder: results from the wave 2 National Epidemiologic Survey and Alcohol and Related Conditions. J Clin Psychiatry. 2008;69(6):533-45.

16
Transtornos da personalidade e transtornos de ansiedade

Renato T. Ramos

A ansiedade é uma emoção normal no ser humano, muitas vezes vista como um mecanismo de defesa de caráter adaptativo que cumpre uma função primordial ao mediar a interação do indivíduo com o meio ambiente. De forma geral, a ansiedade exerce um papel fundamental na detecção e na antecipação de ameaças, além de modular a atividade cognitiva. Sintomas ligados à ansiedade, portanto, são normais e esperados em situações apropriadas. Esses sintomas são avaliados como patológicos e usados como critérios para o diagnóstico dos transtornos de ansiedade com base na avaliação de seu impacto sobre a vida do indivíduo.

A existência de transtornos de ansiedade é geralmente definida a partir da ocorrência frequente e intensa de diferentes tipos de sintomas físicos (p. ex., taquicardia, palpitações, boca seca, hiperventilação e sudorese), comportamentais (agitação, insônia, reação exagerada a estímulos e medos) ou cognitivos (nervosismo, apreensão, preocupação, irritabilidade e distratibilidade).

A ocorrência desses transtornos não parece depender exclusivamente da existência de traços prévios de personalidade. Em outras palavras, pessoas que não exibem traços ansiosos intensos prévios podem vir a ser diagnosticadas com algum tipo de transtorno de ansiedade. Esses transtornos, no entanto, abrangem uma grande variedade de manifestações, e tipos de personalidade parecem estar associados ao seu desencadeamento e à perpetuação de seus sintomas.

Neste capítulo, será apresentada uma breve descrição dos principais transtornos de ansiedade, seguida de uma discussão sobre a relação entre certas características de personalidade e a gênese dos sintomas.

Transtornos de ansiedade

A classificação dos transtornos mentais atualmente em uso assume a existência de diferentes tipos de ansiedade. Esses quadros podem se apresentar de maneira independente ou na forma de comorbidades, tornando possível a presença de mais de um diagnóstico. O fato de um indivíduo apresentar um transtorno desse tipo não implica necessariamente a presença de traços patológicos ou não adaptativos de personalidade.[1]

Transtorno de ansiedade generalizada

O transtorno de ansiedade generalizada (TAG) é caracterizado por sintomas ansiosos persistentes que afetam uma ampla variedade de comportamentos nas mais diversas situações cotidianas. Essas manifestações podem variar ao longo da vida e incluem sintomas de tensão motora como tremores, incapacidade para relaxar, fadiga e cefaleia; sintomas de hiperatividade autonômica, como palpitações, sudorese, tontura, ondas de frio ou calor, falta de ar e urgência miccional; e sintomas de hipervigilância, como insônia, irritabilidade e dificuldade de concentração.

Além desses sintomas somáticos, o TAG também se caracteriza pela presença de um humor ansioso com preocupações na forma de expectativa apreensiva sobre possíveis eventos negativos. Esses conteúdos mentais estão presentes a maior parte do tempo e, em geral, referem-se a possíveis consequências "catastróficas" de situações comuns ligadas ao trabalho ou ao estudo.

O caráter multifacetado dos sintomas propicia que a maioria dos pacientes com ansiedade generalizada procure o clínico geral, o cardiologista ou o gastroenterologista em vez do psiquiatra para seu tratamento. Uma avaliação clínica inicial das diferentes funções orgânicas é essencial nesses casos, mas a hipótese de um transtorno de ansiedade deve ser considerada desde o início. Esses pacientes podem também apresentar sintomas fóbicos, depressivos ou mesmo ataques de pânico isolados que igualmente demandam uma terapêutica específica.

O TAG é, portanto, uma forma de ansiedade capaz de moldar o comportamento e o modo de pensar do paciente. Nesses casos, a longa convivência com manifestações físicas da ansiedade e com o caráter ameaçador das cognições a elas relacionadas pode moldar o estilo de vida do indivíduo, confundindo-se com suas próprias características de personalidade.

Transtorno de pânico e agorafobia

O transtorno de pânico caracteriza-se pela ocorrência repetida de ataques de pânico, que são episódios agudos, autolimitados, de apreensão extrema ou medo e sensação de perigo iminente para a integridade física ou mental, acompanhados de sintomas vegetativos sugestivos de hiperatividade autonômica.

A agorafobia é definida como o medo de estar em locais de onde possa ser difícil ou embaraçoso sair ou onde não seja possível obter ajuda no caso de ocorrer um ataque de pânico. Atualmente, admite-se que, na maioria dos casos, os ataques de pânico sejam o evento primário e que a esquiva fóbica seja secundária ao receio de novos ataques em determinadas situações. Esse comportamento é caracterizado pela esquiva de diversas situações públicas pelo receio de afastar-se de casa ou de pessoas que forneçam segurança. Entre as situações agorafóbicas relatadas com mais frequência, destacam-se: sair de casa; enfrentar ruas/multidões; estar em lugares fechados, como cinemas, teatros, restaurantes, *shopping centers* e elevadores; utilizar meios de transporte, como ônibus, metrô, aviões; atravessar túneis e congestionamentos.

Os indivíduos agorafóbicos desenvolvem uma série de estratégias para lidar com seu medo, como, por exemplo, sair apenas acompanhados, fazer trajetos que os façam passar perto de hospitais e pronto-socorros ou carregar sempre um comprimido de calmante no bolso.

A *ansiedade antecipatória* também faz parte do quadro clínico e consiste na sensação de medo e apreensão que ocorre na iminência de entrar em contato com uma situação fóbica ou apenas ao pensar na possibilidade de fazê-lo. São comuns sintomas autonômicos como taquicardia, sudorese e tremores que não chegam a caracterizar um ataque de pânico.

Fobia social

A característica central da fobia social é o temor de ser avaliado de forma negativa por outras pessoas que estariam observando o indivíduo, que, por isso, sentiria medo de ter desempenho inadequado nessas situações. Algum grau de insegurança em situações de exposição social não deve ser considerado patológico. O diagnóstico de fobia social deve ser reservado para os casos nos quais tal medo se torna excepcionalmente intenso ou incapacitante, a ponto de prejudicar a vida do paciente.

Sintomas autonômicos, como palpitações, falta de ar, tremores e sudorese ocorrem diante da exposição a situações sociais, podendo até mesmo acontecer ataques de pânico. A lista de situações temidas por esses pacientes inclui falar, comer ou beber em público, escrever ou assinar em frente a estranhos, usar banheiros públicos, conversar com estranhos (p. ex., pedir informações), falar com pessoas do sexo oposto, ser o último a chegar a uma reunião e chamar a atenção de todos ou mesmo ser olhado fixamente por alguém.

Os próprios pacientes reconhecem o caráter excessivo e irracional de seus medos, mas não são capazes de inibir a própria reação ansiosa diante dessas situações nem a ansiedade antecipatória apenas ao saber que terão de enfrentá-las.

Os sintomas de fobia social tendem a começar na adolescência e podem assumir um curso crônico sem remissões. Ela pode ser descrita, conforme a extensão dos sintomas, como restrita, quando o medo se restringe a poucas situações (falar em público costuma ser a mais frequente), ou generalizada, quando encontramos medo e esquiva de diversas situações sociais, um início mais precoce dos sintomas e maior ocorrência familiar.

Transtorno obsessivo-compulsivo

O transtorno obsessivo-compulsivo (TOC) é caracterizado por pensamentos obsessivos e comportamentos compulsivos. Pensamentos obsessivos são ideias, imagens ou impulsos que surgem na consciência de forma repetitiva e estereotipada, causando sofrimento ou repugnância por se referirem a temas violentos ou obscenos ou por serem percebidos como irracionais e contrários à vontade do indivíduo. O indivíduo luta contra esses conteúdos sem sucesso, embora os reconheça como seus.

As obsessões ocorrem de maneira espontânea e interferem no fluxo normal do pensamento ou nas atividades do momento.

Os pensamentos obsessivos podem se referir a dúvidas quanto à realização de alguma atividade (p. ex., se deixou a casa trancada ou se preencheu com correção um documento), impulsos de realizar ações socialmente inadequadas contrárias à sua vontade (p. ex., agredir o filho recém-nascido) ou mesmo ruminações sem fim sobre temas como o sentido da vida, por exemplo. Os conteúdos das obsessões em geral estão relacionados a temas como sujeira e contaminações, agressividade, saúde de familiares ou segurança.

Compulsões são comportamentos repetitivos e intencionais executados sempre da mesma maneira. Tais comportamentos não têm um fim em si mesmos e procuram prevenir a ocorrência de eventos negativos, de modo geral ligados aos conteúdos das obsessões. O ato compulsivo é precedido por uma sensação de urgência e uma intensa resistência a realizá-lo. Quando essa resistência é vencida e o ato é realizado, há um alívio temporário da ansiedade. O próprio indivíduo reconhece o caráter irracional de tais comportamentos e sofre com sua incapacidade de evitá-los.

Os principais tipos de compulsão incluem os rituais de limpeza e descontaminação (lavar mãos, roupas e objetos de modo persistente, banhos prolongados, etc.), rituais de verificação (testar ou examinar de forma recorrente se as portas estão trancadas, se o gás está desligado, telefonar repetidamente ao banco, etc.), repetir atos ou tocar objetos, preocupação com simetria ou ordem ou colecionismo.

A maioria das pessoas apresenta mais de um tipo de sintoma, os quais costumam iniciar na adolescência e início da idade adulta; mas sua ocorrência em crianças parece ser mais comum do que o esperado.

Sintomas depressivos secundários e outros sintomas ansiosos, como ataques de pânico, são comuns nesses indivíduos. O abuso de álcool também pode ser encontrado como uma tentativa de aliviar os sintomas.

Transtorno de estresse pós-traumático

Esse diagnóstico refere-se à situação em que o paciente foi exposto, como vítima ou testemunha, a ameaça real de morte ou de ferimentos graves que desencadeou medo intenso, sensação de desamparo ou horror. Convém reforçar que tais situações são diferentes daquelas consideradas mais cotidianas, como, por exemplo, problemas no trabalho, no casamento ou doenças graves. Estas últimas podem gerar sofrimento e sintomas ansiosos secundários, mas não geram os sintomas que definem o transtorno de estresse pós-traumático (TEPT).

No estresse pós-traumático, o evento desencadeador dos sintomas é revivido de forma persistente por meio de:

1. memórias desagradáveis, recorrentes e intrusivas na forma de imagens, pensamentos ou sensações;
2. sonhos desagradáveis e recorrentes sobre o evento;
3. agir ou sentir-se como se o evento traumático estivesse acontecendo novamente;

4. desconforto psicológico intenso quando exposto a estímulos que simbolizam o ocorrido (p. ex., aniversário do evento, ver pessoas parecidas com o agressor, ver armas); e
5. reatividade fisiológica com sintomas autonômicos ao ter contato com esses estímulos.

Esses sintomas levam frequentemente a um comportamento de esquiva de situações ou objetos relacionados ao ocorrido, com um esforço para evitar pensamentos, sensações ou conversas que possam evocar o evento, e para evitar atividades, lugares ou pessoas também associadas ao fato. Além disso, sintomas como incapacidade para lembrar aspectos importantes do trauma, desinteresse por atividades importantes, sensação de desligamento do ambiente circundante ou sensação de estranhamento em relação a outras pessoas, dificuldade para expressar afetos, dificuldade de concentração, irritabilidade, reações de sobressalto e sentimentos de desesperança em relação ao futuro completam as possíveis manifestações psicológicas que acompanham o quadro.

Embora as descrições iniciais desse quadro tenham sido feitas a partir de pessoas que enfrentaram situações de combate, sintomas de TEPT são vistos em casos de assaltos, sequestros, acidentes, atentados e violência sexual que podem ocorrer fora das situações de guerra. Os sintomas podem iniciar pouco tempo após o evento traumático, mas existem casos em que surgem até seis meses depois do ocorrido.

Transtornos de ansiedade e transtornos da personalidade

Existem evidências apontando para uma alta taxa de comorbidade entre transtornos de ansiedade e da personalidade. Em um estudo baseado em metanálise, Friborg e colaboradores[2] observaram uma elevada prevalência de transtornos da personalidade entre indivíduos portadores de transtorno de estresse pós-traumático (35%), transtorno de pânico sem agorafobia (41%), transtorno de pânico com agorafobia e transtorno de ansiedade generalizada (47%), transtorno de ansiedade social (48%) e transtorno obsessivo-compulsivo (52%). Este mesmo estudo também mostrou que a comorbidade entre transtornos da personalidade do Grupo C e todos os transtornos de ansiedade foi significativamente maior (39%) do que as do Grupo B (19%) e do Grupo A (13%). Além disso, foram encontradas evidências de que indivíduos com transtorno de ansiedade social e com coocorrência de transtornos da personalidade do Grupo C – particularmente os transtornos da personalidade evitativa e dependente –, apresentam maior gravidade clínica associada a uma idade de início de sintomas mais precoce. Em outro estudo, Fallon e colaboradores[3] avaliaram 70 indivíduos diagnosticados com transtorno de ansiedade social e também identificaram uma alta prevalência de transtorno da personalidade evitativa estimada em torno de 60% dos indivíduos avaliados.

Tomko e colaboradores[4] analisaram dados relativos a 34.481 participantes do National Epidemiologic Survey on Alcohol and Related Conditions e relataram que

84,8% dos indivíduos com diagnóstico de transtorno da personalidade *borderline* também preenchiam critérios para o diagnóstico de algum transtorno de ansiedade ao longo da vida. Avaliando indivíduos admitidos para tratamento psiquiátrico hospitalar, Silverman e colaboradores[5] relataram que cerca de 80% dos pacientes com transtorno da personalidade *borderline* tinham história de algum transtorno de ansiedade no momento de sua admissão em contraste com cerca de 49% pacientes com outros transtornos da personalidade.

Esses números são particularmente relevantes para a prática clínica, pois a comorbidade com os transtornos da personalidade aumenta a gravidade das manifestações clínicas e das complicações da ansiedade, além de impactar significativamente na resposta a diferentes tipos de tratamento. Por exemplo, a presença do transtorno da personalidade *borderline* está associada a um risco aumentado de depressão e de suicídio entre portadores de transtornos de ansiedade.[6] Segmentos de longo prazo sugerem que indivíduos portadores de transtorno da personalidade *borderline*, também diagnosticados com transtornos de ansiedade como TEPT, transtorno de ansiedade social, transtorno obsessivo-compulsivo e transtorno de ansiedade generalizada, estão sujeitos a oscilações mais intensas de seus sintomas ao longo da vida com recaídas mais frequentes.[5]

Diagnóstico diferencial

Além da questão da comorbidade, alguns transtornos da personalidade apresentam sintomas que podem ser confundidos com algumas formas de ansiedade e devem ser mais cuidadosamente observados. Isso é particularmente importante para os transtornos pertencentes ao Grupo C, constituído pelas categorias transtorno da personalidade evitativa, transtorno da personalidade dependente e transtorno da personalidade obsessivo-compulsiva. O Quadro 16.1 apresenta de forma resumida alguns critérios para o diagnóstico desses transtornos, os quais descrevem sintomas que podem ser encontrados em alguns transtornos de ansiedade.

Como se pode notar pela simples descrição de seus sintomas, o transtorno da personalidade evitativa apresenta várias características em comum com o transtorno de ansiedade social, e a diferenciação entre eles nem sempre é simples nos casos mais graves. A personalidade evitativa, porém, costuma se expressar mais precocemente ao longo do desenvolvimento por meio de um padrão pervasivo de esquiva de relacionamentos pessoais não limitado a situações específicas de exposição pública. Outras situações evitadas por esses indivíduos também podem lembrar aquelas encontradas na agorafobia, onde, no entanto, o desconforto e o medo estão geralmente associados à ocorrência de sintomas físicos e não ligados ao suposto escrutínio de outros sobre o comportamento do paciente.

O transtorno da personalidade dependente, por sua vez, pode ser confundido com situações onde o indivíduo demanda a presença e o reasseguramento por parte de outros para, por exemplo, enfrentar situações temidas, como no pânico e na

QUADRO 16.1 Sintomas descritos como parte dos critérios diagnósticos para os transtornos da personalidade do Grupo C passíveis de serem encontrados em alguns transtornos de ansiedade

	Transtorno da Personalidade Evitativa	Transtorno da Personalidade Dependente	Transtorno da Personalidade Obsessivo-compulsiva
Transtorno de Ansiedade Generalizada		Dificuldades em tomar decisões cotidianas sem uma quantidade excessiva de conselhos e de reasseguramento de outros	
Transtorno de Pânico e Agorafobia		Necessidade difusa e excessiva de ser cuidado Dificuldades em tomar decisões cotidianas sem uma quantidade excessiva de conselhos e de reasseguramento de outros Sente-se desconfortável ou desamparado quando sozinho devido a temores exagerados de ser incapaz de cuidar de si mesmo	

Transtorno de Ansiedade Social	Padrão difuso de inibição social, sentimentos de inadequação e hipersensibilidade a avaliação negativa	Necessidade difusa e excessiva de ser cuidado que leva a comportamento de submissão e apego
	Evita atividades profissionais que envolvam contato interpessoal significativo por medo de crítica, desaprovação ou rejeição	Tem dificuldades em manifestar desacordo com outros devido a medo de perder apoio ou aprovação
	Inibe-se em situações interpessoais novas em razão de sentimentos de inadequação	
Transtorno Obsessivo-Compulsivo	Dificuldades em tomar decisões cotidianas sem uma quantidade excessiva de conselhos e de reasseguramento de outros	Padrão difuso de preocupação com ordem, perfeccionismo e controle mental e interpessoal à custa de flexibilidade, abertura e eficiência
	Dificuldade em iniciar projetos ou fazer coisas por conta própria (devido a falta de autoconfiança em seu julgamento)	É tão preocupado com detalhes, regras, listas, ordem, organização ou horários a ponto de o objetivo principal da atividade ser perdido
	Sente-se desconfortável ou desamparado quando sozinho devido a temores exagerados de ser incapaz de cuidar de si mesmo	Demonstra perfeccionismo que interfere na conclusão de tarefas
		É incapaz de descartar objetos usados ou sem valor mesmo quando não têm valor sentimental

Fonte: American Psychiatric Association.[7]

agorafobia, ou para reforçar suas estratégias cognitivas ao lidar com ideias obsessivas. Novamente, aqui, a principal característica para diferenciar o transtorno da personalidade é o seu caráter crônico, persistente e independente da ocorrência de outros sintomas como os ataques de pânico. Mroczkowski e colaboradores,[8] usando dados de 509 participantes adultos coletados durante o Estudo Genético Colaborativo do TOC, exploraram modelos de regressão logística para avaliar as relações entre o transtorno de ansiedade de separação, personalidade dependente, as dimensões gerais da personalidade e de outros transtornos de ansiedade. Os escores relacionados ao diagnóstico de personalidade dependente foram fortemente associados aos de ansiedade de separação e a outros transtornos de ansiedade. Diversas dimensões gerais da personalidade, especialmente neuroticismo, extroversão e conscienciosidade, também foram relacionadas à ansiedade de separação e aos demais transtornos de ansiedade. Os resultados sugeriram que a ansiedade de separação na infância e outros transtornos de ansiedade na vida adulta são consequências do transtorno da personalidade dependente (para agorafobia e transtorno de pânico) ou introversão (para fobia social).

Finalmente, a diferenciação entre o transtorno da personalidade obsessivo-compulsiva e o transtorno obsessivo-compulsivo (TOC) oferece dificuldades ainda maiores em muitos casos. A principal característica do transtorno da personalidade obsessivo-compulsiva – descrita como uma preocupação difusa e constante com ordem, perfeccionismo e controle – também está presente em muitos casos de TOC, mas geralmente ocorre em associação com outros sintomas, incluindo rituais e repetições associados ao medo de consequências graves caso estas ações não sejam realizadas de maneira correta de acordo com suas crenças.

Aspectos psicológicos e psicodinâmicos

Conforme já mencionado, o diagnóstico de um transtorno de ansiedade não pressupõe necessariamente a presença de qualquer transtorno da personalidade (TP). No entanto, certas características gerais da personalidade desempenham um papel fundamental na forma como as pessoas raciocinam e tomam decisões. Existem condições clínicas nas quais elementos da personalidade parecem ligados de forma tão íntima aos sintomas clínicos que modelos de *continuum* entre normalidade e doença parecem fazer sentido clínico.[9] Mesmo sem considerar a hipótese de continuidade entre normalidade e transtornos mentais, existem evidências de que determinados traços de personalidade estão associados a um risco aumentado de ocorrência de transtornos de ansiedade.

Existem dois conceitos particularmente relevantes para o estudo da ansiedade baseados em um modelo dimensional de personalidade. O primeiro é o chamado neuroticismo, que se refere à tendência para experimentar emoções negativas associada a pouca habilidade para lidar com situações estressantes. Indivíduos com traços elevados de neuroticismo sentem-se mais ansiosos, tristes, irritados, auto-observadores e vulneráveis quando comparados a pessoas que não apresentam esse traço de forma tão destacada. O segundo conceito é o de extroversão, que se refere à capacidade do indivíduo para manter relacionamentos sociais e experimentar emoções de caráter positivo. Indivíduos com essa característica tendem a ser mais sociáveis, amistosos e assertivos em suas ações.[10] Os traços de neuroticismo e extroversão tendem a distribuir-se normalmente pela população e parecem ter certa independência um do outro.

Indivíduos com diagnóstico de fobias específicas apresentam escores maiores de neuroticismo e menores de extroversão, em contraste com indivíduos com fobia social ou agorafobia, que tendem a apresentar escores maiores em ambos os traços. Pessoas com transtorno de pânico, transtorno de ansiedade generalizada e transtorno obsessivo-compulsivo tendem a apresentar níveis maiores de neuroticismo e pontuar na média geral em avaliações de traços de extroversão.[10]

Essas características, no entanto, não parecem ser específicas para os transtornos de ansiedade, pois existem também descrições de níveis elevados de neuroticismo nas depressões e em estados mistos de depressão e ansiedade.[11]

Além dessas características, estudos populacionais têm mostrado uma alta prevalência de traços de personalidade do tipo evitativo e dependente em associação com fobia social e ansiedade generalizada.[12]

A simples presença desses traços não indica necessariamente que eles tenham um papel causal nos transtornos de ansiedade. A melhor forma de responder a essa questão seria observar o desenvolvimento de crianças desde seu nascimento e registrar a ordem temporal segundo a qual essas características se expressam. Tais estudos são, entretanto, muito custosos, e existem poucos deles em andamento. A questão que ainda não foi respondida de maneira adequada é o quanto esses traços de personalidade poderiam representar os efeitos iniciais de influências genéticas ou ambientais, como verdadeiros pródromos desses transtornos, ou o quanto seriam consequências de um sofrimento crônico com a ansiedade. O fato do conceito de ansiedade ser usado para descrever tanto um sintoma quanto um traço de personalidade tem levado a frequentes questionamentos conceituais, especialmente em relação ao diagnóstico de TAG. Muitos indivíduos não são capazes de discriminar como seus sintomas ansiosos começaram e para muitos deles sua ansiedade sempre esteve presente ao longo da vida. Existem sugestões para que o próprio conceito de TAG seja abandonado para a adoção de um modelo mais amplo, como uma síndrome neurótica geral, que, além dos sintomas físicos e psíquicos já descritos na definição de TAG, incluiria características de personalidade como dependência e obsessividade, além de alterações de humor como depressão e irritabilidade.[13]

Uma outra possibilidade a ser considerada é a de que um transtorno de ansiedade primário possa induzir modificações em traços de personalidade. Essa possibilidade refere-se à hipótese de que esses traços possam não ser totalmente estáveis e imutáveis. Indivíduos que começassem a apresentar sintomas de ansiedade generalizada em fases precoces do desenvolvimento, por exemplo, poderiam ter seu comportamento moldado por determinados vieses cognitivos e comportamentais que tenderiam a incorporar-se de forma mais consistente e estável ao seu comportamento passando a integrar sua personalidade.

Essa possibilidade reforça a importância de avaliar a indicação de tratamentos psicoterapêuticos mesmo em indivíduos que apresentem boa resposta ao uso de medicamentos para ansiedade. A abordagem e eventual modificação de traços estáveis capazes de perpetuar a experiência ansiosa devem fazer parte do planejamento terapêutico.

Outra questão clínica relevante é o quanto a presença de certos traços de personalidade poderia ser usada para avaliar o prognóstico clínico de cada paciente. Massion e colaboradores[14] relatam que pacientes com transtorno de ansiedade generalizada com comorbidade com transtorno da personalidade esquiva ou dependente têm uma chance menor de apresentar remissão de seus sintomas ansiosos em um prazo de cinco anos após o tratamento. Os autores também mencionam uma observação semelhante em relação à fobia social quando há coexistência de uma personalidade esquiva. De fato, Slaap e den Boer[15] e Nordahl e colaboradores[16] consideram que a comorbidade entre TPs e transtornos de ansiedade é o principal fator preditivo de má resposta ao tratamento farmacológico e psicoterapêutico desses pacientes.

Características estáveis de personalidade são fatores primordiais na determinação da forma pela qual o indivíduo percebe, avalia e interage com o ambiente. Essa influência tem sido explorada em estudos sobre o processo de tomada de decisão.[17]

Existem indícios de que indivíduos ansiosos baseiam suas decisões em menores quantidades de informação, sugerindo que sua estratégia de pensamento seja a de trabalhar com menos evidências de forma a finalizar tarefas da maneira mais rápida possível. Com essa estratégia, esses indivíduos tentariam reduzir o grau de incerteza das situações com rapidez e, consequentemente, reduzir seus níveis de ansiedade.

De forma geral, alguns estilos particulares de personalidade parecem se associar à ansiedade, aumentando o sofrimento do paciente e dificultando seu tratamento. Entretanto, cada tipo de transtorno de ansiedade pode evidenciar questões peculiares em relação ao papel da personalidade em sua gênese.

O transtorno de pânico e a agorafobia costumam se apresentar tanto com ataques clássicos de pânico quanto com sintomas persistentes de ansiedade. De fato, Bienvenu e colaboradores[18] sugerem que o neuroticismo e a sensibilidade ao estresse sejam os traços psicológicos que, aliados à sensibilidade a sintomas físicos, determinam primordialmente o impacto desses transtornos sobre a vida do paciente.

Embora todos esses sintomas costumem se sobrepor no mesmo indivíduo, existem evidências de que pessoas com sintomas agorafóbicos mais intensos sejam mais introvertidas mesmo antes do início dos sintomas.[19] Além disso, a comorbidade com depressão leva a um pior prognóstico dessa população, e parece que altos níveis de neuroticismo como traço de personalidade têm um papel importante nessa interação.[20]

A influência da personalidade sobre os sintomas fóbicos sociais tem sido mais intensamente estudada. Ainda que um risco genético aumentado seja descrito nas fobias em geral, não está claro qual tipo de herança está envolvido na fobia social. Existe a possibilidade de que traços de introversão e neuroticismo sejam de fato as características herdáveis e de que o aparecimento da fobia social seja o resultado da interação desses traços com as circunstâncias da vida.[21] Esses traços poderiam se constituir em um fenótipo intermediário capaz de justificar, por exemplo, a forte associação entre fobia social e agorafobia, o que não é observado entre fobia social e fobias específicas.[22]

A presença de traços esquizotípicos de personalidade em pacientes com TOC está ligada a uma pior resposta ao tratamento. Esses traços de personalidade não são comuns, mas pioram o prognóstico dos transtornos de ansiedade em geral.[23] A presença de sintomas mais atípicos, como alterações da sensopercepção e do julgamento, parece indicar uma melhor resposta ao uso de neurolépticos em associação com antidepressivos.[24]

O processo de tomada de decisão, independentemente dos temas ligados aos rituais, também parece estar afetado no TOC. Esses indivíduos exibem um cuidado excessivo ao tomar decisões, caracterizado como uma necessidade exagerada de adquirir informações em situações de incerteza, em contraste com a tendência observada em indivíduos com transtornos delirantes.[10] Essa tendência é coerente com a presença das chamadas ruminações obsessivas e com a lentificação psicomotora observadas nesses casos. Um dado interessante é que pessoas com ansiedade generalizada com sintomas semelhantes aos observados no TOC não costumam apresentar essa característica de personalidade, sugerindo que a ansiedade por si só pode não explicar toda a gama de sintomas encontrados em indivíduos com transtornos de ansiedade.[23]

Tratamento

Existem poucos estudos abordando questões terapêuticas específicas ligadas à comorbidade entre transtornos da personalidade. Keuroghlian e colaboradores,[25] por exemplo, sugerem que o tratamento do transtorno da personalidade *borderline* quando associado com outros transtornos ansiosos deve ser baseado em cada condição de forma separada. No entanto, eles também enfatizam que o efeito potencializador negativo do transtorno da personalidade *borderline* sobre várias manifestações comportamentais da ansiedade deve ser sempre considerado no planejamento terapêutico.

Tratamentos farmacológicos têm sido mais sistematicamente estudados apenas em relação a alguns transtornos da personalidade, como personalidades *borderline* e esquizotípica, e, de forma geral, são indicados para o tratamento de condições clínicas coexistentes como transtorno de depressão maior, transtornos alimentares ou transtorno bipolar. Para indivíduos portadores de transtornos de ansiedade, o foco do tratamento medicamentoso deve ser inicialmente dirigido para sintomas como ataques de pânico, sintomas autonômicos ligados à ansiedade e fobias e sintomas obsessivo-compulsivos, por exemplo. Para fins práticos, o tratamento com antidepressivos, ansiolíticos, estabilizadores de humor ou neurolépticos deve seguir as diretrizes propostas para cada transtorno ansioso específico. No entanto, um cuidado especial deve ser tomado para se evitar exageros nas associações de drogas que costumam ocorrer em casos complexos. Nestas situações, efeitos colaterais como sedação excessiva, por exemplo, são capazes de comprometer a resposta aos tratamentos psicoterapêuticos essenciais para estes pacientes.

A eficácia de diversos tipos de psicoterapia tem sido avaliada tanto para os transtornos de ansiedade quanto para os transtornos da personalidade. Embora a maioria dos estudos não investigue especificamente a comorbidade entre estas condições, muitos dos conceitos básicos e técnicas adotadas são semelhantes entre si e podem ser adaptados para cada situação clínica. A chamada terapia comportamental dialética baseada na análise objetiva de situações presentes, por exemplo, tem mostrado resultados encorajadores no tratamento de portadores de personalidade *borderline*[26] e transtornos ansiosos.[27] Esta abordagem tem se mostrado particularmente promissora em indivíduos com dificuldades em utilizar estratégias adequadas de controle emocional e que consequentemente são mais vulneráveis a grandes oscilações de humor.[28]

Abordagens relativamente menos específicas, como a psicoterapia baseada no conceito de *mindfulness*, também tem mostrado resultados ainda limitados, mas promissores, tanto no tratamento de alguns transtornos da personalidade quanto de ansiedade.[29] Tais técnicas são ainda relativamente recentes e sua eficácia precisa ser demonstrada nas situações de comorbidade entre essas condições.

As psicoterapias psicodinâmicas têm se mostrado tão eficazes quanto técnicas comportamentais no tratamento de transtornos da personalidade do Grupo C.[30] No entanto, estas técnicas não se mostraram eficazes no tratamento do transtorno obsessivo-compulsivo (TOC) e, embora ainda não formalmente testadas no tratamento do transtorno da personalidade obsessivo-compulsiva, parece razoável esperar por resultados semelhantes. Essa informação é relevante, pois embora a terapia cognitivo-comportamental baseada na exposição a estímulos desencadeantes e na prevenção da realização de rituais seja considerada a técnica mais eficaz para o tratamento do TOC, ela se mostra limitada na abordagem da personalidade obsessivo-compulsiva, em que rituais estão frequentemente ausentes e muitos de seus sintomas são descritos como egossintônicos. No entanto, ao menos um estudo recente mostrou que indivíduos com personalidade obsessivo-compulsiva e portadores de transtorno obsessivo-compulsivo respondem tão bem à terapia cognitivo-comportamental quanto indivíduos com TOC sem esta comorbidade.[31]

Em resumo, a variedade de manifestações dos transtornos de ansiedade traz como consequência o fato de que a personalidade do indivíduo afeta e é afetada por esses sintomas de formas bastante diferenciadas. Traços gerais ligados à insegurança, à auto-observação e à preocupação com a opinião de outros, encontrados de forma acentuada em transtornos da personalidade, são particularmente importantes na determinação do prognóstico da ansiedade patológica. Como não existem muitos estudos sobre o tratamento da comorbidade entre transtorno de ansiedade e da personalidade, recomenda-se que estas condições clínicas sejam abordadas paralelamente por meio de medicamentos, se indicados, e de diferentes técnicas de psicoterapia.

Referências

1. Ramos RT. Transtornos de ansiedade. Rev Bras Med (Rio de Janeiro). 2009;66(11):365-74.
2. Friborg O, Martinussen M, Kaiser S, Overgård KT, Rosenvinge JH. Comorbidity of personality disorders in anxiety disorders: a meta-analysis of 30 years of research. A comprehensive meta-analysis of a large number of published studies about the prevalence rates of personality disorders in persons with anxiety disorders. J Affect Disord. 2013;145(2):143-55
3. Harper KM, Landa A, Pavlicova M, Schneier FR, Carson A,et al. Personality disorders in hypochondriasis: prevalence and comparison with two anxiety disorders. Psychosomatics. 2012; 53(6):566-74.
4. Tomko RL, Trull TJ, Wood PK, Sher KJ. Characteristics of borderline personality disorder in a community sample: comorbidity, treatment utilization, and general functioning. J Pers Disord. 2014;28(5):734-50.
5. Silverman MH, Frankenburg FR, Reich DB, Fitzmaurice G, Zanarini MC. The course of anxiety disorders other than PTSD in patients with borderline personality disorder and Axis II comparison subjects: a 10-year follow-up study. J Pers Disord 2012;26(5):804–814.
6. Latas M, Milovanovic S. Personality disorders and anxiety disorders: what is the relationship? Curr Opin Psychiatry 2014;27(1):57-61.
7. American Psychiatric Association. Manual diagnóstico e estatístico de transtornos mentais: DSM-5. 5. ed. Porto Alegre: Artmed; 2014.
8. Mroczkowski MM, Goes FS, Riddle MA, Grados MA, Bienvenu OJ, Greenberg BD, et al. Dependent personality, separation anxiety disorder and other anxiety disorders in OCD. Personal Ment Health. 2016;10(1):22-8
9. Bienvenu OJ, Stein MB. Personality and anxiety disorders: a review. J Pers Disord. 2003;17(2):139-51.
10. Brandes M, Bienvenu J. Personality and anxiety disorders. Curr Psychiatry Rep. 2006;8(4):263–9.
11. Bienvenu OJ, Brown C, Samuels JF. Normal personality traits and comorbidity among phobic, panic and major depressive disorders. Psychiatry Res. 2001;102(1):73–85.
12. Grant BF, Hasin DS, Stinson FS. Prevalence, correlates, comorbidity, and comparative disability of DSM-IV generalized anxiety disorder in the USA: results from the National Epidemiologic Survey on Alcohol and Related Conditions. Psychol Med. 2005;35(12):1747–59.
13. Tyrer, P. Against the Stream: Generalised anxiety disorder (GAD) – a redundant diagnosis. BJ Psych Bull 2018; 42(2):69-71.
14. Massion AO, Dyck IR, Shea MT. Personality disorders and time to remission in generalized anxiety disorder, social phobia, and panic disorder. Arch Gen Psychiatry. 2002;59(5):434-40.
15. Slaap BR, den Boer JA. The prediction of nonresponse to pharmacotherapy in panic disorder: a review. Depress Anxiety. 2001;14(2):112–22.
16. Nordahl H, Vogel PA, Morken G, Stiles TC, Sandvik P, Wells A. Paroxetine, cognitive therapy or their combination in the treatment of social anxiety disorder with and without avoidant personality disorder: a randomized clinical trial. Psychother Psychosom. 2016;85(6):346-356.
17. Bensi L, Giusberti F, Nori R, Gambetti E. Individual differences and reasoning: a study on personality traits. Br J Psychol. 2010;101(Pt 3):545-62.
18. Bienvenu OJ, Stein MB, Samuelsa JF, Onyikea CU, Eaton WW, Nestadta G. Personality disorder traits as predictors of subsequent first-onset panic disorder or agoraphobia. Compr Psychiatry. 2009;50(3):209-14.
19. Vohmaa U, Aluoja A, Vasar V, Shlik J, Maron E. Evaluation of personality traits in panic disorder using Swedish universities Scales of Personality. J Anxiety Disord. 2010;2491):141-6.
20. Freire RC, Lopes FL, Veras AB, Valenca AM, Mezzasalma MA, Nascimento I. Personality traits spectrum in panic disorder and major depression. Rev Bras Psiquiatr. 2007;29(1):31-4.
21. Smoller JW, Tsuang MT. Panic and phobic anxiety: defining phenotypes for genetic science. Am J Psychiatry. 1998;155(9):1152-62.
22. Bienvenu OJ, Hettema JM, Neale MC, Prescott CA, Kendler KS. Low Extraversion and high neuroticism as indices of genetic and environmental risk for social phobia, agoraphobia, and animal phobia. Am J Psychiatry. 2007;164(11):1714-21.
23. Dreessen L, Arntz A. The impact of personality disorders on treatment outcome of anxiety disorders: best-evidence synthesis. Behav Res Ther. 1998;36(5):483-504.

24. Moritz S, Fricke S, Jacobsen D. Positive schizotypal symptoms predict treatment outcome in obsessive-compulsive disorder. Behav Res Ther. 2004;42(2):217-27.
25. Keuroghlian AS, Gunderson JG, Pagano ME, Markowitz JC, Ansell EB, Shea MT, Morey LC, Sanislow C, Grilo CM, Stout RL, Zanarini MC, McGlashan TH, Skodol AE. Interactions of borderline personality disorder and anxiety disorders over 10 years. J Clin Psychiatry. 2015;76(11):1529-34.
26. Bloom JM1, Woodward EN, Susmaras T, Pantalone DW. Use of dialectical behavior therapy in inpatient treatment of borderline personality disorder: a systematic review. Psychiatr Serv. 2012;63(9):881-8
27. Neacsiu AD, Rompogren J, Eberle JW, McMahon K. Changes in problematic anger, shame, and disgust in anxious and depressed adults undergoing treatment for emotion dysregulation. Behav Ther. 2018;49(3):344-359.
28. Daros AR, Williams GE, Jung S, Turabi M, Uliaszek AA, Ruocco AC. More is not always better: Strategies to regulate negative mood induction in women with borderline personality disorder and depressive and anxiety disorders. Personal Disord. No prelo 2018.
29. Sng AA, Janca A. Mindfulness for personality disorders. Curr Opin Psychiatry. 2016;29(1):70-6
30. Fonagy P. The effectiveness of psychodynamic psychotherapies: an update. World Psychiatry. 2015;14(2):137-50.
31. Gordon OM, Salkovskis PM, Bream V. The Impact of Obsessive Compulsive Personality Disorder on Cognitive Behaviour Therapy for Obsessive Compulsive Disorder. Behav Cogn Psychother. 2016;44(4):444-59.

17
Transtornos da personalidade e transtornos dissociativos (ou conversivos)

Letícia Oliveira Alminhana, Alexander Moreira-Almeida

> Nas maravilhosas experiências levadas a cabo por Binet, Janet, Breuer, Freud, Mason, Prince e outros, da consciência subliminal dos pacientes com histeria, revelam-se nos sistemas inteiros de vida subterrânea, em forma de lembranças de um tipo doloroso, que levam uma existência parasítica, enterrados fora dos campos primários da consciência e que nela fazem irrupções, com alucinações, dores, convulsões, paralisias de sentimento e movimento e toda a procissão de sintomas de doença histérica do corpo e da mente.
>
> *William James*[1]

Ao longo deste capítulo, serão abordados os transtornos da personalidade (TPs) que apresentam sintomas de dissociação ou de comorbidade com os transtornos dissociativos. Os transtornos da personalidade emocionalmente instável ou *borderline* (TPB), esquizotípica (TPE) e antissocial (TPAS) apresentam a dissociação entre suas principais características. Assim sendo, primeiro serão apresentados um breve histórico e uma síntese dos critérios diagnósticos do transtorno dissociativo (TD). Em seguida, as relações entre os TPs e os TDs, e, por fim, os perfis de personalidade encontrados nos TDs. Não serão discutidos dados neurofisiológicos, pois esses estudos ainda devem ser considerados como preliminares, sem que seja possível chegar a conclusões com segurança.[2] Como conclusão, serão apresentadas as principais evidências sobre o tema e as direções para pesquisas futuras e para a prática clínica.

Considerações preliminares para a segunda edição

Nos últimos anos, ocorreram mudanças importantes em um dos maiores manuais internacionais de transtornos mentais, o DSM-5.[3] Algumas delas impactam diretamente nosso entendimento a respeito de transtornos clínicos e de transtornos da personalidade, como a retirada do sistema de eixos. Até a versão anterior do manual, os transtornos mentais eram agrupados em eixos, de acordo com o chamado "diagnóstico multiaxial". Os transtornos clínicos e os transtornos da personalidade eram separados entre transtornos de Eixo I e transtornos de Eixo II, respectivamente. Tal distinção foi feita em 1980, na terceira edição do DSM, com o objetivo de dar visibilidade aos transtornos da personalidade.[4] Contudo, ao longo do tempo, a classificação multiaxial acabou configurando uma diferença essencial entre transtornos de Eixo I e de Eixo II, diferença que não aparece de forma significativa entre as avaliações clínicas e em estudos de qualidade sobre o tema, o que não sustenta a divisão dos diagnósticos em eixos.

Abandonar a tão utilizada classificação por eixos indica que os limites entre transtornos clínicos e da personalidade não são claros.[3] Assume-se, assim, que a relação entre transtornos da personalidade e transtornos dissociativos (de conversão) é muito mais complexa e dinâmica. Em outras palavras, as fronteiras entre os dois transtornos são reconhecidamente mais tênues e a relação entre sintomas e critérios diagnósticos é ainda menos clara. Mesmo que isso nos pareça mais desafiador, é importante reconhecer que o lugar de onde partimos nunca foi a relação entre diagnósticos essencialmente separados. Em se tratando de transtornos mentais, partimos de uma terra onde alguns sinais e sintomas se encontram, se sobrepõem e formam uma rede complexa no contexto de cada ser humano.

Outra modificação relevante no DSM-5 foi a proposta de um "Modelo Alternativo para Transtornos da Personalidade". Entre as limitações da classificação tradicional do DSM-IV, estão a ampla comorbidade entre os transtornos e a alta prevalência do diagnóstico de "Transtorno da Personalidade não especificado".[4,5] O Modelo Alternativo tem recebido bastante suporte de clínicos e de pesquisadores, propondo considerar o nível de severidade do traço de personalidade relacionado a dois aspectos: 1) senso de identidade e 2) funcionamento interpessoal.[6,7] Alguns estudos sobre as relações entre transtornos dissociativos e da personalidade já consideram o diagnóstico alternativo e identificam traços associados a quadros diagnósticos.[8] Assim, essas considerações iniciais são relevantes para a compreensão do capítulo de forma clara, contextualizando a direção atual na área clínica e de pesquisa.

Histórico

No final do século XIX, os psiquiatras Hôpital de la Salpêtrière observaram que alguns pacientes reagiam ao estresse com "crises sonambúlicas", "abulia" e outras vivências que chamamos hoje de dissociativas. Pierre Janet, diretor do laboratório psicológico do hospital, concluiu que tais comportamentos, conhecidos como "histéricos", eram derivações de respostas emocionais a eventos traumáticos passados. O descontrole emocional associado com o evento traumático impedia a integração mental (síntese) da experiência, fazendo com que as memórias dolorosas fossem expulsas (dissociadas) da consciência ordinária.[9] De acordo com Nemiah,[10] a pesquisa clínica de Janet forneceu a primeira evidência de que o trauma fazia com que alguns indivíduos desenvolvessem dois ou mais estados separados, dissociados, de consciência. Depois de visitar Salpêtrière, Freud, seguindo Charcot e Janet, propôs que a dissociação fosse a chave para entender o fenômeno histérico, sendo a base para a neurose.[11] Nas últimas duas décadas, tem havido um renascimento no interesse pelo estudo da dissociação,[12] sendo que o diagnóstico clássico de "histeria" formou a base para uma ampla gama de condições, diferenciadas em dissociação, somatização, conversão, personalidade *borderline* e transtorno de estresse pós-traumático.[13]

Transtornos dissociativos (ou conversivos) (F44)

De acordo com a CID-10,[14] os transtornos dissociativos (ou conversivos) se caracterizam por "uma perda parcial ou completa da integração normal entre as memórias do passado, a consciência de identidade e as sensações imediatas e controle dos movimentos corporais". Quando tais sintomas estão associados à ocorrência de uma experiência de trauma, podem vir a desaparecer dentro de um período relativamente curto (entre uma semana e um mês). No entanto, alguns sintomas como paralisias (F44.4 – transtornos dissociativos do movimento) e anestesias (F44.6 – anestesia e perda sensorial dissociativa), podem se tornar crônicos quando associados a situações traumáticas permanentes ou de difícil solução (como questões interpessoais)[14] (ver Quadro 17.1). O grupo de trabalho de transtornos de ansiedade, espectro obsessivo-compulsivo, estresse pós-traumático e dissociativos incluiu transtornos relacionados a trauma e estressores ao DSM-5, justamente por reconhecer a profunda relação entre esses transtornos e o trauma.[3,15,16]

Sintomas dissociativos, tais como amnésia, estupor, transe e possessão, anestesia e paralisia são considerados "psicogênicos", ou seja, de origem emocional ou psíquica.[14] Desse modo, especificamente em relação aos transtornos conversivos, embora se assemelhem muito a sintomas de origem física ou neurológica, não correspondem a nenhum prejuízo em regiões específicas do corpo, do cérebro e nem são causados por algum desequilíbrio bioquímico ou hormonal. Sua ocorrência parece estar ligada a uma reação ao estresse e sua função seria expressar conflitos ou necessidades emocionais.[14]

É importante observar que a definição dos transtornos dissociativos ainda não apresenta um consenso, pois a CID-10[14] reconhece que a dissociação também envolve o sistema sensório-motor, o que inclui os sintomas subscritos no termo "conversão" (embora a CID 10 exclua transtornos dolorosos, etc., os quais fazem parte dos transtornos somatoformes – F45.0). Por outro lado, o DSM-5 (assim como o DSM-IV-TR)[17] restringe a dissociação ao âmbito das funções psíquicas, movendo os transtornos conversivos para um outro grupo diagnóstico, o dos transtornos de sintomas somáticos.[3]

Uma forma de compreender a dissociação pode ser separando-a em dois diferentes aspectos: "patológico" e "não patológico". A dissociação patológica gera sofrimento ou incapacitação, em geral é involuntária e interpretada pelo grupo cultural do indivíduo como uma doença que precisa ser tratada.[18] Já a dissociação não patológica não apresenta essas características e, via de regra, consiste no processamento automático e inconsciente de informação, como memória implícita, percepção e

QUADRO 17.1 Transtornos dissociativos (ou conversivos), segundo a CID-10[8]

F44.0 – Amnésia dissociativa	Perda da memória, geralmente de acontecimentos importantes, recentes, não devida a transtorno mental orgânico e extensa demais para ser explicada por esquecimento normal ou fadiga.
F44.1 – Fuga dissociativa	Todos os aspectos de uma amnésia dissociativa, mais uma jornada aparentemente propositada para longe de casa ou do local de trabalho, durante a qual o cuidado consigo mesmo é mantido.
F44.2 – Estupor dissociativo	O comportamento do indivíduo preenche os critérios para estupor, mas o exame e a investigação não revelam evidência de uma causa física e, sim, psicogênica na forma de eventos estressantes recentes.
F44.3 – Transtornos de transe e possessão	Perda temporária tanto do senso de identidade pessoal quanto da consciência plena do ambiente. Apenas transtornos de transe que são involuntários ou indesejados, ocorrendo fora de situações religiosas ou outras aceitas culturalmente devem ser incluídos.
F44.4 - F44.7 – Transtornos dissociativos de movimentos e sensação	Perda ou interferência de movimentos ou perda de sensações. O paciente apresenta-se como tendo um transtorno físico, embora nenhum fator que explique os sintomas possa ser encontrado.
F44.5 – Convulsões dissociativas	Podem imitar ataques epiléticos muito intimamente em termos de movimentos, mas as mordeduras de língua, equimoses sérias e incontinência urinária são raras e a perda de consciência está ausente ou é substituída por um estado de estupor ou transe.
F44.6 – Anestesia e perda sensorial dissociativas	Áreas anestésicas da pele muitas vezes têm limites, os quais tornam claro que elas estão associadas mais às ideias do paciente sobre funções corporais do que ao conhecimento médico.
F44.7 – Transtornos dissociativos (ou conversivos) mistos	Combinação de transtornos descritos em F44.0 – F44.6
F44.8 – Outros transtornos dissociativos (ou conversivos)	Confusão psicogênica Estado crepuscular Transtorno de personalidade múltipla Síndrome de Ganser
F44.9 – Transtorno dissociativo (ou conversivo), não especificado	Apresenta alguns sintomas supracitados, mas não preenche todos os critérios diagnósticos.

aprendizagem, e a capacidade de absorção e de envolvimento imaginativo, constituindo uma dimensão da experiência humana para a qual todos os indivíduos são potencialmente propensos em maior ou menor grau.[19] Nesse sentido, também tem sido observado que outras formas não patológicas de dissociação, como os transes e as vivências consideradas mediúnicas, ocorrem na maior parte das sociedades pelo mundo, ao longo da história, sendo bem mais comuns que os quadros patológicos.[20]

Transtornos da personalidade e transtornos dissociativos (ou conversivos)

Desde que a histeria desapareceu das atuais classificações diagnósticas em psiquiatria, muito em função da misoginia do termo,[21] suas características fundamentais foram distribuídas em uma ampla gama de transtornos: transtornos somatoformes, dissociativos, factícios e transtornos da personalidade *borderline* e histriônica.[13,22] Nesse sentido, é importante chamar atenção para o mecanismo dissociativo comum presente em todos esses transtornos, pois essa percepção facilita uma visão panorâmica e integral em relação a eles.[8,13,22] Contudo, a maioria dos estudos tem encontrado uma maior prevalência da dissociação nos transtornos da personalidade: emocionalmente instável, ou *borderline*, esquizotípica e antissocial.[15,23,24] O transtorno da personalidade histriônica não apresenta necessariamente sintomas conversivos ou dissociativos, sendo mais frequentes as queixas relacionadas hipocondria e à somatização.[25,26]

Transtorno da personalidade emocionalmente instável, transtorno da personalidade *borderline* e transtornos dissociativos (ou conversivos)

O transtorno da personalidade emocionalmente instável, ou *borderline* (TPB) (F 60.3),[14] é caracterizado pela "tendência marcante a agir impulsivamente sem consideração das consequências, junto com instabilidade afetiva. A capacidade de planejar pode ser mínima, e acessos de raiva intensa podem com frequência levar à violência ou a 'expressões comportamentais'; estas são facilmente precipitadas quando atos impulsivos são criticados ou impedidos por outros".[14] A CID-10 divide esse transtorno em duas categorias: a primeira apresenta instabilidade emocional e falta de controle dos impulsos; a segunda, denominada *borderline*, acrescenta perturbações da autoimagem, do estabelecimento de projetos e das preferências pessoais, sensação crônica de vacuidade, relações interpessoais intensas e instáveis e tendência a adotar um comportamento autodestrutivo.[13]

Atualmente, numerosos estudos têm indicado a dissociação e a conversão como características proeminentes do TPB.[2,15,25,27-36] Um estudo realizado na escola médica de Harvard, com pacientes internados na enfermaria psiquiátrica, observou que os com TPB apresentavam níveis significativamente mais altos de dissociação do que aqueles com outros transtornos da personalidade (grupo-controle).[37] Um outro estudo, realizado com 628 mulheres (amostra representativa da cidade de Sivas, na Turquia), mostrou que 18% das participantes tiveram diagnóstico de transtorno dissociativo (TD) e 49% tinham uma história de sintomas conversivos ao longo de toda a vida.[38]

Na Alemanha, pesquisadores utilizaram uma tarefa de condicionamento operante em 22 mulheres com diagnóstico de TPB e controles.[29] A dissociação no grupo de pacientes afetou a excitação fisiológica (*arousal*) e aumentou o estresse, reduzindo a capacidade de aprendizagem. De acordo com os autores, esse processo pode impactar também a aprendizagem psicoterapêutica.

Em geral, o trauma tem sido apontado como o fator comum que relaciona a dissociação com o TPB, tanto que estes transtornos são conhecidos com *trauma related disorders* (transtornos relacionados ao trauma).[15,33] Tais traumas são relacionados a negligência física e/ou emocional, agressões físicas e/ou psicológicas e abusos sexuais.[28,39,40] De acordo com Herpertz,[41] eventos frustrantes, como a rejeição, a solidão e a vulnerabilidade, com frequência catalisam o humor disfórico, ou seja, o mal estar psíquico, a mudança repentina e transitória do estado de ânimo, os sentimentos de tristeza, pena e angústia (sintomas característicos do TPB).

Nesse sentido, muitas pesquisas sustentam a hipótese de que pacientes com TPB e TD concomitantes tenham altos índices de relatos de traumas de infância.[28,37,42] Diante dessa associação, Sar e Ross[43] sugerem que o TPB possa ser uma espécie de síndrome pós-traumática envolvendo o mecanismo da dissociação. Dessa forma, segundo eles, a dissociação como resposta aos traumas infantis constituiria a essência do processo patogênico que resulta na sintomatologia incorporada a ambos os diagnósticos, de TPB e TD. Seguindo esse raciocínio, outro estudo, realizado com 32 pacientes que apresentavam sintomas conversivos (pseudoconvulsões, parestesias e alterações da marcha), observou que mais de metade dos participantes tiveram diagnóstico de TD, sendo que estes apresentaram maior frequência de TPB do que os demais. Contudo, nesse estudo, o abuso emocional (trauma de infância), foi preditor apenas de TD e não de TPB, o que, na opinião dos autores, pode indicar que a dissociação seja um mediador entre o trauma de infância e o fenômeno *borderline*.[28]

Em um estudo americano, a presença de TD foi o mais forte preditor de história de automutilação e de suicídio.[44] Segundo os autores, o TD é bastante encontrado em comorbidade com diagnósticos de TPB e TEPT, os quais também são preditores de automutilação e suicídio. Contudo, nesse caso, ao medir automutilação/suicídio como desfechos, a análise de regressão logística apontou o TD como um preditor mais forte, enquanto o TPB e o TEPT não apresentaram associações significativas com esses históricos.

A comorbidade entre TD, TPB e TEPT pode ser entendida quando se estuda a resposta fisiológica e emocional ao estresse. Nesse caso, como indicam alguns autores,[22,26] as vivências traumáticas da infância e o estresse associado a elas poderiam gerar uma espécie de "síndrome pós-traumática". Nesse sentido, dois estudos realizados nas Universidades de Berlim e de Freiburg, ambas na Alemanha, observaram a relação entre o estresse, ou a "tensão aversiva" (estresse associado a pensamentos e sentimentos negativos, tais como raiva e medo), a dissociação e o TPB.[18,24] Os resultados confirmaram a hipótese de que as pessoas com TPB experimentam estados de estresse ou de tensão aversiva mais longos, mais intensos e associados às experiências de características dissociativas.

Para Sar e Ross,[43] a relação entre trauma, dissociação e comorbidades relacionadas ao TPB seria especialmente importante, sendo que a dissociação se constituiria em um poderoso preditor da fenomenologia e da história do TPB, bem como da resposta aos tratamentos medicamentosos e psicoterápicos. Para muitos autores,[33,35,37,38] há uma lacuna no rastreamento da dissociação em muitos estudos sobre indivíduos com TPB, o que pode levar a resultados enganosos, confusão de dados e perda de oportunidades para melhor compreensão de como direcionar os pacientes mais graves para tratamentos mais apropriados.

Por outro lado, embora a relação entre dissociação e personalidade emocionalmente instável ou TPB seja tão ampla a ponto de já terem sido considerados um mesmo transtorno,[45,46] poucos estudos buscam observar mecanismos específicos que possam diferenciar os dois processos. Uma pesquisa recente comparou um grupo de pacientes com diagnóstico de TPB com outro grupo de pacientes com diagnóstico de transtorno de identidade dissociativa (TID).[31] Os autores dividiram os participantes entre cinco grupos de acordo com escores no Inventário Multidimensional de Dissociação.

No estudo, os pacientes com TID tiveram escores mais altos no Inventário de Dissociação, bem como diferentes distribuição e perfis de dissociação, quando comparados aos pacientes com TPB. O sintoma principal dos pacientes com TID foi alteração de identidade (*self*). Por outro lado, somente os pacientes com TPB que tiveram altos escores de dissociação apresentaram alterações de *self*. Tais alterações foram preditores significativos de TID, enquanto a dissociação em pacientes com TPB foi mais bem explicada por um conjunto de estratégias para o enfrentamento do estresse (geralmente associado à presença de *flashbacks*). Na conclusão, os autores afirmam que, embora haja bastante semelhança entre o TPB e o TID, é provável que existam diferentes mecanismos subjacentes aos sintomas dissociativos em cada um dos transtornos (ver Quadro 17.2).

Em síntese, atualmente muitos estudos têm indicado a dissociação e a conversão como características proeminentes do TPB.[25,27,32,33,37,43,44] Segundo Sar e Ross,[43] o TPB pode ser uma espécie de síndrome pós-traumática que envolve o mecanismo da dissociação. Alguns estudos experimentais realmente encontraram menor sensibilidade à dor e redução de frequência cardíaca em pacientes com TPB sob estresse, associados a estados dissociativos.[15,30] Assim, embora a dissociação seja um importante preditor de TPB e precise ser rastreada em investigações clínicas e acadêmicas, é imprescindível observar a presença de mecanismos diferentes subjacentes à TPB e à TID.

> **QUADRO 17.2 Critérios diagnósticos para transtorno de personalidade múltipla (F44.81)**
>
> a. Presença de duas ou mais identidades ou estados de personalidade distintos (cada qual com seu próprio padrão relativamente persistente de percepção, relacionamento e pensamento acerca do ambiente e de si mesmo).
> b. Pelo menos duas dessas identidades ou estados de personalidade assumem recorrentemente o controle do comportamento da pessoa.
> c. Incapacidade de recordar informações pessoais importantes demasiadamente extensa para ser explicada pelo esquecimento comum.
> d. A perturbação não se deve aos efeitos fisiológicos diretos de uma substância (p. ex., *blackouts* ou comportamento caótico durante a intoxicação com álcool) ou de uma condição clínica geral (p. ex., crises parciais complexas).
>
> *Nota*: Em crianças, os sintomas não são atribuíveis a companheiros imaginários ou outros jogos de fantasia.

Transtorno da personalidade esquizotípica e transtornos dissociativos (ou conversivos)

O transtorno da personalidade esquizotípica (TPE) (F21), de acordo com a CID-10,[14] é "caracterizado por comportamento excêntrico e anomalias do pensamento e do afeto, os quais se assemelham àqueles vistos na esquizofrenia, embora nenhuma anomalia esquizofrênica definida e característica tenha ocorrido em qualquer estágio". Além disso, o paciente com TPE pode atravessar também "períodos transitórios quase psicóticos, com ilusões intensas, alucinações auditivas ou outras e ideias deliroides".

As relações entre esquizotipia e dissociação parecem não ter sido exaustivamente pesquisadas, se comparadas aos estudos entre TPB e TD. Apesar disso, alguns autores apresentam características comuns e muitas vezes sobrepostas entre tendências dissociativas e esquizotipia.[47,49] Essa possível sobreposição parece ocorrer em razão do caráter multidimensional de ambas. Fatores como "propensão a fantasia" podem ser encontrados tanto associados a tendências dissociativas quanto a relatos de experiências incomuns, presentes na esquizotipia.[24,48,50] Há ainda a possibilidade de que essa associação seja causada pela presença de traumas na infância, que são característicos na história de vida de indivíduos com TD, bem como dos com TPE.

Nesse sentido, um estudo conduzido na Austrália teve como objetivo controlar a influência do trauma infantil como uma possível variável confundidora da associação entre dissociação e esquizotipia. Os resultados mostraram que tais associações não eram artefatos de história de traumas na infância e que a relevância clínica da relação entre esses dois transtornos ainda precisava ser demonstrada.[47] Além disso, a possível influência da chamada "propensão a fantasia" foi pesquisada na Holanda, ao longo de três estudos, todos com estudantes de psicologia.[48,51,52] Os dois primeiros estudos controlaram a influência da tendência a fantasia e da presença de trauma na relação existente entre dissociação e esquizotipia. Ambas as pesquisas falharam em encontrar evidências para a ideia de que o trauma e/ou a tendência a fantasia poderiam explicar a associação "dissociação-esquizotipia".[48,51]

Em um último estudo realizado em 2007, os mesmos autores encontraram resultados diferentes ao analisar uma amostra de 185 estudantes.[52] Sua hipótese era de que a ligação dissociação-esquizotipia pudesse ser explicada como sendo o produto final da junção entre três elementos: 1) propensão à fantasia; 2) falhas cognitivas; 3) trauma infantil. Tal hipótese foi confirmada, e os diferentes fatores, todos agrupados, foram capazes de explicar 58% da sobreposição estudada. Ao que tudo indica, a tendência à fantasia, como uma provável causa para a absorção na dissociação, está ligada à suscetibilidade para cometer erros de memória (p. ex., as "pseudomemórias") e a erros de atenção encontrados no TD, no TPE e na esquizofrenia.

Recentemente, pesquisadores americanos testaram a associação entre dissociação e as três facetas da esquizotipia: 1) *positiva* (propensão à fantasia, crenças incomuns e alterações perceptuais); 2) *desorganizada*: discurso e pensamento desorganizados; 3) *negativa*: embotamento afetivo e isolamento esquizoide.[49] Em geral, tanto a esquizotipia desorganizada quanto a dissociação apresentam associações importantes com traços de personalidade relacionados a baixa conscienciosidade e alto neuroticismo; bem como a baixo controle executivo e ambivalência emocional.[53,54] Em relação à esquizotipia positiva, sua associação com dissociação é tão ampla que alguns autores já consideram como um único fator: esquizotipia-dissociação,[55,56] chamando a atenção para as características ligadas à excentricidade, abertura à experiência, propensão à fantasia e alterações na autopercepção (espectro da esquizofrenia), as quais nem sempre podem ser consideradas como psicopatológicas.[50]

Retomando o estudo americano,[49] entre os principais resultados, a análise fatorial mostrou que a dissociação esteve associada significativamente à faceta positiva da esquizotipia e não à negativa ou à desorganizada. O fator "dissociação-positiva" relacionou-se com abuso na infância e abertura à experiência (*Big Five*). Em geral, parece que é possível discriminar a esquizotipia desorganizada da dissociação, mas não a esquizotipia positiva. Para além desses resultados, inúmeros estudos também têm apontado para a faceta não patológica da esquizotipia positiva e de grande parte das experiências alucinatórias ou dissociativas que ocorrem na população geral.[57,60] A perspectiva da esquizotipia como um traço presente na população não clínica apresenta a busca por novidade, a abertura à experiência e o pensamento divergente que encontramos, muitas vezes, entre artistas e pessoas com experiências religiosas/espirituais.[61,64]

Transtorno da personalidade antissocial e transtorno dissociativo (ou conversivo)

O transtorno da personalidade antissocial (TPAS) (F60.2) é caracterizado por "um desprezo pelas obrigações sociais e uma indiferença insensível pelos sentimentos alheios".[14] Segundo a CID-10, no TPAS há um desvio considerável com relação às normas sociais estabelecidas, sendo que o comportamento não é facilmente modificado pelas experiências adversas ou até mesmo pelas punições. "Existe uma baixa tolerância à frustração e um baixo limiar de descarga da agressividade, inclusive da violência".[14]

Alguns autores apontam para a relação entre violência e dissociação, na qual o comportamento agressivo parece ocorrer em geral no contexto das experiências dissociativas. Nesses casos, os indivíduos sentem-se fora de controle e compelidos a fazer algo contrário a sua própria vontade.[23,65,66] Dutton e colaboradores[67] já haviam observado uma correlação entre abuso infantil, estilo dissociativo de *coping* (enfrentamento) e comportamento violento. Segundo suas observações clínicas, agressores domésticos graves exibiam uma inabilidade para lembrar dos incidentes violentos e uma tendência a "apagar" durante essas situações e a alterar seu estado de consciência.

Simoneti e colaboradores,[65] na Universidade de Maryland, Washington DC, avaliaram 47 criminosos abusadores domésticos, encontrando correlações entre medidas gerais de dissociação e relatos de experiências dissociativas especificamente ligadas a comportamentos violentos. Além disso, a dissociação também esteve associada à frequência e à gravidade dos crimes domésticos. Outro estudo, realizado na Georgia State University, Atlanta, examinou uma amostra de 305 reclusos no centro de detenção da região metropolitana.[68] Foram encontrados altos índices de experiências dissociativas em 40% da amostra, indicando que os transtornos dissociativos parecem ser prevalentes na população carcerária.

Semiz e colaboradores[66] chamam atenção para o fato de que, embora haja evidências de associação entre TPAS e dissociação, poucos estudos testaram empiricamente as relações entre trauma infantil e experiências dissociativas em adultos com diagnóstico de TPAS. Em sua pesquisa, eles buscaram verificar se indivíduos com TPAS apresentavam mais traumas e abusos na infância, bem como dissociação, se comparados a outros que não tinham o transtorno. Foi estudada uma amostra de 579 homens diagnosticados com TPAS e outros 599 sem esse diagnóstico (grupo-controle). Os resultados mostraram que:

1. o grupo com TPAS apresentou níveis mais altos de dissociação do que o grupo-controle;
2. mais da metade dos indivíduos com TPAS (50,4%) apresentaram níveis patológicos de dissociação;
3. esses níveis estiveram associados à gravidade das características clínicas do TPAS, como abuso de álcool e drogas, automutilação, tentativa de suicídio, crime violento e codiagnóstico de transtorno do controle dos impulsos;
4. o trauma infantil teve papel importante como preditor da gravidade dos sintomas dissociativos em indivíduos com TPAS, particularmente o abuso físico e a separação precoce dos pais.

Conforme afirmam os autores,[65] ainda que a dissociação já seja aceita como um componente intrínseco e uma característica diagnóstica do TPB, sua importância ainda não é enfatizada de forma adequada no que tange ao TPAS. Sua hipótese é de que os sintomas dissociativos em pacientes com TPAS sejam desenvolvidos como uma defesa contra os traumas de infância, seguindo até a idade adulta. Assim sendo, o comportamento envolvente, a irresponsabilidade, a ausência de afeto e a manipulação, observados em indivíduos com TPAS, podem mascarar as consequências de traumas infantis e os sintomas dissociativos.

Concluindo, Semiz e colaboradores[66] ressaltam a importância de investigar a história de uma infância traumática e de experiências dissociativas quando for feito o diagnóstico de TPAS.

Perfis de personalidade nos transtornos dissociativos (ou conversivos)

As análises realizadas sobre as características de personalidade que podem ser encontradas em indivíduos com TD variam bastante com relação à teoria de base e aos instrumentos utilizados para medir traços de personalidade e os TDs (Quadro 17.3). Spitzer e colaboradores[27] pesquisaram características de personalidade nos TDs usando o modelo teórico de Organização da Personalidade, de Kernberg, segundo o qual a personalidade *borderline* seria caracterizada por:

1. teste de realidade intacto;
2. mecanismos de defesa primitivos;
3. identidade gravemente difusa.

Em teoria, a dissociação estaria relacionada às duas últimas características.

QUADRO 17.3 Resumo dos perfis de personalidade encontrados nos TDs, segundo diferentes abordagens

Autores	Dissociação ou TD	Perfis
Spitzer e colaboradores[27]	Dissociação	Teste de realidade precário, ligado a negação de qualquer relação entre conteúdo psíquico interno e realidade externa
Simeon e colaboradores[69]	Transtorno de despersonalização	Evitação de danos Defesas imaturas Superconexão e desconexão
Grabe e colaboradores[70]	Dissociação	Baixa autodiretividade e alta autotranscendência
Reuber e colaboradores[71]	Convulsões psicogênicas	Alto neuroticismo, comportamento antissocial, inibição e compulsividade
Cragar e colaboradores[72]	Convulsões psicogênicas	Perfil 1. Neuróticos depressivos Perfil 2. Defensivos somáticos Perfil 3. Neuróticos exponenciais

Os resultados do estudo mostraram que, ao contrário do que se esperava, apenas a dimensão "teste de realidade" foi preditora importante de dissociação. Segundo os autores, Kernberg define essa dimensão como "a capacidade de diferenciar o 'eu' do 'não eu', o que é intrapsíquico e o que é estímulo externo". Desse modo, a precariedade no teste de realidade seria uma das características centrais encontradas nas experiências psicóticas, mas também presente, de forma mais atenuada, no TPB e no TD. Assim, enquanto na psicose há uma indiferenciação entre conteúdo psíquico interno e realidade externa, na dissociação existe a negação de relação entre o que é interno e externo, uma separação característica da personalidade *borderline*, segundo o modelo teórico de Kernberg.[16]

Para Simeon e colaboradores,[69] embora a associação entre trauma e TD já esteja bem estabelecida, não se sabe por que indivíduos com traumas muito semelhantes diferem de forma ampla na extensão de seus sintomas dissociativos. Nesse sentido, os fatores de personalidade poderiam predispor uma pessoa traumatizada a desenvolver ou a manter sintomas dissociativos, ou, ao contrário, sintomas dissociativos poderiam contribuir para a fixação de certos fatores de personalidade. Em seu estudo, o temperamento de "evitação de danos" (resposta intensa a estímulos aversivos), as defesas imaturas e os esquemas cognitivos de superconexão (p. ex., dependência) e de desconexão (inibição emocional ligada a abuso, negligência e privação) foram altamente prevalentes em indivíduos com transtornos de despersonalização, sendo relacionados de forma quantitativa à gravidade da dissociação.

Em outro estudo, os fatores genéticos do temperamento apresentaram menor poder de explicação da dissociação do que os ambientais e comportamentais, ligados ao caráter. Assim, baixa autodiretividade (imaturidade, destrutividade e baixa integração social) associada a alta autotranscendência (criatividade, satisfação e capacidade de fantasiar) foram preditores significativos de dissociação.[70]

Além disso, duas pesquisas foram realizadas a fim de observar a personalidade de pessoas com convulsões psicogênicas (CPs). A primeira mostrou que pacientes com diagnóstico de CPs apresentaram escores mais altos de neuroticismo, comportamento antissocial, inibição e compulsividade, sendo que o perfil de personalidade mais encontrado apresentou um amplo padrão de traços inadaptativos, geralmente encontrados em indivíduos com TPB.[71] O segundo estudo[72] identificou três subgrupos diferentes de perfis de personalidade presentes em pacientes com CPs, com base no modelo dos cinco grandes traços de personalidade (*Big Five*):

- Perfil 1.   Neuróticos depressivos
- Perfil 2.   Defensivos somáticos
- Perfil 3.   Neuróticos exponenciais[44]

A importância de ambos os estudos é chamar atenção para o fato de que pessoas com diagnóstico de CPs não apresentam necessariamente o mesmo perfil de personalidade e, portanto, precisam receber diferentes abordagens de tratamentos.[69,70]

Considerações finais

A dissociação apresenta-se como um fenômeno antigo, cujo espectro de sintomas chamou atenção de médicos nos primórdios da psiquiatria. Contudo, parece que até hoje não foi completamente compreendida. Assim, o que se pode observar é que as relações entre dissociação e trauma parecem ser um terreno fértil para grande parte dos quadros psicopatológicos, em especial dos TPs. Nesse sentido, é importante observar que os três transtornos aqui apresentados, TPB, TPE e TPAS, também têm o trauma de infância como característica de base para seu desenvolvimento. Sar e Ross[43] definem o TPB como uma espécie de síndrome pós-traumática envolvendo o mecanismo da dissociação. No TPE, o trauma, a tendência a fantasia e as falhas cognitivas, agrupados, poderiam explicar a ligação dissociação-esquizotipia. Da mesma forma, sintomas dissociativos em pacientes com TPAS parecem se desenvolver como uma defesa contra os traumas de infância. Diante de tais constatações, é provável que a dissociação seja uma resposta emocional ao trauma vivido, estando presente sobretudo nos transtornos da personalidade emocionalmente instável (*borderline*), esquizotípica e antissocial. Nessa direção, ressaltam-se algumas questões:

1. o profissional precisa estar atento à associação trauma-dissociação em seu exame clínico, a fim de identificar e oferecer o encaminhamento preventivo, psicoterapêutico e medicamentoso necessário a seu paciente;
2. mais pesquisas devem ser realizadas para aprofundar a compreensão dos mecanismos da dissociação patológica, especificando sua relação com o estresse percebido e com a vivência traumática;
3. também são necessários estudos sobre dissociação não patológica, principalmente sobre os estados de transe e possessão e o transtorno da personalidade múltipla (transtorno dissociativo de identidade), com o objetivo de realizar o diagnóstico diferencial entre transtorno mental e experiência religiosa/espiritual;
4. finalmente, chamamos a atenção para a caracterização mais específica do perfil de personalidade associado às experiências dissociativas.

A realização de estudos longitudinais também é indispensável para que se possa ter acesso a dados mais conclusivos a respeito dos traços de personalidade que predispõem à dissociação, bem como daqueles que são desenvolvidos como consequência de um transtorno dissociativo já instalado.

Referências

1. James W. As variedades da experiência religiosa: um estudo sobre a natureza humana. São Paulo: Cultrix; 2017.
2. Krause-Utz A, Frost R, Winter D, Elzinga BM. Dissociation and alterations in brain function and structure: implications for borderline personality disorder. Curr Psychiatry Rep [Internet]. 2017 [capturado em 08 out. 2018];19(1). Disponível em: https://www.ncbi.nlm.nih.gov/pmc/articles/PMC5283511/.

3. American Psychiatric Association. Manual diagnóstico e estatístico de transtornos mentais: DSM-5. 5. ed. Porto Alegre: Artmed; 2014.
4. Surís A, Holliday R, North CS. The evolution of the classification of psychiatric disorders. Behav Sci [Internet]. 2016 [capturado em 08 out 2018];6(1). Disponível em: https://www.ncbi.nlm.nih.gov/pmc/articles/PMC4810039/.
5. Verheul R, Bartak A, Widiger T. Prevalence and construct validity of Personality Disorder Not Otherwise Specified (PDNOS). J Personal Disord. 2007;21(4):359-70.
6. Few LR, Miller JD, Rothbaum AO, Meller S, Maples J, Terry DP, et al. Examination of the Section III DSM-5 diagnostic system for personality disorders in an outpatient clinical sample. J Abnorm Psychol. 2013;122(4):1057-69.
7. Oldham JM. The alternative DSM-5 model for personality disorders. World Psychiatry. 2015;14(2):234-6.
8. Watson D, Clark LA, Chmielewski M. Structures of personality and their relevance to psychopathology: II. Further articulation of a comprehensive unified trait structure. J Pers. 2008;76(6):1545-86.
9. van der Kolk BA, Pelcovitz D, Roth S, Mandel FS, McFarlane A, Herman JL. Dissociation, somatization, and affect dysregulation: the complexity of adaptation of trauma. Am J Psychiatry. 1996;153(7 Suppl):83-93.
10. Nemiah JC. Janet redivivus: the centenary of L'automatisme psychologique. Am J Psychiatry. 1986;146(12):1527-9.
11. Freud S, Breuer J, Strachey J, Freud A. Studies on hysteria. London: Vintage; 2001.
12. Lynn SJ, Rhue JW, editors. Dissociation: clinical and theoretical perspectives. New York: The Guilford Press; 1994.
13. Hart O, Friedman B. A reader's guide to Pierre Janet on dissociation: a neglected intellectual heritage. Dissociation Prog Dissociative Disord. 1989;2(1):3-16.
14. World Health Organization. The ICD-10 classification of mental and behavioural disorders : clinical descriptions and diagnostic guidelines Geneva : WHO; 1992.
15. Bichescu-Burian D, Steyer J, Steinert T, Grieb B, Tschöke S. Trauma-related dissociation: Psychological features and psychophysiological responses to script-driven imagery in borderline personality disorder. Psychophysiology. 2017;54(3):452-61.
16. Stein DJ, Craske MG, Friedman MJ, Phillips KA. Meta-structure issues for the DSM-5: how do anxiety disorders, obsessive-compulsive and related disorders, post-traumatic disorders, and dissociative disorders fit together? Curr Psychiatry Rep. 2011;13(4): 248-50.
17. American Psychiatric Association. Diagnostic and statistical manual of mental disorders: DSM-IV-TR. 4th ed. rev. Arlington: APA; 2000.
18. Lewis-Fernandez R. A cultural critique of the DSM-IV dissociative disorders section. Transcult Psychiatry. 1998;35(3):387-400.
19. Waller N, W. Putnam F, Carlson E. Types of dissociation and dissociative types: a taxometric analysis of dissociative experiences. psychol methods. 1996;1:300-21.
20. Maraldi E de O, Zangari W. Evidências de validade da Escala de Experiências Dissociativas em amostra não clínica. Aval Psicológica. 2016;15(1):93-104.
21. Appignanesi L. Mad, bad and sad: a history of women and the mind doctors from 1800 to the present. London: Virago; 2009.
22. Hyler SE, Spitzer RL. Hysteria split asunder. Am J Psychiatry. 1978;135(12):1500-4.
23. Angrilli A, Sartori G, Donzella G. Cognitive, emotional and social markers of serial murdering. Clin Neuropsychol. 2013;27(3):485-94.
24. Koffel E, Watson D. Unusual sleep experiences, dissociation, and schizotypy: Evidence for a common domain. Clin Psychol Rev. 2009;29(6):548-59.
25. Jans T, Schneck-Seif S, Weigand T, Schneider W, Ellgring H, Wewetzer C, et al. Long-term outcome and prognosis of dissociative disorder with onset in childhood or adolescence. Child Adolesc Psychiatry Ment Health. 2008;2:19.
26. Elkis H, Louzã Neto MR. Psiquiatria básica. Porto Alegre: Artmed; 2009.
27. Spitzer C, Barnow S, Armbruster J, Kusserow S, Freyberger HJ, Grabe HJ. Borderline personality organization and dissociation. Bull Menninger Clin. 2006;70(3):210-21.
28. Sar V, Islam S, Oztürk E. Childhood emotional abuse and dissociation in patients with conversion symptoms. Psychiatry Clin Neurosci. 2009;63(5):670-7.

29. Paret C, Hoesterey S, Kleindienst N, Schmahl C. Associations of emotional arousal, dissociation and symptom severity with operant conditioning in borderline personality disorder. Psychiatry Res. 2016;244:194-201.
30. Sajadi SF, Arshadi N, Zargar Y, Mehrabizade Honarmand M, Hajjari Z. Borderline personality features in students: the predicting role of schema, emotion regulation, dissociative experience and suicidal ideation. Int J High Risk Behav Addict. 2015;4(2):e20021.
31. Laddis A, Dell PF, Korzekwa M. Comparing the symptoms and mechanisms of "dissociation" in dissociative identity disorder and borderline personality disorder. J Trauma Dissociation. 2017;18(2):139-73.
32. Winter D, Krause-Utz A, Lis S, Chiu C-D, Lanius RA, Schriner F, et al. Dissociation in borderline personality disorder: Disturbed cognitive and emotional inhibition and its neural correlates. Psychiatry Res. 2015;233(3):339-51.
33. Lyssenko L, Schmahl C, Bockhacker L, Vonderlin R, Bohus M, Kleindienst N. Dissociation in psychiatric disorders: a meta-analysis of studies using the dissociative experiences scale. Am J Psychiatry. 2018;175(1):37-46.
34. Grambal A, Prasko J, Kamaradova D, Latalova K, Holubova M, Sedláčková Z, et al. Quality of life in borderline patients comorbid with anxiety spectrum disorders – a cross-sectional study. Patient Prefer Adherence. 2016;10:1421-33.
35. Sar V, Alioğlu F, Akyuz G, Karabulut S. Dissociative amnesia in dissociative disorders and borderline personality disorder: self-rating assessment in a college population. J Trauma Dissociation. 2014;15(4):477-93.
36. Stefaniak N, Giot C, Terrien S, Besche-Richard C. Impaired conscious memory in non-clinical schizotypy. Cognit Neuropsychiatry. 2015;20(3):243-53.
37. Zanarini MC, Ruser T, Frankenburg FR, Hennen J. The dissociative experiences of borderline patients. Compr Psychiatry. 2000;41(3):223-7.
38. Sar V, Akyüz G, Doğan O. Prevalence of dissociative disorders among women in the general population. Psychiatry Res. 2007;149(1-3):169-76.
39. Stiglmayr CE, Shapiro DA, Stieglitz RD, Limberger MF, Bohus M. Experience of aversive tension and dissociation in female patients with borderline personality disorder – a controlled study. J Psychiatr Res. 2001;35(2):111-8.
40. Kisiel CL, Lyons JS. Dissociation as a mediator of psychopathology among sexually abused children and adolescents. Am J Psychiatry. 2001;158(7):1034-9.
41. Herpertz S. Self-injurious behaviour. Psychopathological and nosological characteristics in subtypes of self-injurers. Acta Psychiatr Scand. 1995;91(1):57-68.
42. Zoroglu SS, Tuzun U, Sar V, Tutkun H, Savaçs HA, Ozturk M, et al. Suicide attempt and self-mutilation among Turkish high school students in relation with abuse, neglect and dissociation. Psychiatry Clin Neurosci. 2003;57(1):119-26.
43. Sar V, Ross C. Dissociative disorders as a confounding factor in psychiatric research. Psychiatr Clin North Am. 2006;29(1):129-44.
44. Foote B, Smolin Y, Neft DI, Lipschitz D. Dissociative disorders and suicidality in psychiatric outpatients. J Nerv Ment Dis. 2008;196(1):29-36.
45. Clary WF, Burstin KJ, Carpenter JS. Multiple personality and borderline personality disorder. Psychiatr Clin North Am. 1984;7(1):89-99.
46. Horevitz RP, Braun BG. Are multiple personalities borderline? An analysis of 33 cases. Psychiatr Clin North Am. 1984;7(1):69-87.
47. Irwin HJ. The relationship between dissociative tendencies and schizotypy: an artifact of childhood trauma? J Clin Psychol. 2001;57(3):331-42.
48. Merckelbach H, Rassin E, Muris P. Dissociation, schizotypy, and fantasy proneness in undergraduate students. J Nerv Ment Dis. 2000;188(7):428-31.
49. Cicero DC, Kerns JG. Can disorganized and positive schizotypy be discriminated from dissociation? J Pers. 2010;78(4):1239-70.
50. Renard SB, Huntjens RJC, Lysaker PH, Moskowitz A, Aleman A, Pijnenborg GHM. Unique and Overlapping Symptoms in Schizophrenia Spectrum and Dissociative Disorders in Relation to Models of Psychopathology: A Systematic Review. Schizophr Bull. 2017;43(1):108-21.
51. Merckelbach H, Giesbrecht T. Subclinical dissociation, schizotypy, and traumatic distress. Personal Individ Differ. 2006;40(2):365-74.

52. Giesbrecht T, Merckelbach H, Kater M, Sluis AF. Why dissociation and schizotypy overlap: the joint influence of fantasy proneness, cognitive failures, and childhood trauma. J Nerv Ment Dis. 2007;195(10):812–8.
53. Kerns JG, Becker TM. Communication disturbances, working memory, and emotion in people with elevated disorganized schizotypy. Schizophr Res. 2008;100(1–3):172–80.
54. Kerns JG. Schizotypy facets, cognitive control, and emotion. J Abnorm Psychol. 2006;115(3):418–27.
55. Ashton MC, Lee K. Oddity, schizotypy/dissociation, and personality. J Pers. 2012;80(1): 113–34.
56. Ashton MC, Lee K, de Vries RE, Hendrickse J, Born MP. The maladaptive personality traits of the Personality Inventory for DSM-5 (PID-5) in relation to the HEXACO personality factors and schizotypy/dissociation. J Personal Disord. 2012;26(5):641–59.
57. Antonova E, Amaratunga K, Wright B, Ettinger U, Kumari V. Schizotypy and mindfulness: Magical thinking without suspiciousness characterizes mindfulness meditators. Schizophr Res Cogn. 2016;5:1–6.
58. Alminhana LO, Farias M, Claridge G, Cloninger CR, Moreira-Almeida A. How to tell a happy from an unhappy schizotype: personality factors and mental health outcomes in individuals with psychotic experiences. Rev Bras Psiquiatr Sao Paulo Braz 1999. 2017;39(2):126–32.
59. Peters E, Ward T, Jackson M, Morgan C, Charalambides M, McGuire P, et al. Clinical, socio-demographic and psychological characteristics in individuals with persistent psychotic experiences with and without a "need for care." World Psychiatry. 2016;15(1):41–52.
60. Holt N, Simmonds-Moore C, Moore S, Holt N, Simmonds-Moore C, Moore S. Benign schizotypy: investigating differences between clusters of schizotype on paranormal belief, creativity, intelligence and mental health. In: Sherwood S, Sherwood S, editors. Proceedings of Presented Papers: The Parapsychological Association 51st Annual Convention. Durham: Parapscholgical Association; 2008 p. 82–96.
61. Claridge G. Spiritual experience: healthy psychoticism? In: Clarke I, editor. Psychosis and spirituality. Hoboken: John Wiley and Sons; 2010. p. 75–87.
62. Claridge G, McCreery C, Mason O, Bentall R, Boyle G, Slade P, et al. The factor structure of "schizotypal" traits: a large replication study." Br J Clin Psychol. 1996;35 (Pt 1):103–15.
63. Farias M, Underwood R, Claridge G. Unusual but sound minds: mental health indicators in spiritual individuals. Br J Psychol Lond Engl 1953. 2013;104(3):364–81.
64. Nettle D, Clegg H. Schizotypy, creativity and mating success in humans. Proc R Soc B Biol Sci. 2006;273(1586):611–5.
65. Simoneti S, Scott EC, Murphy CM. Dissociative experiences in partner-assaultive men. J Interpers Violence. 2000;15(12):1262–83.
66. Semiz UB, Basoglu C, Ebrinc S, Cetin M. Childhood trauma history and dissociative experiences among Turkish men diagnosed with antisocial personality disorder. Soc Psychiatry Psychiatr Epidemiol. 2007;42(11):865–73.
67. Dutton D, Fehr B, McEwen H. Severe wife battering as deindividuated violence. Victimology. 1982;13–23.
68. Snow MS, Beckman D, Brack G. Results of the Dissociative Experiences Scale in a jail population. 1996;9:98–103.
69. Simeon D, Guralnik O, Knutelska M, Schmeidler J. Personality factors associated with dissociation: temperament, defenses, and cognitive schemata. Am J Psychiatry. 2002;159(3):489–91.
70. Grabe HJ, Spitzer C, Juergen Freyberger H. Relationship of dissociation to temperament and character in men and women. Am J Psychiatry. 1999;156(11):1811–3.
71. Reuber M, Pukrop R, Bauer J, Derfuss R, Elger C. Multidimensional assessment of personality in patients with psychogenic non-epileptic seizures. J Neurol Neurosurg Psychiatry. 2004;75(5):743–8.
72. Cragar DE, Berry DTR, Schmitt FA, Fakhoury TA. Cluster analysis of normal personality traits in patients with psychogenic nonepileptic seizures. Epilepsy Behav EB. 2005;6(4):593–600.

18
Sintomas somáticos, transtornos relacionados e personalidade*

Bruna Bartorelli, Júlia Catani, Renerio Fraguas Jr.,
Daniela Meshulam Werebe

O convite para uma nova revisão do capítulo foi recebido com muito apreço, não apenas porque ao longo desses anos mudanças significativas foram feitas a respeito desse tema, mas também pelo fato de a experiência do Ambulatório especializado no tratamento de Transtornos Somáticos do Instituto de Psiquiatria do Hospital das Clínicas da Faculdade de Medicina da Universidade de São Paulo (Soma) ter aumentado significativamente. O serviço foi inaugurado em 2009 a partir de uma demanda de outras clínicas do Complexo HC que se deparavam com pacientes com múltiplas queixas físicas – as quais não podiam ser totalmente atribuídas a doenças orgânicas conhecidas – e não tinham um serviço especializado para onde encaminhá-los.

Ao longo deste capítulo, os termos *somatoforme* e *somático* serão utilizados como sinônimos, optando-se por um ou outro de acordo com a data de publicação do texto referenciado. Uma outra advertência a ser feita ao leitor é a decisão de manter a separação diagnóstica a partir do Eixo I e do Eixo II, como era feita até o DSM-IV-R. Acreditamos que, no cotidiano, tal critério ainda tenha um valor significativo, e a exclusão dos eixos implicaria em transformações mais profundas. No que tange à redação do texto, em um primeiro momento serão descritas, de maneira geral, as mudanças que ocorreram no DSM-5. Em seguida, serão apresentados um percurso histórico e conceitos que definem a histeria, de modo a relacioná-la com esses quadros. Também serão explicadas as distinções entre os transtornos da personalidade histérica e histriônica, e, posteriormente, serão relatados com maior precisão e de forma mais aprofundada cada diagnóstico individualmente, enfocando características clínicas, epidemiologia, evolução, diagnóstico diferencial e aspectos da

---

*A mudança do título do capítulo ocorre em função de uma alteração na categoria diagnóstica, que será melhor explorada ao longo do texto. No entanto, cabe destacar que se trata de uma revisão e, portanto, serão feitas atualizações, no sentido de acompanhar o que foi produzido no decorrer deste período.

personalidade. Por fim, serão discutidas algumas alternativas de tratamento para esta população, tendo como base a experiência clínica do ambulatório.

Mudanças do DSM-5

Uma série de alterações foi realizada nesta nova edição, com o intuito de facilitar o diagnóstico para médicos não psiquiatras, uma vez que estes pacientes são vistos por todas as especialidades devido às intensas queixas físicas e ao impacto que elas produzem em todas as esferas da vida do paciente. Procurou-se simplificar o diagnóstico, diminuindo o número de critérios necessários, bem como evitar a dicotomia mente/corpo, que ocorria com a exigência anterior quando se faziam necessárias as exclusões de causas orgânicas que justificassem os sintomas e confirmassem o diagnóstico. Sabemos que, na prática clínica, o mais comum é a presença de quadros orgânicos associados a questões somáticas, ou seja, indivíduos com doenças físicas de base e um comportamento mal-adaptativo em relação a elas. Atualmente, não é mais necessário excluir doenças orgânicas, e sim avaliar como o paciente lida com seus sintomas, considerando-se as seguintes características: afetivas, cognitivas e comportamentais. Além da simplificação dos critérios diagnósticos dos antigos transtornos somatoformes, alguns subgrupos diagnósticos foram unificados, outros, excluídos, e outros foram adicionados para formar o atual grupo dos sintomas somáticos e transtornos relacionados, segundo diagrama (Quadro 18.1). Tornou-se possível incluir também no diagnóstico os pacientes com quadros psicossomáticos, uma vez que o que importa, agora, são as inferências que as questões psíquicas podem produzir no quadro clínico.[1]

QUADRO 18.1 Alterações na classificação

Transtorno somatoformes (DSM-IV-R)[2]	Transtornos somáticos (DSM-5)[3]
Transtorno de somatização	Transtorno de sintomas somáticos
Transtorno somatoforme	
Hipocondria	
Hipocondria	Transtorno de ansiedade de doença
Transtorno conversivo	Transtorno conversivo
Transtorno dismórfico corporal (excluído)	
	Fatores psicológicos que afetam outras condições médicas (incorporado)
	Transtorno factício (incorporado)

Portanto, passam a vigorar nos transtornos de sintomas somáticos e transtornos relacionados:

1. **Transtorno de sintomas somáticos (TSS)**: sofrimento e alteração significativa que produza prejuízo no cenário psicossocial:
   a. um ou mais sintomas somáticos que comprometam as atividades diárias;
   b. pensamentos, sentimentos ou comportamentos associados a problemas de saúde – medo excessivo de ter um problema ou sintoma grave; elevado grau de ansiedade; tempo ou energia dirigidos aos sintomas;
   c. predominância de dor manifesta por um período superior a 6 meses. Busca excessiva por cuidados e diagnóstico que não seja suficiente. A classificação inclui as classes anteriores de somatização, somatoforme indiferenciado, hipocondria e doloroso, ver Figura 18.1.

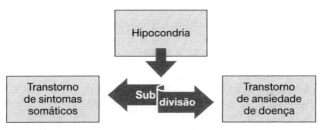

Figura 18.1 Alterações e mudanças na classificação.

2. **Transtorno de ansiedade de doença (TAD)**: fortes sentimentos de ansiedade quanto à própria saúde, sem uma explicação ou transtorno de ansiedade generalizada. Para a confirmação é necessário:
   a. preocupação por ter ou adquirir uma doença grave;
   b. sintomas somáticos não presentes ou apresentando leve intensidade;
   c. grau elevado de ansiedade em relação à saúde, sendo o indivíduo incomodado por esse estado;
   d. indivíduos que realizam comportamentos excessivos relacionados à saúde (p. ex., diversos autoexames no corpo em busca de alguma doença) ou exibem prevenções inadequadas (p. ex., evitam sugestões dos médicos ou dos hospitais);
   e. preocupações com a doença devem existir por pelo menos 6 meses – mesmo com oscilações;
   f. a preocupação não é mais bem explicada pelos transtornos do sintoma somático, dismórfico corporal, delirante, de tipo somático, de ansiedade generalizada ou do pânico. Os pacientes podem ser de dois tipos: o que busca cuidados médicos, incluindo consultas ou realização constante de exames ou o que hesita com relação aos cuidados médicos e reclama muito, mas não busca cuidados.
3. **Transtorno conversivo (TC) ou transtorno de sintomas neurológicos funcionais**: os sintomas médicos inexplicáveis continuam sendo a característica essencial para o diagnóstico. Nesse transtorno, há um aumento no risco de morte, sofrimento e perda da capacidade funcional. Para o estabelecimento desse diagnóstico, são necessários os seguintes critérios:
   a. alteração de um ou mais sintomas no sistema motor ou na função sensorial;
   b. os sintomas e os aspectos neurológicos da condição médica demostram incompatibilidade;
   c. o sintoma não é mais bem explicado por outra condição médica ou outro transtorno mental;
   d. o sintoma causa significativo comprometimento nos setores ocupacional e relacional ou em outras áreas importantes.

Os profissionais nomeiam essa classe como psicogênica (falta de etiologia esclarecida) ou funcional (alterações anormais do sistema nervoso central) para descrever o quadro conversivo. No transtorno, localizam-se fraquezas, paralisias, distonia, tremores, marcha e posturas anormais. Nos sintomas sensoriais são incluídas alterações, reduções ou insensibilidade tátil, visual ou auditiva. Episódios de tremor generalizado nos membros com prejuízo aparente ou perda da consciência podem representar convulsões epilépticas psicogênicas ou pseudoconversões epilépticas. Outros sintomas são possíveis: afecção da fala, apraxias, alterações das articulações, sensação de nó na garganta e diplopia. O principal fator pode estar relacionado a traumas que sugerem questões temporais. Em geral, pessoas com personalidade mal-adaptada, história de abuso sexual ou negligência na infância, com presença de eventos estressantes ou de doenças neurológicas com sintomas orgânicos, potencializam o aparecimento de transtornos conversivos.

4. **Fatores psicológicos que afetam outras condições médicas (PFAMC)**: interface entre a psiquiatria e a medicina geral. Os pacientes possuem alguma condição orgânica associada a um traço de personalidade ou apresentam questões psicológicas que interferem no agravamento da doença em questão. Para o diagnóstico, é preciso:
   a. desenvolvimento de um sintoma médico ou condição que não um transtorno mental;
   b. apresentação de fatores comportamentais e psicológicos que afetam as condições médicas de algum modo no curso da doença, como: uma associação temporal entre os fatores psicológicos e o desenvolvimento ou exacerbação; constituição de risco para a saúde; agravamento da questão fisiopatológica, precipitação ou exacerbação do sintoma; aumento da necessidade de atenção médica.

5. **Transtorno factício (TF)**: o paciente produz os sintomas, mas sem saber quais seriam as vantagens. Não é algo consciente, sendo diferente da simulação, em que o paciente produz os seus sintomas para determinados fins. Pode ser classificado de dois modos: *transtorno factício autoimposto* ou *transtorno factício imposto a outro*. Em ambos, há:
   a. falsificação de sintomas e sinais psicológicos, físicos ou indução de ferimentos ou doenças associados com um comportamento enganoso;
   b. apresentação a si mesmo e aos outros como doente, incapacitado ou machucado;
   c. o comportamento enganoso mesmo quando é claro que a pessoa não está doente;
   d. o comportamento não é mais bem explicado por outro transtorno mental, como transtorno delirante ou outro transtorno psicótico.

Muitos dos dados epidemiológicos e estudos ainda estão baseados na antiga classificação dos quadros somáticos e de transtornos da personalidade, portanto, ainda serão citados neste capítulo. Estudos controlados relataram uma maior prevalência de transtornos da personalidade em pacientes com transtornos somatoformes. Por exemplo, Emerson e colaboradores[4] identificaram transtorno da personalidade em 63% dos pacientes com transtornos somatoformes, em comparação com 44% dos pacientes deprimidos e 41% dos pacientes ansiosos. Os investigadores não encontraram qualquer transtorno da personalidade específico como mais comum entre os pacientes somatizadores. De todos os diagnósticos de Eixo I, os transtornos somatoformes são os que apresentam as maiores taxas de transtorno da personalidade: hipocondria (63%), transtorno dismórfico corporal (65%), transtorno de somatização (72%) e transtorno doloroso (59%).[5,6] Parece que a presença de sintomas somáticos funcionais superpostos a traços de personalidade mal-adaptativos levam à procura por atendimento médico e à adoção do papel de doente. Muitos indivíduos apresentam quadros de somatização, mas não chegam a procurar atendimento médico por possuírem mais recursos internos que aqueles com algum transtorno da personalidade.[7]

A associação dos transtornos somáticos a um transtorno da personalidade histriônica ou a seus traços é muito frequente e tentadora, pois forneceria uma explicação psicodinâmica aplicável a todos os indivíduos com um determinado diagnóstico. É claro que os transtornos somáticos estão histórica e clinicamente associados à histeria, porém isso não é uma regra, e deve-se tomar muito cuidado com generalizações. Além disso, existe a confusão de terminologia, pois, muitas vezes, refere-se a transtorno da personalidade histérica, transtorno da personalidade histriônica e traços de personalidade histriônicos como a mesma coisa. Quando um psiquiatra e um psicólogo dizem que um paciente é histérico, é comum que não estejam falando exatamente da mesma coisa. Assim, parte deste capítulo será dedicada à questão da histeria.

Definição histórica da histeria

A palavra histeria é derivada do grego, e significa matriz, útero. Os fenômenos que, posteriormente, serão entendidos como histeria, na Antiguidade eram entendidos por Hipócrates como uma doença orgânica, e, tendo-se em vista a origem do termo (provinda de útero), atingia apenas a população feminina. No período da Idade Média, a histeria foi percebida como uma ação demoníaca, em que o diabo se aproveitava do corpo das mulheres por meio de simulações, e estas eram consideradas como feiticeiras. No Renascimento, época em que essa ideia ainda perdura, as mulheres com histeria, também chamadas de bruxas, foram queimadas em fogueiras durante a Inquisição.[8]

A partir do século XVII, Thomas Sydenham apresenta uma nova definição que contraria a ideia de que as mulheres eram atingidas por conta do útero, passando a afirmar que as mulheres são simuladoras, e que, por isso, torna-se tão difícil conseguir detalhar com precisão quais os sintomas que compõem esse tipo de doença. Segundo ele, as histéricas seriam mulheres que observavam as outras doenças que eram comuns na época e "emprestavam" sua sintomatologia para dizer que também sofriam. Até o século XVIII, essas mulheres eram submetidas a tratamentos muito invasivos, chegando, inclusive, a serem acorrentadas. Phillipe Pinel aboliu essas condutas, mas pouco se avançou em relação à explicação sintomatológica, pois continuava a se acreditar na concepção de que o útero era o responsável pela histeria.[9]

Paul Briquet, no século XIX, desenvolve a concepção de que essa doença seria causada pelo amor. Considerava que essas mulheres experimentavam sentimentos dos quais não conseguiam dar conta e que, então, se manifestavam em seus corpos e em suas ações. Mais tarde, a histeria foi também denominada síndrome de Briquet, em sua homenagem. De acordo com Roudinesco e Plon,[8] apenas com Jean-Martin Charcot a histeria passa a ser valorizada clinicamente. Charcot providencia uma descrição detalhada do que caracteriza esse quadro clínico e propõe que a histeria pode estar relacionada a possíveis lesões no cérebro. Entretanto, como encontra dificuldade em localizar algum transtorno cerebral, passa a defender uma causalidade hereditária para a histeria. Ainda investigando a origem da doença, submete os pacientes à hipnose, e chega à conclusão de que a histeria estaria relacionada a eventos traumáticos que poderiam ser compreendidos e visualizados por meio da sugestão. Com isso, aponta também para uma possibilidade de serem acometidos tanto homens quanto mulheres. No entanto, como descobre os sintomas por meio da hipnose, recebe inúmeras críticas e acusações de Hyppolite Bernheim e Joseph Babinski, que as justificam afirmando que Charcot estaria forjando e criando possíveis explicações para o conceito de histeria.

Freud, médico austríaco, muda-se para Paris em 1885, onde permanece durante um ano para estudar com Charcot (seu professor) no Hospice de la Salpêtrière. Esta é, para ele, uma oportunidade de entrar em contato com mulheres tidas como histéricas, e, assim, passa a se interessar em estudá-las. Com Charcot, aprende também o processo de hipnose. Ao retornar a Viena, ressalta nessas mulheres a *belle indifférence*, pois, segundo Freud, estas eram mulheres que, ao relatarem os seus sintomas e suas queixas, o faziam desprovidas de qualquer emoção. É nesse momento que Freud percebe que, apesar de as mulheres histéricas apresentarem sintomas no corpo, não se encontra nenhuma explicação orgânica para eles. Os estudos sobre a histeria realizados por Freud com o auxílio de seu companheiro de pesquisas, Josef Breuer, apontavam para o desenvolvimento e a criação do axioma da teoria psicanalítica: o inconsciente.[10]

Diferença entre os transtornos da personalidade histérica e histriônica

Segundo Gabbard,[11] existem várias diferenças entre os transtornos da personalidade histérica e histriônica. Há uma dificuldade ao se apontar essas distinções, uma vez que o termo histérico foi utilizado tanto para um transtorno da personalidade como para se referir a doenças de queixas somáticas, sintomas conversivos, paralisias e cegueiras – doenças frequentes no sexo feminino. O transtorno de sintomas somáticos e o transtorno conversivo (transtorno de sintomas neurológicos funcionais) estão mais frequentemente associados ao transtorno da personalidade histriônica, portanto, consideramos importante fazer a distinção entre esses dois tipos de transtorno da personalidade.

As diferenças apontadas por especialistas permitem inferir que pacientes com personalidade histérica são mais preservados e saudáveis. Em contrapartida, os histriônicos se assemelham mais a pacientes narcisistas e *borderline*, considerados como mais perturbados. De acordo com Gabbard,[11] o transtorno da personalidade histérica pode se fazer presente em pessoas saudáveis, neuróticas, narcisistas ou *bordeline*; o que definirá essa classificação serão a interação e o modo de se relacionar com o outro, ou seja, o próprio convívio social. Desse modo, Gabbard[11] define a personalidade histriônica como tendo comportamentos mais "floridos" do que a personalidade histérica. O paciente histriônico sempre apresenta sintomas mais exagerados, o que significa uma maior impulsividade, sedução mais explícita, que até chega a ser entendida como uma atitude grosseira, muitas vezes afastando o sexo oposto. Cabe também assinalar a importância em diferenciar o transtorno da personalidade histriônica de outras condições médicas decorrentes do sistema nervoso central.

No que se refere à personalidade histérica, o comportamento, de modo geral, é bem mais sutil, mesmo com a presença do exibicionismo e da dramaticidade. A respeito da sexualidade, esta se dá de forma mais atraente e menos explícita, conseguindo obter a atenção do parceiro. No âmbito do trabalho, esse tipo de personalidade costuma ter um sucesso considerável, e os indivíduos possuem notável capacidade. Já na personalidade histriônica, há uma falta de objetivo e planejamento que dificulta a estabilidade e um bom desempenho na esfera ocupacional; o que estes pacientes obtêm é a sensibilização do outro para que suas necessidades sejam satisfeitas.

Quanto aos conflitos e anseios de separação, são mais bem tolerados por pessoas com diagnóstico histérico do que histriônico, pois estes apresentam defesas mais primitivas e tendem a perceber o outro a partir de uma grande idealização, além de uma relação de convívio mal-adaptada. No tratamento, pacientes histriônicos apresentam precocemente uma identificação com o terapeuta, porém, quando estes são frustrados, tendem a demonstrar intensos sentimentos de raiva e, algumas vezes, abandonam o tratamento, ao passo que, para os pacientes histéricos, a relação de confiança é construída com o decorrer do tempo.

Transtornos somáticos

Transtorno de somatização (atualmente incorporado ao TSS)

O transtorno de somatização, também conhecido como síndrome de Briquet ou histeria, é caracterizado por múltiplos sintomas somáticos envolvendo queixas dolorosas, gastrintestinais, sexuais e pseudoneurológicas recorrentes. Os critérios diagnósticos estão detalhados no Quadro 18.2.

A síndrome de Briquet foi descrita por Paul Briquet, em 1859, como um quadro polissintomático, de início antes dos 30 anos, caracterizado por uma história médica dramática e sem explicação orgânica para os sintomas. Para que o diagnóstico fosse feito, era necessário que o paciente apresentasse, pelo menos, 25 sintomas em 9 grupos diferentes de uma lista de 59 sintomas divididos em 10 grupos. O termo histeria, utilizado como diagnóstico para os pacientes com a denominada síndrome de Briquet, foi cada vez mais sendo desvinculado de sintomas físicos e associado a características de personalidade, sendo frequentemente usado na fala popular como sinônimo de exagero, "xilique", "piripaque", teatralidade. Por ter adquirido essa conotação negativa, o termo histeria foi substituído por transtorno de somatização no DSM-IV.[2]

QUADRO 18.2   Critérios diagnósticos para os transtornos de sintomas somáticos

A. Um ou mais sintomas somáticos que causam aflição ou resultam em perturbação significativa da vida diária.
B. Pensamentos, sentimentos ou comportamentos excessivos relacionados aos sintomas somáticos ou associados a preocupações com a saúde, manifestadas por pelo menos um dos seguintes:
   1. pensamentos desproporcionais e persistentes acerca da gravidade dos próprios sintomas;
   2. nível de ansiedade persistentemente elevado acerca da saúde e dos sintomas;
   3. tempo e energia excessivos dedicados a esses sintomas ou a preocupações a respeito da saúde.
C. Embora algum dos sintomas somáticos possa não estar continuamente presente, a condição de estar sintomático é persistente (em geral, por mais de 6 meses).

Especificar se:
Com dor predominante (anteriormente transtorno doloroso): este especificador é para indivíduos cujos sintomas somáticos envolvem predominantemente dor.

Especificar se:
Persistente: um curso persistente é caracterizado por sintomas graves, prejuízo marcante e longa duração (mais de 6 meses).

Especificar a gravidade atual:
Leve: apenas um dos sintomas especificados no critério 2 é satisfeito.
Moderada: dois ou mais sintomas especificados no critério 2 são satisfeitos.
Grave: dois ou mais sintomas especificados no critério 2 são satisfeitos, além da presença de múltiplas queixas somáticas (ou um sintoma somático muito grave).

(1) ou (2):
(1) após investigação apropriada, nenhum dos sintomas no critério 2 pode ser completamente explicado por uma condição médica geral conhecida ou pelos efeitos diretos de uma substância (p. ex., drogas de abuso, medicamento);
(2) quando existe uma condição médica geral relacionada, as queixas físicas ou o prejuízo social ou ocupacional resultante excedem o que seria esperado a partir de história, exame físico ou achados laboratoriais.

Fonte: American Psychiatric Association.[3]

Os dados de prevalência variam em função das diferentes culturas e definições. Nos Estados Unidos, esta varia de 0,2 a 2% entre as mulheres e menos de 0,2% em homens, sendo que a proporção entre os sexos é de 10♀:1♂. Essa proporção tende a variar em diferentes culturas, sendo que, em alguns países, é menos raro o aparecimento de casos no sexo masculino (Grécia, Porto Rico).[12] Em estudo realizado pela Organização Mundial de Saúde em 1997, a taxa de prevalência global encontrada foi de 0,9%, variando de 0 a 3,8%, conforme o local pesquisado. Estima-se que pacientes com transtorno de somatização geram custos médicos nove vezes maiores que o paciente médio, podendo variar de 6 a 14 vezes. Nos Estados Unidos, 50% dos custos de ambulatórios médicos são gerados por esses pacientes.[13]

De modo característico, os sintomas iniciam na adolescência, frequentemente com queixas menstruais. É comum que todos os critérios diagnósticos sejam preenchidos já no início da vida adulta ou, no máximo, até os 30 anos de idade. Quadros que parecem iniciar após os 30 anos devem ser minuciosamente investigados, pois estão associados a patologias orgânicas de fato ou a alguma falha na anamnese. A cronificação é regra, com períodos de exacerbação dos sintomas, comumente ligados a algum fator estressor. A remissão completa dos sintomas é muito rara e não tende a acontecer com o aumento da idade.[13] Muitas vezes, os pacientes com transtorno de somatização apresentam elevados níveis de raiva e acreditam estar sendo menosprezados e negligenciados pelos médicos, que, por sua vez, ao perceberem essa hostilidade, acabam cedendo à demanda por mais exames, a fim de evitar um confronto.[14]

Deve-se pensar em transtorno de somatização sempre que nos depararmos com pacientes com inúmeras queixas sem conexão entre si, história médica imprecisa ou complicada, exames sem alterações, falta de resposta aos tratamentos, efeitos colaterais incomuns, personalidades dramáticas, sedutoras e manipuladoras, história familiar de transtorno da personalidade, abuso sexual e maus tratos durante infância, depressão atípica e abuso de substâncias.[15] Outra característica é o que chamamos de efeito do funil inverso, ou seja, conforme a investigação clínica é realizada, as hipóteses diagnósticas vão se ampliando, em vez de se afunilarem para um determinado diagnóstico.[5]

Os transtornos psiquiátricos de Eixo I mais comumente associados são depressão e ansiedade. Cerca de dois terços dos pacientes apresentam comportamento parassuicida, e, muitas vezes, a ideação suicida não é levada a sério, devido ao caráter dramático e exagerado dos pacientes ao se referirem a essa ideia. Entretanto, o suicídio entre esses pacientes pode ocorrer.[16]

Alguns modelos teóricos superpõem a origem da somatização ao próprio desenvolvimento da personalidade. Entre estes, dois modelos têm sido destacados. De acordo com o primeiro, experiências negativas na infância contribuem para o comportamento dos somatizadores, e a exposição a modelos de comportamento da doença (p. ex., uma mãe com doença crônica) pode aumentar o risco de somatização. Além disso, a exposição a traumas, como abuso físico ou sexual, também pode predispor pessoas para responder ao estresse somaticamente. Essas experiências podem contribuir diretamente para o comportamento de somatizadores e indiretamente para o desenvolvimento da personalidade. De acordo com o segundo modelo, o comportamento dos somatizadores é uma manifestação de comunicação não adaptativa de angústia em resposta ao estresse ambiental. O comportamento de doença provoca respostas dos outros, de modo a mudar a atenção para longe de outras áreas de conflito. O ambiente interpessoal no qual o comportamento ocorre inclui somatizadores da família, pois os sintomas físicos do paciente podem ser uma manifestação de disfunção familiar. Um padrão de insegurança na ligação também tem sido proposto como base para o padrão de procura por assistência médica. Durante períodos de estresse, esses traços de personalidade resultam em interações interpessoais, que culminam na rejeição dos cônjuges, familiares e profissionais de saúde.[15]

Alguns estudos indicaram uma relação entre os transtornos da personalidade e a síndrome de Briquet ou transtorno de somatização. Com base nos dados da família, investigadores propuseram que transtorno de somatização e transtorno da personalidade antissocial podem ser expressões de gênero ligadas a uma predisposição hereditária comum, o que, no entanto, não foi sustentado por estudos subsequentes. Em contrapartida, novos estudos têm revelado uma gama completa de distúrbios de personalidade em pacientes somatizadores. Por exemplo, Rost e colaboradores[15] identificaram transtornos da personalidade em 61% dos pacientes com diagnóstico de somatização. Os distúrbios mais frequentes foram esquiva, paranoico, autodestrutivo e obsessivo-compulsivo. O transtorno da personalidade histriônica foi observado em apenas 13% dos pacientes, e o transtorno da personalidade antissocial, em 7%. Em um estudo desenvolvido na Inglaterra, transtornos da personalidade foram diagnosticados em 72% dos pacientes com somatização, comparados com 36% dos indivíduos do grupo-controle. Aqueles com transtorno de somatização tinham transtornos da personalidade mais graves, e muitos preencheram os critérios para mais de um transtorno. Os mais comuns eram dependente-passivo, histriônico e sensitivo-agressivo.[17] Várias pesquisas também sugerem uma ligação com a alexitimia (do grego, sem palavras para exprimir emoções). Os alexitímicos não conseguem traduzir seus sentimentos internos em palavras, portanto, o corpo expressa seus sentimentos por meio de sintomas físicos. A alexitimia está associada a depressão, hipocondria, transtorno de somatização e tendência a referir sintomas físicos. Cabe ressaltar que vários dos dados acima são de estudos desenvolvidos com amostras clínicas, o que pode não ser representativo do transtorno em si, mas sim de uma subamostra com maior comprometimento da personalidade. Outra linha de pesquisa enfoca dimensões de personalidade, como neuroticismo, evitadores de danos (*harm avoidance*) e afetividade negativa. Do mesmo modo, os traços que aumentam a percepção somática ou aumentam a autoabsorção podem contribuir para o relato dos sintomas.

Segundo Guze e colaboradores,[18] em estudo de seguimento com 500 pacientes durante um período de 6 a 12 anos, parentes do sexo feminino de pacientes com transtorno de somatização apresentam incidência aumentada de transtorno da personalidade antissocial; o mesmo ocorre com parentes do sexo masculino. Existe uma propensão a diagnosticar homens como antissociais e mulheres como histéricas, mesmo quando os dois apresentam quadro clínico idêntico. Além disso, existe a possibilidade de homens serem subdiagnosticados, pois alguns critérios diagnósticos para transtorno de somatização não se aplicam ao sexo masculino, como queixas menstruais, e homens tendem a referir menor número de sintomas.[19] Os dados da literatura não permitem concluir se transtornos da personalidade predispõem ao desenvolvimento de somatização, ou se, por outro lado, a natureza crônica da somatização exacerba uma característica de personalidade ao longo do tempo.

Nos estudos mais recentes,[20,21] não foi encontrado nenhum transtorno da personalidade mais frequente entre pacientes com transtorno de somatização, sendo que as maiores prevalências são: evitativa (27%), paranoide (21%), *self-defeating* (19%), obsessivo-compulsiva (17%), antissocial (12,8%) e histriônica (7,4%).

Transtorno conversivo

A característica essencial do transtorno conversivo é a presença de sintomas ou déficits que afetam a função motora ou sensorial voluntária, que sugerem uma condição neurológica ou outra condição médica geral, associados a um conflito psicológico. Os critérios diagnósticos para transtorno conversivo, segundo o DSM-IV,[2] são apresentados no Quadro 18.3. Na CID-10,[22] o transtorno conversivo está incluído nos transtornos dissociativos.

QUADRO 18.3 Critérios diagnósticos para transtorno conversivo (transtorno de sintomas neurológicos funcionais)

A. Um ou mais sintomas de função motora ou sensorial alterada.
B. Achados físicos evidenciam incompatibilidade entre o sintoma e as condições médicas ou neurológicas encontradas.
C. O sintoma ou déficit não é mais bem explicado por outro transtorno mental ou médico.
D. O sintoma ou déficit causa sofrimento clinicamente significativo ou prejuízo no funcionamento social, profissional ou em outras áreas importantes da vida do indivíduo ou requer avaliação médica.

Especificar o tipo de sintoma:
Com fraqueza ou paralisia.
Com movimento anormal (p. ex., tremor, movimento distônico, mioclonia, distúrbio da marcha.
Com sintomas de deglutição.
Com sintoma de fala (p. ex., disfonia, fala arrastada).
Com ataques ou convulsões.
Com anestesia ou perda sensorial.
Com sintoma sensorial especial (p. ex., perturbação visual, olfatória ou auditiva).
Com sintomas mistos.

Especificar se:
Episódio agudo: sintomas presentes há menos de 6 meses.
Persistente: sintomas presentes há 6 meses ou mais.

Especificar se:
Com estressor psicológico (*especificar estressor*).
Sem estressor psicológico.

Fonte: American Psychiatric Association.[3]

Os sintomas conversivos estão relacionados ao funcionamento motor ou sensorial voluntário, motivo pelo qual são chamados de pseudoneurológicos. Os sintomas ou déficits motores incluem prejuízo na coordenação ou no equilíbrio, paralisia ou fraqueza localizada, afonia, dificuldade para engolir ou sensação de nó na garganta e retenção urinária. Os sintomas ou déficits sensoriais incluem perda da sensação de tato ou de dor, diplopia, cegueira, surdez, alucinações e convulsões.[2] Muitas vezes, somente um neurologista experiente é capaz de diferenciar um quadro conversivo de um quadro de base orgânica de fato.

No início do século XX, produziu-se uma enorme quantidade de pesquisas sobre o transtorno conversivo, porém, estudos mostram que esse interesse tem diminuído nas últimas décadas. As hipóteses apontadas para tal diminuição se devem a um diagnóstico mais apurado no ramo da psiquiatria e da neurologia, o que diminui eventuais erros cometidos anteriormente. Sanz e colaboradores[21] encontraram uma incidência anual de transtorno conversivo em 22 pessoas a cada 100 mil habitantes. No que se refere à prevalência, o índice varia de 2 a 5 vezes mais em pessoas do sexo feminino, sendo mais comum em adultos jovens. Dados apontam também a presença de uma maior prevalência na população com menor poder socioeconômico e na área rural, porém os estudos não discutem as eventuais explicações para as diferenças nessas taxas.

Trata-se do diagnóstico mais frequente entre os transtornos somatoformes, atingindo uma margem de 5 a 16%. Apesar de não ser decorrente de outras doenças, ou ao menos não explicado totalmente por estas, é possível que pacientes com transtorno conversivo desenvolvam qualquer tipo de doença independentemente do diagnóstico de conversão. Assim, o que se sugere são constantes atualizações de novos sintomas que eventualmente possam aparecer e ser indicativos de outra doença em comorbidades.[23]

Algumas características clínicas podem sugerir um quadro conversivo, já que os sintomas conversivos geralmente não se ajustam a vias anatômicas e mecanismos fisiológicos conhecidos, mas seguem a conceitualização do indivíduo quanto à condição. Uma paralisia pode envolver uma incapacidade de executar determinado movimento ou de mover toda uma parte do corpo, em vez de corresponder a um déficit em um padrão de inervação motora. A produção dos sintomas conversivos caracteristicamente é inconsistente. Uma extremidade "paralisada" poderá ser movida inadvertidamente enquanto o indivíduo se veste ou quando sua atenção é dirigida a outro ponto. Se colocado acima da cabeça e liberado, um braço "paralisado" poderá reter brevemente sua posição, depois cair para o lado, em vez de golpear a cabeça. A dificuldade para engolir é igual com líquidos e sólidos. A "anestesia" conversiva de um pé ou de uma mão pode seguir um padrão chamado de "luvas-e--meias", com perda uniforme (sem gradiente de proximal para distal) de todas as modalidades sensoriais (i.e., tato, temperatura e dor), acentuadamente demarcada por região anatômica, em vez de por dermátomos. Uma "convulsão" conversiva varia de uma crise para outra, sem atividade paroxística evidente no EEG. Mesmo que essas orientações sejam seguidas à risca, ainda assim recomendamos cautela, pois o conhecimento dos mecanismos anatômicos e fisiológicos ainda é incompleto e os métodos disponíveis para uma avaliação objetiva têm limitações.[2]

Como os sintomas nesse tipo de doença não são conscientemente produzidos pelo paciente, eles não se assemelham à simulação. As anestesias e parestesias, comuns nesses casos, afetam principalmente as extremidades do corpo e, de acordo com a concepção psicanalítica, se associam aos denominados "ganhos emocionais". Aqui, destacam-se dois modos de ganhos: ganhos primários, aqueles em que são desencadeados sintomas para que a pessoa não se dê conta do real problema que está em questão, de ordem emocional; e ganhos secundários, em que o paciente recebe benefícios afetivos devido à sua enfermidade. Contudo, novamente, é necessário ressaltar que apesar da denominação "ganhos", os sintomas são verdadeiros, e o paciente apresenta um prejuízo em seu funcionamento pessoal e social.[24]

Algumas teorias explicam a etiologia do transtorno conversivo usando modelos psicodinâmicos que enfatizam a repressão como principal mecanismo de defesa envolvido. De acordo com esse modelo, conflitos que são inaceitáveis ou muito difíceis de lidar se mantêm reprimidos, porém continuam a exercer efeitos sensitivos e motores por meio de mecanismos inconscientes, causando os sintomas conversivos.[18]

É comum história de abuso sexual durante a infância, sendo que 1/3 dos pacientes referem ter sido abusados, comumente pelos pais.[12] Entre os pacientes com crises não epilépticas, 77% referem abuso sexual ou estupro, e 70% relatam abuso físico durante a infância.[24] Dados indicam que história de trauma associada a traços de personalidade, como sugestionabilidade, levam a sintomas conversivos. Pacientes não sugestionáveis, em situações de trauma, tendem a apresentar pensamentos intrusivos acerca do evento ou desenvolver quadro de estresse pós-traumático.[25]

As comorbidades mais frequentes no transtorno conversivo são: depressão, transtorno de somatização, transtornos ansiosos, abuso de álcool, transtornos dissociativos, despersonalização e transtornos da personalidade.[26]

A associação entre quadros conversivos e transtorno da personalidade histriônica é bem documentada. Binzer e Eisemann,[26] ao avaliarem a personalidade de 30 pacientes com quadros conversivos motores e 30 controles, encontraram 27,7% de mulheres com transtorno da personalidade histriônica no grupo conversivo e 0% no grupo-controle.

Transtorno doloroso (atualmente incorporado ao TSS)

A característica principal do transtorno doloroso é a presença de fatores psicológicos influenciando o início, a gravidade, a exacerbação ou a manutenção da dor. Exemplos de prejuízo resultante da dor incluem incapacidade de comparecer ao emprego ou à escola, uso frequente do sistema de saúde, transformação da dor em foco importante da vida do indivíduo, uso substancial de medicamentos e problemas de relacionamento, como desajuste conjugal e perturbação no estilo normal de vida. É importante ressaltar que o foco está na presença de fatores psicológicos influenciando a dor, independentemente de haver ou não causas orgânicas associadas.

Não há dados estatísticos precisos quanto à incidência do transtorno doloroso, devido a suas múltiplas apresentações, mas parece ser bastante comum. Critérios diagnósticos para fatores psicológicos que afetam outras condições médicas encontram-se no Quadro 18.4. Estima-se que todos os anos 10 a 15% dos adultos nos Estados Unidos apresentam alguma forma de incapacitação para o trabalho devido à dor lombar. Dor foi um sintoma predominante em 75% dos pacientes da clínica médica, sendo que, destes, 75% não apresentavam uma condição clínica que explicasse esse sintoma. De 40 a 50% dos pacientes com queixa de dor abdominal aguda não têm base orgânica aparente, e 38% dos pacientes internados em serviços de psiquiatria referem dor como um sintoma importante. Em geral, a dor aguda está relacionada a quadros de base orgânica, porém, quando persiste por mais de 6 meses, é comum que exista um fator psicológico envolvido. O profissional de saúde mental deve ter sempre em mente que 19% dos pacientes com dor crônica sem causa orgânica desenvolvem futuramente uma doença orgânica de fato.[13]

O prognóstico e a evolução variam muito, mas os quadros agudos são mais fáceis de remitir. Sintomas dolorosos por mais de 6 meses tendem a cronificar. Dependendo do local da dor, o prognóstico é menos favorável: cabeça, face, tórax, abdome e pelve. Altas taxas de depressão são encontradas em pacientes com dor facial

QUADRO 18.4 Critérios diagnósticos para fatores psicológicos que afetam outras condições médicas

A. Um sintoma ou condição médica (outro[a] que não um transtorno mental) está presente.
B. Fatores psicológicos ou comportamentais afetam de maneira adversa a condição médica em uma das seguintes maneiras:
   1. os fatores influenciaram o curso da condição médica, conforme demonstrado por uma associação temporal próxima entre os fatores psicológicos e o desenvolvimento, a exacerbação ou a demora na recuperação da condição médica;
   2. os fatores interferem no tratamento da condição médica (p. ex., má adesão);
   3. os fatores constituem riscos de saúde adicionais claros ao indivíduo.
   4. os fatores influenciam a fisiopatologia subjacente, precipitando ou exacerbando sintomas e demandando atenção médica.
C. Os fatores psicológicos e comportamentais do critério 2 não são mais bem explicados por um transtorno mental (p. ex., transtorno de pânico, transtorno depressivo maior, transtorno de estresse pós-traumático).

Especificar a gravidade atual:
Leve: aumenta o risco médico (p. ex., adesão inconsistente ao tratamento anti-hipertensivo).
Moderada: agrava a condição médica subjacente (p. ex., ansiedade agravando a asma).
Grave: resulta em hospitalização ou consulta em emergência.
Extrema: resulta em risco grave potencialmente fatal (p. ex., ignora sintomas de infarto agudo do miocárdio).

Fonte: American Psychiatric Association.[3]

inexplicada.[4] As mulheres parecem experimentar certas condições dolorosas crônicas, mais notadamente cefaleias e dor musculoesquelética, mais frequentemente do que homens.[2]

A dor causa perturbação grave de vários aspectos da vida diária e, nas suas formas cronificadas, leva ao desemprego, à debilitação e a problemas familiares. Dependência ou abuso de opioides e dependência ou abuso de benzodiazepínicos podem desenvolver-se por iatrogenia. Os indivíduos cuja dor está associada à depressão grave e aqueles cuja dor se relaciona a uma doença terminal, mais notadamente câncer, parecem estar em risco aumentado de suicídio. Os indivíduos com dor aguda ou crônica recorrente por vezes têm a convicção de que deve existir, em algum local, um médico que tenha a "cura" para a sua dor. Eles podem gastar tempo e dinheiro na busca de um objetivo inatingível. A dor pode levar à inatividade e ao isolamento social, que, por sua vez, podem levar a problemas psicológicos adicionais (p. ex., depressão) e a uma redução na resistência física, que resulta em mais fadiga e dor. O transtorno doloroso parece estar associado a outros transtornos mentais, principalmente transtornos do humor e da ansiedade. A dor crônica parece estar associada, com maior frequência, a transtornos depressivos, ao passo que a dor aguda parece estar associada a transtornos da ansiedade. Os transtornos mentais associados podem preceder o transtorno doloroso (e, possivelmente, predispor o indivíduo a ele), ocorrer concomitantemente a ou resultar dele. Ambas as formas – aguda e crônica – de transtorno doloroso frequentemente estão associadas a insônia.

Os transtornos da personalidade ocorrem em 59% dos pacientes, sendo que os mais frequentes são: dependente (17%), passivo-agressiva (15%) e histriônica (12%). Os homens tendem a apresentar maiores taxas de transtorno da personalidade paranoide e narcisista, e as mulheres, de personalidade histriônica.[4] Traços de personalidade ou transtornos da personalidade dependente e passiva são mais propensos a cronificar.

Uma hipótese clássica que propõe explicar o transtorno doloroso associa essa doença à histeria, sendo que, até recentemente, a dor somatoforme era considerada equivalente à dor na conversão histérica. Contudo, em um estudo mais recente, no qual se avaliaram traços histéricos em um grupo de pacientes por meio do Minnesota Multiphasic Personality Inventory, os resultados mostram que esse transtorno é uma forma de somatização independente de mecanismos histéricos.[26]

Hipocondria (atualmente dividida em TSS e transtorno de ansiedade de doença)

A característica essencial da hipocondria é a preocupação com o medo de ter, ou a ideia de que a pessoa tem, uma doença grave, com base na interpretação errônea de um ou mais sintomas somáticos. A prevalência da hipocondria entre os pacientes em geral é desconhecida, porém estudos na rede primária de atendimento mostram que entre 68 e 92% dos pacientes não apresentam nenhuma doença grave,[27,28] e aproximadamente 50% dos pacientes que procuram um clínico apresentam sintomas hipocondríacos, não preenchendo necessariamente os critérios diagnósticos para hipocondria. Não há diferença entre os sexos.[5] De acordo com Volich,[27] essa é uma doença que começa a ser percebida na adolescência, mas a prevalência maior é em pacientes com idade entre 40 e 50 anos.

O uso do termo hipocondria é evitado pelos clínicos, pois assumiu uma conotação pejorativa, além de que existe o risco de que este estigma prive o paciente de receber uma avaliação médica adequada.[4] Os pacientes com esse transtorno queixam-se de não estarem recebendo os cuidados necessários, tendem a trocar de médico repetidamente e demandam exames e mais exames, gerando deterioração da relação médico/paciente. Dificilmente aceitam encaminhamento para um serviço de saúde mental,[2] ou então, com medo de procurar psiquiatras, se automedicam e podem ter diversos problemas de intoxicação ou efeitos colaterais.[29] Uma característica clínica importante neste grupo é a grande preocupação que os pacientes demonstram com o significado e as implicações dos sintomas e das interpretações dos resultados dos exames, mais do que com as queixas físicas propriamente ditas.[30,31]

Em um grupo de 512 pacientes, avaliados durante um período de 10 anos quanto à localização dos sintomas, evidenciou-se que as partes do corpo onde as queixas mais se concentram são cabeça e pescoço, abdome e tórax, respectivamente. Os sistemas mais acometidos são musculesquelético, gastrintestinal e sistema nervoso central. Nesse grupo, 16% dos pacientes tinham sintomas predominantes unilaterais, e destes, 73% eram do lado esquerdo. Dor é um sintoma marcante em 70% dos pacientes, sendo cefaleia a dor mais comum.[32]

As preocupações hipocondríacas transitórias são comuns em indivíduos que estão passando por crises, momentos de estresse, pacientes em recuperação de doenças potencialmente letais ou pessoas que perderam alguém próximo. Também ocorrem após divulgação na mídia de alguma doença específica e em estudantes de medicina. Não é claro se essas preocupações hipocondríacas são qualitativamente distintas da hipocondria propriamente dita, ou apenas apresentam sintomatologia mais leve e de curta duração.[30,31]

No estudo apresentado por Volich,[27] o autor descreve as diversas explicações que foram sendo modificadas a respeito da hipocondria desde a sua descoberta. Para Hipócrates, Dioclésio e Galeno, a hipocondria era definida como uma manifestação melancólica provinda da região abdominal, devido a uma produção excessiva de suco gástrico. No século XVII, Thomas Syndeham foi o primeiro a afirmar que a doença era um problema cerebral e que, apesar de ter uma origem semelhante à histeria, era possível encontrá-la em ambos os sexos, embora houvesse uma maior predisposição nos homens. Em 1677, o pintor Christoph Haitzmann afirmou que a hipocondria é uma manifestação do diabo. No ano de 1883, para Dubois de Amiens, essa doença era entendida como uma preocupação por patologias bizarras e dominantes. Na Inglaterra, esse tipo de doença era tão frequente que passou a ser conhecida como "doença inglesa".

Algumas teorias psicodinâmicas mais atuais tentam explicar a hipocondria. A primeira delas vê os sintomas como um deslocamento de impulsos agressivos e hostis frente ao outro, por meio de sintomas físicos. Em geral, a raiva é derivada de alguma decepção prévia, como situações de abandono, rejeição, perdas. Os pacientes procuram empatia e atenção por meio de seus sintomas, porém, posteriormente, como não consideram o tratamento suficiente, tendem a rejeitar o profissional de saúde, principalmente os médicos que são os mais procurados por esta população, para ir em busca de outros e realizar novos exames. De todo modo, é preciso entender que, apesar de esse medo não ter nenhum fundamento, pois aquele indivíduo não está doente de fato, há sofrimento presente, e este, sim, precisa ser tratado e merece atenção e cuidado. Uma segunda teoria considera a hipocondria uma defesa contra sentimentos insuportáveis de baixa autoestima e de um *self* defeituoso, inadequado. Parece ser mais aceitável que exista algo de errado com o corpo do que com o *self*.[30,31]

Em relação à associação com a personalidade, Volich[28] recomenda que o médico investigue a história de vida do paciente, pois a hipocondria muito possivelmente é fruto de experiências ruins ou não resolvidas por aquela pessoa. Não há um consenso quanto a um tipo de personalidade pré-mórbida mais comum ou um transtorno da personalidade propriamente dito associados à hipocondria. É possível fazer uma divisão em três grupos amplos: ansioso-obsessivo, imaturo-histérico e sensitivo-esquizoide. Esses grupos compreendem desde traços de personalidade até transtornos da personalidade histérica, obsessivo-compulsiva e esquizoide.

Um estudo que avaliou a personalidade de 115 pacientes com hipocondria encontrou 76,5% de pacientes com um ou mais transtornos da personalidade, sendo que 44,3% apresentavam mais de três transtornos da personalidade. O transtorno mais comum, abrangendo 55,7% dos pacientes hipocondríacos, foi o transtorno da personalidade obsessivo-compulsiva; em segundo, com 40,9%, foi o transtorno da personalidade evitativa.[33]

Nas fobias leves, são frequentes os medos da morte e de adoecer, e os sintomas fóbicos são acompanhados de sintomas autonômicos, como taquicardia, sudorese, palpitação, tremor e episódios de despersonalização. Esses sintomas, associados a pensamentos recorrentes de contaminação, são terreno fértil para a instalação da hipocondria. Historicamente, a hipocondria foi considerada como sinônimo de histeria, tendo como única diferença o acometimento de homens. Existem formas psicóticas de hipocondria que acabam sendo classificadas em outras categorias, como transtorno delirante persistente e depressão psicótica (síndrome de Cottard). Alguns quadros esquizofrênicos podem ter um pródromo com sintomas hipocondríacos, evoluindo para sintomas francamente delirantes.[29]

Transtorno factício

O transtorno factício é caracterizado pela produção de sintomas físicos e/ou psicológicos de modo intencional. O intuito do paciente identificado com esse diagnóstico é assumir o papel de doente, para que, desse modo, seja capaz de obter o que deseja e não consegue por meio de outras vias. A gradação desse tipo de doença dependerá da história clínica e da produção dessas manifestações, porém, em situações mais graves, ela é chamada de síndrome de Munchausen. Os tipos de fabricações de queixas podem ser subjetivos, como queixas de dor abdominal aguda na ausência de qualquer dor dessa espécie, ou objetivos, como produção de abscessos por injeção subcutânea de saliva. É possível também encontrar casos em que o paciente já possua uma condição médica preexistente e as causas sejam exacerbadas, como nos casos de simulação de uma convulsão com história prévia de epilepsia. As motivações e as justificativas que levam as pessoas a desenvolverem o quadro geralmente não são tão simples de serem esclarecidas, uma vez que elas resistem a admitir quando são mais conscientes, como na simulação (compensações financeiras, esquiva de processos litigiosos ou jurídicos, obtenção de medicações). No entanto, em quadros factícios, os benefícios são menos claros até mesmo para o paciente, e referem-se a ganhos menos concretos e palpáveis (carinho, atenção, punição aos familiares e cônjuges, etc.). A gravidade do quadro clínico refere-se ao conhecimento prévio que o paciente tem a respeito de cuidados de saúde, bem como a sua intenção de se autoflagelar. Todavia, é comum observar nesses pacientes sintomas de hipoglicemia, sangramentos, febre, dor abdominal, depressão e alucinações.[34]

Uma outra variação do transtorno é o transtorno factício dirigido a terceiro, em que, em geral, a vítima é uma criança, e o seu cuidador, que, na maior parte das vezes, é a mãe, leva as crianças a médicos e pediatras, queixando-se de mal-estares e doenças dessa natureza, exigindo cuidados. Ainda que possa ocorrer em qualquer idade, as crianças com idade inferior a 5 anos são as mais vulneráveis, independentemente do sexo. Esse tipo de transtorno leva cerca de 7 a 15 meses para ser diagnosticado, uma vez que, quando os especialistas desconfiam, o abusador costuma trocar de médico, dificultando a identificação. O índice de mortalidade varia de 10 a 33%. Quanto ao perfil dos cuidadores, 90% são mulheres, mais de 75% são as próprias mães e 14 a 30% trabalham na área de saúde. Estima-se que existam pelo menos 600 novos casos por ano.[34]

Dados epidemiológicos apontam que o transtorno factício corresponde a 1% dos pacientes hospitalizados, sendo mais comum em mulheres que tenham algum tipo de relação com a área da saúde e tenham uma história pregressa de violência física ou sexual na infância, além de doenças graves que resultaram em internações quando mais jovens. Trata-se de um diagnóstico comumente associado ao transtorno da personalidade.[34] Critérios diagnósticos para transtorno factício são descritos no Quadro 18.5.

Tratamento

Existem algumas diretrizes para o tratamento de sintomas somáticos e transtornos relacionados que se aplicam a todas as patologias compreendidas neste grupo. Essas diretrizes gerais serão expostas inicialmente e, por último, serão comentadas particularidades referentes a alguns transtornos.

O primeiro objetivo do tratamento é evitar que o paciente assuma o papel de doente, cronificando o quadro. Infelizmente, a maioria dos pacientes chega ao serviço de saúde mental após 10 a 20 anos de evolução, quando já se cristalizou toda

QUADRO 18.5 Critérios diagnósticos para transtorno factício
Transtorno factício autoimposto
A. Falsificação de sinais ou sintomas físicos ou psicológicos, ou indução de lesão ou doença, associada à fraude identificada. B. O indivíduo se apresenta a outros como doente, incapacitado ou lesionado. C. O comportamento fraudulento é evidente mesmo na ausência de recompensas externas óbvias. D. O comportamento não é mais bem explicado por outro transtorno mental, como transtorno delirante ou outra condição psicótica.
Especificar: **Episódio único.** **Episódios recorrentes** (dois ou mais eventos de falsificação de doença e/ou indução de lesão).
Transtorno factício imposto a outro **(antes transtorno factício por procuração)**
A. Falsificação de sinais ou sintomas físicos ou psicológicos, ou indução de lesão ou doença em outro, associada à fraude identificada. B. O indivíduo apresenta outro (vítima) a terceiros como doente, incapacitado ou lesionado. C. O comportamento fraudulento é evidente mesmo na ausência de recompensas externas óbvias. D. O comportamento não é mais bem explicado por outro transtorno mental, como transtorno delirante ou outro transtorno psicótico.
Nota: o agente, não a vítima, recebe esse diagnóstico.
Especificar: **Episódio único.** **Episódios recorrentes** (dois ou mais eventos de falsificação de doença e/ou indução de lesão).

Fonte: American Psychiatric Association.[3]

uma estrutura que gira em torno da doença. Muitos estão afastados do trabalho por uma licença médica e não se responsabilizam mais pelos seus próprios cuidados, delegando toda a responsabilidade a um ou mais cuidadores. Nesse tipo de situação, é mais difícil intervir, pois toda uma estrutura familiar deve ser trabalhada. Quanto mais precoce o diagnóstico de sintomas somáticos, melhor o prognóstico.

O segundo objetivo do tratamento é minimizar custos e proteger os pacientes de condutas desnecessárias. Os pacientes tendem a procurar inúmeros médicos, não sendo raro estarem sendo acompanhados por vários especialistas concomitantemente. Além disso, por serem poliqueixosos e demandarem muita atenção do médico, acabam sendo submetidos a procedimentos invasivos, exames e internações desnecessários. O ideal é que o paciente seja acompanhado por um único médico, que tenha experiência em tratar esse tipo de patologia, que coordene o seguimento e encaminhe para outros especialistas somente se julgar necessário. As consultas devem ser agendadas em intervalos regulares curtos, a cada 1 ou 2 semanas, evitando que o paciente "tenha" de desenvolver novos sintomas para ser atendido.

Um bom vínculo médico-paciente é essencial, e alguns autores recomendam a psicoeducação como ferramenta terapêutica, visando a informar o paciente sobre a natureza da doença. No entanto, na nossa experiência, mesmo após o estabelecimento de um bom vínculo com o paciente, é difícil que este aceite o diagnóstico. O que se tenta fazer é ajudar o doente a perceber, aos poucos, a relação existente entre os sintomas físicos e as questões dinâmicas, para, então, iniciar um processo psicoterápico. Este é um processo lento e delicado, que não pode ser imposto, pois os pacientes com sintomas somáticos se caracterizam por grande dificuldade de se vincular a outras pessoas, tendem a ser poliqueixosos e, de maneira geral, colocam-se como vítimas nas mais variadas situações. Para eles, há a necessidade de um espaço onde possam falar de suas questões e do seu sofrimento sem se sentirem julgados. Desse modo, podem ser levados a verbalizar e compreender os acontecimentos de sua vida, impedindo que o corpo sirva de objeto para expressar seus conflitos. Contudo, atender e tratar desse público consiste em uma difícil tarefa, visto que podem despertar sentimentos hostis no profissional e, acima de tudo, ocasionam sentimentos de grande impotência, já que, muitas vezes, desvalorizam o trabalho da equipe de saúde. Ainda assim, faz-se necessário um investimento da equipe multidisciplinar, pois estes pacientes, quando assistidos de forma adequada, apresentam condições de seguir uma vida saudável.

Não existem estudos sistemáticos sobre o tratamento medicamentoso dos sintomas somáticos, e, até o momento, não há nenhum medicamento que seja efetivo para esse fim. Os transtornos psiquiátricos comórbidos são comuns e devem sempre ser tratados, pois agravam o quadro. São muito prevalentes queixas ansiosas e depressivas, sendo difícil diferenciar se estas são secundárias ao transtorno de somatização, se se caracterizam como um quadro isolado à parte ou se os sintomas somáticos decorrem de um quadro depressivo/ansioso primário. De qualquer forma, outros diagnósticos de Eixo I devem ser tratados da maneira usual.

Alguns cuidados devem ser tomados na prescrição de medicamentos, devido ao potencial de abuso, ao uso irregular e à maior sensibilidade aos efeitos colaterais que esses pacientes apresentam. É frequente o relato de efeitos colaterais incomuns ou totalmente absurdos, justificando o abandono ou o uso errático de medicamentos. O ideal é que somente um médico seja responsável pela prescrição, a fim de evitar abusos, receitas duplicadas, manipulação da dose e estoque de medicamentos. Deve-se evitar ao máximo prescrever fármacos com potencial de abuso, como benzodiazepínicos e opioides.

No transtorno doloroso, o principal objetivo é encorajar o paciente a manter-se ativo, e, para isso, é necessário reduzir a intensidade da dor. O uso de analgésicos deve ser criterioso e prescrito a intervalos regulares, nunca de acordo com a demanda do paciente, e estar condicionado a um nível mínimo de atividade. Os antidepressivos são particularmente úteis no tratamento de dor neuropática, cefaleia, dor facial, fibrosite e artrite, e se acredita que a ação analgésica seja independente da ação antidepressiva. Vários estudos relatam a efetividade dos antidepressivos tricíclicos, mas outras classes de antidepressivos são igualmente eficazes. Alguns estudos sugerem o uso de drogas serotoninérgicas no tratamento da hipocondria.[2]

Muitas vezes, o encaminhamento para um serviço de psiquiatria não é possível, pois o paciente não aceita seu problema como um transtorno mental. Nessas circunstâncias, a melhor opção é que um clínico com conhecimento em sintomas somáticos siga os pacientes.

Impressões baseadas na experiência do Soma

Ao longo destes 9 anos de atendimento, foi possível constatar que tais pacientes apresentam características similares entre si. Isto é, trata-se de uma história de vida permeada por maus tratos, desamparo, abuso sexual, violência física e psicológica e privação de afeto em geral. Em sua grande maioria, os pacientes vivem em função do Hospital das Clínicas, passando por consultas diariamente e por múltiplas especialidades, sempre acompanhados por um cuidador. A presença constante de um cuidador, seja ele um familiar ou um amigo, levou-nos à criação de um grupo de acompanhantes, onde se pudesse discutir a posição que eles ocupam e as angústias decorrentes deste papel, isso porque o paciente elege uma pessoa que, de uma maneira complementar, também passa a viver a rotina médica. O grupo tem proporcionado um apoio substancial, inclusive porque, com o avanço do tratamento, os pacientes resistiam a melhorar, com receio de abandonar o cuidador, ou, quando melhoravam, quem adoecia era o acompanhante. Assim, ficou evidente a necessidade de tratar a dupla, para que a mudança, a melhora dos sintomas e a reaquisição de autonomia se dessem com ambos.

O fato de a literatura médica apontar que não há tratamento medicamentoso efetivo para pacientes com diagnósticos de sintomas somáticos, mas que o vínculo seria a garantia para transformação dos sintomas, levou a equipe a apostar que os modos de cuidado se dessem nessa direção. Assim, foram criados alguns recursos, além do já assinalado grupo de acompanhantes. As consultas psiquiátricas são feitas em um menor intervalo de tempo, em um primeiro momento, se possível, a cada 15 dias, até que se perceba uma melhora substancial dos sintomas e uma participação do paciente em outros espaços que também são oferecidos por nós no Soma. Para além do acompanhamento médico necessário, as consultas se desenvolvem no sentido de compartilhar situações e dificuldades, sejam elas orgânicas (problemas com sono, ansiedade, depressão, condições clínicas, etc.) ou psíquicas. A nossa experiência mostra que os pacientes do ambulatório encontram confiança e necessidades distintas no atendimento e na terapia, e, com isso, trazem informações complementares a cada um dos profissionais, o que ressalta a importância de uma maior articulação entre a equipe para o tratamento. Cabe ressaltar que o vínculo deve ser prioritário e determinante no segmento com essas pessoas, ou seja, se não estão sendo prescritos remédios, ainda assim o paciente pode permanecer conosco até que o quadro clínico se estabilize. O objetivo é que o paciente tenha condições de: a) transpor em palavras a sua angústia e conseguir expressar afetos e emoções sem ter de lançar mão do corpo para isso, como de costume; b) diminuir o número de médicos e procedimentos invasivos realizados; c) reintegrar-se socialmente, sem ter de fazer do hospital o único modo de convívio social; d) retomar algum tipo de atividade laboral.[35,36]

No anseio de tornar tais objetivos possíveis, criou-se também o grupo de recepção. Trata-se de um espaço para melhor apurar a história de vida e as necessidades terapêuticas de cada um e fortalecer o vínculo dos pacientes com a equipe e os outros pacientes. No decorrer destes anos, a terapia em grupo também tem sido parte da proposta terapêutica, bem como um trabalho de terapia corporal, que consiste no paciente entrar em contato com o próprio corpo e com a sua respiração; a experiência demonstra que há uma dificuldade em integrar e perceber o que se passa consigo mesmo, e esse recurso proporciona tal conscientização.[35]

Do ponto de vista dos profissionais, os desafios que se impõem são inúmeros, como a necessidade de lidar com os constantes "ataques" e desqualificação da equipe, as inúmeras queixas, os pedidos por exames, encaminhamentos e laudos, os comportamentos manipulativos, as histórias confusas, que geram a impressão de serem pouco realistas, entre outros. No nosso serviço, o atendimento é realizado por residentes do primeiro ano de psiquiatria. Durante o estágio, eles recebem conteúdo pedagógico para realizar o diagnóstico, fazer o manejo e tratar da população diagnosticada com transtornos somatoformes/sintomas somáticos e transtornos relacionados e atendem quinzenalmente os pacientes no serviço, sempre acompanhados de supervisão psiquiátrica, além de participarem de reuniões clínicas e discussões com a equipe. Espera-se que o estágio proporcione aos alunos o desenvolvimento de recursos para lidar com situações frequentes no contato com os pacientes, como a impotência e a angústia gerada nos atendimentos, sentimentos contratransferenciais (i.e., raiva, irritação, impaciência, piedade, etc.) e a expectativa de prescrever medicamentos como se fosse a melhor alternativa terapêutica. De modo geral, a contratransferência negativa tende a ser superada no decorrer do estágio, conseguindo-se, aos poucos, que os alunos integrem dados objetivos e os aspectos subjetivos do paciente e sua história de vida.[35,36]

Considerações finais

Os transtornos somáticos constituem um desafio para a prática clínica, e os pacientes costumam circular pelo hospital geral, submetendo-se a exames e procedimentos, por vezes desnecessários. Dificilmente chegam a um serviço de saúde mental no início do quadro, quando uma intervenção pode ser mais efetiva. Essa é uma questão de saúde pública, uma vez que os recursos gastos na investigação e no tratamento são significativos. O investimento no treinamento dos profissionais de saúde é fundamental, principalmente de médicos generalistas, para evitar a peregrinação nas várias especialidades. No que diz respeito à literatura, há forte associação entre transtorno da personalidade e transtornos somatoformes, e pouco a respeito de sintomas somáticos, porém não existe um tipo de personalidade predominante. A sobreposição entre aspectos de personalidade e sintomas somáticos é um tópico ainda em investigação, e a delimitação entre eles ainda não está estabelecida pelos dados atuais. O tratamento dos sintomas somáticos é complexo e exige o envolvimento de uma equipe multidisciplinar preparada para lidar com as exigências e as dificuldades do paciente em aceitar o diagnóstico e as condutas. Ainda que a alteração na categoria para transtornos de sintomas somáticos e transtornos relacionados seja algo novo, é pertinente imaginar que ela poderá trazer benefícios, uma vez que, agora, pacientes com lesões orgânicas também podem ser tratados, tendo em vista que o aspecto fundamental para o diagnóstico é que a condição psicológica prejudique a saúde.

Referências

1. Yutzy SH. Somatic symptom and related disorders: somatic symptom disorder, illness anxiety disorder, and conversion disorder. In: Tasman A, Kay J, Lieberman JA, First MB, Riba MB, editors. Psychiatry. Vol. 1. 4rd ed. Hoboken: John Wiley & Sons; 2015. p. 1199-221.
2. American Psychiatric Association. Manual diagnóstico e estatístico de transtornos mentais: DSM-IV-TR. 4. ed. rev. Porto Alegre: Artmed; 2002.
3. American Psychiatric Association. Manual diagnóstico e estatístico de transtornos mentais: DSM-5. 5. ed. Porto Alegre: Artmed; 2014.
4. Emerson J, Pankratz L, Joos S, Smith S. Personality disorders in problematic medical patients. Psychosomatics. 1994;35(5):469-73.
5. Bass C, Peveler R, House A. Somatoform disorders: severe psychiatric illnesses neglected by psychiatrists. Br J Psychiatry. 2001;179:11-4.
6. Bass C, Glase D. Early recognition and management of fabricated or induced illness in children. Lancet. 2014;383(9926):1412-21.
7. Barsky AJ. Somatoform disorders and personality traits. J Psichosom Res. 1995;39(4):399-402.
8. Roudinesco E, Plon M. Dicionário de psicanálise. Rio de Janeiro: Jorge Zahar; 1998.
9. Quinet A. A lição de Charcot. Rio de Janeiro: Jorge Zahar; 2005.
10. Kaplan HI, Sadock BJ, editors. Comprehensive textbook of psychiatry. 5th ed. Baltimore: Williams & Wilkins; 1989.
11. Gabbard GO. Psiquiatria psicodinâmica na prática clínica. Porto Alegre: Artes Médicas; 1992.
12. Yutzy SH, Martin RL. Somatoform disorders. In: Tasman A, Kay J, Lieberman JA, editors. Psychiatry. Vol. 2. Philadelphia: W.B. Saunders; 1996. p. 1119-55.
13. Stern J, Murphy M, Bass C. Personality disorders in patients with somatisation disorder: a controlled study. Br J Psychiatry. 1993;163(1):785-9.
14. Figueira I, Nardi AE, Marques C, Versiani M. Diagnóstico e tratamento dos transtornos somatomorfos. J Bras Psiq. 1999;48(1):35-42.
15. Stuart S, Noyes R Jr. Attachment and interpersonal communication in somatization. Psychosomatics. 1999; 40(1):34-43.
16. Rost KM, Akins RN, Brown FW, Smith GR. The comorbidity of DSM-III-R personality disorders in somatization disorder. Gen Hosp Psychiatry. 1992;14(5):322-6.
17. Phillips KA, editor. Somatoform and factitious disorders. Washington: APP; 2001.
18. Guze SB, Cloninger CR, Martin RL, Clayton PJ. A follow-up and family study of Briquet´s syndrome. Br J Psychiatry. 1986;149(1):17-23.
19. Cloninger CR, Martin RL, Guze SB, Clayton PJ. A prospective follow-up and family study of somatization in men and wowen. Am J Psychiatry. 1986;143(7):873-8.

20. Kirmayer LJ, Robbins JM, Paris J. Somatoform disorders: personality and the social matrix of somatic distress. J Abnorm Psychol. 1994;103(1):125-36.
21. Sanz Rodríguez LJ, Torres López B. Un caso de trastorno de conversión analizado desde la perspectiva de la interconsulta hospitalaria. Rev Asoc Esp Neuropsiq. 2003; (87):143-56.
22. Organização Mundial da Saúde. Classificação de transtornos mentais e de comportamento da CID-10: descrições clínicas e diretrizes diagnósticas. Porto Alegre: Artmed; 1993.
23. Negreiros DP, Fregni F, Scalco AZ. Afasia global sem hemiparesia: AVC ou transtorno conversivo? Rev Psiquiatr Clín. 2007;34(1):3-7.
24. Taborda JGV, Lima PP, Dar E. Rotinas em psiquiatria. Porto Alegre: Artes Médicas; 1995.
25. Aragona M, Tarsitano L, De Nitto S, Inguilleri M. DSM-IV-TR "pain disorder associated with psychological factors" as a nonhysterical form of somatization. Pain Res Manage. 2008;13(1):13-8.
26. Binzer M, Eisemann M. Childhood experiences and personality traits in patients with motor conversion symptoms. Acta Psychiatr Scand. 1998;98(1): 288-95.
27. Volich RM. O hipocondríaco e suas razões [monografia]. São Paulo: PUCSP; 2001.
28. Volich RM. Hipocondria: impasses da alma e desafios do corpo. São Paulo: Casa do Psicólogo; 2002.
29. Kenyon FE. Hypochondriacal states. Br J Psychiattry. 1976;129(1):1-14.
30. Barsky AJ, Cleary PD, Sarnie MK, Klerman GL. The course of transient hypochondriasis. Am J Psychiatry. 1983;150(3):484-8.
31. Barsky AJ, Klerman GL. Overview: hypochondriasis, bodily complaints, and somatic styles. Am J Psychiatry. 1983;140(3):273-82.
32. Sakai R, Nestoriuc Y, Nolido NV, Barsky AJ. The prevalence of personality disorders in hypochondriasis. J Clin Psychiatry. 2010;71(1):41-7.
33. Phillips KA, Menard W, Fay C, Weisberg R. Demographis characteristics, phenomenology, comorbidity, and family history in 200 individuals with body dysmorphic disorder. Psychosomatics. 2005;46(4):317-25.
34. Bartorelli B, Mutarelli EG. Interconsulta no paciente com transtorno factício. In: Forlenza OV, Miguel EC. Compêndio de clínica psiquiátrica. Vol. 2. São Paulo: Manole; 2011. p. 1497-508.
35. Catani J. Sofrimentos psíquicos: as lutas científicas da psicanálise e da psiquiatria pela nomeação, diagnóstico e tratamento. São Paulo: Zagodoni; 2015.
36. Betbede A, Bartorelli B. Sintomas somáticos e transtornos relacionados. In: Fráguas Júnior R, Humes EC, Vieira MEB, organizadores. Psiquiatria interdisciplinar. São Paulo: Manole; 2016. p. 210-20.

19
Transtornos da personalidade e transtornos da sexualidade

Carmita H. N. Abdo

Há 20 anos foi publicado um artigo relacionando função sexual e doenças psiquiátricas,[1] o qual chamava a atenção pela pouca ou nenhuma evidência de associação de algum tipo específico de personalidade com dificuldades sexuais. Pelo contrário, o artigo relatava que os mais variados traços de personalidade – como ansiedade sexual, desconforto psicológico, neuroticismo, hostilidade, imagem corporal, papel de gênero, sensibilidade à rejeição e predisposição à ansiedade e à depressão – haviam sido pesquisados, nas décadas de 1970 e 1980, e relacionados indistintamente às disfunções sexuais.[2-4]

O presente capítulo tem como objetivo confirmar ou atualizar esse conceito, reunindo o que existe na literatura psiquiátrica correlacionando transtornos da personalidade (TPs) e transtornos da sexualidade, e contextualizando tal associação à luz dos conhecimentos atuais.

Mecanismos neurológicos e neuroendócrinos da função sexual

Mecanismos neurológicos

O controle neurológico da ereção peniana e da excitação genital feminina desenvolve-se em três níveis: (1) percursos neurológicos locais; (2) percursos centrais e da medula espinal; e (3) centros cerebrais superiores.[5,6] Hormônios e neurotransmissores modulam influências centrais e periféricas, o que explica porque mudanças em suas concentrações sanguíneas afetam o desempenho e o prazer sexual feminino e masculino.[5]

Os percursos neurológicos locais respondem pela conexão entre estruturas genitais (nervos genitais e pélvicos e plexos parassimpático, simpático e sensório) e pela organização/controle central. Nesse nível, poucas são as possibilidades de autorregulação (*feedback*) confirmatória ou inibitória dos sinais. Em contrapartida, fármacos, hormônios, traumas ou cirurgias podem influenciar esse sistema de sinais.[6,7]

A medula espinal lombar representa o primeiro nível da organização reflexa para os sinais relativos à função sexual. Percursos com múltiplas interconexões determinam maiores possibilidades de modulação ou condicionamento dos sinais, nos centros encefálicos. As respostas genital, hemodinâmica, erétil e ejaculatória dependem das estruturas centrais, mas as ereções reflexas ocorrem por intermédio da medula espinal. Também dependem dos centros cerebrais superiores a consciência, as funções sensória e motora, o pensamento, a memória e a qualidade da resposta sexual.[6]

Situadas nos núcleos hipotalâmicos paraventriculares e ventromediais e no sistema límbico estão as regiões cerebrais mais diretamente envolvidas com a resposta sexual, incluindo a amígdala e o hipocampo, as porções ventrais do corpo estriado (especialmente o núcleo accumbens), os núcleos olfatórios e a área pré-óptica medial. Informações centrais são veiculadas pelo mesencéfalo, medula oblonga, medula espinal e sistema nervoso autônomo até os órgãos genitais, por meio dos sinais elétricos ou da liberação de neurotransmissores. Os neurotransmissores dopamina, glutamato, óxido nítrico e ocitocina facilitam a função sexual. Por outro lado, serotonina, ácido gama-aminobutírico (GABA) e peptídeos opioides inibem essa função.[6,8]

Para o início e a sequência do ciclo de resposta sexual as respostas confirmatórias e inibitórias estão associadas ao processamento de sinais no sistema nervoso central, sobretudo no sistema límbico. Os *feedbacks* confirmatórios simultâneos ao estímulo sexual, para permitir a excitação mental, são mediados pela redução do *output* tônico inibitório serotoninérgico das conexões das áreas límbicas até a medula espinal e pelo *input* excitatório ocitocinérgico. A percepção pouco desenvolvida da congestão genital pelas mulheres pode não resultar em *feedback* confirmatório e, consequentemente, afetar a excitação. Caso as alterações fisiológicas da resposta genital sejam influenciadas por emoções negativas (vergonha, culpa, mágoa ou desconforto), o *feedback* também será negativo, inibindo a excitação subjetiva e o *input* excitatório da medula. A autoimagem está incluída nessa mediação complexa do sistema nervoso central sobre os *feedbacks* cognitivos: se positiva, facilita a prontidão sexual, o desejo e a excitação; se negativa, resulta em hesitação ou inércia. Quando os níveis de excitação mental são altos, os *inputs* cognitivos negativos são superados, não ocorrendo hesitação ou inércia.[8,9]

Pesquisas neuroquímicas e de neuroimagem em humanos, além de estudos com modelos animais, indicam maior complexidade em relação aos mecanismos centrais de controle da atividade sexual e que os componentes neuroanatômicos e neuroquímicos centrais relacionados à resposta sexual podem afetar, de forma específica, cada uma das fases do ciclo de resposta sexual.[10]

Mecanismos neuroendócrinos

A excitação sexual determina reações no sistema nervoso central, provocando vasodilatação e aumento do fluxo sanguíneo nos genitais, onde alguns hormônios têm papel essencial, especialmente o estrogênio e a testosterona.[11]

O estrogênio influencia a transmissão nervosa e a percepção sensorial no sistema nervoso central e periférico, regulando a expressão da síntese do óxido nítrico (ON) na vagina e no clitóris. Perifericamente, induz à liberação de substâncias (como ON) das células endoteliais vaginais, facilitando a vasodilatação. Em decorrência disso, o estrogênio aumenta o fluxo sanguíneo no cérebro e na vagina.

Age, também, em receptores presentes nas mamas, na vagina, na vulva, na uretra e na entrada da bexiga, mantendo o fluxo sanguíneo nesses tecidos, adensando e lubrificando o epitélio vaginal e fortalecendo os tecidos pélvicos para o intercurso.[12] O ON é fundamental na mediação do relaxamento da musculatura lisa do clitóris, mas tem ação parcial na mediação do relaxamento da musculatura lisa da vagina.[13]

A testosterona é o mais potente dos androgênios, o hormônio da motivação sexual de homens e mulheres. É produzida pelas glândulas suprarrenais e pelos ovários na mulher; pelas glândulas suprarrenais e pelos testículos no homem. Parece atuar perifericamente e de forma direta sobre o fluxo sanguíneo arterial ou aumentar, de forma indireta, a disponibilidade do estrogênio. Sua concentração cerebral é 7 a 10 vezes maior que a do estrogênio, sendo o precursor primário para a biossíntese do estradiol.[14] O hipotálamo, que regula a função sexual e o humor, contém receptores de estrogênio e de testosterona, a qual age no controle do impulso sexual, mediada por tais receptores.[15] Estudos com animais demonstram que a testosterona e os receptores androgênicos interagem, no sistema nervoso central, com neurotransmissores implicados na resposta sexual, entre os quais a serotonina, a dopamina, a acetilcolina, o GABA, a noradrenalina, a vasopressina e a ocitocina.[10]

Classificação dos transtornos da sexualidade

Enquanto a 11ª edição da *Classificação internacional de doenças* (CID-11) não é publicada, vale comentar que os transtornos da sexualidade constam na CID-10 nos capítulos "Síndromes comportamentais associadas a perturbações fisiológicas e fatores físicos" (F50-F59) e "Transtornos da personalidade e de comportamento em adultos" (F60-F69), sendo identificados como: disfunção sexual (não causada por transtorno ou doença orgânica), transtornos da preferência sexual e transtornos da identidade sexual.[16] A CID-11, a ser publicada futuramente, deverá trazer alterações significativas nessa classificação.

Por sua vez, a 5ª edição do *Manual diagnóstico e estatístico de transtornos mentais* (DSM-5),[17] publicado em 2013, traz cada um dos grupos de transtornos associados à sexualidade como um capítulo independente, denominados: Disfunções sexuais, Transtornos parafílicos e Disforia de gênero.

O Quadro 19.1 apresenta a classificação atual dos transtornos da sexualidade de acordo com a CID-10 e o DSM-5.

Quadro clínico e diagnóstico dos transtornos da sexualidade

Disfunções sexuais

O quadro clínico e o diagnóstico baseiam-se na queixa associada à presença de elementos da anamnese, sendo essencialmente sintomatológicos. Exames subsidiários auxiliam na elucidação da etiologia orgânica (p. ex., diabetes, hipo/hipertireoidismo, dislipidemias).[18]

A duração da dificuldade sexual (maior que seis meses e se persistente ou recorrente) deve ser observada, bem como a presença de sofrimento ou desconforto, além de dificuldades interpessoais decorrentes. Consequentemente, deve-se considerar não só o *déficit* na função sexual, mas a insatisfação ou o desconforto do indivíduo com essa condição. Falhas isoladas não configuram quadro disfuncional, pois resultam de condições cotidianas negativas (cansaço, preocupação ou indisposição passageira).[17]

QUADRO 19.1 Classificação dos transtornos da sexualidade, segundo a CID-10[16] e o DSM-5[17]

CID-10		DSM-5	
F52. Disfunção sexual não causada por transtorno ou doença orgânica		**Disfunções sexuais**	
		302.74	Ejaculação retardada
F52.0	Ausência ou perda do desejo sexual	302.72	Transtorno erétil
	Frigidez	302.73	Transtorno do orgasmo feminino
	Transtorno hipoativo de desejo sexual		
F52.1	Aversão sexual e ausência de prazer sexual	302.72	Transtorno do interesse/excitação sexual feminino
	Anedonia (sexual)	302.76	Transtorno de dor genito-pélvica/penetração
F52.2	Falha de resposta genital (disfunção de ereção, no homem; dificuldade de excitação sexual, na mulher)	302.71	Transtorno do desejo sexual masculino hipoativo
F52.3	Disfunção orgásmica	302.75	Ejaculação prematura (precoce)
	Anorgasmia psicogênica		
	Inibição do orgasmo (na mulher, no homem)	Disfunção sexual induzida por substância/medicamento	
F52.4	Ejaculação precoce	302.79	Outra disfunção sexual especificada
F52.5	Vaginismo não orgânico		
	Vaginismo psicogênico	302.70	Disfunção sexual não especificada
F52.6	Dispareunia não orgânica		
	Dispareunia psicogênica		
F52.7	Apetite sexual excessivo		
	Ninfomania		
	Satiríase		
F52.8	Outras disfunções sexuais não devidas a transtorno ou a doença orgânica		
	Dismenorreia psicogênica		
F52.9	Disfunção sexual não devida a transtorno ou a doença orgânica, não especificada		

(Continua)

QUADRO 19.1 Classificação dos transtornos da sexualidade, segundo a CID-10[16] e o DSM-5[17] *(Continuação)*

CID-10		DSM-5	
F65. Transtornos da preferência sexual		**Transtornos parafílicos**	
F65.0	Fetichismo	302.82	Transtorno voyeurista
F65.1	Travestismo fetichista	302.4	Transtorno exibicionista
	Fetichismo com travestismo	302.89	Transtorno frotteurista
F65.2	Exibicionismo	302.83	Transtorno do masoquismo sexual
F65.3	Voyeurismo		
F65.4	Pedofilia	302.84	Transtorno do sadismo sexual
F65.5	Sadomasoquismo		
	Masoquismo	302.2	Transtorno pedofílico
	Sadismo	302.81	Transtorno fetichista
F65.6	Transtornos múltiplos da preferência sexual	302.3	Transtorno transvéstico
		302.89	Outro transtorno parafílico especificado
	(Fetichismo, travestismo e sadomasoquismo)	302.9	Transtorno parafílico não especificado
F65.8	Outros transtornos da preferência sexual		
F65.9	Transtorno da preferência sexual, não especificado		
	Desvio sexual SOE		
F64. Transtornos da identidade sexual		**Disforia de gênero**	
F64.0	Transexualismo	302.6	Disforia de gênero em crianças
F64.1	Travestismo bivalente		
	Transtorno da identidade sexual no adulto ou adolescente, tipo não transexual	302.85	Disforia de gênero em adolescentes e adultos
		302.6	Outra disforia de gênero especificada
F64.2	Transtorno da identidade sexual na infância	302.6	Disforia de gênero não especificada
F64.8	Outros transtornos da identidade sexual		
F64.9	Transtorno não especificado da identidade sexual		
	Transtorno do papel sexual SOE		

Essas disfunções podem ser *primárias* (quando ocorrem desde o início da vida sexual) ou *secundárias* (adquiridas após tempo variável de atividade sexual satisfatória); *generalizadas* (presentes com qualquer parceria ou circunstância) ou *situacionais* (quando em determinadas situações e/ou com determinadas parcerias). Quanto à intensidade do sofrimento, as disfunções são classificadas como mínima, moderada ou grave. Se atribuída integralmente a uma condição médica geral ou ao uso de alguma substância ou medicação, o diagnóstico deve valorizar essas atribuições.[17]

O Quadro 19.2 sintetiza os critérios diagnósticos para as disfunções sexuais, de acordo com o DSM-5.

Transtornos parafílicos

Considera-se sexo saudável aquele que almeja a obtenção de prazer e/ou a procriação. A parceria natural para essa prática é um ser humano adulto e vivo. Quando, de

QUADRO 19.2 Esquema dos critérios diagnósticos para as disfunções sexuais, segundo o DSM-5[17]

A. Definição da natureza do *transtorno sexual* (p. ex., desejo hipoativo, disfunção erétil), cuja ocorrência é *persistente* ou *recorrente* (incluídos descritores específicos dos sintomas)
B. Duração mínima de *6 meses* dos sintomas do Critério A
C. Causa *sofrimento* pessoal clinicamente significativo
D. Não é mais bem explicado por outro transtorno mental não sexual, *não está relacionado a grave conflito no relacionamento ou a outros estressores*, nem é atribuído a efeitos de substância/medicação ou a condição médica geral

Determinar o subtipo:
- Quanto ao *início* da disfunção sexual
  - ao longo da vida
  - adquirida
- Quanto à *ocorrência* da disfunção sexual
  - generalizada
  - situacional

Determinar a gravidade atual:
- Quanto à *intensidade* (sofrimento)
  - mínima
  - moderada
  - grave

Características associadas que apoiam a elucidação diagnóstica:
- Parceiro/a (p. ex., disfunção sexual do(a) parceiro(a), condição de saúde do(a) parceiro(a)).
- Relacionamento (comunicação precária, divergência quanto ao desejo por atividade sexual).
- Vulnerabilidade individual (história de abuso sexual ou emocional, autoimagem corporal insatisfatória), comorbidades psiquiátricas (ansiedade, depressão) ou fatores estressores (p. ex., desemprego e/ou privações).
- Cultura/religião (proibições/inibições quanto à atividade sexual e atitudes a respeito da sexualidade).
- Fatores médicos (relevantes para o prognóstico, curso e tratamento da disfunção sexual).

forma exclusiva ou prevalente, a finalidade e/ou a parceria diferem das acima referidas, caracteriza-se o transtorno da preferência sexual ou transtorno parafílico.[16,17]

A partir do DSM-5 distinguem-se as "parafilias" dos "transtornos parafílicos". Aqueles que têm interesses sexuais atípicos, realizados com consenso entre os participantes (comportamentos parafílicos consensuais), não são portadores de transtorno parafílico. Entretanto, uma parafilia que cause sofrimento ou prejuízo ao indivíduo ou cuja satisfação resulte em danos pessoais ou risco de dano para os outros configura o transtorno.[17]

Os transtornos parafílicos e as parafilias mais frequentes são:[17]

- Exibicionismo – tendência persistente a expor os genitais em lugares públicos, sem pretensão de contato íntimo, mas com o intuito de excitação, seguida de masturbação.
- Voyeurismo – observação rotineira de pessoas em atividade sexual ou se despindo, o que leva à excitação e à masturbação, sem que as pessoas observadas tenham conhecimento disso.
- Pedofilia – preferência sexual persistente por crianças menores de 13 anos; alguns pedófilos sentem atração só por meninas; outros, só por meninos; e há os que se interessam por crianças de ambos os gêneros.
- Frotteurismo – excitação sexual intensa e recorrente ao tocar ou se esfregar em outras pessoas, podendo ser fantasia ou comportamento.
- Fetichismo – dependência de objetos inanimados (p. ex., peças de vestuário, calçados, mechas de cabelo e adornos) para excitação e satisfação sexuais.
- Masoquismo – preferência por atividade sexual que implica sofrimento e dor física e/ou moral, à qual o indivíduo (masoquista) se submete.
- Sadismo – preferência por atividade sexual que implica sofrimento e dor física e/ou moral, à qual o indivíduo (sádico) submete outra pessoa.
- Zoofilia (atração por animais), necrofilia (atração por cadáveres), urofilia (prazer só se urinar sobre o parceiro), coprofilia (prazer só se evacuar sobre o parceiro) e parcialismo (atração por determinada parte do corpo do parceiro e não pelo todo) são outros exemplos de transtornos parafílicos.

Entre os comportamentos sexuais descritos anteriormente, pedofilia, exibicionismo, voyeurismo e frotteurismo são sempre transtornos parafílicos, porque não contemplam consentimento ou capacidade de consentir (como as crianças, na pedofilia). Os demais serão parafilias (se houver consentimento e não houver sofrimento) ou transtorno parafílico (se houver sofrimento e/ou ausência de consentimento).[17]

Os transtornos parafílicos costumam ter início antes dos 18 anos, sendo comuns várias parafilias concomitantes ou alternadas durante a vida do parafílico.[19] Entretanto, fantasias parafílicas algumas vezes podem servir de estímulo à excitação sexual e não são tidas, por si só, como patológicas.[17]

A etiologia dos transtornos parafílicos ainda é insuficientemente conhecida. Alteração no neurodesenvolvimento e na concentração hormonal durante o período pré-natal, vulnerabilidade genética, lesões no lobo temporal e no sistema límbico, diminuição do volume da amígdala direita e distúrbios serotoninérgicos têm sido encontrados em parafílicos. Também se cogitam as hipóteses de que os transtornos parafílicos resultem de experiências sexuais precoces com adultos, de bloqueio/regressão no desenvolvimento sexual ou que pertençam ao espectro dos transtornos obsessivo-compulsivos, das adições ou do controle de impulsos.[19-21]

Deve-se investigar a presença de fantasias, anseios sexuais ou comportamentos recorrentes, intensos e sexualmente excitantes, envolvendo objetos não humanos, adultos (que não tenham consentido na prática parafílica) ou crianças. O estímulo parafílico também pode envolver dor ou humilhação, próprias ou do(a) parceiro(a), sendo obrigatória ou fundamental para que haja excitação e resposta sexual satisfatória.[17]

O Quadro 19.3 resume os critérios diagnósticos para transtornos parafílicos, de acordo com o DSM-5.

O pedófilo adolescente deve ter, no mínimo, 16 anos, sendo ao menos cinco anos mais velho do que a(s) criança(s) envolvida(s). Nesse diagnóstico, deve-se especificar se a atração sexual está direcionada a meninos, meninas ou ambos, assim como se está limitada ao incesto. Deve-se também relatar se é do tipo exclusivo, ou seja, atração apenas por crianças ou do tipo não exclusivo, direcionado a crianças e adultos.[17]

Depressão, ansiedade, transtorno bipolar, transtornos da personalidade, dependência química, outro transtorno parafílico, disfunção sexual, transtorno do déficit de atenção e hiperatividade são comorbidades comuns nos transtornos parafílicos.[17,22,23]

Para o diagnóstico diferencial devem ser considerados esquizofrenia, TPs, transtornos do desenvolvimento, transtorno obsessivo-compulsivo, hipersexualidade, demência, condições médicas gerais, intoxicação por substâncias e episódios maníacos.[17]

QUADRO 19.3 Esquema para diagnóstico dos transtornos parafílicos, segundo o DSM-5[17]

O diagnóstico é firmado quando os Critérios A e B são atendidos
- Critério A: especifica o *interesse parafílico* (p. ex., transtorno exibicionista ou transtorno pedofílico), que se expressa por impulsos, fantasias ou comportamentos sexuais recorrentes e intensos, por *pelo menos 6 meses*
- Critério B: ao ter ou executar o interesse parafílico especificado no Critério A, o indivíduo o faz *sem o consentimento* da outra pessoa. Impulsos e fantasias sexuais causam *sofrimento* clinicamente significativo ou *prejuízo* social, profissional ou em outras áreas importantes

Especificar
1. interesse sexual atípico implica *sofrimento pessoal*. Esse sofrimento não é apenas decorrente da desaprovação da sociedade
2. desejo ou comportamento sexual resulta em *sofrimento* (psicológico, lesões ou morte) *de outro indivíduo*, ou envolve pessoas que não querem ou são incapazes de dar o consentimento às práticas parafílicas

Disforia de gênero

O DSM-5[17] define *identidade de gênero* como uma categoria de identidade social, que se refere à identificação de um indivíduo como mulher, homem ou alguma categoria diferente de feminino e masculino. *Disforia de gênero* refere-se ao sofrimento que pode acompanhar a incongruência entre o senso pessoal de identidade de gênero e o sexo atribuído ao nascimento. O conceito de *transgênero* abrange o amplo espectro de indivíduos que, de forma transitória ou permanente, se identificam com um gênero diferente do de nascimento,[17] enquanto *cisgênero* refere-se aos indivíduos que se identificam com o gênero que lhes foi atribuído ao nascimento.

A identidade de gênero (diferente do sexo atribuído ao nascimento) por si só não é o problema clínico, mas a disforia, que acompanha o sofrimento pela incongruência entre a experiência ou a expressão de gênero. Entretanto, há indivíduos que não experimentam sofrimento como resultado de tal incongruência, conforme reconhece o DSM-5. Esses, portanto, não são disfóricos.[17]

O diagnóstico de disforia de gênero exige investigar: se há forte e persistente identificação com o gênero oposto ao sexo designado no nascimento; presença de desconforto persistente com o sexo ou sentimento de inadequação no papel de gênero desse sexo; se há sofrimento clinicamente significativo que interfira em áreas importantes da vida; se há comorbidades (depressão, ansiedade, psicoses e TPs).[17]

Os critérios diagnósticos do DSM-5 para disforia de gênero são apresentados no Quadro 19.4.

Portanto, a convicção irredutível do indivíduo de que pertence a outro gênero é o que consolida o diagnóstico de transexualidade, sendo disfórico o transexual que sofre por essa condição. Entende-se aqui que diagnóstico não é um procedimento que implica doença ou tratamento, mas uma definição.[17]

Transtornos da personalidade e relacionamentos

Dificuldades de relacionamento sexual são mais comuns naqueles com transtorno da personalidade *borderline* (TPB) do que entre aqueles que apresentam outros TPs (61% *versus* 19,4%). Boa parte dos *borderline* com dificuldades de relacionamento sexual reportam história de abuso na infância (76,8%) ou estupro na idade adulta (42,9%), bem como idade precoce no primeiro intercurso sexual.[24] Isso pode indicar que a ansiedade pós-traumática deflagrada pelo abuso sexual teria um papel mediador na relação entre personalidade *borderline*, atitudes sexuais negativas e pressão de parceiros para o engajamento em atividade sexual, sugerindo que mulheres com TPB com frequência consentem em sexo não desejado.[25] Também tem sido sugerido que aquelas com TPB podem reencenar experiências do passado com dinâmica de relacionamento abusivo, o que pode contribuir para os altos índices de vitimização e perpetração sexuais associadas a esse transtorno.[26]

Mulheres com sintomas de personalidade *borderline* também experimentam níveis mais altos de assertividade sexual, erotofilia, autoestima sexual, preocupação sexual, insatisfação sexual, tédio sexual em seus relacionamentos e admitem que

QUADRO 19.4   Critérios diagnósticos para disforia de gênero, segundo o DSM-5[17]

Disforia de gênero em crianças
A. Incongruência marcante entre a própria experiência/expressão de gênero e o gênero que lhe foi atribuído, com duração mínima de 6 meses, manifestada por pelo menos seis critérios (um dos quais deve ser o Critério A1)
  1. Forte desejo de ser de outro gênero ou insistência de que é de outro gênero
  2. Em meninos (gênero atribuído), há forte preferência por vestir/simular roupas femininas; em meninas (gênero atribuído), há forte preferência por usar roupas tipicamente masculinas e grande resistência ao uso de roupas de característica feminina
  3. Forte preferência por papéis de gênero oposto em jogos de faz-de-conta ou fantasias
  4. Forte preferência por brinquedos/jogos/atividades estereotipados utilizados/exercidos pelo outro gênero
  5. Forte preferência por companheiros de brincadeiras de outro gênero
  6. Em meninos (gênero atribuído), há forte rejeição a brinquedos, jogos e atividades tipicamente masculinos e intensa evitação de brincadeiras mais duras; em meninas (gênero atribuído), há forte rejeição a brinquedos, jogos e atividades tipicamente femininos
  7. Forte aversão à própria anatomia sexual
  8. Forte desejo por características sexuais primárias e/ou secundárias que correspondem ao gênero de sua própria experiência/expressão
B. Sofrimento clinicamente significativo ou prejuízo social, escolar ou em outras áreas importantes do funcionamento

Disforia de gênero em adolescentes e adultos
A. Incongruência marcante entre a própria experiência/expressão de gênero e o gênero que lhe foi atribuído, com duração de pelo menos 6 meses, manifestada por pelo menos dois critérios:
  1. Incongruência marcante entre a própria experiência/expressão de gênero e as características sexuais primárias e/ou secundárias
  2. Forte desejo de livrar-se de suas características sexuais primárias e/ou secundárias
  3. Forte desejo pelas características sexuais primárias e/ou secundárias de outro sexo
  4. Forte desejo de ser de outro gênero
  5. Forte desejo de ser tratado como membro de outro gênero
  6. Forte convicção de que seus sentimentos e reações são de outro gênero
B. Sofrimento clinicamente significativo ou prejuízo social, escolar ou em outras áreas importantes do funcionamento

seriam infiéis se houvesse garantia de não serem descobertas. Esses resultados sugerem que níveis mais altos de interesse e confiança sexual comuns às mulheres com TPB podem levar a maior disposição por novas possibilidades sexuais em detrimento da satisfação em relacionamentos de longo prazo.[27]

A personalidade pode afetar a frequência sexual de diferentes maneiras, para mais ou para menos, em mulheres. Alto índice de neuroticismo e baixa extroversão, por exemplo, resultam em maior dificuldade para excitação e orgasmo,[28] o que pode secundariamente conduzir a desinteresse sexual, diminuição do desejo e prejuízo da frequência de intercursos. Indiferença ou evitação sexual não afastam o indivíduo de lembranças traumáticas ou sentimentos conflitantes. Da mesma forma, impulsos dirigidos a pessoas alheias ao relacionamento primário não aliviam o desconforto.[29]

A correlação entre TPB e sexualidade, no contexto da terapia de casal, sugere vários tipos de problemas. O paciente pode, por exemplo, ser o parceiro mais experiente do casal, pelo maior número de vivências pregressas, inclusive homossexuais; entretanto, pode também estar mais predisposto a reações emocionais problemáticas referentes a aspectos sexuais e de relacionamento.[29]

Caráter e traços de personalidade têm evidente base hereditária. Contudo, há também estudos que demonstram correlação entre TPs e antecedentes de abuso (verbal, emocional, físico e/ou sexual) e negligência na infância.[30] Experiências dessa natureza estão especialmente relacionadas com os TPs *borderline*, paranoide e dependente.[31] Há diferenças entre os gêneros: nos homens, controle excessivo e pouco cuidado se associam a TP, enquanto em mulheres essa associação ocorre a partir de abuso físico e sexual.[32]

Uma metanálise indica que 60 a 80% das pessoas diagnosticadas com TPB referem história de abuso na infância.[33] Portanto, 20 a 40% delas não relatam tais antecedentes, sugerindo que o desenvolvimento de TPs possa ocorrer sem esse tipo de experiência.

Quando comparados os níveis de testosterona de abusadores sexuais de crianças e estupradores *versus* controles, não se observam diferenças significativas. Todavia, existe associação positiva entre comportamento antissocial (presente em estupradores e abusadores infantis) e concentração de testosterona salivar. Os níveis de testosterona podem covariar com atividade sexual em agressores sexuais em maior grau do que em homens não agressores.[34]

Indivíduos com transtorno da personalidade antissocial (TPAS) e TPB apresentam-se aos serviços de saúde sexual com maior assiduidade que aqueles com outros TPs. Pacientes com TPB costumam ter crises que se caracterizam por instabilidade emocional e afetos intensos (em geral raiva), completamente desproporcionais aos eventos que os provocaram. Mudança intempestiva no relacionamento, passando com rapidez de idealizado a desvalorizado, é comum, bem como história de trauma (sobretudo abuso na infância), o que dificulta diferenciar essa situação do estresse pós-traumático. Alguns pacientes podem apresentar ambas as condições.[35]

Outra característica que interfere de forma negativa nos relacionamentos é o fato de que os indivíduos com TPAS asseguram que os outros são a fonte de seus problemas. Eles não se conformam e agem sem dar importância a como a sociedade irá julgá-los.[36] O clínico deve investigar comportamento antissocial na história de vida desses pacientes, por exemplo, se eles têm facilidade em enganar ou ferir alguém. Preocupação com os outros, nos mais variados cenários, é limitada ou ausente. Surpreendentemente, alguns deles, se questionados, vão admitir essas atitudes.[37]

Transtornos da personalidade e disfunções sexuais

Disfunção sexual é a incapacidade de participar do ato sexual, com satisfação,[16] devido à alteração em uma ou mais das fases do ciclo de resposta sexual (desejo – excitação – orgasmo) ou dor relacionada ao intercurso.[17]

Estudos epidemiológicos nacionais e internacionais confirmam a alta prevalência de dificuldades sexuais em todas as faixas etárias.[38-40] No Brasil, o Estudo da Vida Sexual do Brasileiro (EVSB) corroborou os índices de outros países, constatando que, na população geral, 50,9% das mulheres e 48% dos homens referem alguma dificuldade sexual.[38]

A presença de disfunções sexuais em indivíduos com transtornos psiquiátricos (depressão, ansiedade, transtorno bipolar, esquizofrenia, por exemplo) tem sido bastante estudada, mas são raros os estudos em indivíduos com TPs. Entre estes, o TPB em mulheres é o mais investigado.

Sabe-se que os TPs conduzem as pessoas a padrões profundamente mal adaptativos e inflexíveis de relacionamento geral e percepção do ambiente e de si mesmos. Indivíduos com TPB estabelecem vínculos intensos e instáveis, caracterizados, ainda, por medo do abandono e oscilação entre idealização e desvalorização, problemas de identidade, impulsividade e raiva intensa.[17] Esse perfil de relacionamento tende, consequentemente, a prejudicar a função sexual e a capacidade de intimidade.

Traços de personalidade variados, como irritabilidade, agressividade, hiperexcitabilidade, instabilidade, agressão reativa e tendência à depressão, entre outros, estão associados às dificuldades sexuais femininas.[41,42]

Um estudo que avaliou a função sexual de mulheres com TPB, comparando ao grupo-controle,[43] teve a presença de disfunção sexual medida pelo Female Sexual Function Index (FSFI),[44] instrumento já traduzido e validado no Brasil.[45] Aquelas com TPB apresentaram prejuízo significativo da função sexual nos domínios excitação, lubrificação, orgasmo, satisfação e dor ao incurso, menos no desejo. Entretanto, o TPB não foi suficiente para explicar a disfunção sexual, mas a associação entre TPB e história de abuso sexual. Além disso, mulheres com TPB sem atividade sexual nas últimas quatro semanas apresentaram depressão e uso de inibidores seletivos da recaptação da serotonina (ISRS),[43] duas condições que prejudicam a função sexual.[5]

Há evidências sólidas de que a maioria dos antidepressivos, ansiolíticos, antipsicóticos e estabilizadores do humor constituem fatores de risco para o desenvolvimento de disfunções sexuais, embora os mecanismos envolvidos sejam pouco conhecidos ou pouco compreendidos.[46] Entretanto, não há estudos sobre o impacto de psicotrópicos sobre a função sexual de indivíduos com TP. Assim, é desconhecido o quanto os TPs *per se*, as comorbidades psiquiátricas e o uso de psicotrópicos contribuem para as disfunções sexuais nessa população.

Em comparação com o Grupo A (que inclui TPs paranoide, esquizoide e esquizotípica), mais pesquisas exploraram a associação entre os transtornos e os traços de personalidade do Grupo B (TPs antissocial, *borderline*, histriônica e narcisista), o funcionamento sexual e o relacionamento interpessoal. Exceto para o TPAS, os estudos dos demais TPs foram conduzidos em mulheres.[47]

Em um estudo com mulheres com transtorno da personalidade histriônica (TPH), caracterizado por um padrão de emocionalidade e busca de atenção excessivas,[17] comparadas com mulheres não histriônicas, as primeiras apresentaram assertividade sexual significativamente menor, maior atitude erotofóbica em relação ao sexo, baixa autoestima e maior dificuldade para intimidade e parceria. Este grupo também mostrou significativamente baixo desejo sexual, mais tédio sexual e disfunção orgásmica, mas, paradoxalmente, também relatou níveis mais elevados de autoestima sexual e maior predisposição à infidelidade (apesar de, ou devido a, baixo desejo sexual e menor capacidade para o orgasmo).[48] Desenvolvimento sexual conturbado, atividade sexual diminuída e baixa capacidade para orgasmo vaginal também foram encontrados.[49]

Mulheres jovens com dificuldades sexuais e TPs relatam significativamente mais características de TP do Grupo A (especificamente esquizoide) e do C (especificamente evitativa e obsessivo-compulsiva) do que as mulheres sem dificuldades sexuais. Características dos TPs do Grupo A (especificamente esquizoide) e do Grupo B (especificamente *borderline* e antissocial) indicam níveis mais baixos de funcionamento sexual.[42]

Poucos estudos investigaram a associação entre dispareunia e TPs em mulheres. Esses estudos encontraram mais neuroticismo[50,51] e personalidade esquiva.[52] As mulheres atingem alta pontuação em escalas diagnósticas para personalidade evitativa, mas também para personalidade paranoide, *borderline* e esquizotípica. Além disso, apresentam mais ideação paranoide, hostilidade, ansiedade fóbica, traços obsessivo-compulsivos e maior sensibilidade no relacionamento interpessoal.[53,54] Entre mulheres com dispareunia e vaginismo, 75% têm comorbidade com TPs.[3]

Transtornos da personalidade e comportamento sexual compulsivo/impulsivo

É sabido que o desejo sexual depende de influências ambientais/estímulos, fatores endócrinos, neurotransmissores, óxido nítrico e neuropeptídeos.[8] O quanto esses fatores se inter-relacionam para produzir o desejo sexual e suas alterações – tal como no caso do comportamento sexual compulsivo/impulsivo – ainda deve ser mais bem esclarecido.

Impulsividade é uma característica importante tanto do TPAS quanto do TPB. A impulsividade sexual também é maior entre mulheres *borderline* e as com TPH do que entre as controles.[55] Em mulheres, a procura de sensações sexuais é preditiva de comportamentos sexuais de risco, como menor consistência no uso do preservativo.[56] Raymond e colaboradores[57] chegam a apontar 83%, enquanto Black e colaboradores[58] relatam que 44% dos compulsivos/impulsivos sexuais preenchem critérios para TPs, especialmente histriônica, paranoide, obsessivo-compulsiva e passivo-agressiva. Entretanto, estudos recentes com homens à procura de tratamento para hipersexualidade apresentaram risco moderado para TP comórbido (17% da amostra). Essa prevalência é maior do que a esperada na população geral, mas menor que aquelas encontradas em estudos anteriores.[59]

Testes de personalidade demonstraram que pacientes com TPB e comportamento sexual impulsivo eram mais extrovertidos e sofriam menos ansiedade do que os *borderline* sem essa característica sexual. Entretanto, pacientes com história de comportamento sexual impulsivo tenderam a preencher mais critérios para TPH do que o restante da amostra.[55] Ainda assim, um estudo concluiu que indivíduos com personalidade *borderline*, apesar de se caracterizarem por iniciação sexual precoce e por abuso intrafamiliar, não necessariamente apresentam outros aspectos de impulsividade sexual, tais como grande número de parceiros sexuais e maior frequência de tratamento para doenças sexualmente transmissíveis (DST).[60]

A associação entre impulsividade e compulsividade, combinada às dificuldades sexuais comuns aos indivíduos com TPB, sugere que a compulsividade sexual possa ser uma área de estudo para elucidar a relação entre os sintomas do TPB e o comportamento sexual, especialmente quanto ao maior envolvimento em múltiplas parcerias sexuais e sexo de risco.[61]

No TPB, a instabilidade acentuada e persistente da percepção de si mesmo,[17] especialmente quando combinada com sentimentos de abandono ou tédio, pode resultar em maior probabilidade de busca indiscriminada de parceria sexual. Essa dinâmica pode ser mais evidente entre mulheres heterossexuais e homens homossexuais, que teriam um contexto facilitador para encontrar parceiros do sexo masculino interessados em sexo casual.[29]

Instabilidade emocional, problemas de identidade, relacionamentos negativos e automutilação, quatro sintomas característicos do TPB, são preditores de comportamento sexual impulsivo.[62] Adicionalmente, tem sido sugerido que a impulsividade sexual em mulheres com TPB resulta de tentativa mal adaptativa de lidar com sentimentos crônicos de vazio e de medo de abandono.[63] Portanto, o risco sexual pode ser particularmente evidente em indivíduos com TPB que atendem ao critério diagnóstico de impulsividade em comportamentos potencialmente prejudiciais à saúde.[17]

Baixa autoestima tem sido consistentemente associada a comportamentos de automutilação,[64,65] e um estudo sobre compulsividade sexual em homossexuais e bissexuais masculinos demonstrou que a baixa autoestima é preditora de compulsividade sexual.[66] Assim, flutuações na autoestima podem contribuir simultaneamente para os comportamentos de automutilação e de compulsão sexual no TPB.[62]

Transtornos da personalidade e transtornos parafílicos

Os TPs, sobretudo os do Grupo B e do Grupo C, são altamente prevalentes em portadores de transtornos parafílicos.[19,67] Nenhum tipo de TP (incluindo a antissocial) está particularmente associado aos transtornos parafílicos. Entretanto, todos os tipos podem ser encontrados entre os parafílicos.[19,22,23,67]

O transtorno da personalidade narcisista (TPN) está associado com o transtorno exibicionista e o voyeurista,[68] às atitudes e aos comportamentos sexuais sem restrições e ao pouco compromisso em relacionamentos.[69] Indivíduos com TPAS tendem a ser irresponsáveis e exploradores em suas relações sexuais, sem remorso nem angústia, devido à natureza egossintônica dessa patologia.[17] Abuso sexual na infância, comportamento sexual de risco, DST e ofensa sexual estão associados ao TPAS.[70-73] A falta de empatia e a natureza exploradora que acompanha o TPAS podem se sobrepor ao sadismo sexual e aos transtornos parafílicos.[72,74]

Um estudo demonstrou que 60% dos pedófilos encarcerados apresentavam algum tipo de TP. Nesse estudo, as personalidades narcisista e antissocial representaram 20 e 22,5%, respectivamente.[23] Estudo posterior, que comparou TPs em pedófilos e abusadores de crianças não pedófilos, demonstrou que os primeiros apresentavam níveis significantes de TPs *borderline*, histriônica, obsessivo-compulsiva e depressiva.[75]

Uma comparação entre homens homicidas sexuais de única vítima e homicidas sexuais em série mostrou que ambos os grupos apresentavam TPs. Mas nos homicidas em série, havia mais traços narcisistas, esquizoides e/ou obsessivo-compulsivos, além de transtornos parafílicos (masoquismo sexual, parcialismo, pedofilia homossexual, exibicionismo e/ou voyeurismo).[76]

Diante do exposto anteriormente, nas décadas recentes muitas pesquisas se concentraram na influência dos TPs como uma possível explicação para as ofensas sexuais parafílicas e não parafílicas. Concluiu-se que não há um ofensor sexual típico e que não há evidências de que os ofensores sexuais apresentem TPs típicos e dominantes.[77]

A probabilidade de transtorno do masoquismo sexual é 10 vezes maior entre mulheres com TPB em comparação àquelas com outros transtornos da personalidade. Maior chance desse transtorno parafílico é encontrada naquelas que mais se engajam na procura de sensações e têm fantasias sexuais exploratórias (por exemplo, promiscuidade). Tais resultados sugerem que o transtorno de masoquismo sexual possa ter a função de obter níveis mais altos de estimulação emocional (hipótese de autorregulação emocional) do que ser um mecanismo de autopunição no TPB (hipótese psicodinâmica). Mulheres masoquistas e com TPB não costumam se envolver em relações sexuais casuais para satisfazer suas fantasias, porque os parceiros geralmente relutam em participar em um papel sádico. Assim, essas mulheres tendem a satisfazer essa fixação sexual por meio de masturbação, autolesões (se batem em vez de se cortarem) e asfixia autoerótica.[78]

Transtornos da personalidade e disforia de gênero

A disforia de gênero inicia-se na infância ou na adolescência e se caracteriza pelo desejo irreversível de tornar-se um indivíduo do sexo oposto. A disforia de gênero mais comum é aquela que se manifesta como transexualidade, isto é, em que o indivíduo tem identificação intensa e persistente com o gênero oposto e sensação de inadequação em relação a seu sexo anatômico. Conforme vai se tornando adulto, desenvolve preocupação constante quanto a se livrar de suas características sexuais primárias e secundárias e adquirir aquelas do sexo oposto ao seu.[17]

A maioria dos estudos sobre disforia de gênero e TPs usou amostras de indivíduos com TPB e os resultados são conflitantes. Um estudo com pacientes transgêneros relatou que quase 80% deles não apresentavam evidências de traços de TPB.[79] Em consonância com este achado, um estudo com amostra clínica de mulheres com TPB também não encontrou casos de disforia de gênero.[80] Outros estudos, porém, encontraram que pacientes com TPB são mais propensos a manifestar transtornos de identidade sexual do que pacientes sem TPB[81] e que 41,9% daqueles tratados por disforia de gênero foram diagnosticados com um ou mais TPs.[82] Na mesma direção, indivíduos com disforia de gênero comparados a cisgêneros heterossexuais frequentemente apresentam mais TPs, particularmente paranoide e evitativa.[83] Além disso, em estudo com mulheres internadas por TPB, encontrou-se que aquelas que se automutilaram eram mais propensas a serem tipificadas como sexualmente indiferenciadas (papel sexual nem masculino nem feminino).[84] Esses resultados contrastantes quanto aos índices de prevalência de transtornos do Eixo II podem ser atribuídos às diferenças metodológicas no diagnóstico dos TPs.[85]

Traços de personalidade *borderline* com frequência estão presentes nos quadros de disforia de gênero, devido a dificuldades persistentes de identidade sexual. Esses indivíduos podem se envolver em automutilação, como expressão de estarem aprisionados ao "corpo errado". Esses atos em geral não caracterizam tentativas de suicídio, mas estratégias para forçar a equipe médica a lidar com a questão, sobretudo quando o dano é nos genitais.[86]

Seguimento por cinco anos de transexuais que se submeteram à cirurgia de afirmação sexual mostrou que TP no *baseline* foi o fator de pior prognóstico.[87]

Alguns autores defendem que há uma relação complexa e ainda pouco clara entre o desenvolvimento de TPs e a disforia de gênero.[83] Embora ambas sejam condições independentes, às vezes pode ser difícil estabelecer se os sintomas de disforia de gênero poderiam ser mais bem explicados pela patologia do transtorno da personalidade. É de grande relevância clínica indicar a presença de sintomas de TP em pessoas com disforia de gênero,[88] já que o início de ambos os transtornos pode ser rastreado até a adolescência/início da idade adulta. A experiência clínica com transexuais sugere que os TPs podem evoluir de forma disfuncional quanto à disforia de gênero.[89]

Transtornos da personalidade e orientação sexual

Há alguma evidência de associação entre orientação homossexual e TPB. Diferenças metodológicas entre os instrumentos de avaliação da homossexualidade devem ser levadas em conta para discriminar entre o comportamento homossexual casual e a orientação homossexual estabelecida. Além disso, é necessário determinar potenciais variáveis mediadoras que possam explicar a relação entre a orientação homossexual e o TPB, incluindo o risco de vitimização na infância por pares entre minorias sexuais.[90]

Mulheres com TPB apresentam mais tendência a se definirem como bissexuais (24,4%) do que as controles (6,7%). Essa tendência reflete uma ambivalência, derivada de orientação heterossexual combinada com estratégia de enfrentamento em consequência do abuso sexual na infância. Em homens *borderline*, os estudos apontam associação de homo e bissexualidade maior que na população masculina em geral.[43]

Altos índices de TPB (64%) foram encontrados em indivíduos homossexuais em tratamento para dependência química.[91] Em uma amostra da comunidade, adolescentes homossexuais se mostraram mais propensos a exibir traços de TPB do que as jovens heterossexuais.[92] Da mesma forma, foi encontrada maior prevalência de orientação homossexual em pacientes psiquiátricos internados com TPB do que em pacientes com outros transtornos (27% *versus* 15%) em seguimento de dois anos.[93] No entanto, este resultado não foi replicado em outra amostra psiquiátrica de mulheres internadas com ou sem características de TPB.[94] Outros dois estudos com amostras psiquiátricas também referiram que pacientes diagnosticados com TPB eram mais propensos a declarar orientação homossexual do que pacientes com psicopatologia não TPB ou transtorno depressivo (*odds ratio* de até 6,0).[81,95] Tais resultados podem refletir as perturbações da identidade, um dos critérios do DSM-5[17] para TPB, e explicar a incerteza quanto à orientação sexual como parte de uma identidade sexual indefinida.[43] Também, a orientação homossexual em um ambiente predominantemente heterossexual pode aumentar a confusão de identidade e, portanto, promover a alta prevalência de TPB em indivíduos homo e bissexuais.[96]

Embora haja alguma evidência de associação entre homossexualidade e TPB, argumenta-se que a prevalência de TPB em amostras homossexuais pode estar superestimada, porque alguns profissionais associam a homossexualidade a transtornos de identidade relacionados à estrutura do TPB.[96,97]

Transtornos da personalidade e doenças sexualmente transmissíveis

Pacientes com TP tendem a apresentar mais queixas de problemas de saúde física.[98] Essa tendência costuma refletir processos psíquicos mais do que saúde física realmente precária.[35]

Visto que a personalidade pode afetar o comportamento sexual e outros comportamentos de risco, vale lembrar que a expressão e o impacto dos fatores da personalidade podem ser condicionados por situações sociais, educacionais e econômicas. O quanto esses fatores de personalidade e os TPs predizem a evolução ou a afetam é variável, dependendo de cada situação e população. Por exemplo, em uma população com acesso a preservativo e informação sobre sexo seguro, pode-se predizer que a personalidade representará um importante fator associado ao uso consistente (ou não) do preservativo.[35]

Estudo brasileiro com homens homo e bissexuais encontrou prevalência de sexo intencionalmente não protegido com parceiros casuais em 36% da amostra,[99] o que é similar ao reportado por outros estudos com homens que fazem sexo com homens

(HSH), cujos índices variam entre 27,2 e 45,5%.[100-102] Indivíduos HIV positivos corresponderam a 22% da amostra e 73% deles afirmaram fazer sexo anal intencionalmente não protegido.[99] Vale ressaltar que dimensões não desenvolvidas do caráter estão associadas à presença de TPs e o autodirecionamento está correlacionado a todos os subtipos desses transtornos.[103] O baixo autodirecionamento está relacionado à dificuldade em aceitar a responsabilidade, à reduzida capacidade de tomar decisões, à falta de objetivos de longo prazo, à baixa autoestima e às dificuldades crônicas com a própria identidade. Essas características são típicas de indivíduos com transtornos da personalidade.[104] O estudo brasileiro está em conformidade com o modelo alternativo proposto pelo DSM-5[17] para classificar os TPs, no qual estes são caracterizados por prejuízos no funcionamento da personalidade (que inclui o funcionamento individual, envolvendo identidade e autodirecionamento; e o funcionamento interpessoal, que envolve empatia e intimidade) e por traços patológicos de personalidade.

A falha no uso de preservativo em relações sexuais casuais com penetração esteve associada a diagnóstico de TP, tanto em homo como em heterossexuais masculinos. Análises de regressão múltipla indicaram que TPAS é o principal preditor de sexo de risco entre homens homossexuais. Para heterossexuais masculinos, sexo de risco foi preditor para uso de cocaína e transtorno da personalidade antissocial.[105]

O índice de infecção por HIV em usuários de drogas injetáveis com TPAS é da ordem de 18% *versus* 8% naqueles que não preenchem critério para esse diagnóstico. Além disso, 44% dos usuários de drogas HIV positivos preenchem critério para TPAS.[106] Estudos com usuários de drogas injetáveis têm confirmado forte associação entre personalidade antissocial e maior comportamento sexual de risco para contágio e transmissão do HIV.[107-110]

Sintomas de transtornos da personalidade antissocial, paranoide, dependente, *borderline*, histriônica, narcisista, obsessivo-compulsiva e esquizotípica estão associados a comportamento sexual de risco e aos consequentes prejuízos à saúde. Indivíduos com esses traços estão, portanto, mais sujeitos a HIV e a outras doenças sexualmente transmissíveis.[111] Em especial, traços de impulsividade e antissociais estão vinculados a maior número de parceiros sexuais.[112]

Por outro lado, processos de socialização pouco adaptativos contribuem para o desenvolvimento de transtornos psiquiátricos e dificuldades no estabelecimento de relacionamentos íntimos, o que tem particular importância no desencadeamento e na manutenção de comportamento sexual de risco, sobretudo para as mulheres.[111]

Tratamento dos transtornos da sexualidade

Disfunções sexuais

Os mecanismos de ação dos medicamentos para tratar as disfunções sexuais resgatam a fisiologia do ciclo de resposta sexual. Por exemplo: o tratamento medicamentoso para ejaculação precoce consiste em ISRS que retardam a ejaculação. Tricíclicos também podem ser utilizados, apesar de contarem com tolerância menor, dados os seus efeitos adversos mais intensos.[113]

Os medicamentos de primeira escolha para a disfunção erétil são os inibidores da fosfodiesterase tipo 5 (iPDE-5), que recuperam e mantêm a resposta erétil frente ao desejo sexual. Entretanto, na ausência de desejo, estes fármacos não são capazes de iniciar ou manter a ereção.[114]

No caso de desejo sexual hipoativo masculino (por baixos níveis de testosterona), o tratamento hormonal deve ser cogitado, depois de avaliadas as contraindicações.[115]

Para o tratamento de desejo sexual hipoativo ou falta de excitação (de causa não hormonal), uma abordagem medicamentosa são os inibidores da recaptação da dopamina (bupropiona), quando há prejuízo da libido, mas não existem doenças sistêmicas associadas.[116]

Por induzirem e agravarem a disfunção sexual, a depressão e o tratamento com alguns antidepressivos exigem que o perfil do(a) paciente seja previamente conhecido, para prescrição do medicamento que melhor se adéque e ofereça maior possibilidade de adesão, caso a caso. Aos efeitos adversos desses antidepressivos (especialmente diminuição da libido) são sugeridos "antídotos" (antidepressivos que favoreçam a libido, como os dopaminérgicos, por exemplo).[117]

As opções medicamentosas eficazes não dispensam o tratamento psicoterápico para as disfunções sexuais, o qual está indicado sempre que houver componente psicogênico (primário ou decorrente de disfunção de base orgânica). Pode ser aplicado em combinação com a farmacoterapia. Além de propiciar ao paciente a compreensão do contexto no qual a disfunção se originou e se desenvolveu, a abordagem psicoterápica dispõe de técnicas cognitivas e comportamentais, para a psicoeducação e a diminuição dos níveis de ansiedade de desempenho, possibilitando o resgate da função e da satisfação sexuais. Conforme o caso, psicoterapia individual, terapia sexual e/ou terapia de casal devem ser consideradas e indicadas.[118]

Transtornos parafílicos

Terapia combinada de medicamentos e psicoterapia é o padrão-ouro de tratamento. A psicoterapia visa a identificação dos elementos associados ao transtorno parafílico e o desenvolvimento de alternativas mais adequadas de relacionamento sexual; os medicamentos inibem a libido, auxiliando no controle da atividade sexual desviante, enquanto é criada uma nova alternativa sexual.[119]

A psicoterapia para transtornos parafílicos enfrenta grandes desafios. Fundamentalmente, terapeuta e paciente devem estar alinhados quanto aos objetivos e aos métodos da psicoterapia. Nos casos em que há implicação forense, o terapeuta deve conhecer as responsabilidades profissionais e as leis específicas, bem como ter experiência nesse tipo de acompanhamento. Deve-se, também, investigar e tratar comorbidades psiquiátricas, como o uso de substâncias.[120]

Os medicamentos utilizados no Brasil são os antidepressivos (p. ex., 80 mg de fluoxetina/dia) e, com menos frequência, os antipsicóticos.[119] Acetato de ciproterona e acetato de medroxiprogesterona são substâncias antiandrogênicas utilizadas nos Estados Unidos, Inglaterra e Alemanha,[121] mas não são autorizadas no Brasil para tratamento de transtornos parafílicos.

A motivação do paciente deve ser avaliada antes do início do tratamento, para uma estimativa dos resultados possíveis. Pouca motivação leva a resultados precários. Também é importante fazer o acompanhamento em longo prazo, até que o parafílico atinja, pelo menos, a quinta década da vida, quando a frequência desse tipo de comportamento costuma diminuir.[122]

Disforia de gênero

A psicoterapia constitui etapa inicial e essencial do acompanhamento de indivíduos com disforia de gênero.[123]

Estabelecido o diagnóstico de transexualidade, o indivíduo deve ser acompanhado em psicoterapia também durante a terapia hormonal (androgênica, estrogênica, antiestrogênica ou antiandrogênica), na cirurgia de afirmação sexual e no pós-operatório.[124]

A regulação atual dos procedimentos de adequação sexual foi instituída pelo Conselho Federal de Medicina por meio da Resolução nº 1.955/2010.[125] O acompanhamento durante o processo envolve equipe multidisciplinar formada por psiquiatra, psicólogo, endocrinologista, urologista, ginecologista, cirurgião e assistente social, para formulação diagnóstica correta, avaliação psiquiátrica, apoio psicológico e psicoterapia, administração/correção do uso de hormônios, avaliação das condições familiares e sociais, preparação para a cirurgia, o ato cirúrgico e o acompanhamento em curto e longo prazos no pós-operatório.

No Brasil, a cirurgia de afirmação sexual requer que o indivíduo seja maior de 21 anos (redução para 18 anos está em discussão) e ter sido acompanhado por pelo menos dois anos de psicoterapia.[125] O laudo psiquiátrico (garantindo o diagnóstico de transexualidade) e os procedimentos prévios da equipe multidisciplinar são indispensáveis, uma vez que a cirurgia é irreversível. Conduta equivocada pode resultar em depressão, psicose, automutilação, tentativa de suicídio e suicídio do indivíduo.[126]

Considerações finais

Embora não haja associação entre uma personalidade específica e uma disfunção sexual, as pesquisas confirmam que os TPs predispõem a essas disfunções.

Ainda que as disfunções sexuais não sejam específicas em TPs, com frequência ambos se apresentam estreitamente associados. Transtornos da personalidade não são obrigatórios entre os indivíduos sexualmente disfuncionais. Não se pode afirmar o mesmo, no entanto, no que se refere aos transtornos parafílicos. Há evidências de vinculação desses transtornos com algumas condições psiquiátricas, entre as quais os TPs.

Quanto à disforia de gênero, tem sido reportada comorbidade frequente com outras psicopatologias, em especial TPs, transtornos do humor e psicoses.

Referências

1. Segraves RT. Psychiatric illness and sexual function. Int J Impot Res. 1998;10(2):S131-3.
2. Patterson DG, O'Gorman EC. Sexual anxiety in sexual dysfunction. Br J Psychiatry. 1989;155:374-8.
3. Derogatis LR, Meyer JK, King KM. Psychopathology in individuals with sexual dysfunction. Am J Psychiatry. 1981;138(6):757-63.
4. Eysenck HJ. Personality and sexual adjustment. Br J Psychiatry. 1971;118(547):593-608.
5. Basson R, Wierman ME, van Lankveld J, Brotto L. Summary of the recommendations on sexual dysfunctions in women. J Sex Med. 2010;7(1 Pt 2):314-26.
6. Courtois F, Carrier S, Charvier K, Guertin PA, Journel NM. The control of male sexual responses. Curr Pharm Des. 2013;19(24):4341-56.
7. Argiolas A, Melis MR. The neurophysiology of the sexual cycle. J Endocrinol Invest. 2003;26(3 Suppl):20-2.
8. Pfaus JG. Pathways of sexual desire. J Sex Med. 2009;6(6):1506-33.
9. Basson R. Women's sexual desire – disordered or misunderstood? J Sex Marital Ther. 2002;28 Suppl 1:17-28.
10. Pfaus JG, Kippin TE, Coria-Avila G. What can animal models tell us about human sexual response? Annu Rev Sex Res. 2003;14:1-63.
11. Clayton AH. Sexual function and dysfunction in women. Psychiatr Clin North Am. 2003;26(3):673-82.
12. Bachmann GA, Leiblum SR. The impact of hormones on menopausal sexuality: a literature review. Menopause. 2004;11(1):120-30.
13. Munarriz R, Kim NN, Goldstein I, Traish AM. Biology of female sexual function. Urol Clin North Am. 2002;29(3):685-93.
14. Sarrel PM. Sexuality in the middle years. Obstet Gynecol Clin North Am. 1987;14(1): 49-62.
15. DeCherney AH. Hormone receptors and sexuality in the human female. J Women's Health Gend Based Med. 2000;9(Suppl):9-13.
16. Organização Mundial da Saúde. Classificação de transtornos mentais e de comportamento da CID-10. Porto Alegre: Artmed; 1993.
17. American Psychiatric Association. Manual diagnóstico e estatístico de transtornos mentais: DSM-5. 5. ed. Porto Alegre: Artmed; 2014.
18. Hatzichristou D, Kirana PS, Banner L, Althof SE, Lonnee-Hoffmann RA, Dennerstein L, et al. Diagnosing sexual dysfunction in men and women: sexual history taking and the role of symptom scales and questionnaires. J Sex Med. 2016;13(8):1166-82.
19. Krueger RB, Kaplan MS. The paraphilic and hypersexual disorders: an overview. J Psychiatr Pract. 2001;7(6):391-403.
20. Schiffer B, Peschel T, Paul T, Gizewski E, Forsting M, Leygraf N, et al. Structural brain abnormalities in the frontostriatal system and cerebellum in pedophilia. J Psychiatr Res. 2007;41(9):753-62.
21. Kafka MP. A monoamine hypothesis for the pathophysiology of paraphilic disorders. Arch Sex Behav. 1997;26(4):343-58.
22. Grant JE. Clinical characteristics and psychiatric comorbidity in males with exhibitionism. J Clin Psychiatry. 2005;66(11):1367-71.
23. Raymond NC, Coleman E, Ohlerking F, Christensen GA, Miner M. Psychiatric comorbidity in pedophilic sex offenders. Am J Psychiatry. 1999;156(5):786-8.
24. Zanarini MC, Parachini EA, Frankenburg FR, Holman JB, Hennen J, Bradford Reich D, et al. Sexual relationship difficulties among borderline patients and axis II comparison subjects. J Nerv Ment Dis. 2003;191(7):479-82.
25. Bouchard S, Godbout N, Sabourin S. Sexual attitudes and activities in women with borderline personality disorder involved in romantic relationships. J Sex Marital Ther. 2009;35(2):106-21.
26. Trippany RL, Helm HM, Simpson L. Trauma reenactment: Rethinking borderline personality disorder when diagnosing sexual abuse survivors. J Ment Health Couns. 2006;28(2):95-110.
27. Hurlbert DF, Apt C, White LC. An empirical examination into the sexuality of women with borderline personality disorder. J Sex Marital Ther. 1992;18(3):231-42.
28. Kennedy SH, Dickens SE, Eisfeld BS, Bagby RM. Sexual dysfunction before antidepressant therapy in major depression. J Affect Disord. 1999;56(2-3):201-8.

29. Wiederman MW, Sansone RA. Borderline personality disorder and sexuality. Fam J. 2009;17(3):277-82.
30. Zanarini MC. Childhood experiences associated with the development of borderline personality disorder. Psychiatr Clin North Am. 2000;23(1):89-101.
31. Bernstein DP, Stein JA, Handelsman L. Predicting personality pathology among adult patients with substance use disorders: effects of childhood maltreatment. Addict Behav. 1998;23(6):855-68.
32. Modestin J, Oberson B, Erni T. Possible antecedents of DSM-III-R personality disorders. Acta Psychiatr Scand. 1998;97(4):260-6.
33. Fossati A, Madeddu F, Maffei C. Borderline Personality Disorder and childhood sexual abuse: a meta-analytic study. J Pers Disord. 1999;13(3):268-80.
34. Aromäki AS, Lindman RE, Eriksson CJ. Testosterone, sexuality and antisocial personality in rapists and child molesters: a pilot study. Psychiatry Res. 2002;110(3):239-47.
35. Scragg P, Alcorn R. Personality disorders and sexual health. In: Miller D, Green J, editors. The psychology of sexual health. London: Blackwell Science; 2002. p. 220-35.
36. Millon T, Davis RD. Disorders of personality: DSM-IV and beyond. 2nd ed. New York: Wiley; 1996.
37. Zimmerman M. Interview guide for evaluating DSM-IV psychiatric disorders and the mental status examination. East Greenwich: Psych Products; 1994.
38. Abdo CHN. Descobrimento sexual do Brasil. Para curiosos e estudiosos. São Paulo: Summus; 2004.
39. Laumann EO, Nicolosi A, Glasser DB, Paik A, Ginge C, Moreira E, et al. Sexual problems among women and men aged 40-80 years: prevalence and correlates identified in the Global Study of Sexual Attitudes and Behaviors. Int J Impot Res. 2005;17:39-57.
40. McCabe MP, Sharlip ID, Lewis R, Atalla E, Balon R, Fisher AD, et al. Incidence and prevalence of sexual dysfunction in women and men: a consensus statement from the Fourth International Consultation on Sexual Medicine 2015. J Sex Med. 2016;13(2):144-52.
41. Hartmann U, Philippsohn S, Heiser K, Rüffer-Hesse C. Low sexual desire in midlife and older women: personality factors, psychosocial development, present sexuality. Menopause. 2004;11(6 Pt 2):726-40.
42. Grauvogl A, Pelzer B, Radder V, van Lankveld J. Associations between personality disorder characteristics, psychological symptoms, and sexual functioning in young women. J Sex Med. 2018;15(2):192-200.
43. Schulte-Herbrüggen O, Ahlers CJ, Kronsbein JM, Rüter A, Bahri S, Vater A, et al. Impaired sexual function in patients with borderline personality disorder is determined by history of sexual abuse. J Sex Med. 2009;6(12):3356-63.
44. Rosen R, Brown C, Heiman, J, Leiblum S, Meston C, Shabsigh R, Ferguson R, D'Agostino R Jr. The Female Sexual Function Index (FSFI): a multidimensional self-report instrument for the assessment of female sexual function. J Sex Marital Ther. 2000;26(2):191-208.
45. Thiel R do R, Dambros M, Palma PC, Thiel M, Riccetto CL, Ramos M de F. Translation into portuguese, cross-national adaptation and validation of the Female Sexual Function Index. Rev Bras Ginecol Obstet. 2008;30(10):504-10.
46. Serretti A, Chiesa A. Sexual side effects of pharmacological treatment of psychiatric diseases. Clin Pharmacol Ther. 2011;89(1):142-7.
47. Brotto LA, Klein C. Psychological factors involved in women's sexual dysfunctions. Expert Rev Obstet Gynecol. 2010;5(1):93-104.
48. Apt C, Hurlbert DF. The sexual attitudes, behavior, and relationships of women with histrionic personality disorder. J Sex Marital Ther. 1994;20(2):125-33.
49. Raboch J. Sexual development and life of psychiatric female patients. Arch Sex Behav. 1986;15(4):341-53.
50. Lau JT, Kim JH, Tsui HY. Mental health and lifestyle correlates of sexual problems and sexual satisfaction in heterosexual Hong Kong Chinese population. Urology. 2005;66(6):1271-81.
51. Raiteri R, Sinicco A, Pippione M, Tomasini C, Solaroli C, Vitale L, et al. Vulvodynia and HIV: causal or casual association? Genitourin Med. 1997;73(6):545-7.
52. Danielsson I. Dyspareunia in women with special reference to vulvar vestibulitis. Scand J Sexol. 2001;4:235-7.
53. Gates EA, Galask RP. Psychological and sexual functioning in women with vulvar vestibulitis. J Psychosom Obstet Gynaecol. 2001;22(4):221-8.

54. Wylie K, Hallam-Jones R, Harrington C. Psychological difficulties within a group of patients with vulvodynia. J Psychosom Obstet Gynaecol. 2004;25(3-4):257-65.
55. Hull JW, Clarkin JF, Yeomans F. Borderline personality disorder and impulsive sexual behaviour. Hosp Community Psychiatry. 1993;44(10):1000-2.
56. Voisin DR, Tan K, Diclemente RJ. A longitudinal examination of the relationship between sexual sensation seeking and STI-related risk factors among African American females. AIDS Educ Prev. 2013;25(2):124-34.
57. Raymond NC, Coleman E, Miner MH. Psychiatric comorbidity and compulsive/impulsive traits in compulsive sexual behavior. Compr Psychiatry. 2003;44(5):370-80.
58. Black DW, Kehrberg LL, Flumerfelt DL, Schlosser SS. Characteristics of 36 subjects reporting compulsive sexual behavior. Am J Psychiatry. 1997;154(2):243-9.
59. Carpenter BN, Reid RC, Garos S, Najavits LM. Personality disorder comorbidity in treatment-seeking men with hypersexual disorder. Sex Addict Compulsivity. 2013;20(1-2):79-90.
60. Sansone RA, Barnes J, Muennich E, Wiederman MW. Borderline personality symptomatology and sexual impulsivity. Int J Psychiatry Med. 2008;38(1):53-60.
61. Dodge B, Reece M, Cole SL, Sandfort TG. Sexual compulsivity among heterosexual college students. J Sex Res. 2004;41(4):343-50.
62. Northey L, Dunkley CR, Klonsky ED, Gorzalka BB. Borderline personality disorder traits and sexuality: Bridging a gap in the literature. Can J Hum Sex. 2016;25:158-68.
63. Mangassarian S, Sumner L, O'Callaghan E. Sexual impulsivity in women diagnosed with borderline personality disorder: a review of the literature. Sex Addict Compuls. 2015;22(3):195-206.
64. Knowles S, Townsend E, Anderson M. Factors associated with self-harm in community-based young offenders: The importance of psychological variables. J Forens Psychiatry Psychol. 2011;22(4):479-95.
65. O'Connor RC, Rasmussen S, Hawton K. Adolescent self-harm: a school-based study in Northern Ireland. J Affect Disord. 2014;159:46-52.
66. Chaney MP, Burns-Wortham CM. Examining coming out, loneliness, and self-esteem as predictors of sexual compulsivity in gay and bisexual men. Sex Addict Compuls. 2015;22(1):71-88.
67. Cohen LJ, McGeoch PG, Watras-Gans S, Acker S, Poznansky O, Cullen K, et al. Personality impairment in male pedophiles. J Clin Psychiatry. 2002;63(10):912-9.
68. Lodi-Smith J, Shepard K, Wagner S. Personality and sexually deviant behavior. Personal Individ Differ. 2014;70:39-44.
69. Foster JD, Shrira I, Campbell WK. Theoretical models of narcissism, sexuality, and relationship commitment. J Soc Pers Relation. 2006;23(3):367-86.
70. Ramrakha S, Caspi A, Dickson N, Moffitt TE, Paul C. Psychiatric disorders and risky sexual behaviour in young adulthood: cross-sectional study in birth cohort. BMJ. 2000;321(7256):263-6.
71. Strickland SM. Female sex offenders: exploring issues of personality, trauma, and cognitive distortions. J Interpers Violence. 2008;23(4):474-89.
72. Berger P, Berner W, Bolterauer J, Gutierrez K, Berger K. Sadistic personality disorder in sex offenders: relationship to antisocial personality disorder and sexual sadism. J Pers Disord. 1999;13(2):175-86.
73. Schroeder M, Iffland JS, Hill A, Berner W, Briken P. Personality disorders in men with sexual and violent criminal offense histories. J Pers Disord. 2013;27(4):519-30.
74. Turco RN, Geberth VJ. Antisocial personality disorder, sexual sadism, malignant narcissism, and serial murder. J Forensic Sci. 1997;42(1):49-60.
75. Bogaerts S, Daalder A, Vanheule S, Desmet M, Leeuw F. Personality disorders in a sample of paraphilic and nonparaphilic child molesters: a comparative study. Int J Offender Ther Comp Criminol. 2008;52(1):21-30.
76. Chan HC, Beauregard E, Myers WC. Single-victim and serial sexual homicide offenders: differences in crime, paraphilias and personality traits. Crim Behav Ment Health. 2015;25(1):66-78.
77. Bogaerts S, Declercq F, Vanheule S, Palmans V. Interpersonal factors and personality disorders as discriminators between intrafamilial and extrafamilial child molesters. Int J Offender Ther Comp Criminol. 2005;49(1):48-62.
78. Frías Á, Palma C, Farriols N, González L. Sexuality-related issues in borderline personality disorder: A comprehensive review. Personal Ment Health. 2016;10(3):216-31.

79. Seikowski K, Gollek S, Harth W, Reinhardt M. Borderline personality disorder and transsexualism. Psychiatr Prax. 2008;35(3):135-41.
80. Singh D, McMain S, Zucker KJ. Gender identity and sexual orientation in women with borderline personality disorder. J Sex Med. 2011;8(2):447-54.
81. Molina Ramos R, Carrasco Perera JL, Pérez Urdaniz A, Sánchez Iglesias S. Factors associated to the diagnoses of borderline personality disorder in psychiatric out-patients. Actas Esp Psiquiatr. 2002;30(3):153-9.
82. Hepp U, Kraemer B, Schnyder U, Miller N, Delsignore A. Psychiatric comorbidity in gender identity disorder. J Psychosom Res. 2005;58(3):259-61.
83. Duišin D, Batinić B, Barišić J, Djordjevic ML, Vujović S, Bizic M. Personality disorders in persons with gender identity disorder. ScientificWorldJournal. 2014;2014:809058.
84. McKay D, Gavigan CA, Kulchycky S. Social skills and sex-role functioning in borderline personality disorder: relationship to self-mutilating behavior. Cogn Behav Ther. 2004;33(1):27-35.
85. Jørgensen CR. Invited essay: Identity and borderline personality disorder. J Pers Disord. 2010;24(3):344-64.
86. Andreasen NC, Black DW. Transtornos de identidade sexual. In: Andreasen NC, Black DW. Introdução à psiquiatria. 4. ed. Porto Alegre: Artmed; 2009, p. 353-56.
87. Bodlund O, Kullgren G. Transsexualism-general outcome and prognostic factors: a five-year follow-up study of nineteen transsexuals in the process of changing sex. Arch Sex Behav. 1996;25(3):303-16.
88. Bodlund O, Kullgren G, Sundbom E, Hojerback T. Personality traits and disorders among transsexuals. Acta Psychiatr Scand. 1993;88(5):322-7.
89. Haraldsen IR, Dahl AA. Symptom profiles of gender dysphoric patients of transsexual type compared to patients with personality disorders and healthy adults. Acta Psychiatr Scand. 2000;102(4):276-81.
90. Friedman MS, Marshal MP, Guadamuz TE, Wei C, Wong CF, Saewyc E, et al. A meta-analysis of disparities in childhood sexual abuse, parental physical abuse, and peer victimization among sexual minority and sexual nonminority individuals. Am J Public Health. 2011;101(8):1481-94.
91. Grant JE, Flynn M, Odlaug BL, Schreiber LR. Personality disorders in gay, lesbian, bisexual, and transgender chemically dependent patients. Am J Addict. 2011;20(5):405-11.
92. Marshal MP, Sucato G, Stepp SD, Hipwell A, Smith HA, Friedman MS, et al. Substance use and mental health disparities among sexual minority girls: results from the Pittsburgh girls study. J Pediatr Adolesc Gynecol. 2012;25(1):15-8.
93. Reich DB, Zanarini MC. Sexual orientation and relationship choice in borderline personality disorder over ten years of prospective follow-up. J Pers Disord. 2008;22(6):564-72.
94. Sansone RA, Chu JW, Wiederman MW. Sexual behaviour and borderline personality disorder among female psychiatric inpatients. Int J Psychiatry Clin Pract. 2011;15(1):69-73.
95. Zubenko GS, George AW, Soloff PH, Schulz P. Sexual practices among patients with borderline personality disorder. Am J Psychiatry. 1987;144(6):748-52.
96. Silverstein C. The borderline personality disorder and gay people. J Homosex. 1988;15(1-2):185-212.
97. Eubanks-Carter C, Goldfried MR. The impact of client sexual orientation and gender on clinical judgments and diagnosis of borderline personality disorder. J Clin Psychol. 2006;62(6):751-70.
98. Cloninger CR, Svrakic DM, Bayon C, Prezybeck TR. Personality disorders. In: Guze SB, editor. Washington University adult psychiatry. London: Mosby; 1997. p. 301-17.
99. do Amaral ML, Abdo CH, Tavares H, Scanavino M de T. Personality among sexually compulsive men who practice intentional unsafe sex in São Paulo, Brazil. J Sex Med. 2015;12(2):557-66.
100. Halkitis PN, Wilton L, Wolitski RJ, Parsons JT, Hoff CC, Bimbi DS. Barebacking identity among HIV positive gay and bisexual men: demographic, psychological, and behavioral correlates. Aids. 2005;19(Suppl 1):S27-S35.
101. Leobon A, Velter A, Engler K, Drouin MC, Otis J. A relative profile of HIV-negative users of French websites for men seeking men and predictors of their regular risk taking: a comparison with HIV-positive users. AIDS Care. 2011;23(1):25-34.
102. Berg RC. Barebacking among MSM internet users. AIDS Behav. 2008;12(5):822-33.
103. Cloninger CR, Svrakic NM, Svrakic DM. Role of personality self-organization in development of mental order and disorder. Dev Psychopathol. 1997;9(4):881-906.

104. Svrakic DM, Draganic S, Hill K, Bayon C, Przybeck TR, Cloninger CR. Temperament, character, and personality disorders: etiologic, diagnostic, treatment issues. Acta Psychiatr Scand. 2002;106(3):189-95.
105. Ellis D, Collis I, King M. Personality disorder and sexual risk taking among homosexually active and heterosexually active men attending a genito-urinary medicine clinic. J Psychosom Res. 1995;39(7):901-10.
106. Brooner RK, Greenfield L, Schmidt CW, Bigelow GE. Antisocial personality disorder and HIV infection among intravenous drug abusers. Am J Psychiatry. 1993;150(1):53-8.
107. Brooner RK, King VL, Kidorf M, Schmidt CW Jr, Bigelow GE. Psychiatric and substance use comorbidity among treatment-seeking opioid abusers. Arch Gen Psychiatry. 1997;54(1):71-80.
108. Darke S, Kaye S, Finlay-Jones R. Antisocial personality disorder, psychopathy and injecting heroin use. Drug Alcohol Depend. 1998;52(1):63-9.
109. Kelley JL, Petry NM. HIV risk behaviors in male substance abusers with and without antisocial personality disorder. J Subst Abuse Treat. 2000;19(1):59-66.
110. Compton WM, Cottler LB, Shillington AM, Price RK. Is antisocial personality disorder associated with increased HIV risk behaviors in cocaine users? Drug Alcohol Depend. 1995;37(1):37-43.
111. Lavan H, Johnson JG. The association between axis I and II psychiatric symptoms and high-risk sexual behavior during adolescence. J Pers Disord. 2002;16(1):73-94.
112. Hollander E, Rosen J. Impulsivity. J Psychopharmacol. 2000;14(2 Suppl 1):S39-44.
113. Hisasue S. The drug treatment of premature ejaculation. Transl Androl Urol. 2016;5(4):482-6.
114. Koon CS, Sidi H, Kumar J, Das S, Xi OW, Hatta MH, et al. The phosphodiesterase 5-inhibitors (PDE-5i) for erectile dysfunction (ED): A therapeutic challenge for psychiatrists. Curr Drug Targets. 2018;19(12):1366-77.
115. Rubio-Aurioles E, Bivalacqua TJ. Standard operational procedures for low sexual desire in men. J Sex Med. 2013;10(1):94-107.
116. Segraves RT, Clayton A, Croft H, Wolf A, Warnock J. Bupropion sustained release for the treatment of hypoactive sexual desire disorder in premenopausal women. J Clin Psychopharmacol. 2004;24(3):339-42.
117. Clayton AH, El Haddad S, Iluonakhamhe JP, Ponce Martinez C, Schuck AE. Sexual dysfunction associated with major depressive disorder and antidepressant treatment. Expert Opin Drug Saf. 2014;13(10):1361-74.
118. Abdo CHN. Abordagem psicoterápica das disfunções sexuais. In: Rhoden EL, Barros E, organizadores. Urologia no consultório. Porto Alegre: Artmed; 2009. p. 441-55.
119. Abdo CHN. Transtornos da preferência sexual. In: Abdo CHN. Sexualidade humana e seus transtornos. 5. ed. São Paulo: Leitura Médica; 2014. p. 251-73.
120. Hall RC, Hall RC. A profile of pedophilia: definition, characteristics of offenders, recidivism, treatment outcomes, and forensic issues. Mayo Clin Proc. 2007;82(4):457-71.
121. Thibaut F, De La Barra F, Gordon H, Cosyns P, Bradford JM; WFSBP Task Force on Sexual Disorders. The World Federation of Societies of Biological Psychiatry (WFSBP) guidelines for the biological treatment of paraphilias. World J Biol Psychiatry. 2010;11(4):604-55.
122. Fedoroff JP. Treatment of paraphilic sexual disorders. In: Rowland DL, Incrocci L. Handbook of sexual and gender identity disorders. Hoboken: John Wiley & Sons; 2008. p. 563-86.
123. De Cuypere G, Vercruysse Jr. H. Eligibility and readiness criteria for sex reassignment surgery: Recommendations for revision of the WPATH Standards of Care. Int J Transgend. 2009;11(3):194-205.
124. Byne W, Bradley SJ, Coleman E, Eyler AE, Green R, Menvielle EJ, et al. Report of the American Psychiatric Association Task Force on Treatment of Gender Identity Disorder. Arch Sex Behav. 2012;41(4):759-96.
125. Conselho Federal de Medicina. Resolução CFM nº 1.955, de 12 de agosto de 2010. Dispõe sobre a cirurgia de transgenitalismo e revoga a Resolução CFM nº 1.652/02 [Internet]. Brasília: CFM; 2010 [capturado em 28 set. 2018]. Disponível em: http://www.portalmedico.org.br/resolucoes/cfm/2010/1955_2010.htm.
126. Marshall E, Claes L, Bouman WP, Witcomb GL, Arcelus J. Non-suicidal self-injury and suicidality in trans people: A systematic review of the literature. Int Rev Psychiatry. 2016;28(1):58-69.

20
Transtornos da personalidade no transtorno de déficit de atenção/hiperatividade

Maria Aparecida da Silva, Mario Rodrigues Louzã

O transtorno de déficit de atenção/hiperatividade (TDAH) é considerado uma doença do neurodesenvolvimento, caracterizada por sintomas de desatenção, hiperatividade e impulsividade, com início normalmente antes dos 12 anos de idade. De acordo com os critérios da 5ª edição do *Manual diagnóstico e estatístico de transtornos mentais* (DSM-5),[1] o TDAH se manifesta em três apresentações: desatenta, hiperativo-impulsiva e combinada.

O TDAH pode persistir na adolescência e na vida adulta em até 70% dos casos. A prevalência em crianças e adolescentes é estimada entre 5,3 e 7,2%[2,3] e, nos adultos, entre 4 e 5%.[4-6] Pesquisas envolvendo a etiologia do TDAH apontam para uma clara base neurobiológica, e estudos demonstraram que esse transtorno tem elevada herdabilidade, com estimativa de que 80% do fenótipo seja devido a fatores genéticos, e, embora o envolvimento genético tenha um papel importante, fatores não genéticos e ambientais, como uso de álcool e tabaco durante a gestação, hipoxia pré e neonatal e traumatismo cerebral, também têm sido associados ao seu desenvolvimento.[7] Outros estudos, envolvendo neuroimagem, têm reforçado a etiologia biológica por demonstrações consistentes de diferenças metabólicas e estruturais em cérebros de pacientes com TDAH comparados a cérebros de indivíduos normais.[8]

Modelos neuropsicológicos clássicos relacionam o TDAH a anormalidades em funções executivas, sobretudo controle inibitório pobre. Estudos recentes têm questionado se a disfunção executiva poderia preencher toda a explicação para o TDAH. Consequentemente, o interesse em elucidar outros processos que poderiam estar envolvidos está aumentando. Há um corpo de pesquisa considerável reforçando que déficits cognitivos no TDAH possam ser uma falha na resposta emocional, a qual envolve, particularmente, o sistema de recompensa (*delay aversion*), sendo observada nessa população uma forte tendência a postergar, ou até mesmo evitar, situações que sejam desagradáveis ou que não proporcionem prazer imediato.[9-11]

Portadores de TDAH apresentam vários prejuízos funcionais em diversos segmentos da vida, como baixo desempenho acadêmico, retenção escolar, suspensões e expulsões escolares, problemas de conduta e delinquência, experimentação e abuso de substâncias psicoativas com início mais cedo que indivíduos sem o transtorno, maior envolvimento em acidentes de carro, menor nível socioeconômico, maior dificuldade no trabalho (tanto em realizar tarefas como em se integrar às rotinas), mais mudanças de emprego, ansiedade e depressão e relações interpessoais conflitantes.[12,13]

A presença de comorbidades no TDAH é elevada; em torno de 80% dos pacientes apresentam uma ou mais condições comórbidas, incluindo ansiedade, transtorno de oposição desafiante, transtorno da conduta, transtornos do humor e uso de substâncias ilícitas.[4] As comorbidades podem dificultar a avaliação quanto à gravidade especificamente relacionada ao TDAH, por exemplo, instabilidade afetiva, impulsividade e comportamentos autodestrutivos podem ou não estar relacionados ao TDAH ou a outros transtornos comórbidos. Investigações mais recentes têm começado a explorar a comorbidade de TDAH e transtornos da personalidade com base em várias semelhanças entre seus sintomas e prejuízos centrais, como transtornos da personalidade *borderline* (impulsividade, dificuldades no controle da raiva, prejuízos interpessoais), histriônica (expressividade exagerada das emoções, sugestionabilidade), dependente (necessidade de que o outro assuma responsabilidades, dificuldade de iniciar projetos), narcisista (tendência a devaneios, egocentrismo, baixa tolerância a frustrações) e antissocial (impulsividade, dificuldade de seguir regras, irresponsabilidade). Miller e colaboradores,[14] em estudo prospectivo com indivíduos com TDAH e controles normais, verificaram que a população com TDAH apresenta maior risco para transtornos da personalidade (TPs) quando comparada aos controles (Tabela 20.1).

A partir das investigações que avaliam a sobreposição de TDAH e TPs, tem sido constatada a associação de vários fatores (neurobiológicos, ambientais e psicossociais) que relacionam a persistência do TDAH e o desenvolvimento de TPs. Estudos longitudinais com crianças com TDAH relacionam traços de personalidade à presença de comorbidades. Já estudos de traços de personalidade em crianças têm fornecido evidências de diferenças desenvolvimentais na relação entre TDAH e TPs. Com relação aos traços de personalidade, conforme o modelo dos cinco fatores,[15] a validação para a criança é baseada em similaridades conceituais entre descrição de temperamento infantil e fatores de personalidade no adulto. Vários traços dos cinco fatores têm sido associados a aspectos do TDAH. Comparados a indivíduos com desenvolvimento normal, aqueles que persistem com TDAH na adolescência e na vida adulta têm sido caracterizados com baixo nível de conscienciosidade (controle dos impulsos, comportamento direcionado a um objetivo e organização) e agradabilidade (medida de altruísmo e compaixão), bem como com níveis elevados de neuroticismo (medida de estabilidade emocional).[14] O transtorno de oposição desafiante (TOD) e o transtorno da conduta (TC), incluídos entre os "Transtornos disruptivos, do controle de impulsos e da conduta" do DSM-5, comumente comórbidos no TDAH, também apresentam traços de personalidade que podem se sobrepor; o TC, por exemplo, apresenta alto nível de neuroticismo, e, como demonstrado em alguns estudos, essa combinação pode ser um indicativo do desenvolvimento futuro de transtorno da personalidade antissocial na vida adulta.[16,17]

Gomez e Corr,[18] em uma metanálise, avaliaram a relação entre TDAH, suas dimensões sintomáticas (desatenção e hiperatividade/impulsividade) e traços de personalidade, usando o modelo dos cinco fatores. Eles observaram que os sintomas de desatenção e de hiperatividade/impulsividade foram associados a baixo nível de

TABELA 20.1 Diagnóstico de transtornos da personalidade entre pacientes com TDAH e controles normais

Diagnóstico (%)	Controles (85)	TDAH total (96)	Remissão (32)	Continuidade TDAH (42)
Transtornos da personalidade – Grupo A				
Paranoide	4,7%	12,5%	3,1%	21,4%
Esquizoide	3,5%	5,2%	3,1%	9,5%
Esquizotípica	0	2,1%	3,1%	0
Transtornos da personalidade – Grupo B				
Borderline	1,2%	13,5%	6,3%	19,0%
Histriônica	0	2,1%	0	4,8%
Narcisista	1,2%	9,4%	6,3%	14,3%
Antissocial	9,4%	24%	12,5%	35,7%
Transtornos da personalidade – Grupo C				
Esquiva	1,2%	10,4%	0	19,0%
Dependente	0	1,0%	0	2,4%
Obsessivo-compulsiva	2,4%	5,2%	3,1%	2,4%
Nenhum transtorno diagnosticado	75,3%	47,9%	65,6%	35,7%

Fonte: Adaptada de Miller e colaboradores.[14]

conscienciosidade, baixo nível de agradabilidade e alto nível de neuroticismo. A desatenção foi mais associada à conscienciosidade do que à hiperatividade/impulsividade. Já a agradabilidade foi associada à hiperatividade/impulsividade. Esses achados indicam uma certa imbricação entre traços de personalidade e sintomas do TDAH.[18]

Muitos dos traços de personalidade observados no TDAH, como alto neuroticismo e baixo nível de conscienciosidade, também são encontrados nos TPs, principalmente nos do Grupo B, que são os mais relacionados ao TDAH, sobretudo o *borderline* e o antissocial, os quais têm sido os mais pesquisados.

TDAH e transtorno da personalidade antissocial

Comportamentos externalizantes na infância são fortes preditores para o desenvolvimento de comportamentos antissociais na vida adulta, e o TDAH representa o mais frequente dos transtornos externalizantes. Entender a trajetória da criança com TDAH até o adulto com transtorno da personalidade antissocial (TPAS) implica desde a compreensão da progressão do funcionamento disruptivo até atos criminosos e padrões comportamentais que indicarão remissão ou persistência do comportamento antissocial.

Estudos de seguimento acompanhando crianças com TDAH hiperativas têm verificado uma ocorrência elevada de TPAS no início da vida adulta, de até cinco vezes mais, se comparada a controles normais (Tabela 20.2). Esse risco elevado é substancialmente influenciado pela gravidade de problemas de conduta na infância.[19] Uma pesquisa longitudinal em crianças com TDAH que evoluíram para TPAS indicou que o início precoce e a persistência de agressão física são os mais importantes preditores do prognóstico para crianças com comportamentos disruptivos.[20] Em outro estudo longitudinal, a presença de TOD ou TC em meninos com TDAH levou a um prognóstico mais sombrio: a comorbidade de TDAH com TC.[21]

Outra comorbidade relacionada ao TDAH que aumenta o risco para o desenvolvimento de TPAS é o TC de início precoce (antes dos 10 anos de idade), que pode estar presente em até 50% das crianças com TDAH. Há evidências de que a

TABELA 20.2 Estudos de seguimento com crianças com TDAH e controles normais *versus* desenvolvimento de transtorno da personalidade antissocial

Autores	Casos	Controles	Seguimento	TPAS
Hechtman e Weiss[22]	104 (95 meninos e 9 meninas) entre 6 e 12 anos	45 crianças sem transtornos psiquiátricos	61/104 (59%) idades entre 21 e 33 anos	23 × 2%
Barkley e colaboradores[23]	158 (144 meninos e 14 meninas); 4 a 12 anos	81 crianças	147/158 (93%); idade entre 19 e 25 anos	21 × 4%
Mannuzza e colaboradores[24]	103 com idades entre 6 e 12 anos	100 crianças	91/103 (88%)	18 × 2%
Mannuzza e colaboradores[16]	104 crianças com idades entre 6 e 12 anos	78 crianças	85/104 (82%)	12 × 3%
Rasmussen e Gillberg[25]	61 (47 meninos e 14 meninas) com 7 anos	51 crianças	55/61 (90%)	18 × 2%
Satterfield e Schell[26]	89 crianças hiperativas	87 crianças	Idade entre 18 e 25 anos	21 × 1%

sobreposição dessas duas condições aumenta a gravidade do TDAH e do comportamento antissocial,[16,27,28] porém, independentemente da comorbidade com TC, o TDAH, de forma isolada, contribui para o desenvolvimento de TPAS na idade adulta, se comparado com a população normal, sugerindo que o TC de início precoce não seja necessariamente uma condição para o desenvolvimento de TPAS.[24,29] Esses dados foram reforçados por uma metanálise que encontrou aumento da chance de criminalidade entre portadores de TDAH e TC.[30]

Algumas investigações têm atribuído diferenças quanto ao gênero para a associação de TDAH e TPAS, com predomínio do sexo masculino; entretanto, são escassos os estudos com mulheres com TDAH e TP. Ainda assim, os poucos estudos realizados evidenciam que esse gênero também apresenta riscos elevados para TPAS, como observado em estudo longitudinal realizado por Biederman e colaboradores, em que foram acompanhadas, por 11 anos, 140 meninas com TDAH e 122 sem o transtorno.[31] Em população forense e criminal, também tem sido verificada elevada frequência de TDAH entre as mulheres.[31]

O reconhecimento do TDAH como risco para o desenvolvimento de TPAS na vida adulta é fundamental para a sua prevenção, pois os resultados relacionados ao tratamento e ao prognóstico de TPAS têm sido pobres, podendo culminar em maior gravidade, como atos criminosos. A prevalência de TDAH é muito maior (em torno de 30-60%) na população com história de criminalidade do que na população geral.[33,34]

Pesquisas com pessoas encarceradas identificaram que cerca de 25% destas apresentam TDAH, sem diferenças significativas de sexo e faixa etária, embora a prevalência seja ligeiramente maior na população adolescente.[35,36] Há uma elevada taxa de comorbidades diversas, com elevada incidência de vários TPs, inclusive TPAS.[37]

Não há, na literatura científica, estudos abordando de maneira específica o tratamento da comorbidade TDAH com TPAS, nem estudos que confirmem que a redução dos sintomas de TDAH pelo uso de psicoestimulantes poderia modificar o comportamento antissocial do adulto. Todavia, no tratamento dessa associação, em que o risco de abuso de substâncias é elevado, pode ser considerado o uso de psicoestimulantes de longa duração.[38,39] Um recente consenso sobre a identificação e o tratamento de TDAH na população prisional indica a necessidade de abordar o TDAH com intervenções farmacológicas e não farmacológicas, levando-se em consideração as eventuais comorbidades presentes.[40]

Transtorno da personalidade *borderline*

Os TPs (principalmente do Grupo B) com frequência ocorrem em adultos com TDAH, sobretudo o transtorno da personalidade *borderline* (TPB). Fossatti e colaboradores[41] observaram que 60% dos pacientes com TPB (ambos os gêneros) apresentaram critérios para TDAH na infância. Resultados semelhantes foram encontrados por Philipsen e colaboradores[42] em estudo com 118 mulheres com TPB, das quais 41,5% preencheram critérios para TDAH na infância, 16,1% ainda o mantinham na vida adulta, e maior gravidade do TPB evidenciou história de TDAH infantil.

Esses estudos indicam que o TDAH na infância representa um risco maior para TPB na vida adulta; tal risco parece ser mediado por traços de personalidade voltados à ação (impulsividade, agressividade, busca de novidades), além de problemas de conduta.[43] A relação TDAH-TPB parece também ser moderada pelo sexo, estando presente apenas no sexo feminino, e não no masculino; no sexo feminino, impulsividade e desregulação emocional mediaram essa relação.[44]

Fenomenologicamente, há algumas semelhanças entre sintomas de TDAH e TPB, iniciando-se por déficits na regulação do afeto e no controle dos impulsos, bem como déficits atencionais, abuso de substâncias, relações interpessoais conflitantes e baixa autoestima.[45] No entanto, os mecanismos de regulação afetiva são muito diferentes nas duas condições. Pacientes com TDAH têm um déficit atencional maior quando perdem o estímulo externo; é comum homens tentarem regular suas labilidades emocionais com excesso de esportes, comportamento sexual ou, às vezes, por meio de comportamento agressivo/impulsivo (brigas). Entretanto, pacientes com TPB (via de regra, mulheres, em geral vítimas de estresse pós-traumático) tendem a apresentar estados dissociativos ou "comportamento congelado" quando expostos a estresse emocional,[46] e automutilação e comportamento suicida ou explosivo são usados para pôr fim aos estados de tensão.[47,48]

As semelhanças entre TDAH e TPB não se restringem aos sintomas, mas também a alguns fatores neurobiológicos, como disfunção do eixo hipotálamo-hipófise-suprarrenal (HHA), desequilíbrio do cortisol (sobretudo em associação com adversidades na infância), abuso sexual (muito presente em pacientes com TPB), disfunção frontal no controle de impulsos e persistência de sintomas de TDAH.[47-50] Todavia, mais estudos são necessários para replicar tais achados, bem como uma investigação em populações que apresentem as duas condições. A disfunção dopaminérgica tem um papel importante no TDAH, com algumas evidências no TPB.[51,52] Há indícios de desregulação serotoninérgica e noradrenérgica,[53,54] vias envolvidas em comportamentos impulsivos e agressivos, em ambos os transtornos, além de possível envolvimento do sistema opioide.[55] Estudos de neuroimagem também evidenciaram algumas similaridades em regiões do córtex pré-frontal.[45,56,57]

Tratamento

Psicoestimulantes são a primeira linha de tratamento para TDAH, mesmo quando existem outras comorbidades, como o TPB.[58] Entretanto, há poucos ensaios clínicos e relatos de caso com indícios de sua eficácia, mantendo tolerabilidade e segurança.[59-61]

A indicação de psicoterapia para TPB tem sido mais consistente. Um modelo com base em um programa de treinamento estruturado de habilidades, fundamentado nos princípios da terapia dialética comportamental para TPB, proposto por Linehan e colaboradores[62] e Lynch e colaboradores,[63] foi utilizado em pacientes adultos com TDAH e TPB, associado ao uso de metilfenidato, com redução satisfatória de sintomas atencionais, de impulsividade e desregulação emocional.[64] Além da terapia dialética, abordagens psicodinâmicas têm sido avaliadas, com resultados satisfatórios no TPB.[65,66] Enquanto não se desenvolve uma técnica específica que combine as necessidades psicoterápicas do TDAH e as do TPB, a terapia dialética e a terapia cognitivo-comportamental[67] preenchem este papel no tratamento dos portadores de TDAH e TPB.

TDAH e transtornos da personalidade narcisista e histriônica

Como já foi descrito, os TPs do Grupo B estão entre os mais frequentes na população com TDAH, e a maioria dos estudos se refere ao TPB e ao TPAS. Não existem estudos isolados que tenham investigado os transtornos da personalidade narcisista e histriônica, mas suas frequências são maiores em sujeitos com TDAH, se comparados a controles normais.[14] Conforme Almeida Silva e colaboradores,[68] há indícios de que indivíduos diagnosticados com TDAH sejam mais propensos ao desenvolvimento de um caráter narcisista, uma vez que o temperamento enérgico e impulsivo e/ou experiências infantis contínuas de fracassos poderiam estar relacionados a essa personalidade.

Transtornos da personalidade do Grupo C

A presença de vários TPs do Grupo C tem sido maior em grupos de indivíduos com TDAH do que em controles normais, e, embora não seja unanimidade entre os estudos, o transtorno da personalidade obsessivo-compulsiva (TPOC) aparece entre os mais frequentes. Uma das considerações seria que a alta sobreposição de ansiedade e medo nos sintomas de desatenção dos adultos, bem como a comorbidade entre TPOC e TDAH, pode levar a um importante subgrupo etiológico do TDAH, associado com quadros obsessivo-ansiosos.[69,70] O TPOC, caracterizado pela presença de sintomas como perfeccionismo, preocupação com detalhes, relutância em delegar tarefas e rigidez, poderia ser o contraponto do TDAH e neutralizar muitos dos sintomas deste. Entretanto, não existem descrições de como se manifesta tal sobreposição. Por outro lado, alguns autores defendem a ideia de que sintomas de desatenção em portadores de TPOC poderiam ser confundidos com TDAH, levando a um aumento artificial da frequência dessa comorbidade.[71]

Considerações finais

Os TPs e o TDAH têm sido um foco recente de investigação, e a maioria das pesquisas teve seu início com população forense, devido à observação de alta frequência de sintomas do TDAH nessa população. As investigações sobre a sua etiologia mostram algumas vias comuns, mas apenas para TPAS e TPB. A sobreposição de muitos sintomas ainda suscita dúvidas quanto a se tratar de condições distintas ou subgrupos de TDAH, sendo necessárias mais pesquisas.

Estudos prospectivos com crianças com TDAH têm fornecido informações valiosas em relação a fatores preditores do desenvolvimento de alguns dos TPs, como início precoce de TC e gravidade do TDAH, o que pode fornecer condições para o desenvolvimento de programas psicoeducacionais específicos.

Referências

1. American Psychiatric Association. Manual diagnóstico e estatístico de transtornos mentais: DSM-5. 5. ed. Porto Alegre: Artmed; 2014.
2. Polanczyk G, de Lima MS, Horta BL, Biederman J, Rohde LA. The worldwide prevalence of ADHD: a systematic review and metaregression analysis. Am J Psychiatry. 2007;164(6):942-8.
3. Thomas R, Sanders S, Doust J, Beller E, Glasziou P. Prevalence of attention-deficit/hyperactivity disorder: a systematic review and meta-analysis. Pediatrics. 2015;135(4): e994-1001.
4. Kessler RC, Adler LA, Barkley R, Biederman J, Conners CK, Faraone SV, et al. Patterns and predictors of attention-deficit/hyperactivity disorder persistence into adulthood: results from the National Comorbity Survey Replication. Biol Psychiatry. 2006;57(11): 1442-51.
5. Simon V, Czobor P, Bálint S, Mészáros A, Bitter I. Prevalence and correlates of adult attention-deficit hyperactivity disorder: meta-analysis. Br J Psychiatry. 2009;194(3):204-11.
6. Willcutt EG. The Prevalence of DSM-IV attention-deficit/hyperactivity disorder: a meta-analytic review. Neurotherapeutics. 2012;9(3):490-9.
7. Gallo EF, Posner J. Moving towards causality in attention-deficit hyperactivity disorder: overview of neural and genetic mechanisms. Lancet Psychiatry. 2016;3(6):555-67.
8. Kasparek T, Theiner P, Filova A. Neurobiology of ADHD from childhood to adulthood: Findings of imaging methods. J Atten Disord. 2015;19(11):931-43.
9. Mahone EM, Denckla MB. Attention-deficit/hyperactivity disorder: a historical neuropsychological perspective. J Int Neuropsychol Soc. 2017;23(9-10):916-929.
10. Mitchell JT. Behavioral approach in ADHD: testing a motivational dysfunction hypothesis. J Atten Disord. 2010;13(6):609-17.
11. Sergeant JA. Modeling attention-deficit/hyperactivity disorder: a critical appraisal of the cognitive--energetic model. Biol Psychiatry. 2005;57(11):1248-55.
12. Harpin V, Mazzone L, Raynaud JP, Kahle J, Hodgkins P. Long-term outcomes of ADHD: a systematic review of self-esteem and social function. J Atten Disord. 2016;20(4):295-305.
13. Katzman MA, Bilkey TS, Chokka PR, Fallu A, Klassen LJ. Adult ADHD and comorbid disorders: Clinical implications of a dimensional approach. BMC Psychiatry. 2017;17(1):302.
14. Miller CJ, Miller SR, Newcorn JH, Halperin JM. Personality characteristics associated with persistent ADHD in late adolescence. J Abnorm Child Psychol. 2008;36(2):165-73.
15. McCrae RR, Costa Jr PT. The five-factor theory of personality, In: John OP, Robins RW, Pervin LA, editors. Handbook of personality: theory and research. New York: Guilford; 2008. p. 159–181.
16. Mannuzza S, Klein RG, Bessler A, Malloy P, LaPadula M. Adult psychiatric status of hyperactive boys grown up. Am J Psychiatry. 1998;155(4):493-8.
17. Storebø OJ, Simonsen E. The association between ADHD and Antisocial Personality Disorder (ASPD): a review. J Atten Disord. 2016;20(10):815-24.
18. Gomez R, Corr PJ. ADHD and personality: a meta-analytic review. Clin Psychol Rev. 2014; 34(5):376-88.
19. Connor DF, Steeber J, McBurnett K. A review of attention-deficit/hyperactivity disorder complicated by symptoms of oppositional defiant disorder or conduct disorder. J Dev Behav Pediatr. 2010;31(5):427-40.

20. Loeber R, Wung P, Keenan K, Giroux B, Stouthamer-Loeber M, Van Kammen WB, et al. Developmental patways in disruptive child behavior. Dev Psychopathol. 1993;5(12):103-33.
21. Biederman J, Petty CR, Dolan C, Hughes S, Mick E, Monuteaux MC, et al. The long-term longitudinal course of oppositional defiant disorder and conduct disorder in ADHD boys: Findings from a controlled 10-year prospective longitudinal follow-up study. Psychol Med. 2008;38(7):1027-36.
22. Hechtman L, Weiss G. Controlled prospective fifteen year follow-up of hyperactives as adults: non--medical drug and alcohol use and anti-social behaviour. Can J Psychiatry. 1986;31(6):557-67.
23. Barkley RA, FIscher M, Smallishl, Fletcher K. Young adult follow-up of hyperactive children: antisocial activities and drug use. J Child Psychol Psychiatry. 2004;45(2): 195-211.
24. Mannuzza S, Klein RG, Bessler A, Malloy P, Lapadula M. Adult outcome of hyperactive boys: educational achievement, occupational rank, and psychiatric status. Arch Gen Psychiatry. 1993;50(7): 565-76.
25. Rasmussen P, Gillberg C. Natural outcome of ADHD with developmental coordination disorder at age 22 years: a controlled, longitudinal, community-based study. J Am Acad Child Adolesc Psychiatry. 2000;39(11):1424-31.
26. Satterfield JH, Schell A. A prospective study of hyperactive boys with conduct problems and normal boys: adolescent and adult criminality. J Am Acad Child Adolesc Psychiatry. 1997;36(12):1726-35.
27. Dowson JH. Characteristics of adults with attention deficit/hyperactivity disorder and past conduct disorder. Acta Psychiatr Scand. 2008;117(4):299-305.
28. Retz W, Rösler M. The relation of ADHD and violent aggression: what can we learn from epidemiological and genetic studies? Int J Law Psychiatry. 2000;32(4):235-43.
29. Mannuzza S, Klein RG, Abikoff H, Moulton JL 3rd. Significance of childhood conduct problems to later development of conduct disorder among children with ADHD: a prospective follow-up study. J Abnorm Child Psychol. 2004;32(5):565-73.
30. Erskine HE, Norman RE, Ferrari AJ, Chan GC, Copeland WE, Whiteford HA, et al. Long-term outcomes of attention-deficit/hyperactivity disorder and conduct disorder: systematic review and meta--analysis. J Am Acad Child Adolesc Psychiatry. 2016;55(10):841-50.
31. Biederman J, Petty CR, Monuteaux MC, Fried R, Byrne D, Mirto T. Adult psychiatric outcomes of girls with attention deficit hyperactivity disorder: 11-years follow-up in a longitudinal case-control study. Am J Psychiatry. 2010;167(4):409-17.
32. Rösler M, Retz W, Yaqoobi K, Burg E, Retz-Junginger P. Attention deficit/hyperactivity disorder in female offenders: prevalence, psychiatric comorbidity and psychosocial implications. Eur Arch Psychiatry Clin Neurosci. 2009;259(2):98-105.
33. Westmoreland P, Gunter T, Loveless P, Allen J, Sieleni B, Black DW. Attention deficit hyperactivity disorder in men and women newly committed to prison clinical characteristics, psychiatric comorbidity, and quality of life. Int J Offender Ther Comp Criminol. 2010;54(3):361-77.
34. Young S, Thome J. ADHD and offenders. World J Biol Psychiatry. 2011;12 Suppl 1:124-8.
35. Baggio S, Fructuoso A, Guimaraes M, Fois E, Golay D, Heller P, et al. Prevalence of attention deficit hyperactivity disorder in detention settings: a systematic review and meta-analysis. Front Psychiatry. 2018;9:331.
36. Young S, Moss D, Sedgwick O, Fridman M, Hodgkins P. A meta-analysis of the prevalence of attention deficit hyperactivity disorder in incarcerated populations. Psychol Med. 2015;45(2):247-58.
37. Young S, Sedgwick O, Fridman M, Gudjonsson G, Hodgkins P, Lantigua M, et al. Co-morbid psychiatric disorders among incarcerated ADHD populations: a meta-analysis. Psychol Med. 2015;45(12):2499-510.
38. Carpentier PJ, Levin FR. Pharmacological treatment of ADHD in addicted patients. Harv Rev Psychiatry. 2017;25(2):50-64.
39. Perugi G, Pallucchini A, Rizzato S, De Rossi P, Sani G, Maremmani AG, et al. Pharmacotherapeutic strategies for the treatment of attention-deficit hyperactivity (ADHD) disorder with comorbid substance-use disorder (SUD). Expert Opin Pharmacother. 2019;20(3):343-355.
40. Young S, Gudjonsson G, Chitsabesan P, Colley B, Farrag E, Forrester A, et al. Identification and treatment of offenders with attention-deficit/hyperactivity disorder in the prison population: a practical approach based upon expert consensus. BMC Psychiatry. 2018;18(1):281.
41. Fossati A, Novella L, Donati D, Donini M, Maffei C. History of childhood attention deficit/hyperactivity disorder symptoms and borderline personality disorder: a controlled study. Compr Psychiatry. 2002;43(5):369-77.

42. Philipsen A, Limberger MF, Lieb K, Feige B, Kleindienst N, Ebner-Priemer U, et al. Attention-deficit hyperactivity disorder as a potentially aggravating factor in borderline personality disorder. Br J Psychiatry. 2008;192(2):118-23.
43. Carlotta D1, Borroni S, Maffei C, Fossati A. On the relationship between retrospective childhood ADHD symptoms and adult BPD features: the mediating role of action-oriented personality traits. Compr Psychiatry. 2013;54(7):943-52.
44. Fossati A, Gratz KL, Borroni S, Maffei C, Somma A, Carlotta D. The relationship between childhood history of ADHD symptoms and DSM-IV borderline personality disorder features among personality disordered outpatients: the moderating role of gender and the mediating roles of emotion dysregulation and impulsivity. Compr Psychiatry. 2015;56:121-7.
45. Matthies SD, Philipsen A. Common ground in Attention Deficit Hyperactivity Disorder (ADHD) and Borderline Personality Disorder (BPD)–review of recent findings. Borderline Personal Disord Emot Dysregul. 2014;1:3.1-3.
46. Davids E, Gastpar M. Attention deficit hyperactivity disorder and borderline personality disorder. Prog Neuropsychopharmacol Biol Psychiatry. 2005;29(6):865-77.
47. Moukhtarian TR, Mintah RS, Moran P, Asherson P. Emotion dysregulation in attention-deficit/hyperactivity disorder and borderline personality disorder. Borderline Personal Disord Emot Dysregul. 2018;5:9.
48. O'Malley GK, McHugh L, Mac Giollabhui N, Bramham J. Characterizing adult attention-deficit/hyperactivity-disorder and comorbid borderline personality disorder: ADHD symptoms, psychopathology, cognitive functioning and psychosocial factors. Eur Psychiatry. 2016;31:29-36.
49. Krause-Utz A, Winter D, Niedtfeld I, Schmahl C. The latest neuroimaging findings in borderline personality disorder. Curr Psychiatry Rep. 2014;16(3):438.
50. Sebastian A, Jung P, Krause-Utz A, Lieb K, Schmahl C, Tüscher O. Frontal dysfunctions of impulse control – a systematic review in borderline personality disorder and attention-deficit/hyperactivity disorder. Front Hum Neurosci. 2014;8:698.
51. Friedel RO. Dopamine dysfunction in borderline personality disorder: a hypothesis. Neuropsychopharmacology. 2004;29(6):1029-39.
52. McHugh MJ, McGorry PD, Yuen HP, Hickie IB, Thompson A, de Haan L, et al. The ultra-high-risk for psychosis groups: evidence to maintain the status quo. Schizophr Res. 2018;195:543-8.
53. Joyce PR, Stephenson J, Kennedy M, Mulder RT, McHugh PC. The presence of both serotonin 1A receptor (HTR1A) and dopamine transporter (DAT1) gene variants increase the risk of borderline personality disorder. Front Genet. 2014;4:313.
54. Tadić A, Victor A, Başkaya O, von Cube R, Hoch J, Kouti I, et al. Interaction between gene variants of the serotonin transporter promoter region (5-HTTLPR) and catechol O-methyltransferase (COMT) in borderline personality disorder. Am J Med Genet B Neuropsychiatr Genet. 2009;150B(4):487-95.
55. Bandelow B, Schmahl C, Falkai P, Wedekind D. Borderline personality disorder: a dysregulation of the endogenous opioid system? Psychol Rev. 2010;117(2):623-36.
56. Albajara Sáenz A, Villemonteix T, Massat I. Structural and functional neuroimaging in attention--deficit/hyperactivity disorder. Dev Med Child Neurol. 2019;61(4):399-405.
57. Samea F, Soluki S, Nejati V, Zarei M, Cortese S, Eickhoff SB, et al. Brain alterations in children/adolescents with ADHD revisited: a neuroimaging meta-analysis of 96 structural and functional studies. Neurosci Biobehav Rev. 2019;100:1-8.
58. Kooij JJS, Bijlenga D, Salerno L, Jaeschke R, Bitter I, Balázs J, et al. Updated European Consensus Statement on diagnosis and treatment of adult ADHD. Eur Psychiatry. 2019;56:14-34.
59. Gvirts HZ, Lewis YD, Dvora S, Feffer K, Nitzan U, Carmel Z, et al. The effect of methylphenidate on decision making in patients with borderline personality disorder and attention-deficit/hyperactivity disorder. Int Clin Psychopharmacol. 2018;33(4):233-7.
60. Hooberman D, Stern TA. Treatment of attention deficit and borderline personality disorders with psychostimulants: case report. J Clin Psychiatry. 1984;45(10):441-2.
61. van Reekum R, Links PS. N of 1 study: Methylphenidate in a patient with borderline personality disorder and attention deficit hyperactivity disorder. Can J Psychiatry. 1994;39(3):186-7.
62. Linehan MM, Comtois KA, Murray AM, Brown MZ, Gallop RJ, Heard HL, et al. Two-year randomized controlled trial and follow-up of dialectical behavior therapy vs therapy by experts for suicidal behaviors and borderline personality disorder. Arch Gen Psychiatry. 2006;63(7):757-66.

63. Lynch TR, Trost WT, Salsman N, Linehan MM. Dialectical behavior therapy for borderline personality disorder. Annu Rev Clin Psychol. 2007;3:181-205.
64. Prada Pl, Nicastro R, Zimmermann J, Hasler R, Aubry JM, Perroud N. Addition of methylphenidate to intensive dialectical behaviour therapy for patients suffering from comorbid borderline personality disorder and ADHD: a naturalistic study. Atten Defic Hyperact Disord. 2015;7(3):199-209.
65. Cristea IA, Gentili C, Cotet CD, Palomba D, Barbui C, Cuijpers P. Efficacy of psychotherapies for borderline personality disorder. JAMA Psychiatry. 2017;74(4):319-28.
66. Stone MH. Borderline personality disorder: clinical guidelines for treatment. Psychodyn Psychiatry. 2017;45(1):1-21.
67. Jensen CM, Amdisen BL, Jørgensen KJ, Arnfred SM. Cognitive behavioural therapy for ADHD in adults: systematic review and meta-analyses. Atten Defic Hyperact Disord. 2016;8(1):3-11.
68. de Almeida Silva V, Louzã MR, da Silva MA, Nakano EY. Ego Defense Mechanisms and Types of Object Relations in Adults With ADHD. J Atten Disord. 2016 20(11):979-987.
69. Jacob C, Gross-Lesch S, Jans T, Geissler J, Reif A, Dempfle A, Internalizing and externalizing behavior in adult ADHD. ADHD Atten. Atten Defic Hyperact Disord. 2014;6(2):101-10.
70. Jacob CP, Romanos J, Dempfle A, Heine M, Windemuth-Kieselbach C, Kruse A, et al. Co-morbidity of adult attention-deficit/hyperactivity disorder with focus on personality traits and related disorders in a tertiary referral center. Eur Arch Psychiatry Clin Neurosci. 2007;257(6):309-17.
71. Abramovitch A, Dar R, Mittelman A, Wilhelm S. Comorbidity between attention deficit/hyperactivity disorder and obsessive-compulsive disorder across the lifespan. Harv Rev Psychiatry. 2015;23(4):245-62.

21
Transtornos da personalidade associados à epilepsia

Renato Luiz Marchetti

Histórico

Nos primórdios do estudo científico da epilepsia, os pacientes que sofriam dessa condição eram atendidos e estudados pelos psiquiatras. No final do século XIX, era que precedeu o período da grande sistematização nosológica de Kraepelin, os psiquiatras franceses Morel e Falret apresentaram descrições dos quadros psiquiátricos que alguns pacientes com epilepsia apresentam como válidas até hoje. Foram observadas frequentes flutuações de humor, irritabilidade e agressividade crônicas entre as crises e, muitas vezes, não relacionadas a elas, caracterizando uma disposição mórbida do "caráter" ou da "personalidade epiléptica".[1] Para a psiquiatria da época, dominada por ideias de natureza constitucionalista, a epilepsia não associada a outros problemas orgânicos cerebrais óbvios era considerada uma doença geneticamente herdada (epilepsia "essencial" ou "genuína"), cujas manifestações poderiam ocorrer na vertente das crises ou dos transtornos mentais de maneira conjunta ou separada. Assim, segundo essa corrente de pensamento, seria possível a apresentação apenas das alterações mentais "características dos epilépticos", sem suas manifestações "neurológicas". A chamada epilepsia "larval" poderia incluir até tendências tão abomináveis como a delinquência e a criminalidade franca. Embora não possamos negar que, em algumas ocasiões, as manifestações mentais possam preceder em muitos anos o início da epilepsia, tal afirmação, como regra, não se sustenta à luz dos conhecimentos atuais. As ideias de teor constitucionalista contaram com psiquiatras de renome, como Kraepelin, que descreveu os seguintes traços de personalidade para os pacientes com essa condição: lentificação, viscosidade, circunstancialidade, preocupações religiosas, conscienciosidade, irritabilidade e tendência a agressividade.[2]

O desenvolvimento das teorias da "personalidade epiléptica" contou com nomes como Mauz, e a sua "constituição enequética ou ictafim"; Strömgren e a "personalidade ixoide" e Minkowska e a "personalidade ou caráter epileptoide ou gliscroide".[1]

O declínio das ideias constitucionalistas da epilepsia e do conceito de "personalidade epiléptica" se deveu à descoberta da EEG, que permitiu o desenvolvimento da epileptologia científica. Assim, tornou-se claro que não podemos falar de uma epilepsia, mas de um conjunto diversificado de síndromes epilépticas, com diferentes tipos de crises, e que existem epilepsias benignas no sentido neurológico e psiquiátrico. Autores como Lennox, em 1944, afirmaram que muitos pacientes não passam por problemas maiores do que as dificuldades psicológicas decorrentes dos problemas sociais envolvendo a epilepsia e dos efeitos crônicos das drogas antiepilépticas (DAEs), que, principalmente no início do século XX, apresentavam efeitos colaterais neuropsiquiátricos significativos.[3] Ficou claro, também, que alguns problemas de personalidade são mais encontrados em algumas síndromes epilépticas específicas.[4-6]

Dependência, insegurança e evitação

Em uma parcela significativa de pacientes com epilepsias refratárias e, em menor proporção, em pacientes com epilepsias benignas, são observados traços de dependência, insegurança e evitação,[7,8] ocasionalmente satisfazendo os critérios para transtorno da personalidade (TP). Os fatores envolvidos são idade de início precoce, epilepsia grave, isolamento, superproteção familiar, estigma sofrido ou percebido pelo paciente, possível disfunção sexual, problemas cognitivos, formação educacional e profissional e eventuais comorbidades.

Agressividade

A frequência com que a agressividade é encontrada em pacientes com epilepsia é variável, dependendo dos aspectos metodológicos envolvidos. A agressividade é mais comum em populações selecionadas, sendo encontrada em até 56% dos casos em pacientes com epilepsia do lobo temporal (ELT) refratária.[9,10]

A prevalência de epilepsia entre criminosos encarcerados é elevada, chegando a atingir até 18% dos prisioneiros, mas como a prevalência de epilepsia nas populações pobres que ocupam as prisões é elevada, não está afastada a participação de viés amostral nesses números.[11]

Existe associação de agressividade com trauma de crânio,[12] retardo mental[13] e outros transtornos mentais, como psicose,[14] transtorno disfórico interictal[15] e síndrome de Gastaut-Geschwind, que será abordada a seguir.[9,16]

Transtornos da personalidade na epilepsia mioclônica juvenil

A epilepsia mioclônica juvenil é uma forma de epilepsia relativamente comum, representando aproximadamente 10% de todas as epilepsias. É caracterizada por início na puberdade, desenvolvimento neurológico e intelectual normais e forte predisposição genética. As crises predominantes são as mioclonias do despertar e as ocasionais crises tônico-clônicas generalizadas, desencadeadas particularmente por privação de sono. As alterações eletroencefalográficas características desse tipo de epilepsia são os complexos de poliespículas e as ondas generalizadas, com suscetibilidade à fotoestimulação. Apresenta boa resposta das crises ao uso de valproato, com melhora em aproximadamente 80% dos casos, mas o tratamento deve ser mantido por tempo indeterminado.

Janz e Christian,[6] em 1957, ao delimitarem as características do "pequeno mal impulsivo", descreveram os problemas psicológicos apresentados pelos pacientes: "atrativos, porém emocionalmente lábeis, variando entre camaradagem e desconfiança – bastante imaturos, com comportamento infantil que pode levar a dificuldades no ajustamento social" ou "com atitude de negação em relação à doença" e "com traços de caráter neuróticos".

Estudos mais recentes confirmaram o quadro clínico, caracterizado por negação da doença, negligência de cuidados com o sono e outros hábitos, baixa adesão ao tratamento, imaturidade emocional, inconsequência, irresponsabilidade, indisciplina, dificuldade de aceitação de limites e regras sociais, hedonismo, impulsividade e instabilidade emocional.[17] Há uma correspondência desses traços com os dos TPs do Grupo B do DSM-5. Normalmente, apresentam intensidade leve a moderada e estão associados ao aumento da frequência de crises e dos problemas psicossociais.[18] Apresentam-se em 14 a 23% dos pacientes.[18,19]

A fisiopatologia aventada baseia-se no achado de déficits cognitivos frontais e em achados de redução de volume de substância cinzenta no tálamo e aumento nas regiões frontais mesiais e basais,[17] existindo também associação com redução volumétrica da região posterior do corpo caloso.[20]

Transtornos da personalidade na epilepsia do lobo temporal mesial

A ELT é a forma de epilepsia mais comum em adultos, correspondendo a aproximadamente 40% de todos os casos. A ELT pode ser dividida em mesial e lateral, de acordo com o local de origem das crises. A epilepsia do lobo temporal mesial (ELTM) corresponde a 60% dos casos de ELT. As crises típicas são disperceptivas, que se iniciam com auras caracterizadas por mal-estar epigástrico ascendente, sintomas autonômicos (palidez, sudorese, piloereção) ou psíquicos (medo, *déjà vu*, *jamais vu*, outros conteúdos mnésticos com forte acento emocional), seguidos por parada comportamental, olhar fixo, rompimento de contato com o meio e automatismos oromandibulares ou manuais. Ocasionalmente, pode ocorrer progressão para crises tônico-clônicas. Essa forma de epilepsia é caracterizada por refratariedade clínica às DAEs, principalmente quando há esclerose hipocampal associada.

Gibbs,[21] em 1951, foi o primeiro a observar que pacientes com ELT apresentavam bem mais problemas mentais. Estudos atuais apontam que pacientes com ELTM refratários candidatos a lobectomia temporal apresentam uma taxa de transtornos mentais que varia de 43 a 85%[7,22-24] e risco de suicídio 6,6 vezes acima do esperado.[25]

Os TPs ocorrem em 12,4 a 61% dos pacientes,[7,8,23,26] sendo que a maioria apresenta traços de dependência e evitação ou traços do Grupo B do DSM-5.[7,8,26]

Transformação "orgânica" da personalidade na epilepsia do lobo temporal mesial (síndrome de Gastaut-Geschwind)

Em associação ao declínio das ideias constitucionalistas da epilepsia e do conceito de "personalidade epiléptica", a segunda metade do século XX assistiu ao nascimento do conceito de transformação "orgânica" da personalidade da ELT.

Gastaut, Geschwind, Bear e outros fizeram contribuições importantes.[4,5,27] De maneira geral, as alterações típicas são semelhantes àquelas já observadas pelos antigos autores constitucionalistas, mas passaram a ser associadas apenas com a ELT. O quadro foi denominado *síndrome de Gastaut-Geschwind*, em homenagem aos autores que se dedicaram ao desenvolvimento e reconhecimento científico desse conceito.

Existem questões metodológicas não resolvidas em relação à síndrome de Gastaut-Geschwind, bem como resistências à sua aceitação, fundamentadas em uma série de estudos baseados no uso do Minnesota Multiphasic Personality Inventory (MMPI) e de outros inventários não especializados.[7,28,29]

Procurando superar as limitações desses instrumentos, que não foram elaborados para identificar os problemas específicos dessa população, Bear e Fedio, baseados nas descrições clínicas presentes na literatura especializada, introduziram o uso de um inventário para averiguar a presença de 18 traços que poderiam ser encontrados em pacientes com ELT.[30] O uso desse inventário comportamental deu origem a uma série de estudos que evidenciou a presença de mudança de personalidade na ELT, embora alguns resultados tenham sido negativos.[27,31]

Após estudos com o inventário de Bear e Fedio, Blumer criou o inventário neurocomportamental,[1,15] que hoje é considerado o mais próximo de um padrão-ouro para a investigação da síndrome de Gastaut-Geschwind. Oliveira e colaboradores,[32] em 2009, realizaram a adaptação transcultural desse inventário para a realidade brasileira, observando que os domínios mais encontrados nos pacientes com ELT foram hipermoralidade (66,7%), convicções religiosas (73,3%), tendência a sistematização e ordenação (53,3%), seriedade (60%), detalhismo (73,3%) e persistência e repetitividade (53,3%).

A síndrome de Gastaut-Geschwind também foi estudada por seus traços específicos, como viscosidade,[33] hipergrafia,[34] religiosidade,[35] hipossexualidade[36] e agressividade.[9]

Uma outra maneira de se estudar a síndrome de Gastaut-Geschwind aborda o quadro clínico por meio de um diagnóstico categorial e operacional, conforme proposto por Moore,[16] em 1997, e modificado pelo Programa de Epilepsia do Instituto de Psiquiatria do HC-FMUSP (PROJEPSI), para a realização de um estudo com pacientes com ELTM e esclerose hipocampal (ver Quadro 21.1).

A frequência da síndrome de Gastaut-Geschwind, em pacientes com ELTM candidatos a lobectomia temporal varia entre 1,6 e 25%.[8,23,26] A observação de um paralelo invertido entre a síndrome de Gastaut-Geschwind e a síndrome de Klüver-Bucy (caracterizada por placidez emocional, hipermetamorfose da atenção e hipersexualidade), realizada inicialmente por Gastaut e mais tarde por Geschwind, foi uma das evidências para a elaboração da ideia de que a epileptogênese do lobo temporal é a causa da síndrome de Gastaut-Geschwind.[4,5] O modelo recebe o nome de hiperconexão sensório-límbica.[27] Modelos animais e humanos de desconexão sensório-límbica teriam como consequência a síndrome de Klüver-Bucy; modelos de hiperconexão sensório-límbica teriam como consequência a síndrome de Gastaut-Geschwind, ao menos no que diz respeito à intensificação e à impregnação emocional. O sistema límbico parece estabelecer o padrão associativo entre eventos, conceitos e emoções. Sua posição como elo entre os córtices sensoriais-associativos e entre efetores emocionais autonômicos e motores favorece essa visão. Na síndrome de hiperconexão sensório-límbica, o foco epiléptico no lobo temporal límbico favoreceria a formação de associações de significado emocional de maneira disseminada e indiscriminada (inclusive com estímulos originalmente neutros).[27] Essa hipótese é reforçada por trabalhos que apontam um aumento da resposta emocional (medida por reações autonômicas) a estímulos agradáveis, desagradáveis e neutros em pacientes com ELT e uma diminuição dessa resposta após lobectomia temporal.[37] O modelo da hiperconexão sensório-límbica, portanto, fornece uma possibilidade de estudo empírico para as bases neurofisiológicas das alterações

QUADRO 21.1 Proposta de critérios diagnósticos para a síndrome de Gastaut-Geschwind

Todos os critérios seguintes devem ser satisfeitos:
  a. Mudança permanente da personalidade
  b. Três anos ou mais de crises parciais complexas ou generalizadas secundárias
  c. Viscosidade, que se manifesta por um ou mais dos seguintes sintomas:
     - Afetos profundos e persistentes
     - Tenacidade, repetitividade, "grude" social
     - Discurso prolixo, detalhista e circunstancial
     - Hipergrafia
  d. Um ou mais dos seguintes fatores:
     - Interesse ou preocupações com assuntos religiosos, éticos ou filosóficos
     - Hipossexualidade
     - Hostilidade ou irritabilidade
  e. Mudança na personalidade não pode ser atribuída a outros fatores
  f. Ausência de sintomas psicóticos ou depressivos proeminentes
  g. Os traços apresentados provocam desadaptação ou sofrimento, relatados pelo paciente ou por familiares ou observados pelo clínico

Fonte: Adaptado de Moore.[16]

psiquiátricas da síndrome de Gastaut-Geschwind. Segundo Bear,[27] a maneira pela qual essa hiperconexão se estabeleceria pode ser teoricamente explicada pelo modelo biológico do abrasamento (*kindling*). Esse modelo animal de epileptogênese se aplica sobretudo às estruturas do sistema límbico, que, submetidas a descargas subconvulsivas intermitentes de maneira crônica, facilitam o desenvolvimento de epilepsia.[38] Em animais, já foi demonstrado que alterações comportamentais podem ser induzidas pelo mesmo processo.[39]

Com relação à influência do tratamento da epilepsia sobre a síndrome de Gastaut-Geschwind, é importante lembrar o já referido efeito da lobectomia temporal sobre alguns dos seus sintomas. Especialmente agressividade e disfunção sexual melhoram com o tratamento por essa cirurgia.[40,41] O tratamento psicofarmacológico da síndrome de Gastaut-Geschwind é citado por diferentes autores, incluindo o uso de neurolépticos ou outros fármacos no controle da agressividade.[42] Aparentemente, o aspecto mais resistente à influência dos diferentes tratamentos é a viscosidade, para a qual alguns autores propõem tratamentos comportamentais.[42]

Transformação "orgânica" da personalidade do tipo frontal orbital

Em 1848, Harlow[43] descreveu o caso de Phineas Gage, um homem jovem que, 20 anos antes, havia sofrido um terrível acidente, em que seu crânio foi atravessado por uma barra de ferro de 6 kg e cerca de um metro de comprimento. Surpreendentemente, Phineas Gage sobreviveu ao acidente e às complicações médicas imediatas, mas, embora não apresentasse alterações neurológicas ou cognitivas marcantes, sua personalidade sofreu profundas modificações, o que lhe provocou incapacitação social permanente. Além disso, desenvolveu epilepsia, vindo a falecer em 1861, possivelmente vítima de estado de mal epiléptico.

As modificações da personalidade de Gage, descritas em detalhes por Harlow, foram o primeiro relato da síndrome da transformação "orgânica" do tipo frontal orbital. Gage foi descrito como apresentando comportamento caprichoso, irreverente e socialmente desinibido, empregando com frequência linguagem obscena. Tornou-se impaciente, impulsivo, irresponsável e inconstante, vindo a perder seu emprego e a apresentar uma deterioração social marcante.[44] Outros pacientes com a síndrome também apresentam euforia, puerilidade e labilidade afetivas, descuido pessoal, agressividade, inquietação, promiscuidade, julgamento social prejudicado, falta de empatia, egoísmo e perda de padrões éticos.[45]

No que diz respeito a sua associação à epilepsia, essas modificações são mais frequentes nas epilepsias frontais pós-traumáticas e tumorais. Tais alterações costumam ser relacionadas com as lesões na região frontal, sobretudo a orbital,[45] não havendo relação com a gravidade das crises.

Outras epilepsias frontais não costumam cursar com alterações significativas de personalidade. Em alguns casos, observa-se associação com déficit de atenção e hiperatividade.[46]

Considerações finais

Embora a maioria dos pacientes com epilepsia não apresente problemas de personalidade, esse tema continua gerando polêmicas. No final do século XIX e início do século XX, a visão psiquiátrica dominante era a da "personalidade epiléptica", ligada aos conceitos de epilepsia "essencial" e epilepsia "larval", que relacionava os problemas de personalidade à epilepsia de maneira generalizada e indiscriminada. A partir da segunda metade do século XX, não só foi abandonada essa ideia, como o conhecimento a respeito das diferentes síndromes epilépticas permitiu o desenvolvimento do conhecimento de relações específicas entre essas síndromes e determinados problemas de personalidade.

Referências

1. Blumer D. Personality disorders in epilepsy. In: Ratey JJ, editor. Neuropsychiatry of personality disorders. Cambridge: Blackwell Science; 1995. p. 230-63.
2. Kraepelin E, Diefendorf AR. Clinical psychiatry(1907). Delmar: Scholar's Facsimiles & Reprints; 1981.
3. Lennox WG. Epilepsy. In: Hunt J, editor. Handbook of personality and behaviour problems. New York: Ronald; 1944.
4. Gastaut H. Interpretation of the symptoms of psychmotor epilepsy in relation to physiologic data on rhinencephalic function. Epilepsia. 1954;3:84-8.
5. Geshwind N. Behavioral changes in temporal lobe epilepsy. Psychol Med. 1979;9(2):217-9.
6. Janz D, Christian W. Impulsiv petit mal. Dtsch Z Nervenheilk. 1957;176:346-86.
7. Manchanda R, Schaefer B, McLachlan RS, Blume WT, Wiebe S, Girvin JP, et al. Psychiatric disorders in candidates for surgery for epilepsy. J Neurol Neurosurg Psychiatry. 1996;61(1):82-9.
8. Koch-Stoecker S. Personality disorders as predictors of severe postsurgical psychiatric complications in epilepsy patients undergoing temporal lobe resections. Epilepsy Behav. 2002;3(6):526-31.
9. Serafetinides EA. Aggressiveness in temporal lobe epileptics and its relation to cerebral dysfunction and environmental factors. Epilepsia. 1965;6:33-42.
10. Falconer MA. Reversibility by temporal-lobe resection of the behavioral abnormalities of temporal-lobe epilepsy. N Engl J Med. 1973;289(9):451-5.
11. Gunn JC. The prevalence of epilepsy among prisoners. Proc R Soc Med. 1969;62(1):60-3.
12. Fenwick P. Aggression and epilepsy. In: Trimble MR, Bolwig TO, editors. Aspects of epilepsy and psychiatry. Chichester: Wiley; 1986. p. 31-60.
13. Mendez MF, Doss RC, Taylor JL. Interictal violence in epilepsy. Relationship to behavior and seizure variables. J Nerv Ment Dis. 1993;181(9):566-9.
14. Kanemoto K, Kawasaki J, Mori E. Violence and epilepsy: a close relation between violence and postictal psychosis. Epilepsia. 1999;40(1):107-9.
15. Blumer D. Evidence supporting the temporal lobe epilepsy personality syndrome. Neurology. 1999;53(5 Suppl 2):S9-12.
16. Moore DP. Interictal personality disorder. In: Moore DP. Partial seizures and interictal disorders: the neuropsychiatric elements. Boston: Butterworth-Heinemann; 1997. p 179-89
17. de Araújo Filho GM, Lin K, Lin J, Peruchi MM, Caboclo LO, Guaranha MS, et al. Are personality traits of juvenile myoclonic epilepsy related to frontal lobe dysfunctions? A proton MRS study. Epilepsia. 2009;50(5):1201-9.
18. de Araújo Filho GM, Pascalicchio TF, Sousa P das S, Lin K, Ferreira Guilhoto LM, Yacubian EM. Psychiatric disorders in juvenile myoclonic epilepsy: a controlled study of 100 patients. Epilepsy Behav. 2007;10(3):437-41.
19. Trinka E, Kienpointner G, Unterberger I, Luef G, Bauer G, Doering LB, et al. Psychiatric comorbidity in juvenile myoclonic epilepsy. Epilepsia. 2006;47(12):2086-91.

20. Filho GM, Jackowski AP, Lin K, Silva I, Guaranha M, Guilhoto LM, et al. The integrity of corpus callosum and cluster B personality disorders: a quantitative MRI study in juvenile myoclonic epilepsy. Prog Neuropsychopharmacol Biol Psychiatry. 2010;34(3):516-21.
21. Gibbs FA. Ictal and non-ictal psychiatric disorders in temporal lobe epilepsy. J Nerv Ment Dis. 1951;113(6):522-8.
22. Blumer D, Wakhlu S, Davies K, Hermann B. Psychiatric outcome of temporal lobectomy for epilepsy: incidence and treatment of psychiatric complications. Epilepsia. 1998;39(5):478-86.
23. Glosser G, Zwil A, Glosser D, O'Connor M, Sperling M. Psychiatric aspects of temporal lobe epilepsy before and after anterior temporal lobectomy. J Neurol Neurosurg Psychiatry. 2000;68(1):53-8.
24. Koch-Stoecker S. Psychiatric effects of surgery for temporal lobe epilepsy. In: Trimble MR, Schmitz B, editors. The neuropsychiatry of epilepsy. Cambridge: Cambridge University; 2001. p. 266-82.
25. Bell GS, Gaitatzis A, Bell CL, Johnson AL, Sander JW. Suicide in people with epilepsy: how great is the risk? Epilepsia. 2009;50(8):1933-42.
26. Guarnieri R, Walz R, Hallak JEC, Coimbra E, Almeida E, Cescato MP, et al. Do psychiatric comorbidities predict postoperative seizure outcome in temporal lobe epilepsy surgery? Epilepsy Behav. 2009;14(3):529-34.
27. Bear D. Temporal lobe epilepsy: a syndrome of sensory-limbic hyperconnection. Cortex. 1979;15(3):357-84.
28. Manchanda R, Schaefer B, McLachlan RS, Blume WT. Interictal psychiatric morbidity and focus of epilepsy in treatment-refractory patients admitted to an epilepsy unit. Am J Psychiatry. 1992;149(8):1096-8.
29. Small JG, Milstein V, Stevens JR. Are psychomotor epileptics different? A controlled study. Arch Neurol. 1962;7:187-94.
30. Bear DM, Fedio P. Quantitative analysis of interictal behaviour in temporal lobe epilepsy. Arch Neurol. 1977;34(8):454-67.
31. Nielsen H, Kristensen O. Personality correlates of sphenoidal EEG-foci in temporal lobe epilepsy. Acta Neurol Scand. 1981;64(4):289-300.
32. Oliveira GNM, Kummer A, Salgado JV, Portela EJ, Sousa-Pereira SR, Mendes MFSG, et al. Adaptação transcultural do inventário neurocomportamental (NBI) para o Brasil. J Epilepsy Clin Neurophysiol. 2009;15(3):123-9.
33. Rao SM, Devinsky O, Grafman J, Stein M, Usman M, Uhde TW, et al. Viscosity and social cohesion in temporal lobe epilepsy. J Neurol Neurosurg Psychiatry. 1992;55(2):149-52.
34. Waxman SC, Geschwind N. Hypergraphia in temporal lobe epilepsy. Neurology. 1974;24(7):629-36.
35. Devinsky O, Lai G. Spirituality and religion in epilepsy. Epilepsy Behav. 2008;12(4):63643.
36. Shukla GD, Srivastava ON, Katiyar BC. Sexual disturbances in temporal lobe epilepsy: a contolled study. Br J Psychiatry. 1979;134:288-92.
37. Bear D, Schenk L, Benson H. Increased autonomic responses to neutral and emotional stimuli in patients with temporal lobe epilepsy. Am J Psychiatry. 1981;138(6):843-45.
38. Goddard GV, McIntyre DC, Leech CK. A permanent change in brain function resulting from daily electrical stimulation. Exp Neurol. 1969;25(3):295-330.
39. Adamec RE, Stark-Adamec C. Limbic kindling and animal behaviour: implications for human psychopathology associated with complex partial seizures. Biol Psychiatry. 1983;18(2):269-93.
40. Blumer D, Walker AE. Sexual behavior in temporal lobe epilepsy. A study of the effects of temporal lobectomy on sexual behavior. Arch Neurol. 1967;16(1):37-43.
41. Hunter R, Logue V, McMenemy WH. Temporal lobe epilepsy supervening on long standing transvestitism and fetishism: a casr report. Epilepsia 1963;4(1-4):60-5.
42. Benson DF. The Geschwind syndrome. In: Smith DB, Treiman DM, Trimble MR, editors. Neurobehavioral problems in epilepsy. New York: Raven; 1991. p. 411-21. v. 55.
43. Harlow JM. Passage of an iron rod through the head. 1848. J Neuropsychiatry Clin Neurosci. 1999;11(2):281-3.
44. Harlow JM. Recovery from the passage of an iron bar through the head. Massachusetts Med Soc. 1868;2(3):327-47.
45. Damasio H, Grabowski T, Frank R, Galaburda AM, Damasio AR. The return of Phineas Gage: clues about the brain from the skull of a famous patient. Science. 1994;264(5162): 1102-5.
46. Prévost J, Lortie A, Nguyen D, Lassonde M, Carmant L. Nonlesional frontal lobe epilepsy (FLE) of childhood: clinical presentation, response to treatment and comorbidity. Epilepsia. 2006;47(12):2198-2201.

22
Transtornos da personalidade e suicídio

Carolina de Mello Santos, Chei Tung Teng, Leonardo Sauaia

Reconhecidos por seu difícil manejo de tratamento, os transtornos da personalidade (TP) cursam com algumas características que justificam tal percepção por parte dos profissionais de saúde mental. Podemos citar, entre tantas destas, a resposta pobre aos tratamentos farmacológicos, baixa aderência aos tratamentos psicoterápicos, prejuízo funcional crônico e o iminente risco de vida decorrente do comportamento autolesivo (não necessariamente suicida). Neste capítulo, daremos especial atenção a este último fator complicador do tratamento, o comportamento autolesivo. Para tanto, abordaremos aspectos causais (ambientais e neurobiológicos), além da importante diferenciação dos episódios de autoagressão sem ideação suicida franca – bastante característicos do TP *borderline* (ou emocionalmente instável) – e episódios com comportamento suicida.

Uma revisão com 50 artigos, envolvendo 24 países, mostrou que 27,5% das pessoas que apresentaram comportamento de automutilação e chegaram aos prontos-socorros dos hospitais locais foram diagnosticadas com transtorno da personalidade.[1] O comportamento suicida em pessoas com TP é muitas vezes desencadeado por uma raiva primitiva ou sensação de desesperança, ou a mistura dos dois, quando a autoestima está sob grave ameaça e a autoimagem cotidiana esta colapsada emocionalmente.[2]

Este capítulo tem maior foco no transtorno da personalidade *borderline* (TPB), uma vez que é o TP mais associado ao comportamento suicida. Basta lembrar que tentativas recorrentes de suicídio estão incluídas entre os critérios diagnósticos de TPB do DSM-5, o que reforça a importância que o comportamento suicida (ou deliberadamente autolesivo) exerce na apresentação destes indivíduos.[1] Por outro lado, as mortes por suicídio não são exclusividade deste tipo de TP, ocorrendo em outros transtornos, especialmente nos do Grupo B.[1]

Faremos, primeiramente, algumas considerações em relação aos outros TPs. Entre os tipos classificados no Grupo A pelo DSM-5, os esquizotípicos cursam com episódios depressivos ao longo de sua vida, o que acarreta em maior risco para suicídio quando comparados aos paranoides e aos esquizoides, cujas características suicidas tendem à agressividade do ato de autoextermínio. Apesar de representar uma parcela modesta dos estudos dedicados ao risco de suicídio em TP, os tipos agrupados no Grupo A inspiram cuidado especial – principalmente os esquizotípicos, com seus episódios depressivos e o frequente abuso de substâncias psicoativas.

Os TPs do Grupo C são mais suscetíveis a episódios depressivos (moderados ou graves), decorrentes da perda de funcionalidade psicossocial; são indivíduos inábeis social e, sobretudo, emocionalmente. Esta comorbidade é um importante fator de risco para a gravidade e a eficácia das tentativas de suicídio. Os três tipos compreendidos pelo Grupo C (esquiva, dependente e obsessivo-compulsiva) expressam traços de personalidade comuns e, como veremos mais adiante, predisponentes às tentativas de suicídio: perfeccionismo e neuroticismo. Neste grupo os atos suicidas ocorrem, geralmente, quando os indivíduos estão vivendo importantes experiências e têm a percepção de que retornar ao que era antes (ou "voltar para trás") é algo quase impraticável. A falta de flexibilidade emocional os torna pouco adaptáveis às novas situações, gerando, assim, uma enorme angústia.[3]

Os outros tipos do Grupo B (antissocial, histriônica e narcisista) apresentam grande risco para suicídio, por suas características dramáticas e impulsivas, expressas muitas vezes de forma agressiva. Muitos dos aspectos apontados adiante para indivíduos com TPB podem ser atribuídos a estes outros tipos, ainda que em menores intensidade e frequência. Uma particularidade interessante na caracterização das tentativas de suicídio, pode ser observada no TP narcisista, que se distinguem dos outros TPs do Grupo B por se mostrarem pouco impulsivos e com maior expectativa da completude do ato suicida.

Em todos os tipos de TP dos três grupos (A, B e C), é importante salientar os comportamentos disfuncionais e rígidos, os quais tornam os indivíduos com tais características alvos potenciais para eventos suicidas – principalmente quando associados a episódios depressivos moderados ou graves. Dessa forma, apesar de não esmiuçarmos as particularidades destes tipos de TP para suicídio, é importante que o profissional de saúde mental esteja atento para o maior risco relativo em quaisquer transtornos da personalidade, por se tratarem de indivíduos com sofrimento relacional perene, ainda que algumas vezes sutil. A identificação correta auxilia no estabelecimento do tratamento completo (abordado ao longo deste capítulo), e consequente diminuição dos riscos de insucesso (que incluem tentativas de suicídio).

Ainda que o foco deste capítulo seja o comportamento suicida no TPB, vale a pena destacar algumas particularidades dos outros TPs do Grupo B. No TP antissocial, o suicídio pode ocorrer quando o indivíduo é envolvido por um sentimento de raiva e de vulnerabilidade como, por exemplo, quando são atingidos por ofensas, desfalques ou crimes.[1] Já no TP histriônica, o suicídio pode ocorrer como resultado de uma decepção profunda, como, por exemplo, perceberem que não são mais necessários, devido à morte de um ente querido, amigos ou animais de estimação ou reestruturação no local de trabalho.[3,4] E no TP narcisista, o suicídio pode ser a reação narcísica da perda da autoimagem grandiosa, por exemplo, quando o envelhecimento ou a doença destroem a juventude ou a atratividade ou quando há uma queda no *status* social, perda financeira não esperada ou perda de um importante trabalho ou parceiro. No geral são situações que os fazem sentir que sua grandeza ou importância é uma mera ilusão.[4,5] Antes de nos voltarmos exclusivamente ao TPB, é válido salientarmos que as indicações terapêuticas (tanto psicológicas quanto farmacológicas) não são exclusivas do TPB, podendo ser aplicadas aos outros tipos de TP – desde que respeitadas as particularidades de cada quadro específico.

Pacientes com TPB têm taxas de 8 a 10% de suicídio – aproximadamente 50 vezes maior que na população geral.[6,7] Pacientes com TPB com alto risco de suicídio sofrem cronicamente da doença, apresentando curso psicossocial prejudicial, e ao longo da vida podem apresentar inúmeras tentativas de suicídio com escala crescente ou decrescente de ideação suicida. A prevalência de tentativas nessa população é extremamente alta, podendo atingir de 60 a 70% dos pacientes.[8,9]

Assim, o profissional que se dispõe a tratar o paciente com TPB precisa de um bom treinamento para abordar o suicídio e deve ter em mente os fatores de risco que podem precipitar uma nova tentativa. Um grande desafio para o profissional é decidir a melhor conduta que auxilie o paciente a sobreviver a essas tentativas e, ao longo do tempo, proporcione uma melhor qualidade de vida ao paciente. A decisão pela internação (ou não), a avaliação dos limites necessários à manutenção do tratamento e a abordagem terapêutica dos episódios suicidas conferem uma grande responsabilidade ao profissional em contato com estes pacientes.

Fatores de risco

O conhecimento dos fatores de risco torna-se necessário por facilitar a predição da tentativa de suicídio. A associação de outras comorbidades psiquiátricas (as ditas de Eixo I, segundo DSM-5) com o TPB é muito comum e pode ser considerada como forte fator de risco.[1,10] As comorbidades que mais aumentam a prevalência de suicídio nestes pacientes são o transtorno depressivo maior (TDM) e o abuso/dependência de substâncias.[10,11] A associação com o TDM aumenta consideravelmente a prevalência de suicídio no paciente com TPB, e apresenta como principais fatores de risco o aumento da impulsividade e a falta de esperança. Nos pacientes com TPB os sintomas depressivos e o risco de suicídio geralmente estão relacionados a fatores externos estressores, como problemas interpessoais, e muitas vezes são de curta duração. Normalmente as tentativas de suicídio nos TPB são de natureza impulsiva, mas, quando associado ao TDM, o comportamento suicida se desenvolve gradualmente e, se não tratado, pode persistir por semanas ou mais. Esses pacientes também podem apresentar perda do apetite, alteração do sono, perda do interesse em atividades que lhe davam prazer, e outros sintomas depressivos.[10,12]

Em relação a abuso/dependência de substâncias, há a potencialização da impulsividade já existente no TPB. Portanto, um indivíduo portador de TPB e com histórico de abuso/dependência de substância, mesmo com baixa intenção suicida, pode ter um resultado altamente letal.[10,11]

Outras comorbidades também são observadas e podem ser consideradas como fortes fatores de risco, entre elas: transtornos alimentares, síndrome do pânico e transtorno de estresse pós-traumático.[12]

As tentativas múltiplas de suicídio são reconhecidas pelos especialistas como um fator de risco tão importante quanto as comorbidades citadas. A repetição dos episódios suicidas (ou autoagressivos) é equivocadamente menosprezada por profissionais com pouca experiência no tratamento de pacientes com TPB, gerando comportamentos repulsivos em equipes inteiras.[13] Embora haja um esforço em identificar o paciente que corre risco de suicídio, ainda não é possível predizer com precisão o comportamento suicida de cada indivíduo com TPB.[14]

Os fatores de risco para o comportamento suicida nos pacientes com TPB estão resumidos no Quadro 22.1

Os indivíduos portadores de TPB de maior gravidade tornam-se desadaptados na sociedade, com funcionamento socioeconômico comprometido. Apresentam dificuldades matrimoniais, profissionais e acadêmicas, pois há uma deterioração de suas relações interpessoais, tornando seu convívio com outras pessoas impossível. Com isso, há também um grande desgaste nas relações interpessoais, havendo um afastamento de familiares e amigos e um provável isolamento social involuntário, mantendo uma grande dificuldade de estabelecimento das relações. Assim, esta dificuldade de se relacionar leva a outros fatores de risco comuns ao suicídio e existentes em outros transtornos mentais: isolamento social, instabilidade familiar, problemas socioeconômicos, estado civil divorciado ou solteiro e desemprego.[15,16]

Quanto à idade, é importante ressaltar que o período de maior tentativa de suicídio ocorre entre 20 e 30 anos, mas a maior taxa de suicídio ocorre após os 30 anos, e normalmente ocorre em pacientes com inúmeras tentativas de suicídio e que não obtiveram bons resultados ao longo do tratamento. Dificilmente um

QUADRO 22.1 Fatores de risco para o comportamento suicida em paciente com transtorno da personalidade *borderline*[9,15]

Fatores de Risco
Tentativa prévia de suicídio
Comorbidades do Eixo I
Presença de desesperança
História familiar de suicídio em parentes de primeiro grau
História de abuso sexual na infância
Elevado nível de impulsividade e/ou traços antissociais
Extensa história de tratamento
Idade entre 20 e 30 anos (para tentativa)
Idade acima de 30 anos (para suicídio consumado)
Desemprego
Isolamento social
Deterioração do convívio social
Problemas socioeconômicos
Estado civil solteiro/divorciado

paciente com TPB comete suicídio na primeira tentativa, enquanto na população geral o suicídio ocorre em 51% dos indivíduos que tentam pela primeira vez.[16,17]

Fatores neurobiológicos

Recentemente, vários estudos vêm sendo conduzidos a fim de identificar correlações entre comportamento suicida e alterações neurofuncionais e genéticas. Descobertas mais significativas apontam para alterações na expressão do gene transportador de serotonina, sugerindo ser este o responsável pela herdabilidade do suicídio,[18] diferenciando a persistência de tentativas e violência do ato nos indivíduos identificados com este polimorfismo genético.[19] Ainda sobre o metabolismo serotoninérgico, alterações no receptor 5HT-1A foram relacionadas a temperamentos predisponentes ao suicídio[20] (esquiva de dano e sintomas depressivos), enquanto variações no receptor 5HT-1B são comuns em pacientes com recorrência de tentativas de suicídio.[21]

Mesmo que intrigantes, os achados dos trabalhos sobre alterações genéticas e suicídio são de difícil replicação, uma vez que as interações entre os genes e fatores ambientais são fundamentais para implicar nas alterações fenotípicas procuradas. Dessa forma, esses estudos configuram importantes indicadores para orientação dos tratamentos, ainda que sem relevância significativa no trabalho preventivo.

Fatores psicossociais

Provenientes muitas vezes de histórias de violência ao longo da vida, os indivíduos com TP frequentemente assumem comportamento agressivo, dirigido a si ou a outros. Fruto de fatores genéticos, neuroquímicos e ambientais, os traços de personalidade representam um importante papel no comportamento suicida de um indivíduo; por isso, tais características vêm sendo objeto de estudos preventivos,[21] sendo cada vez mais ressaltada a importância da investigação de traços ainda não cristalizados no público jovem.[22] Com critérios mais brandos e amplos, busca-se a identificação de características de personalidade, já estabelecidas na adolescência, que possam representar risco para o desenvolvimento de um TP. Com isso, pretende-se a prevenção de consequências mais graves, como suicídio e abuso de substâncias psicoativas, além de distinguir com maior precisão os fatores internos e externos que contribuem para o estabelecimento dos transtornos da personalidade. Outros trabalhos conduzidos longitudinal e retrospectivamente (até mesmo com o que se denomina necropsia psicológica) pretendem identificar os fatores mais presentes em indivíduos com constante ideação suicida, como neuroticismo, perfeccionismo, ansiedade e desesperança. A impulsividade é um traço visível principalmente nos indivíduos com tentativas de suicídio de alta intencionalidade.[23] No entanto, esses termos são provenientes de diversas classificações e abordagens teóricas distintas, contribuindo pouco para um esclarecimento concreto dos comportamentos relacionados às repetidas tentativas de suicídio. Esta multiplicidade teórica vem sendo um empecilho marcante na construção de uma linguagem comum e difusível para o manejo adequado dos TPs.[21]

Abordagem e tratamento do transtorno da personalidade *borderline* com comportamento suicida

O manejo do risco do suicídio em pacientes com TPB é um desafio para os especialistas. Pelas características desses pacientes há uma grande dificuldade na avaliação real do risco de suicídio. Primeiramente, porque as tentativas de suicídio podem ocorrer de forma aguda e repentina, considerando a impulsividade própria desse TP, muitas vezes tendo como estopim qualquer frustração emocional. Ao mesmo tempo, essas tentativas repentinas podem acontecer de maneiras repetitivas, tornando crônico o comportamento suicida autodestrutivo. Esse padrão de comportamento pode dificultar que o especialista identifique quando o paciente está em iminente risco de suicídio.

Há uma grande impotência na avaliação destes pacientes, pois qualquer avaliação cuidadosa para predizer o risco do suicídio pode ser posta em cheque, uma vez que muitas das tentativas ocorrem sem aviso ou pedido de ajuda. Mesmo uma boa aliança terapêutica – que em muitos pacientes sem TPB pode prevenir tentativas de suicídio – em pacientes com TPB não costuma ser suficiente. É importante a consciência de que, mesmo com um tratamento adequado, alguns pacientes cometerão suicídio.

Na tentativa de orientar com mais precisão os profissionais no manejo do paciente com TPB e comportamento suicida, a American Psychiatric Association (APA)[7] reuniu algumas diretrizes que devem ser levadas em consideração antes de definir a conduta a ser tomada. A seguir há algumas considerações para a abordagem do paciente com transtorno da personalidade *borderline* e risco de suicídio:

- Monitorar estes pacientes com cuidado e documentar cada atitude e conduta. Estar consciente que os sentimentos de rejeição, medo do abandono ou a mudança do tratamento podem precipitar a ideação ou tentativa de suicídio.
- Levar as ameaças de suicídio a sério e tomar as providências necessárias (p. ex., hospitalização) na iminência de uma tentativa para proteger o paciente de uma autolesão mais séria, com indicativo de risco agudo de morte.
- Comportamento crônico suicida, com risco agudo iminente, deve ser direcionado para psicoterapia, com foco no contexto interpessoal e no sentimento suicida, orientando o paciente para que aprenda a se responsabilizar pelos seus próprios atos. Se o paciente com comportamento crônico tentar suicídio, o médico responsável tem que tomar uma atitude para a prevenção do suicídio (p. ex., a hospitalização, ainda que involuntária).
- Tratar as comorbidades de Eixo I, pois esses transtornos podem aumentar o risco de suicídio. Maior atenção deve ser dada ao transtorno depressivo

maior (TDM), ao transtorno afetivo bipolar (TAB) e ao abuso/dependência de substâncias.

- Se o risco iminente de suicídio permanecer presente e não estiver respondendo às abordagens terapêuticas, a discussão do caso com um colega pode ser indispensável.
- Estabelecer o envolvimento dos familiares no tratamento, principalmente nos pacientes com comportamento suicida crônico.
- Quando há o vinculo terapêutico e a promessa do paciente, perante o médico, de não provocar autolesão ou tentativa de suicídio, é feito um "pacto não suicida"; atitude esta que não pode substituir a documentação de todo acordo e toda conduta.

Há três características presentes na personalidade destes pacientes que dificultam a avaliação de risco do suicídio: a raiva, a impulsividade e a agressividade. Estas características podem estar direcionadas ao próprio paciente, a pessoas com quem ele se relaciona ou ao profissional responsável pelo caso. É necessário que o profissional seja muito bem treinado para não se deixar influenciar pela agressividade e a raiva do paciente, que podem dificultar uma avaliação imparcial e um julgamento adequado e, consequentemente, levar a condutas errôneas.

Esses traços de personalidade (raiva, agressividade e impulsividade) podem aparecer principalmente quando o paciente se sente equivocadamente destratado, acusado injustamente ou seriamente mal entendido pelo profissional ou por outros de seu convívio próximo. O rompante de raiva e de agressividade pode acontecer a qualquer momento. Esse comportamento pode produzir, tanto no médico quanto no terapeuta, um desgaste da relação, dificultando uma avaliação adequada do risco de suicídio.

Tendo em vista estas características da personalidade dos pacientes com TPB, não podemos perder de vista alguns pontos importantes para avaliação adequada dos fatores de risco de suicídio:[7]

- Monitorar cuidadosamente o comportamento violento e impulsivo – sabendo que tal monitoramento pode ser insuficiente para prever os atos suicidas e pode falhar mesmo com um tratamento adequado;
- Direcionar adequadamente no tratamento os temas como sentimento de abandono, rejeição, raiva e impulsividade, dando cobertura adequada para cuidadosamente comunicar e abordar estes temas com o paciente;
- Se o paciente fizer ameaças contra a própria vida ou contra a vida de outros, incluindo o profissional, este deve agir protegendo o paciente e os outros ameaçados ou a si mesmo.

Outra característica que pode prejudicar muito a avaliação do risco de suicídio do paciente é a violação dos limites impostos na relação médico-paciente; ou seja, quando há uma falha nas barreiras necessárias à relação terapêutica. Isso pode acontecer facilmente a um profissional não devidamente treinado, ou mesmo quando há uma subestimação da gravidade do transtorno. Como muitas vezes o paciente com TPB pode ser muito sedutor e envolvente, é parte de seu funcionamento tentar ultrapassar os limites necessários para a relação terapêutica funcionar; esta é uma das formas de sabotagem do tratamento. Quando isso ocorre, mais uma vez a avaliação do risco suicida pode estar comprometida; para que isso não aconteça, o profissional deve tentar se proteger da seguinte maneira:[7]

- Estabelecer, desde o início do tratamento, termos e condições necessárias para sua sustentabilidade da abordagem médica-terapêutica; ainda que isso possa tomar algumas sessões ou consultas, é fundamental para a diferenciação de outras relações prévias, muitas vezes abusivas ou instáveis.
- Monitorar sempre e com cuidado os sentimentos de contratransferência existentes na relação.
- Estar alerta para não haver abuso do paciente quanto aos limites estabelecidos no contrato inicial do tratamento como, por exemplo: ultrapassar o tempo do atendimento, inúmeras ligações telefônicas feitas para o profissional, exigência compulsória do paciente para retorno de suas ligações, fazer muitas exceções e realizações de favores especiais para o paciente.
- Evitar ultrapassar a relação terapêutica, tendo uma relação extraprofissional fora do *setting* do atendimento.
- Procurar ajuda de um colega se perceber que os limites terapêuticos já foram invadidos, a fim de buscar a reversão deste processo, ou encaminhamento do caso.

A conduta mais aceita no TPB é primeiramente a psicoterapia, associada ou não à farmacoterapia – principalmente quando existe uma comorbidade. Estudos randomizados ressaltam como obtendo resultados positivos dois tipos de orientação de psicoterapias: a terapia cognitivo-comportamental (ou dialética comportamental)[24] e a psicoterapia psicodinâmica (especialmente a terapia interpessoal e a mentalização).[25] Recentemente, outros tipos de psicoterapia também foram aceitos como benéficos para a abordagem do paciente com TPB.[7] Atualmente, existem inúmeras terapias que podem ser eficientes para estes pacientes, sendo fundamental o vinculo terapêutico que se estabelece com o paciente e a compreensão do seu funcionamento dinâmico – tais terapias serão abordadas nos Capítulos 24, 25 e 26 deste livro.

Em relação ao tratamento com psicofármacos nos TPs não há um protocolo bem estabelecido; as condutas são sugeridas a partir de experiências clínicas relatadas. O tratamento farmacológico é principalmente baseado quando há ocorrência do transtorno psiquiátrico relacionado ao Eixo I (p. ex., transtorno de ansiedade, transtorno depressivo, abuso ou dependência de substâncias), sendo o tratamento psicoterápico imperativo.[26-28] Nos casos de TPB, o eventual risco de superdosagens com o uso de benzodiazepínicos e antidepressivos tricíclicos deve ser considerado, por isso os antidepressivos inibidores seletivos da recaptação de serotoninas são os mais indicados.[29] Em caso clínico agudo geralmente é recomendada a prescrição de psicofármacos, assim como benzodiazepínicos, antidepressivos com ação sedativa e ansiolítica, antipsicóticos atípicos e estabilizadores do humor em geral. Nos últimos anos os antipsicóticos atípicos foram relacionados positivamente ao controle da impulsividade e da agressividade no TPB, principalmente quando associados ao tratamento psicoterápico.[30,31]

Especificamente para a prevenção do suicídio, é importante que o terapeuta e o paciente estabeleçam um planejamento para lidar com o comportamento suicida. Inicialmente muitos especialistas acordam com o paciente um "contrato do não suicídio" na tentativa de fortalecer o vínculo e a segurança.[8,32,33] Este "contrato" muitas vezes pode funcionar, mas, ao mesmo tempo, pode dar uma falsa ideia de que o paciente realmente não tentará suicídio por causa do vínculo terapêutico. No entanto, como já sabemos, uma das características deste transtorno é a fragilidade das relações interpessoais. Assim sendo, com uma simples frustração emocional, de maneira impulsiva e sem o menor aviso, esse contrato pode ser quebrado. Consequentemente, a abordagem e a conduta do paciente com TPB fica "engessada" e sem flexibilidade em uma situação de dúvida, sendo a hospitalização a única maneira de assegurar a vida do paciente.

Uma grande possibilidade da psicoterapia é auxiliar o paciente a aprender a lidar com os impulsos suicidas ou de automutilação, desenvolvendo uma compreensão de como trabalhar e levar estas questões para as sessões de psicoterapia. O terapeuta deve esclarecer que os objetivos do tratamento incluem proteger as propostas e focos inerentes ao processo psicoterapêutico, evidenciando que estes são perturbados pelas emergências provocadas entre as sessões. Independentemente do tipo de psicoterapia, o estabelecimento de objetivos será importante. Os comportamentos de autoagressão e suicidas não podem receber reforço positivo, possibilitando que o paciente entenda que não será beneficiado por tal ato.[33]

O vínculo terapêutico para a prevenção do suicídio e da automutilação (ou autoagressão) é imprescindível, podendo prevenir muito dos rompantes de impulsividade e de raiva do paciente. Entretanto, em muitos casos a necessidade da farmacoterapia se torna indispensável para a contenção do paciente – tais medicamentos serão abordados no Capítulo 23 deste livro. Visando a prevenção do suicídio, a junção da psicoterapia com a farmacoterapia é fundamental, principalmente quando estamos perante um paciente com TPB e comorbidades do Eixo I. A medicação psicotrópica a ser utilizada dependerá do comprometimento do paciente, das comorbidades existentes e de suas condições clínicas. A medicação adequada deve ser indicada e manuseada por profissionais habilitados com sua dosagem, efeitos colaterais e interações medicamentosas, levando-se em conta as condições físicas do paciente, além da idade e do peso.

Existem vários trabalhos que tentaram traçar um protocolo de conduta para a abordagem de pacientes com ideação suicida, mas nenhum ainda foi eleito como ideal. De forma geral, quando se identifica um paciente que apresenta comportamento suicida, deve-se investigar a presença da ideação suicida, se há um plano definido e se possui os meios (métodos) a serem utilizados. Entre os pacientes com TPB, é ainda importante abordar quais conflitos interpessoais ou vivenciais precipitaram a ideação ou o ato suicida.[34]

Um cuidado especial deve ser tomado na investigação da veracidade ou da periculosidade da ideação suicida, a fim de evitar confrontos que soem como provocações ou indiquem descrédito ao paciente; caso isso ocorra, este pode ser mais um precipitador da autoagressão ou da tentativa de suicídio.[35]

A estimativa criteriosa do risco de suicídio de qualquer paciente é um importante fator para a escolha do tipo de tratamento e dos cuidados a serem tomados em seguida. A hospitalização é indicada de acordo com o grau de risco potencial de suicídio, principalmente com um paciente não colaborativo ou portador de uma comorbidade grave que prejudica sua crítica frente à situação e sem uma rede de suporte familiar. Algumas vezes, uma hospitalização precipitada pode ser prejudicial ao paciente diante de uma avaliação errônea do risco de suicídio e da cronificação das tentativas de suicídio. Interrupção das atividades profissionais ou acadêmicas, prejuízo financeiro, estresse psicossocial e estigma social subsequente são malefícios inevitáveis de uma internação.

A hospitalização para o paciente com TPB é uma conduta controversa perante os especialistas.[7,9] Uma internação por longo tempo tornaria o tratamento inviável, em se tratando de um transtorno crônico. Não existe um consenso entre os profissionais quanto à internação, e essa possibilidade deve ser analisada cuidadosamente. A APA[7] prioriza internações curtas ou internações parciais (hospital-dia). No entanto, quando a ideação suicida é evidente ou a automutilação está incontrolável, a internação acaba sendo imprescindível para assegurar a vida do paciente. É importante ressaltar que muitos profissionais são persistentemente contra a internação quando se trata de automutilação.[8,36] Em contrapartida, quando estão presentes comorbidades do Eixo I, como TDM, abuso/dependência de substâncias e transtorno afetivo bipolar (TAB), levando a uma grande piora do prognóstico, a internação pode ser inevitável para que o paciente seja estabilizado.

A internação hospitalar não é, por si só, um tratamento; o hospital é somente um local onde se estabelece uma relação terapêutica para facilitar uma melhor observação do paciente suicida. Durante a hospitalização o paciente deve receber atendimentos constantes que facilitarão o estabelecimento do tratamento adequado, assegurando-lhe a vida e proporcionando a sua melhora. O objetivo da internação é impedir o ato impulsivo do suicídio e iniciar rapidamente um tratamento adequado. Não há evidências empíricas de que a hospitalização reduza a incidência de suicídio em longo prazo, mas sugere-se estabelecer um acompanhamento ambulatorial prolongado após alta hospitalar.[37,38] O intuito da internação hospitalar dos TPB deve ser claro, representando algumas poucas possibilidades: manutenção da sobrevida do paciente, reorganização do tratamento ou instituição do plano terapêutico adequado, caso ainda não haja.[39] Durante o tratamento – tanto hospitalar quanto ambulatorial – é importante auxiliar o paciente a desenvolver habilidades e recursos para que consiga se reintegrar à sociedade com segurança e independência.

Outros aspectos importantes para definir a conduta adequada são: a capacidade de assegurar autocuidado, de entender as diferentes modalidades de tratamento propostas e de procurar ajuda frente a uma situação de crise. Por exemplo: procurar apoio em familiares e amigos, contatar um médico de confiança, buscar um serviço de emergência, etc. Consequentemente, a escolha do tipo específico de tratamento que será estabelecido para cada paciente não depende somente da estimativa do risco de suicídio, mas também da conjunção de vários elementos, principalmente se a família está (ou não) envolvida nas decisões do tratamento e se há capacidade de o paciente lidar com suas frustrações. Há linhas inteiras de psicoterapia (todas derivadas da dialética comportamental, de Marsha Linehan) objetivando o enfrentamento de situações que levem a episódios de autoagressão ou suicídio; tais propostas terapêuticas partem do pressuposto da imaturidade emocional dos pacientes com TP para lidar com suas frustrações ou conflitos, o que os leva aos mencionados atos autoagressivos como forma de alívio para o sofrimento subjetivo. Nesse ponto, é importante diferenciarmos (quando possível) a automutilação das tentativas de suicídio.

Autoagressão e suicídio

Os pacientes com TPB cursam com diversos episódios de autoagressão (ou automutilação) deliberada, porém sem intenção suicida. Tal ocorrência é prevista nos critérios diagnósticos (Seção II) propostos pela APA no DSM-5.[1] Em razão dessa característica, muitas tentativas de suicídio por parte dos pacientes com TP são subestimadas por equipes de emergência. A repetitividade dos atos autoagressivos provoca percepções malévolas nos profissionais, que interpretam como tentativa de "chamar a atenção" ou "fugir de seus problemas". Sem cair no julgamento moral do comportamento autoagressivo, é importante salientar seu potencial destrutivo (suicida de fato), ou até mesmo atribuir a devida importância àquela tentativa ultimada de garantir a manutenção do vínculo (seja familiar, amoroso ou terapêutico) à custa de sua própria integridade física (ou de sua vida).[40]

Certamente, não é terapêutico encorajar o comportamento autoagressivo. É preciso auxiliar o paciente com TPB na identificação dos fatores desencadeantes desses atos, no desenvolvimento de recursos que não arrisquem sua própria integridade (ou sua vida), e na busca por meios saudáveis de apoio nas fontes de suporte (família, amigos e equipe de tratamento).[41]

É de fundamental importância a investigação ativa dos comportamentos autoagressivos nos TPBs. Deve-se, no entanto, estar atento para a necessária isenção que tal atitude requer. O desinteresse e o cinismo podem ser captados, ou até mesmo distorcidos, pelos pacientes com TPB. A fim de evitar maiores danos, é importante garantir genuína dedicação ao caso, mantendo plena atenção ao desgaste da relação terapêutica, bem como aos efeitos que o comportamento autoagressivo provoca no profissional de saúde mental.[42]

Prevenção

As pesquisas mostram que bons prognósticos, tanto para transtorno psiquiátrico quanto para o comportamento suicida, ocorrem quando os pacientes são diagnosticados e tratados na adolescência ou enquanto jovens adultos. Durante este período eles aprendem de antemão como aprimorar e gerenciar seus impulsos.[4]

O paciente possuir comportamento crônico suicida não significa que, necessariamente, vai morrer por suicídio. Sabe-se que um eficiente tratamento psicofarmacológico e psicoterápico, associado a uma boa continência aos problemas interpessoais e socioeconômicos, pode salvar pessoas vulneráveis a comportamentos suicidas. E aqueles que tentaram suicídio anteriormente devem ser orientados a procurar ajuda psiquiátrica o mais rápido possível, evitando o surgimento de futuras dificuldades ou crises que deflagrem um comportamento suicida.[4]

Considerações finais

Sabemos que nem todos os casos de suicídio poderão ser evitados. Entretanto, a habilidade em lidar com o suicídio faz a diferença, pois muitos indivíduos poderiam ser salvos se todos que tentassem suicídio fossem adequadamente abordados e tratados. Nessa perspectiva, é de particular importância a suicidologia, uma vez que a diminuição de morbidade (ideação suicida e tentativa de suicídio) deve levar à diminuição da mortalidade.

A grande dificuldade encontrada nos pacientes com TPB com alto risco de suicídio é o sofrimento crônico decorrente das características relacionadas à doença, ou seja, uma disfunção psicossocial prejudicial, com uma extensa exposição a tratamentos malsucedidos e com comportamentos crescentes de intencionalidade suicida.[15] Dessa forma, esses pacientes exigem especial atenção em seu manejo, principalmente no tocante a automutilações e tentativas de suicídio, já previstas nos critérios diagnósticos desse transtorno da personalidade.

Referências

1. Hawton K, Saunders K, Topiwala A, Haw C. Psychiatric disorders in patients presenting to hospital following self-harm: a systematic review. J Affect Disord. 2013;151(3):821-30.
2. Stanley B, Jones J. Risk for suicide behavior in personality disorders. In: Wasserman D, Wasserman C, editors. Oxford textbook of suicidology and suicide prevention: a global perspective. New York: Oxford University; 2009. p. 287-92.
3. Brezo J, Paris J, Turecki G. Personality traits as correlates of suicidal ideation, suicide attempts, and suicide completions: a systematic review. Acta Psychiatr Scand. 2006;113(3):180-206.
4. Ronningstam E, Maltsberger JT, Pathological narcissism and sudden suicide related collapse. Suicide Life Threat Behav. 1998;28(3):261-71.
5. Clark DC. Narcissistic crises of aging and suicidal despair. Suicide Life Threat Behav. 1993;23(1):21-6.
6. Black DW, Blum N, Pfohl B, Hale N. Suicidal behavior in borderline personality disorder: prevalence, risk factors, prediction,and prevention. J Pers Disord. 2004;18(3):226-39.
7. American Psychiatric Association. Practice guideline for the treatment of patients with borderline personality disorder. Am J Psychiatry. 2001;158(10 Suppl):1-52.
8. Gunderson JG, Ridolfi ME. Borderline personality disorder: suicidality and self-mutilation. Ann NY Acad Sci. 2001;932:61-73.
9. Oldham JM. Boderline personality disorder and suicidality. Am J Psychaiatry. 2006;163(1):20-6.
10. Torgersen S, Kringlen E, Cramer V. The prevalence of personality disorders in a community sample. Arch Gen Psychiatry. 2001;58(6):590-6.

11. Skodol AE, Oldham JM, Gallaher PE. Axis II comorbidity of substance use disorders among patients referred for treatment of personality disorders. Am J Psychiatry. 1999;156(5):733-8.
12. Yen S, Shea MT, Pagano M, Sanislow CA, Grilo CM, McGlashan TH, et al. Axis I and axis II disorders as predictors of prospective suicide attempts: findings from the Collaborative Longitudinal Personality Disorders Study. J Abnorm Psychol. 2003;112(3):375-81.
13. Suominen KH, Isometsa ET, Henriksson MM, Ostamo AI, Lonnqvist JK. Suicide attempts and personality disorder. Acta Psychiatr Scand. 2000;102(2):118-25.
14. Livesley WJ. Practical management of personality disorder. New York: Guilford; 2003.
15. Zaheer J, Links PS, Liu E. Assessment and emergency management of suicidality in personality disorders. Psychiatr Clin North Am. 2008;31(3):527-43.
16. Soloff PH. Risk factors for suicidal behavior in borderline personality disorder: a review and update. In: Zanarini MC, editor. Borderline personality disorder. New York: Taylor and Francis; 2005. p. 333–65.
17. Paris j. Borderline personality disorder. CMAJ. 2005;172(12):1579-83.
18. Anguelova M, Benkelfat C, Turecki G. A systematic review of association studies investigating genes coding for serotonin receptors and the serotonin transporter. II. Suicidal behavior. Mol Psychiatry. 2003;8(7):646-53.
19. Zaboli G, Gizatullin R, Nilsonne A, Wilczek A, Jonsson EG, Ahnemark E, et al. Tryptophan Hydroxylase-I Gene Variants Associate with a Group of Suicidal Borderline Women. Neuropsychopharmacology. 2006;31(9):1982-90.
20. Baud P. Personality traits as intermediary phenotypes in suicidal behavior: genetic issues. Am J Med Genet C Semin Med Genet. 2005;133C(1):34-42.
21. Brezo J, Paris J, Turecki G. Personality traits as correlates of suicidal ideation, suicidal attempts, and suicide completions: a systematic review. Acta Psychiatr Scand. 2006;113(3):180-206.
22. Chanen AM, McCutcheon LK, Jovev M, Jackson HJ, McGorry PD. Prevention and Early Intervention for Borderline Personality Disorder. Med J Aust. 2007;187(7 Suppl):S18-21.
23. Yen S, Shea MT, Sanislow CA, Skodol AE, Grilo CM, Edelen MO, et al. Personality Traits as Prospective Predictors of Suicide Attempts. Acta Psychiatr Scand. 2009;120(3):222-9.
24. Linehan MM, Comtois KA, Murray AM, Brown MZ, Gallop RJ, Heard HL, et al. Two-year randomized controlled trial and follow-up of dialectical behavior therapy vs therapy by experts for suicidal behaviors and borderline personality disorder. Arch Gen Psychiatry. 2006;63(7):757-66.
25. Bateman A, Fonagy P. Randomized controlled trial of outpatient mentalization-based treatment versus structured clinical management for borderline personality disorder. Am J Psychiatry. 2009;166(12):1355-64.
26. Cardish RJ. Psychologic management os suicidality in personality disorder. Can J Psychiatry. 2007;52(6 suppl 1):115S-127S.
27. Herpertz SC, Zanarini M, Schulz CS, Siever L, Lieb K, Möller HJ, et al. World Federation Societies of Biological Psychiatry (WFSBP) guidelines for biological treatment of personality disorders. World J Biol Psychiatry. 2007;8(4):212-44.
28. Siefert CJ. A goal-oriented limited-duration approach for borderline personality disorder during brief inpatient hospitalizations. Psychotherapy (Chic). 2012;49(4):502-18.
29. Gibbons RD, Brown CH, Hur K, Marcus SM, Bhaumik DK, Mann JJ. Relationship between antidepressants and suicide attempts: an analysis of the Veterans Health Administration data sets. Am J Psychiatry. 2007;164(7):1044-9.
30. Biskin RS, Paris J. Management of borderline personality disorder. CMAJ. 2012;184(17):1897-902.
31. Helleman M, Goossens PJ, Kaasenbrood A, van Achterberg T. Evidence base and components of brief admission as an intervention for patients with borderline personality disorder: a review of the literature. Perspect Psychiatr Care. 2014;50(1):65-75.
32. Sansone RA. Chronic suicidality and borderline personality. J Pers Disord. 2004;18(3):215-25.
33. Hopko DR, Sanchez L, Hopko SD, Dvir S, Lejuez CW. Behavioral activation and the prevention of suicidal behaviors in patients with borderline personality disorders. J Pers Disord. 2003;17(5):460-78.
34. Yen S, Pagano ME, Shea MT, Grilo CM, Gunderson JG, Skodol AE, McGlashan TH, Sanislow CA, Bender DS, Zanarini MC. Recent life events preceding suicide attempts in a personality disorder sample: findings from the collaborative longitudinal personality disorders study. J Consult Clin Psychol. 2005;73(1):99-105.

35. Pompili M, Girardi P, Ruperto A, Tatarelli R. Suicide in personality disorder: a meta-analysis. Nord J Psychiatry. 2005;59(5):319-24.
36. Paris J. Is hospitalization useful for suicidal patients with borderline personality disorder? J Pers Disord. 2004;18(3):240-7.
37. Paris J. Chronic suicidality among patients with borderline personality disorder. Psychiatr Serv. 2002;53(6):738-42
38. Bostwick JM, Pankratz VS Affective disorders and suicide risk: a reexamination. Am J Psychiatry. 2000;157(12):1925-32.
39. Hayward M, Moran P. Personality disorder and pathways to inpatient psychiatric care. Soc Psychiatry Psychiatr Epidemiol. 2007;42(6):502-6.
40. Jacobson CM, Muehlenkamp JJ, Miller AL, Turner JB. Psychiatric impairment among adolescents engaging in different types of deliberate self-harm. J Clin Child Adolesc Psychol. 2008;37(2):363-75.
41. Haw C, Hawton K. Life problems and deliberate self-harm: associations with gender, age, suicidal intent and psychiatric and personality disorder. J Affect Disord. 2008;109(1-2):139-48.
42. Nock MK, Joiner TE Jr, Gordon KH, Lloyd-Richardson E, Prinstein MJ. Non-suicidal self-injury among adolescents: diagnostic correlates and relation to suicide attempts. Psychiatry Res. 2006;144(1):65-72.

23
Tratamento farmacológico dos transtornos da personalidade

Roberta Catanzaro Perosa,
Fábio Tapia Salzano, Táki Athanássios Cordás

Diante das atuais limitações metodológicas, a discussão sobre o tratamento farmacológico nos transtornos da personalidade (TPs) oferece dificuldades por vezes intransponíveis.

Antes de tudo, o próprio conceito, ou preconceito, que cerca esses transtornos, suas imprecisões conceituais e diagnósticas e uma aparente oposição ao modelo médico inibiram, durante muitos anos, os estudos biológicos e psicofarmacológicos a esse respeito. Uma rápida avaliação da literatura torna clara a predominância de trabalhos com abordagens terapêuticas psicossociais em detrimento de estudos sobre tratamentos farmacológicos.[1-4]

Outra dificuldade é o elevado índice de comorbidades nesses transtornos, o que faz os autores priorizarem o diagnóstico e o tratamento desses quadros.[5-8] As comorbidades complicam a pesquisa de aspectos biológicos puros nesses pacientes, dificultando melhores postulações fisiopatológicas. Algumas das principais dificuldades para o estudo desses transtornos são: a complexidade e a heterogeneidade dos quadros clínicos; o reduzido número de pacientes que buscam o tratamento espontaneamente; os limites imprecisos em relação à doença (as chamadas formas mitigadas, subclínicas e do espectro); a quase ausência de serviços especializados no atendimento a esses pacientes; o desafio de avaliar objetiva e temporalmente mudanças na personalidade; e a falta de investimento por parte da indústria farmacêutica em pesquisas farmacológicas na área.

As intervenções farmacológicas

O benefício do uso de medicamentos no tratamento dos TPs até o momento é, em geral, modesto, inclusive porque o sucesso do tratamento farmacológico em uma categoria de TP serve como argumento para deslocar o transtorno para outros quadros mórbidos, como ocorreu com o transtorno da personalidade depressiva e sua evolução para o conceito de distimia.

A discussões farmacológicas dedicam-se, predominantemente, ao efeito (em geral complicador) dos diferentes TPs sobre os transtornos do humor e de ansiedade.[9]

Assim, o uso de farmacoterapia se faz mais presente no manejo dos comportamentos disruptivos de pacientes com TP, como automutilação e comportamento suicida.[10]

Analisando a pobreza empírica, é possível encontrar um número um pouco maior de trabalhos farmacológicos relativos ao tratamento dos transtornos da personalidade: evitativa, esquizotípica, antissocial e *borderline*. Esses transtornos são apresentados em mais detalhes nas seções a seguir.

Transtorno da personalidade evitativa

Dada a proximidade com os quadros de ansiedade, em particular com o transtorno de ansiedade social, os antidepressivos inibidores seletivos da recaptação da serotonina (ISRS) (p. ex., paroxetina, sertralina e fluvoxamina), os inibidores da monoaminoxidase (IMAO) e a venlafaxina (inibidor da recaptação da serotonina e noradrenalina [IRSN]) poderiam, em tese, ser efetivos no transtorno da personalidade evitativa. Os poucos dados existentes não evidenciam, no entanto, respostas inequívocas à sertralina e ao citalopram nesses pacientes.[11]

Considera-se que a presença de sintomas autonômicos seria um marcador para a resposta positiva à psicofarmacologia, mas não há comprovação empírica disso.[11] Não há ensaios clínicos randomizados publicados de tratamento medicamentoso para pacientes que satisfaçam a todos os critérios de qualquer transtorno da personalidade do Grupo C. No entanto, as diretrizes da Federação Mundial de Sociedades de Psiquiatria Biológica (WFSBP)[12] sugerem que estudos em pacientes com fobia social, os quais consistentemente relatam que os antidepressivos são melhores que o placebo, podem ser considerados evidências de que esses medicamentos podem ser eficazes em pacientes com transtorno da personalidade evitativa.

Outra linha de pensamento aproxima o transtorno da personalidade evitativa dos transtornos do espectro esquizofrênico, em virtude de aspectos fenomenológicos e agregação familiar. O uso de antipsicóticos não foi adequadamente testado nos pacientes com TP evitativa.[13]

Transtorno da personalidade esquizotípica

O transtorno da personalidade esquizotípica está relacionado com a esquizofrenia em termos cognitivos, sintomatológicos, estruturais e genéticos, e é visto como protótipo dos transtornos do espectro da esquizofrenia.[14] Tomografias computadorizadas por emissão de fótons em pacientes com esse transtorno sugerem alterações dopaminérgicas, como observado em indivíduos com esquizofrenia remitida.[15]

Pacientes com transtorno da personalidade esquizotípica apresentam um importante comprometimento de sua capacidade de relacionamento social e profissional. Essas dificuldades são decorrentes da incapacidade desses pacientes de entender algumas regras sociais, bem como de sua ansiedade social elevada, da tendência à excentricidade e de déficits cognitivos.[16] Em situações de maior estresse, esses indivíduos podem desenvolver ideias de referência e até mesmo quadros paranoides estruturados, casos em que o uso de antipsicóticos é indispensável.

Estima-se que entre 40 e 50% dos adultos jovens que apresentam transtorno da personalidade esquizotípica mostrem um declínio gradual e desenvolvam transtornos psicóticos. Koenigsberg e colaboradores evidenciaram, em estudo duplo-cego controlado com placebo, que doses baixas de risperidona (0,25-2 mg/d) reduzem a gravidade dos sintomas negativos, segundo a escala de PANSS, em pacientes com TP esquizotípica.[17] Todavia, um estudo posterior, realizado por Mcelure e colaboradores, comparando o uso de placebo ao uso de 2 mg/d de risperidona, não conseguiu replicar as diferenças observadas quanto à melhora no funcionamento cognitivo.[18]

O uso de olanzapina na dose média de 9,32 mg/d promoveu melhora no funcionamento global e de sintomas depressivos e psicóticos em 11 pacientes com TP esquizotípica.[19] Recentemente, um relato de caso apontou melhora de um paciente com esse transtorno após o uso de 10 mg/d de aripiprazol.[20]

É importante destacar que uma das razões para essa ausência de trabalhos é o fato de os indivíduos com TP esquizotípica, esquizoide e paranoide raramente buscarem tratamento para suas dificuldades.

Um estudo publicado no Lancet, em 2015, por Bateman e colaboradores,[21] mostrou que pacientes com transtorno da personalidade esquizotípica têm sido estudados em alguns pequenos ensaios, geralmente abertos, usando antipsicóticos típicos e atípicos. Esses pacientes mostraram alguma melhora na gravidade geral dos sintomas, porém a relação risco/benefício ainda não é clara. Não há ensaios clínicos randomizados para pacientes com transtorno da personalidade esquizoide ou paranoide, e, portanto, nenhuma evidência robusta sobre a eficácia dos antipsicóticos nesses pacientes está disponível no momento.

Uma recente revisão sistemática apontou que os antipsicóticos de segunda geração, em particular a risperidona, são benéficos no tratamento do transtorno da personalidade esquizotípica.[22]

Transtorno da personalidade antissocial

A intervenção farmacológica no transtorno da personalidade antissocial (TPAS) envolve a tentativa de encontrar bases biológicas para o comportamento. Ao contrário do que ocorre em relação aos outros TPs, algumas evidências já foram descritas.

A partir do célebre caso de Phineas Gage, as lesões do lobo frontal em sua porção ventromedial, e, mais particularmente, os córtices orbitofrontal e dorsolateral, além do giro temporal superior e da amígdala, têm sido associadas ao desenvolvimento de comportamento antissocial impulsivo.[23]

A hipoatividade na amígdala tem sido associada à falta de medo, a prejuízos na aprendizagem de reforço de estímulos e nas respostas às expressões emocionais, particularmente expressões temerosas, todos considerados componentes centrais da psicopatia.[24] Déficits neuropsicológicos e alterações de neuroimagem estrutural nos circuitos do lobo frontal e no sistema límbico descritos em indivíduos antissociais estariam em consonância com essa hipótese.[25]

Vários fármacos têm demonstrado reduzir a agressividade, em particular a agressividade reativa (em oposição à predatória ou à planejada), que é referida como o problema principal de muitos indivíduos com comportamento antissocial.[26,27]

O primeiro fármaco apresentado na literatura foi o carbonato de lítio, que demonstrou reduzir a raiva, o comportamento ameaçador e a agressividade entre adultos e crianças. Outros medicamentos têm sido usados para tratar a agressividade em pacientes com lesões cerebrais ou com deficiência intelectual, entre eles a carbamazepina, a oxcarbazepina, o valproato de sódio, o topiramato, antipsicóticos atípicos, a trazodona e antidepressivos inibidores seletivos da recaptação da serotonina.

Os transtornos do humor e outros transtornos do controle dos impulsos são as comorbidades encontradas com mais frequência em pacientes com TPAS e devem ser tratados de forma simultânea, embora, aparentemente, pacientes com transtornos do humor comórbidos a TPs tendam a não responder tão bem a tratamentos antidepressivos.

Em muitos pacientes antissociais, o controle do abuso de álcool e outras drogas pode melhorar a adesão ao tratamento. Embora a abstinência não garanta a redução do comportamento antissocial, pacientes que alcançaram a abstinência têm menos probabilidade de envolver-se em comportamentos agressivos e apresentam menos conflitos familiares e conjugais.

O TPAS, em virtude de sua prevalência e importância, está grosseiramente sub-representado na evidência de dados dos estudos, com apenas três pequenos estudos realizados.[28] As diretrizes do National Institute for Health and Care Excellence (Nice [Instituto Nacional de Excelência de Atendimento e Saúde]) para transtorno da personalidade antissocial[29] concluem que as intervenções farmacológicas não devem ser rotineiramente utilizadas para o tratamento desse transtorno ou de seus comportamentos associados. No entanto, o Nice[29] afirma que intervenções farmacológicas podem ser utilizadas para transtornos mentais comórbidos. Khalifa e colaboradores[30] chegaram a uma conclusão semelhante em uma metanálise de oito estudos de farmacoterapia para transtorno da personalidade antissocial. Relatos de caso em sujeitos com TPAS em hospitais de segurança máxima no Reino Unido evidenciaram melhora no comportamento agressivo após o uso de clozapina ou de palmitato de paliperidona injetável.[31,32]

Transtorno da personalidade *borderline*

Diferentes evidências apontam para o tratamento psicoterápico como primeira escolha no manejo do transtorno da personalidade *borderline* (TPB). Tais resultados positivos em alguns grupos têm levado a uma reavaliação, passando-se a considerar o quadro mais benigno em sua evolução do que o imaginado de início.

Técnicas de orientação psicodinâmica, terapia cognitivo-comportamental e terapia cognitivo-analítica mostraram-se efetivas no tratamento de alguns pacientes com TPB, mas, até o momento, não é possível afirmar uma grande superioridade de uma em relação às outras.

Partindo-se de algumas evidências da presença de disfunções serotoninérgicas em pacientes com TPB, estudos abertos controlados utilizaram, com frequência, fármacos de ação serotoninérgica, em particular a fluoxetina, no tratamento dos sintomas de alteração do humor, obtendo resultados contraditórios.[33-35]

Segundo uma metanálise, realizada por Nose e colaboradores,[36] em pacientes com TPB, antidepressivos e estabilizadores do humor reduzem a raiva e a instabilidade afetiva, mas não atuam no funcionamento global, na impulsividade e na agressividade; estes três últimos melhoraram com o uso de antipsicóticos.

Rinne e colaboradores[37] evidenciaram, em um estudo randomizado duplo-cego com placebo, envolvendo 38 pacientes com TPB, uma superioridade da fluvoxamina na redução da labilidade de humor, mas não nas escalas de agressividade e impulsividade.

Olanzapina, fluoxetina e uma combinação de ambas se mostraram eficazes na melhora global de pacientes com TPB, com resultados superiores para o uso isolado de olanzapina e para a associação entre olanzapina e fluoxetina.[38] Para Schulz e colaboradores,[39] entretanto, indivíduos com TB apresentaram melhora tanto com o uso de placebo quanto com o de olanzapina.

Em outro estudo, a olanzapina foi eficaz na melhora de 40 pacientes (25 do sexo feminino e 15 do sexo masculino) com TPB.[40] A dose utilizada variou de 2,5 a 20 mg/d, sendo que a maioria dos sujeitos da pesquisa recebeu de 5 a 10 mg/d do antipsicótico. Outro antipsicótico com resultados promissores no tratamento do TPB é a risperidona. Estudos abertos com apresentação de risperidona administrada oralmente ou por via intramuscular mostraram redução de comportamentos hostis e impulsivos.[41]

Houve benefício no uso da quetiapina para pacientes com TPB.[42] Embora a amostra fosse pequena – 14 pacientes, acompanhados por 12 semanas –, a dose do antipsicótico variou de 200 a 400 mg/d, promovendo melhora nos sintomas relacionados à agressividade e à impulsividade. O uso de quetiapina também foi testado em outro estudo aberto, envolvendo 34 mulheres e 7 homens com TPB. A duração da pesquisa foi de 12 semanas, e a dose média utilizada foi de 412,5 mg/d. Houve melhora na impulsividade, na ansiedade, em sintomas depressivos e nos sentimentos de raiva.[43]

Estudando especificamente a agressividade, uma metanálise de Goedhard e colaboradores,[44] evidenciou efeitos muito limitados de antipsicóticos típicos e atípicos (com discreta vantagem para os atípicos), valproato de sódio e antidepressivos na redução do comportamento agressivo em pacientes com TPB.

Em função do grande debate sobre a proximidade e a superposição dos transtornos bipolares e do TPB, não é surpreendente que anticonvulsivantes, como topiramato, carbamazepina, oxcarbazepina e lamotrigina, tenham sido utilizados em diferentes estudos abertos e em um estudo controlado com ácido valproico.[45-48]

Abraham e Calebrese[49] revisaram estudos duplo-cegos controlados de medicamentos utilizados no tratamento do TPB e observaram melhora na psicopatologia do quadro com o uso de olanzapina, anticonvulsivantes e inibidores seletivos da recaptação de serotonina. O uso de alprazolam e de tricíclicos não trouxe benefícios.

O uso de topiramato mostrou-se superior ao placebo em um grupo de pacientes com TPB.[50] Nesse estudo, que teve duração de 10 semanas, houve melhora na qualidade de vida e nas relações pessoais dos pacientes. A dose utilizada foi de 200 mg/d. Em uma nova avaliação, realizada entre 18 e 20,5 meses após o término do primeiro estudo, os pacientes que ainda usavam o anticonvulsivante mantinham os ganhos em relação ao TPB.[51]

Após a análise de 28 ensaios clínicos, abrangendo 1.742 sujeitos com TPB, evidenciou-se alguns benefícios com uso de antipsicóticos de segunda geração, estabilizadores de humor e suplementação com ômega 3.[52] Os autores comentam também que antidepressivos reduzem sintomas depressivos quando há comorbidade com os transtornos do humor. Entretanto, afirmam serem necessários mais estudos para avaliar o quadro.

O que há de novo?

Estudos foram feitos com a ocitocina, a fim de observar o seu possível efeito regulador das emoções em pacientes com TPB.[53] Acredita-se que a ocitocina exerça seu papel farmacológico central atuando na via de modulação da atividade neuronal. Em apoio a essa teoria, achados metanalíticos indicam que a ocitocina aumenta a atividade pré-frontal, bem como funcional, na conectividade do circuito pré--frontal-amígdala e diminui a conectividade entre a amígdala e o tronco encefálico, regiões que estão envolvidas em comportamentos de luta ou fuga, em resposta às ameaças.[54,55]

Analisando as imagens de ressonância nuclear magnética funcional de pacientes do sexo feminino com TPB e comparando-as com as do grupo-controle, observou-se um efeito interessante da ocitocina no processamento das "ameaças interpessoais". Isso foi demonstrado pela análise dos movimentos oculares desses pacientes, quando estes sofriam um estímulo que os deixava irritados e mudavam suas expressões faciais para o que chamaram de rostos irritados/zangados.[56]

Esse padrão de movimento dos olhos foi associado a um aumento da ativação da amígdala posterior. Após administração intranasal de 26 UI de ocitocina, uma diminuição da atividade da amígdala foi encontrada em pacientes com TPB, o que foi associado com uma normalização dos movimentos iniciais dos olhos, mesmo após o estímulo que os irritava, mudando suas expressões faciais para "rostos irritados/zangados". Esses resultados indicam um decréscimo, induzido pela ocitocina, da tendência à negatividade quando esses pacientes se sentem ameaçados.[57]

Um estudo retrospectivo, transversal, observacional, realizado na Espanha, com 457 pacientes portadores de TPB, se propôs a estudar as alterações no manejo farmacológico desses pacientes ao longo de 15 anos (de janeiro de 2001 a novembro de 2016). Dados sobre variáveis sociodemográficas e clínicas, bem como tratamento farmacológico no momento da admissão no programa, foram usados para descrever as prescrições farmacológicas, os fatores associados com esses medicamentos e as mudanças na prescrição ao longo desses anos. Esse estudo mostrou que a maioria dos pacientes (88,4%) fazia tratamento farmacológico, sendo que 53,8% dos pacientes faziam uso de três ou mais medicamentos. Nenhuma mudança significativa nesses percentuais foi observada durante o período do estudo. O uso de antidepressivos tricíclicos e benzodiazepínicos diminuiu, ao passo que o uso de antipsicóticos atípicos aumentou. A existência de comorbidade com outros quadros maiores foi o principal fator associado ao tratamento farmacológico e à polifarmácia. Esse estudo forneceu mais evidências sobre o tratamento do TBB, confirmando o uso mundial excessivo de medicamentos prescritos e mostrando que houve uma mudança no padrão de prescrição no decorrer desses 15 anos. Esses resultados sugerem que a prática clínica real segue apenas parcialmente as diretrizes de tratamento clínico/medicamentoso de pacientes com TPB.[58]

Uma recomendação do Nice é evitar a farmacoterapia para o TPB, restringindo-a apenas ao tratamento das comorbidades. Em outras palavras, de acordo com as diretrizes do Nice, os medicamentos não devem ser usados para tratar nenhum aspecto ou componente do TPB em si. Chegou-se a essa conclusão ao observar a fraqueza, a inconsistência das evidências e a baixa qualidade da eficácia do uso dos medicamentos para tratar o TPB, além de sua grande carga de efeitos adversos.[59]

Considerações finais

A base de evidências para o tratamento de transtornos da personalidade é limitada pelo foco no transtorno da personalidade *borderline*; o reduzido número de amostras e o curto período de acompanhamento em estudos clínicos; o uso de uma ampla gama de medidas de desfechos; e pelo controle deficiente da psicopatologia coexistente nesses transtornos.

A comunidade científica está cada vez mais interessada em desenvolver uma melhor compreensão dos processos psicológicos e biológicos anormais subjacentes à manifestação de uma personalidade psicopática.[21]

Por meio do desenvolvimento de psicoterapias e fármacos mais efetivos, informações sobre a interação entre elas, sinérgicas ou antagônicas, devem ser estudadas. Esse enfoque conjunto poderia resultar em psicoterapias mais específicas e melhores medicamentos, como, por exemplo, o interesse substancial para o potencial efeito da segmentação da sinalização do receptor *N*-metil-D-aspartato, uma vez que a sinalização glutamatérgica tem efeitos sobre a desinibição, a cognição social e os sintomas dissociativos.[60] Uma pesquisa publicada em 2010 também sugeriu que a modulação opioide pode ser um potencial mecanismo de tratamento dos TPs.[61] Apesar das muitas dificuldades descritas, o interesse e o entusiasmo pelo tratamento de pacientes com transtornos da personalidade aumentaram muito nas últimas duas décadas. Há um otimismo referente ao surgimento de psicoterapias e medicamentos mais específicos no futuro, a partir do momento em que se tiver uma melhor compreensão sobre os aspectos biológicos e os processos de desenvolvimento psicossocial que levam à manifestação de uma personalidade patológica.[21]

Referências

1. Tyrer P. Nidotherapy: a new approach to the treatment of personality disorder. Acta Psychiatr Scand. 2002;105(6):469-71.
2. Svrakic DM, Draganic S, Hill K, Bayon C, Przybeck TR, Cloninger CR. Temperament, character, and personality disorders: etiologic, diagnostic and treatment issues. Acta Psychiatr Scand. 2002;106(3):189-95.
3. McMain S, Pos AE. Advance in psychotherapy of personality disorders: a research update. Curr Psychiatry Rep. 2007;9(1):46-52.
4. American Psychiatric Association. Guideline watch: practice guideline for the treatment of patients with borderline personality disorders. Washington: APA; 2005.
5. Swartz HA, Pilkonis PA, Frank E, Proietti JM, Scott J. Acute treatment outcomes in patients with bipolar I disorder and comorbid borderline personality disorder receiving medication and psychotherapy. Bipolar Disord. 2005;7(2):192-7.
6. Iketani T, Kiriike N, Stein MB, Nagao K, Nagata T, Minamikawa N, et al. Relationship between perfectionism, personality disorders and agoraphobia in patients with panic disorder. Acta Psychiatr Scand. 2002;106(3):171-8.
7. Tamam L, Ozpoyraz N, Karatas G. Personality disorder comorbidity among patients with bipolar I disorder in remission. Acta Neuropsychiatr. 2004; 16(3): 175-80.
8. Ralevski E, Sanislow CA, Grilo CM, Skodol AE, Gunderson JG, Shea MT, et al. Avoidant personality disorder and social phobia: distinct enough to be separate disorders. Acta Psychiatr Scand. 2005;112(3):208-14.
9. Marchesi C, De Panfilis C, Cantoni A, Fontà S, Giannelli MR, Maggini C. Personality disorders and repense to medication treatment in panic disorders a 1 year naturalistic study. Prog Neuropsychopharmacol Biol Psychiatry. 2006;30(7):1240-5.
10. Tredget JE. The aetiology, presentation and treatment of personality disorders. J Psychiatr Ment Health Nurs. 2001;8(4):347-56.
11. Ekselius L, Von Knorring L. Changes in personality traits during treatment with sertraline or citalopram. Br J Psychiatry. 1999;174:444-8.
12. Herpertz SC, Zanarini M, Schulz CS, Siever L, Lieb K, Möller HJ. World Federation of Societies of Biological Psychiatry (WFSBP) guidelines for biological treatment of personality disorders. World J Biol Psychiatry. 2007;8:212–44.
13. Lysaker PH, Davis LW, Lightfoot J, Hunter N, Stasburger A. Association of neurocognition, anxiety, positive and negative symptoms with coping preference in schizophrenia spectrum disorders. Schizophr Res. 2005;80(2-3):163-71.
14. Siever LJ, Davis KL. The pathophysiology of schizophrenia disorders: perspectives from the spectrum. Am J Psychiatry. 2004;161(3):398-413.
15. Abi-Dargham A, Kegels LS, Zea-Ponce Y, Mawlawi O, Martinez D, Mitropoulou V, et al. Striatal amphetamine-induced dopamine release in patients with schizotypal personality disorder studied with single photon emission computed tomography and [123I] iodobenzamide. Biol Psychiatry. 2004;55(10):1001-6.
16. Trotman H, McMillan A, Walker E. cognitive function and symptoms in adolescents with schizotypal personality disorder. Schizophr Bull. 2006;32(3) :489-97.
17. Koenigsberg Hw, Reynolds D, Goodman M, New AS, Milropoulou V, Trestman RL, et al. Risperidone in the treatment of schizotypal personality disorder. J Clin Psychiatry. 2003;64(6):628-34.

18. Mcelure MM, Koenigsberg Hw, Reynolds D, Goodman M, New A, Trestman R, et al. The effects of risperidone on the cognitive performance of individuals with schizotypal personality disorder. J Clin Psychopharmacol. 2009;29(4):396-8.
19. Keshavan M, Shad M, Soloff P, Schooler N. Efficacy and tolerability of olanzapine in the treatment of schizotypal personality disorder. Schizophr Res. 2004;71(1):97-101.
20. Kumar A, Pinjarkar R, Anand N, Manjula M, Math SB. Aripiprazole in schizotypal personality disorder: a case report. Prim care companion J Clin Psychiatry. 2008;10(6):481-2.
21. Bateman AW, Gunderson J, Mulder R. Treatment of personality disorder. Lancet 2015;385 (9969):735-43.
22. Kirchner SK, Roeh A, Noelden J, Hasan A. Diagnosis and treatment of schizotypal personality disorder: evidence from a systematic review. NPJ Schizophr. 2018;4(1):20.
23. Yang Y, Glenn AL, Raine A. Brain abnormalities in antisocial individuals: implications for the law. Behav Sci Law. 2008;26(1):65-83.
24. Maria Isabel Gonzalez-Tapia, Ingrid Obsuthb, Rachel Heeds. A new legal treatment for psychopaths? Perplexities for legal thinkers. Int J Law Psychiatry. 2017;54:46-60.
25. Mceloskey MS, Phan KL, Coccaro EE Neuroimaging and personality disorders. Curr Psychiatry Rep. 2005;7(1):65-72.
26. Raine A, Phil D, Stoddard J, Bihrle S, Buchsbaum M. Prefrontal glucose deficits in murderers lacking psychosocial deprivation. Neuropsychiatry Neuropsychol Behav Neural. 1998;11(1):1-7.
27. Blair RJ. Neurocognitive models of aggression, the antisocial personality disorders, and psychopathy. J Neural Neurosurg Psychiatry. 2001;71(6):727-31.
28. Duggan C, Huband N, Smailagic N, Ferriter M, Adams C. The use of pharmacological treatments for people with personality disorder: a systematic review of randomized controlled trials. Pers Ment Health. 2008; 2: 119–70.
29. National Collaborating Centre for Mental Health. Antisocial personality disorder: treatment, management and prevention [Internet]. Leicester: British Psychological Society; 2010 [capturado em 10 jun 2019]. Disponível em: https://www.ncbi.nlm.nih.gov/books/NBK55345/
30. Khalifa N, Duggan C, Stoffers J, Huband N, Völlm BA, Ferriter M, Lieb K.Pharmacological interventions for antisocial personality disorder. Cochrane Database Syst Rev. 2010;(8):CD007667.30.
31. Brown D, Larkin F, Sengupta S, Romero-Ureclay J, Ross CC, Gupta N,Vinestock M, Das M. Clozapine: an effective treatment for seriously violent men with psychopathic men with antisocial personality disorder in a Uk high-security hospital. CNS Spectr. 2014;19(5):391-402.
32. Mortlock AM, Larkin F, Ross CC, Gupta N, Sengupta S, Das M. Effectiveness of paliperidone depot injection in seriously violent men with comorbid schizophrenia and dissocial personality disorder in a UK high- security hospital. Ther Adv Psychopharmacol. 2017;7(5):169-79.
33. Markovitz PJ, Calabrese JR, Schulz se, Meltzer HY. Fluoxetine in the treatment of borderline and schizotypal personality disorders. Am J Psychiatry. 1991;148(8):1064-7.
34. Coccaro EF, Kavoussi RJ. Fluoxetine and impulsive aggressive behavior in personality disordered subjects. Arch Gen Psychiatry. 1997;54(12):1081-8.
35. Salzman e, Wolfson AN, Schatzberg A, Looper J, Henke R, Albanese M, et al. Effect of fluoxetine on anger in symptomatic volunteers with borderline personality disorder. J Clin Psychopharmacol. 1995;15(1):23-9.
36. Nose M, Cipriani A, Biancosino B, Grassi L, Barbui e. Efficacy of pharmacotherapy against core traits of borderline personality disorder: meta-analysis of randomized controlled trials. Int Clin Psychopharmacol. 2006;21(6):345-53.
37. Rinne T, van den Brink W, Wouters L, van Dyck R. SSRI treatment of borderline personality disorder: a randomized, placebo-controlled clinical trial for female patients with borderline personnality disorder. Am J Psychiatry. 2002; 159(12):2048-54.
38. Zanarini ME, Frankenburg FR, Parachini EA. A preliminary, randomized trial of fluoxetine, olanzapine, and the olanzapine – fluoxetine combination in women with borderline personality disorder. J Clin Psychiatry. 2004;65(7):903-7.
39. Schulz SE, Zanarini ME, Bateman A, Bohus M, Detke He, Trzaskoma Q, et al. Olanzapine for the treatment of borderline personality disorder: variable dose 12-week randomized double-blind placebo--controlled study. Br J Psychiatry. 2008;193(6):485-92.
40. Bogenschutz MP, Nurnberg H. Olanzapine versus placebo in the treatment of borderline personality disorder. J Clin Psychiatry. 2004;65(1):104-9.

41. Díaz-Marsá M, Galian M, Montes A, Femández R, Arza R, López-Ibor J, et al. Long-acting injectable risperidone in treatment resistant borderline personality disorder. A small series report. Actas Esp Psiquiatr. 2008;36(2):70-4.
42. Bellino S, Paradiso E, Bogetto E. Efficacy and tolerability of quetiapine in the treatment of borderline personality disorder: a pilot study. J Clin Psychiatry. 2006;67(7):1042-6.
43. Van den Eynde F, Senturk V, Naudts K, Vogels C, Bemagie K, Thas O, et al. Efficacy of quetiapine for impulsivity and affective symptoms in borderline personality disorder. J Clin Psychopharmacol. 2008;28(2):147-55.
44. Goedhard LE, Stolker JJ, Heerdink ER, Nijman HLI, Oliver B, Egberts TCG. Pharmacotherapy for the treatment of agressive behavior in general adult psychiatry: a sistematic review. J Clin Psychiatry. 2006;67(7):1013-24.
45. Bellino S, Paradiso E, Bogetto E. Efficacy and tolerability of pharn1acotherapies for borderline personality disorder. CNS Drugs. 2008;22(8) :671-92.
46. Bellino S, Paradiso E, Bogetto E Oxcarbazepine in the treatment of borderline personality disorder: a pilot study. J Clin Psychiatry. 2005;66(9):1111-5.
47. Reich DB, Zanarini MC, Bieri KA. A preliminary study of lamotrigine in the treatment of affective instability in borderline personality disorder. Int Clin Psychopharmacol. 2009;24(5):270-5.
48. Weinstein W, Jamison KL. Retrospective case review of lamotrigine use for affective instability of borderline personality disorder. CNS Spectr. 2007;12(3):207-10.
49. Abraham PF, Calabrese JR. Evidenced-based pharmacologic treatment of borderline personality disorder: a shift from SSRis to anticonvulsants and atypical antipsychotics? J Affect Disord. 2008; 111 (1): 21-30.
50. Loew TH, Nickel MK, Muehlbacher M, Kaplan P, Nickel C, Kettler C, et al. Topiramate treatment for women with borderline personality disorder: a double-blind, placebo controlled study. J Clin Psychopharmacol. 2006;26(1):61-6.
51. Loew TH, Nickel MK. Topiramate treatment of women with borderline personality disorder, part II: an open 18-month follow-up. J Clin Psychopharmacol. 2008;28(3):355-7.
52. Stoffers J, Völlm BA, Rücker G, Timmer A, Huband N, Lieb K. Pharmacological interventions for borderline personality disorder. Cochrane Databax Syst Rev. 2010;(6):CD005653,
53. Herpertz SC, Bertsch K.A new perspective on the pathophysiology of borderline personality disorder: a model of the role of oxytocin. Am J Psychiatry. 2015;172(9):840-51.
54. Striepens N, Scheele D, Kendrick KM, Scheele D, Kendrick KM, Becker B, Schäfer L, Schwalba K, et al. Oxytocin facilitates protective responses to aversive social stimuli in males. Proc Natl Acad Sci U S A. 2012;109(44):18144-9.
55. Sippel LM, Allington CE, Pietrzak RH, Harpaz-Rotem I, Mayes L, Olff M. Oxytocin and stress-related disorders: neuro¬biological mechanisms and treatment opportunities. Chronic Stress. 2017;1:10.
56. Lischke A, Herpertz SC, Berger C, Domes G, Gamer M. Divergent effects of oxytocin on (para-)limbic reactivity to emotional and neutral scenes in females with and without borderline personality disorder. Soc Cogn Affect Neurosci. 2017;12(11):1783-1792.
57. A. Martín-Blanco A, Ancochea A, Soler J, Elices M, Carmona C, Pascual JC. Changes over the last 15 years in the psychopharmacological management of persons with borderline personality disorder. Acta Psychiatr Scand. 2017;136(3):323-31.
58. National Collaborating Centre for Mental Health Borderline personality disorder: treatment and management [Internet]. Leicester: British Psychological Society; 2009 [capturado em 10 jun 2019]. Disponível em: https://www.ncbi.nlm.nih.gov/pubmed/21796831
59. Ripoll LH. Clinical psychopharmacology of borderline personality disorder: an update on the available evidence in light of the Diagnostic and Statistical Manual of Mental Disorders–5. Curr Opin Psychiatry. 2012;25(1):52-8.
60. Bandelow B, Schmahl C, Falkai P, Wedekind D. Borderline personality disorder: a dysregulation of the endogenous opioid system? Psychol Rev. 2010;117(2):623-36.
61. Stanley B, Siever LJ. The interpersonal dimension of borderline personality disorder: toward a neuropeptide model. Am J Psychiatry. 2010;167(1):24-39.

24
Um olhar psicanalítico sobre o transtorno da personalidade *borderline*

Oswaldo Ferreira Leite Netto, Gustavo Gil Alarcão

Cabem algumas considerações sobre a especificidade do olhar psicanalítico antes de nos debruçarmos sobre a condição do funcionamento mental de certas pessoas que podem ser descritas como apresentando um transtorno da personalidade *borderline* e, após, as possibilidades de uma clínica psicanalítica nessas condições.

Freud,[1] inventor da psicanálise, opera uma revolução na medicina ao propor a visualização de um aparelho psíquico que seria responsável pela estruturação das personalidades. Essa hipótese teórica lhe permitiu desenvolver e sofisticar o entendimento da mente humana, de diversos fenômenos mentais e experiências verificáveis nas comunicações e nos relacionamentos das pessoas por meio de conceitos que desenvolveu ao longo de sua obra e da ampliação de sua experiência ouvindo atentamente seus pacientes.

A medicina é revolucionada, pois seu sustentáculo científico, o método anatomoclínico, é posto de lado. Sem deixar de reconhecer toda a importância da neuroanatomia, da neurofisiologia e, atualmente, dos avanços neurocientíficos e correspondentes progressos neuropsicofarmacológicos, Freud[1] e todos os que adotam esse viés, os psicanalistas que o sucedem e continuam sua obra, passam a considerar a mente e os fenômenos mentais como realidades imateriais, apreendidas, sobretudo, a partir dos relacionamentos interpessoais. Portanto, em uma posição desconcertante e na contracorrente dos inegáveis e insubstituíveis avanços tecnológicos da medicina e de suas possibilidades terapêuticas.

Freud[1] sempre afirmou que propunha sua abordagem enquanto a biociência e a biotecnologia não fossem suficientes para embasar uma clínica psiquiátrica. Como se sabe, foi na tentativa de compreender e tratar os fenômenos históricos que surgiu a psicanálise, correspondendo às necessidades da medicina que, com os recursos da época, pouco ou nada fazia pelos pacientes e pela elucidação do diagnóstico. A partir daí, da ruptura epistemológica com a medicina, a psicanálise vai além para considerar e investigar todo o universo das emoções, não só de enfermos, mas também das pessoas normais. Dessa forma, contribui decisivamente no estudo do desenvolvimento mental – essa problemática trajetória que o ser humano é obrigado a fazer a partir de sua origem biológica, natural, até chegar ao mundo da cultura, da civilização, da busca do conhecimento. Instala-se um mal-estar advindo do conflito decorrente de pertencer simultaneamente ao mundo animal e ao mundo cultural. A constatação dessa situação conflitante exigirá do homem a competência de perceber e discriminar a realidade que o cerca, incluindo o ambiente, os objetos externos e os seus semelhantes. Tal competência está intrinsecamente relacionada ao desamparo humano, que exige ao longo da vida uma relação de mútua cooperação e cuidado, condições essenciais para a estruturação de um mundo mental. Vivemos em grupo, somos recebidos por grupos familiares e nos constituímos como pessoas nas relações que vão ampliando o universo de cada um. Temos semelhantes, mas somos diferentes. A ideia da singularidade do sujeito é fundamental na constituição desse olhar peculiar, o psicanalítico. E, portanto, o é também a consideração pela existência de um mundo interno composto de imaginação, sonhos, temores, desejos, necessidades, conflitos que são próprios a cada um e responsáveis pela variação de reações e atitudes.

O olhar do psicanalista estará dirigido para como estão as pessoas em um dado momento, em particular no momento do encontro com o analista, a sessão. A partir dessa experiência, dessa vivência, vislumbra-se um trabalho de desenvolvimento da personalidade e aquisição de consciência. As considerações psicanalíticas, portanto, sempre envolvem a dinâmica do funcionamento mental.

Talvez a contribuição mais interessante de Freud[1] tenha sido estabelecer uma clínica que depende da criação de um campo observacional, a relação analítica; visto que, como já mencionamos, a vida mental se estrutura, se constitui e se manifesta sempre dentro de uma relação. Nesse laboratório observacional, foi possível a Freud[1] postular os pressupostos fundamentais do enfoque analítico: um inconsciente e um fenômeno básico, a chamada transferência, definida como a repetição no presente de atitudes e manifestações emocionais que têm a ver com experiências passadas, com os pais em geral, e não com a experiência do momento, com a situação atual, da relação com o analista.

É importante salientar a pessoa do analista, essa personalidade que deverá ter aspectos especiais de funcionamento, com uma disponibilidade para implicar-se no relacionamento com seu paciente, um genuíno interesse por uma pessoa em particular, o que demanda de sua parte tolerância e coragem.

A formação de um analista e, assim, a aquisição desse olhar passam por uma dedicação e um tempo a se perscrutar, amadurecer, adquirir experiência e sabedoria sobre a condição humana, frutos de uma curiosidade e de um ceticismo esperançoso que o afastam de preocupações com padrões de comportamento e imposição de pautas de conduta a quem quer que seja. Os objetivos de um trabalho psicanalítico situam-se na aquisição de liberdade, autonomia, autenticidade com responsabilidade; a consideração amorosa pelo outro, administrando o conflito insolúvel entre o indivíduo e o grupo.

Como a histeria no tempo de Freud,[1] as chamadas personalidades *borderline* não têm encontrado ajuda significativa nos recursos médicos existentes, que evoluíram muito desde os tempos do nascimento da psicanálise. O enfoque psiquiátrico, sobretudo classificatório e descritivo, auxilia na enumeração sintomatológica da condição *borderline*, o que embasaria a prescrição do tratamento adequado, sob o ponto de vista de controlar sintomas. Observamos na prática clínica a insuficiência desse modelo terapêutico quando utilizado sem a cooperação com os demais campos do conhecimento. A realidade vivida com os pacientes impõe a necessidade de uma visão compreensiva e ampliada do processo de desenvolvimento e estruturação de sua personalidade. A ausência desse componente compreensivo psicodinamicamente embasado, que busca não somente o entendimento dos problemas, mas também a proposição de transformações, pode limitar as possibilidades de um tratamento.

A psicanálise oferece um suporte teórico específico e necessário para entendermos como se processa o desenvolvimento da personalidade. A partir dessa compreensão, analistas têm proposto considerações que buscam elucidar alguns mecanismos que estariam presentes no desenvolvimento *borderline*. Iríamos, nesse sentido, da abordagem macroscópica observadora de comportamentos e sintomas à visão microscópica elucidativa das mínimas manifestações mentais presentes no decorrer do trabalho analítico.

Brevemente faremos algumas considerações que julgamos pertinentes e que podem contribuir para o trabalho prático do analista. Não é nosso objetivo fazer uma revisão teórica sobre o conhecimento psicanalítico acerca da condição *borderline*.

Freud[1] considerou um aparelho psíquico como sustentáculo do mundo mental interno composto de elementos e representações conscientes e inconscientes que se relacionariam com o exterior. Essa relação se daria por meio da intermediação de dois princípios reguladores: princípio do prazer e princípio da realidade. O amadurecimento implica a necessidade de lidar com tais princípios; renúncias e limitações contrapõem-se à infinita necessidade de gratificação que temos. Melaine Klein[2] desenvolveu as ideias de Freud e associou as noções de introjeção e projeção na estruturação de nossa personalidade. No início de nossas vidas, dotados de uma capacidade mental ainda incipiente, não teríamos condições de digerir e elaborar (introjetar) as emoções. Cuidado, tolerância e investimento amoroso de um cuidador seriam indispensáveis para administrar e conter satisfatoriamente o desespero e o desamparo do bebê. Além disso, o desenvolvimento mental seria capaz de elaborar e desenvolver outras formas de relação com o ambiente. Um pouco mais tarde, outro analista, Bion,[3,4] propôs que o pensamento, esta capacidade eminentemente humana, era uma exigência de nossa própria condição de humanidade. Diferentemente dos animais, nos quais todo estímulo gera uma ação motora, nós, dotados de capacidades mentais, somos capazes de postergar ações e tolerar frustrações. O amadurecimento e o desenvolvimento da personalidade progrediriam nesse sentido, não linear, estritamente singular e individual, no qual todos encontrariam formas de transformar necessidades de alívio e gratificação imediatos em outras formas de satisfação de seus desejos. Esse processo envolve a necessidade de uma discriminação do indivíduo, de quem ele é, de quem é o outro, dos afetos e sentimentos e das dificuldades inerentes às relações humanas.

A essência da condição *borderline* reside justamente nessa dificuldade em encontrar as barreiras, os limites da própria individualidade e, nesse sentido, os demais limites: da individualidade do outro, da insuficiência, da imperfeição, etc. O desenvolvimento psicológico nesses casos foi insatisfatório. Não houve condições para que aquela pessoa fosse capaz de desenvolver um mundo mental interno suficientemente adequado às demandas de uma vida humana em relação. Uma mente rudimentar não consegue tolerar ou administrar sentimentos e afetos, sendo invadida e inundada por grande terror de aniquilação e destruição. A resposta imediata a uma insuficiência de desenvolvimento mental, não capaz de transformar sensações em pensamentos e representações, é o evacuamento, a descarga em forma de ações e comportamentos imediatos, intensos e vorazes. Essa mente intolerante aos próprios sentimentos é saturada e, diante da mínima exigência externa, transborda. A capacidade de formar vínculos é muita perturbada dada a enorme exigência e a mínima tolerância que possuem com relação aos outros. Funcionam em uma polarização de idealização e desvalorização. Na idealização de pessoas e situações perfeitas e na projeção maciça de afetos desagradáveis e intoleráveis para si próprias. Em geral, sem romper totalmente o contato com a realidade externa, são pouco capazes de negociar com esta, criando interpretações particulares, na maioria das vezes persecutórias e autorreferentes das situações vividas. A intensidade e a instabilidade psíquicas são manifestadas paralelamente pelas atitudes e pelos comportamentos, nos quais a autodestrutividade é uma marca constante.

A percepção dessa essência teorizada e proposta pela psicanálise permite iluminar e oferecer elementos para que se possam criar condições para ajudar esses pacientes, que exigem, antes de tudo, uma postura sincera e honesta do terapeuta, capaz de compreender e discriminar a natureza de seus sentimentos. A projeção de sentimentos negativos é intensa, e a tendência à ruptura dos vínculos, uma constante. Nesse sentido, continência, capacidade de escuta e acolhimento, bem como a delimitação clara do *setting* analítico, são marcos fundamentais para o desenvolvimento de um trabalho. As condições para a realização de um trabalho psicanalítico deverão ser construídas com o paciente; o respeito ao contrato terapêutico e a postura firme do analista auxiliam, em contrapartida, na reconstrução dos limites do próprio paciente. A percepção de um desenvolvimento mental incipiente contido em uma pessoa adulta, dotada de razoáveis capacidades funcionais e ocupacionais ajuda na delimitação dos focos do trabalho analítico que versará, sobretudo, no auxílio do paciente na contenção, discriminação e elaboração de seus próprios sentimentos; contenção essa experimentada e vivida, entretanto, emocionalmente e, portanto, significada, não apenas imposta e determinada. O paciente carece de compreensão afetiva e emocional, não somente racional e cognitiva. Como proposto por Freud,[1] "deixar vir à luz da consciência sentimentos inconscientes".

O trabalho em conjunto terapeuta/equipe médica é fundamental; no entanto, difícil e exigente. As confusões, mal-entendidos, disputas e dificuldades devem ser consideradas nessa relação. A delimitação de um espaço psicoterapêutico não concorre com as demais abordagens necessárias, e é de fundamental importância que seja estabelecido. O acompanhamento psiquiátrico com prescrição de medicamentos e diálogos com a família, além do trabalho da assistência social com atitudes concretas no ambiente externo, são uma ajuda bem-vinda, que possibilita maior liberdade para o analista que trabalhará na formação da relação com o paciente. Como dissemos anteriormente, do macro ao microscópico, com objetivos comuns, mas formas de trabalho diferentes, sem deixar que essas diferenças rompam a linha de comunicação que beneficiará o paciente. É tentador reivindicar maior importância a esta ou aquela forma de trabalho e perder de vista a complexidade e as diferenças intrínsecas e prévias a cada campo do conhecimento.

Ilustraremos essa nossa proposta com três exemplos clínicos. Do macroscópico ao microscópico, com ênfase no olhar psicanalítico.

Vinheta clínica 1

P. foi ao Instituto de Psiquiatria por iniciativa própria. Atendida em outro serviço, a que chegara intoxicada por álcool e outras drogas, recebeu os cuidados de uma jovem médica. Apaixonada por ela, resolveu procurá-la. E, em seu encalço, chegou ao Instituto, onde, novamente alcoolizada, fez uma cena, exigindo a presença da médica, que estagiava conosco. Como estávamos querendo nos lançar à empreitada de atender pacientes que fossem considerados *borderline*, P. nos foi encaminhada. O jovem grupo de estagiários, constituído principalmente de mulheres, assustou-se com P. em uma entrevista de triagem.

Magra, trajes masculinos – "jeans" e camiseta, sandálias de borracha –, era desafiadora, irônica, provocativa, não contendo comentários sobre o corpo e a beleza das entrevistadoras. Como coordenador e supervisor psicanalista, a observava com meu olhar instrumentado psicanaliticamente. Da repulsa imediata, das histórias de promiscuidade sexual contadas para chocar, do uso de drogas, dos abusos sexuais na infância, ia percebendo uma pessoa atenta, sensível, angustiada. Sofrida, impossibilitada de se conter, de se submeter, mas carente, pedindo socorro, sem formalizar ou verbalizar a demanda de ajuda.

Resolvi tratá-la, contra tudo e todos, assumindo um desafio; procurei levar em conta a recomendação de Bion[3,4] de que no primeiro encontro, ou triagem, com um paciente devemos pensar que temos de 30 a 50 minutos para decidir e o resto da vida para nos arrepender.

P. está sendo atendida há oito anos, 1 ou 2 vezes por semana, e hoje, tendo completado o ensino médio, pensa em fazer um curso superior. Há quase um ano está completamente abstêmia, tendo, há mais tempo, abandonado a maconha e a cocaína, o comportamento sexual promíscuo e a prostituição eventual para sustentar o consumo de drogas. Foi um trabalho lento e penoso, com avanços e retrocessos, que dependeu de um interesse e dedicação do terapeuta pela pessoa do paciente: suas carências, seu desamparo e sua necessidade imensa por compreensão e acolhimento.

Vinheta clínica 2

Trata-se de uma sessão com uma paciente jovem em análise há dois anos. Ela chega atrasada, assustada e visivelmente perturbada. Logo de início diz: "Eu não aguento mais vir até aqui, sabe, quando preciso, você nunca pode me ajudar, nunca pode me atender, eu não consigo aceitar isso! Por que não tenho seu telefone? Por que não responde às minhas chamadas? Ontem eu estava desesperada, tinha usado cocaína, fui para a favela, completamente perdida, e você não quis me atender; eu tenho que aprender que não posso contar contigo, você não se importa realmente comigo".

A paciente acusava-me veementemente de não ter respondido aos seus chamados telefônicos no meio da madrugada, algo corriqueiro, ameaçador, urgente e que não conseguia formas de elaboração. Em função disso, ela já estava em acompanhamento com um colega psiquiatra que havia ficado responsável por cuidar desses acontecimentos, mas que ela jamais chamava nessas horas. A reivindicação era por um cuidado total, onipresente e infalível. As tentativas de comunicação fora da sessão eram regulares: *e-mails*, telefonemas, faltas, ameaças.

Ao mesmo tempo, pouco a pouco um vínculo verdadeiro de confiança e retribuição pôde ser construído. Vínculo esse percebido com muita raiva e incompreensão pela paciente. Ela segue na sessão: "Quer saber de uma coisa? Hoje, antes de vir para cá, eu bebi, enchi a cara, quero tomar coragem e não precisar mais de você, e daí, não vai fazer nada? Está vendo só como não se preocupa comigo, acho que eu devo ir embora mesmo!" A intensidade da fala e a voracidade emocional são tamanhas que não há espaço para escuta e elaboração. O transbordamento afetivo toma conta da sessão. Como dado externo, naquele dia a paciente ficara sozinha em casa porque sua família viajara para uma festa e não a levara devido aos enormes problemas causados em outras ocasiões. A tentativa de tocar nesse assunto, de ser acolhedor e compreensivo na sessão, era interrompida, e nem sequer escutada, pela frase da paciente: "Não tem nada a ver com isso, você acha que estou assim porque fiquei sozinha? Quero que todos morram, não preciso deles para nada, não se importam comigo mesmo, como você".

A aproximação afetiva, com minha escuta atenta e interessada, não era percebida pela queixa constante de uma falta de atitude concreta e os sentimentos contratransferenciais intensos e conflituosos. Ao mesmo tempo em que gerava muita raiva pelo excesso de desvalorização, despertava uma vontade de cuidar e acolher, um certo sentimento de pesar diante da dificuldade em conseguir lidar com sentimentos básicos de desamparo e de sofrimento. A verbalização desses sentimentos já seria grande conquista e provavelmente a ajudaria a tornar-se consciente de suas atitudes autodestrutivas.

A paciente prossegue: "Quer saber, eu vou embora, nunca mais vai me ver". Levanta-se, sai da sala, bate a porta e rompe a análise. No mesmo dia, envia um *e-mail* para mim, para seu pai e para o psiquiatra dizendo como é infeliz, incompreendida e sem salvação e que não consegue corresponder a nenhuma expectativa, se sentindo uma fracassada. A paciente desaparece e não recebo notícias dela até recentemente, quando me envia um *e-mail* no qual quer me agradecer e me contar como foi importante o período em que estivemos em análise e que, apesar das brigas e dos desentendimentos, agora percebe um pouco mais suas dificuldades, que ainda estão presentes, porém menos avassaladoras: "Estou namorando há um ano, faço faculdade, estou em um estágio, a relação com meus pais e irmãos ainda é difícil, mas estou me virando, acho que a vida está melhorando".

Vinheta clínica 3

Uma paciente em análise há três anos, três sessões semanais, professora, meia-idade. De forma geral, tem muita dificuldade de aceitar os limites impostos de horários e contratos. Tentativas repetidas de suicídio. Casamento complicadíssimo, com brigas, desentendimentos. Vida social restrita, poucos prazeres, poucos amigos. História de vida conturbada, com pais descritos como pouco acolhedores e pouco disponíveis. Sentimento de desamparo, vazio, falta de objetivo na vida, isolamentos constantes. Inteligente, tem destaque em sua profissão, mas as relações interpessoais sempre implicam perdas e sensação de não ter atingido aquilo que poderia. Durante a análise, alguns rompimentos do processo e posteriores retomadas com a sensação de que gradativamente algo vem sendo acrescido de positivo em sua vida, sensação da paciente e minha observação. Em certa sessão, ela, com alguma dificuldade em conversar comigo, conta como percebeu algo que aparecia com frequência em nosso convívio, a dificuldade de aceitar minha atitude mais neutra com relação às suas exigências: "Sabe, eu estava na escola outro dia e um aluno veio me pedir ajuda, achei muito curioso, porque, por mais que eu tentasse dizer a ele o que me perguntava, ele não escutava, fui percebendo que ele não queria a minha ajuda porque não estava disponível para me escutar, veio com seu problema, mas só queria mostrá-lo para mim, mostrar como é inteligente e perspicaz e como não estava aberto para conversar, tudo que eu dizia era negado até eu ficar com raiva e dizer que não poderia ajudá-lo porque ele não queria minha ajuda. Fiquei pensando nas várias vezes que eu fiz isso aqui contigo, nas várias vezes em que só queria te agredir e não queria conversar, é muito estranho perceber isso nos outros, como eu percebi com o aluno, mas acho que é importante para mim, ninguém é perfeito, não?".

Com essas três vinhetas, tentamos exemplificar como se dá o contato com o paciente *borderline* no calor da sessão, como são intensas as manifestações microscópicas e também como repercutem as manifestações macroscópicas. Ao mesmo tempo em que existem dificuldades, o trabalho de vinculação lento e perseverante pode promover a introjeção de percepções importantes, bem como transformações concretas na vida dos pacientes. Vale ressaltar que todos os casos contavam com uma dupla de trabalho psiquiatra/analista capaz de conversar e promover um acompanhamento conjunto.

Nota

Enfatizamos que, ao adotar um olhar psicanalítico, estamos reafirmando a essência da abordagem psicanalítica dos problemas mentais humanos: o método e sua prática visam a subjetividade e envolvem também a subjetividade do profissional. A investigação visa entender o funcionamento de uma pessoa, suas motivações, suas particularidades. Os objetivos, envolvendo aquisição de conhecimento, amadurecimento, com aumento da capacidade de tolerar frustrações, respeitam sempre as possibilidades e a singularidade do sujeito. Independentemente de diagnósticos, o que se pode obter como resultado dificilmente pode ser medido e considerado apenas em termos de comportamento, o que dificulta considerações comparativas quanto à eficácia do método. Isso é secundário e complica as relações com a maioria das propostas médicas, sobretudo da medicina baseada em evidências. Trata-se, portanto, do nosso olhar, dos autores, sobre o tema, fruto de experiência desenvolvida no Serviço de Psicoterapia. Não desconhecemos que existem outros pontos de vista, exercidos por psicanalistas, que geram propostas terapêuticas até mais palatáveis a expectativas médicas, como, por exemplo, a mentalização (*mentalization*), criada, aplicada e testada por Fonagy e Bateman.[5] Mas nós, psicanalistas do Serviço de Psicoterapia, somos fiéis à ideia que motivou a criação do Serviço em 1963: tentar, mesmo diante do fato de nos tornarmos desconcertantes para os médicos, insistir na consideração pela singularidade do indivíduo, elemento essencial de toda atividade clínica, na assistência e na formação de médicos em geral e de psiquiatras em particular.

Referências

1. Freud S. Obras completas. Rio de Janeiro: Imago; 1969.
2. Klein M. Inveja e gratidão e outros trabalhos. 4. ed. Rio de Janeiro: Imago, 1991.
3. Bion RW. O aprender com a experiência. Rio de Janeiro: Imago; 1991.
4. Bion RW. A atenção e interpretação. Rio de Janeiro: Imago; 1989.
5. Fonagy P, Bateman A. Mentalization-based treatment for borderline disorder: a practical guide. Oxford: Oxford University; 2006.

25
O vínculo terapêutico e a terapia comportamental dialética no transtorno da personalidade *borderline*

Francisco Lotufo Neto, Fabiana Saffi

O transtorno da personalidade *borderline* (TPB) é frequente e tem grande repercussão na prática clínica, pois os pacientes com esse transtorno são os mais difíceis de tratar e os que despertam maior desconforto nos terapeutas, os quais não recebem reforço positivo por seu esforço e empenho e são afetados pelas críticas e pelos comportamentos hostis e de risco que esses pacientes apresentam. Não é raro que os terapeutas se esquivem do atendimento a esses pacientes.[1] Estudos de prevalência de TPB mostram os seguintes valores nos Estados Unidos: 2% da população em geral, 15 a 19% dos pacientes internados em clínicas psiquiátricas e 11% dos pacientes ambulatoriais. Há predomínio do sexo feminino, pois 70 a 77% dos indivíduos que sofrem de TPB são mulheres, sendo provável que os homens com esse perfil estejam classificados entre os com personalidade antissocial.

Critérios diagnósticos

O transtorno da personalidade *borderline* é caracterizado por pelo menos cinco das seguintes características, presentes desde a adolescência:

- relacionamentos pessoais intensos e instáveis;
- esforços frenéticos para evitar abandono real ou imaginário;
- transtornos de identidade ou problemas com a noção de si mesmo;
- impulsividade potencial de provocar danos em si próprio;
- comportamentos suicidas ou parassuicidas (comportamentos intencionais com ou sem intenção suicida: tentativa de suicídio, automutilação, comportamentos perigosos);
- sentimento crônico de vazio;
- raiva inadequada, intensa ou incontrolável;
- ideação paranoide ou sintomas dissociativos graves relacionados ao estresse.

Quadro clínico

Alguns exemplos de interações frequentes durante o tratamento de pessoas com o diagnóstico de TPB que trazem muita angústia e preocupação ao terapeuta são:[2]

- O paciente sutilmente levanta as mangas de sua blusa, mostrando diversos cortes novos nos pulsos:
  Terapeuta: "Te vejo na terça-feira".
  Paciente: "Se eu ainda estiver vivo";
- Jovem desaba sobre a cadeira, olha carrancudo, sentado encurvado, com os ombros caídos, permanece olhando para os sapatos, com os cabelos sobre a face, sem falar nada;
- Na reunião clínica, terapeutas trocando ideias sobre um paciente que você nunca viu: "depressão crônica", "personalidade inadequada", "... um dia vai se matar, não há nada que se possa fazer...";
- Paciente chora sem parar e diz que não há por que viver, é incapaz de fazer algo, não consegue tomar decisões, não sabe se volta na próxima consulta;
- Fim da sessão; ao levantar-se da cadeira, de forma acidental, o paciente derruba a bolsa e um grande vidro de barbitúricos cai ruidosamente no chão;
- Primeira frase do paciente na sessão: "Você ficou sabendo que estive no pronto-socorro ontem à noite?";
- Paciente: "Você não acha que preciso de antidepressivos?"; mesmo paciente: "Quero parar os calmantes, não posso depender de pílulas a vida toda";
- A supervisora entra em sua sala e ansiosamente conta que M., a quem ela acompanha há 2 anos, perdeu o emprego na semana anterior, brigou com o namorado ontem e agora está batendo contra a mesa e gritando que vai se matar;
- Chamada telefônica em casa: "Tenho de falar urgentemente com você, estou transtornada, não aguento mais";
- Chamada telefônica em casa (voz pastosa): "Não aguento mais, não conseguirei ir à consulta";
- Chamada telefônica em casa (chorando):
  — "Desculpe incomodá-la, Dra. S."
  — "O que está acontecendo?"
  — "Não sei";
- Paciente: "Você recebe para me tratar, na verdade, você não liga para mim";
- Mensagem: "G. se suicidou. Assinado M., sua mãe". O terapeuta telefona e M. atende surpresa, pois nada havia acontecido; a mensagem havia sido enviada pelo próprio paciente;
- O paciente pede por telefone nova receita, pois acabou de jogar todos os medicamentos que possuía no lixo.

Etiologia

A etiologia desse transtorno não está claramente estabelecida, e é provável que seja multifatorial. Sabe-se que 87% dos indivíduos *borderline* sofreram algum tipo de trauma na infância – 40 a 71% sofreram abuso sexual e 25 a 71% sofreram abuso físico.

Quanto mais precoce for a experiência de abuso, mais dano ela causará. A violência intrafamiliar, em particular o abuso sexual, além do dano que provoca, mostra a natureza disfuncional da família, que é incapaz de proteger a criança de maneira adequada. O trauma precoce está relacionado à dificuldade de regular emoções. Podemos relacionar o abuso sexual à automutilação e à dificuldade de pensar sobre os próprios pensamentos e sentimentos. Experiências dissociativas são reforçadas negativamente por aliviar o mal-estar relacionado a experiências traumáticas. A desesperança e a sensação crônica de vazio, características desses pacientes, levam a comportamentos impulsivos.

Os seguintes fatores contribuem para a formação da personalidade *borderline*:

a. **Vulnerabilidade emocional**: manifesta por grande sensibilidade; reações imediatas; limiar pequeno para reação emocional; grande reatividade; reações extremas; dificuldade de regular o processamento cognitivo, que é afetado pela reatividade emocional exacerbada. Além disso, esses pacientes apresentam retorno lento à linha de base, reações de longa duração e aumento da sensibilidade ao próximo estímulo.

b. **Ambiente que desvaloriza**: ao comunicar constantemente que as respostas do indivíduo são incorretas, defeituosas, sem acurácia, inadequadas e inválidas. O meio também não reage de forma apropriada às necessidades individuais legítimas da pessoa.

A rejeição de comportamentos autônomos e da comunicação de experiências íntimas são características do ambiente que desvaloriza. A expressão de emoções, sofrimento ou dor é punida, e o escalar da resposta emocional é reforçado de modo errático e intermitente. Os problemas e objetivos do indivíduo são considerados ridículos ou muito simples. Além disso, o ambiente não o ensina a denominar suas experiências íntimas de acordo com as normas da comunidade, controlar as emoções, confiar na própria experiência como uma reação válida a um evento, expressar as emoções com precisão, comunicar sofrimento ou dor de modo eficiente, tolerar sofrimento, resolver problemas ou modificar o próprio comportamento. Ao contrário, o ambiente ensina a pessoa a desqualificar-se, não confiar em si mesma, procurar, no ambiente social, por dicas de como reagir ou responder, oscilar entre inibição das emoções ou expressão extremada, reagir negativamente ao fracasso, estabelecer alvos e expectativas irrealistas e criar padrões de avaliação perfeccionistas.

Vínculo e manejo do paciente com diagnóstico de personalidade *borderline*

O processo de comunicação entre pacientes, médicos e terapeutas envolve negociação de papéis aceitáveis de relacionamento contendo obrigações e privilégios. Parsons,[3] em 1951, afirmou que a sociedade não permite aos doentes realizar papéis sociais normais, sendo esse grupo capaz de se esquivar com legitimidade, podendo, por exemplo, não trabalhar, ficar deitado durante o dia, receber visitas e atenção e ser isento de certas atividades e responsabilidades. Assim, as pessoas que ficam doentes podem solicitar ajuda, apoio e explicação. O médico assume a responsabilidade por seu bem-estar, decidindo o que o paciente deve ou não fazer, pela definição que o paciente tem de si mesmo (ser doente, ter depressão) e o que deve ser feito para sua segurança e recuperação. O doente deve, por sua vez, procurar ajuda técnica competente e cooperar, fornecendo as informações solicitadas, tomando os remédios prescritos e sendo agradecido ao médico. Espera-se do paciente que seja honesto, cândido, siga as instruções do médico e tente melhorar.

Ocorre, portanto, o desenvolvimento de um contrato social mantido por diversas instâncias, como tradição, definição social, código de ética e legislação. O contrato estabelece limites para o relacionamento, define a responsabilidade de cada parte, o grau de intimidade permitido, a duração, quem lidera e quem é dependente. No entanto, esse contrato depende do contexto em que o relacionamento se desenvolve, como, por exemplo, o consultório, a sala de exames ou a enfermaria do hospital, e funciona bem para doenças agudas. Para algumas doenças crônicas, pode ser prejudicial, impedindo o doente de desenvolver autonomia e de melhorar sua qualidade de vida, em virtude de estar sempre na expectativa de uma solução médica para seus problemas.

Entre médicos, terapeutas e pacientes, estão constantemente ocorrendo negociações. A "moeda" utilizada nessas negociações é determinada pela natureza do contrato, que, por sua vez, depende do contexto. Quando os pacientes querem estabelecer, favorecer ou modificar um contrato social, médico ou psicoterápico, podem utilizar a moeda que possuem ou que percebem ser relevante para o profissional da saúde. Essa moeda é, em geral, constituída por sintomas, dificuldades e sentimentos de sofrimento, comunicados de forma verbal e não verbal. Assim, a moeda será provavelmente a expressão de sintomas físicos para um clínico, de sofrimento, para um terapeuta, e de incompetência social, para um assistente social. A interação, portanto, modela a moeda que será usada.

É na instituição psiquiátrica que moedas perigosas podem ser utilizadas em uma negociação que procura mudar relações de poder, controle e competência. Há um elemento paradoxal nessa negociação. As pessoas solicitam ajuda, pedem controle externo para seus comportamentos problemáticos e, ao mesmo tempo, resistem à ajuda oferecida por meio de comportamentos que, inevitavelmente, ajudarão a obtê-la.

Alguns exemplos de moedas de negociação usadas por pacientes e profissionais na instituição são: ameaças e tentativas de suicídio, automutilação, queixas físicas, crises de perda do controle, questionamentos sobre a medicação, desesperança, quartos-fortes, observação individual, restrição física ou química, controle de objetos cortantes, pílulas escondidas, comportamento sexual provocativo, vomitar, superdosagem de medicamentos, atear fogo em roupas ou colchões, pactos suicidas, fugas, quebrar janelas, começar brigas, interferir no tratamento de outros pacientes, agredir ou abusar de pacientes mais vulneráveis ou da equipe de enfermagem, recusar alimentação, recusar-se a levantar ou a ir para a cama, entre outros.

Nessa negociação, comumente o paciente se apresenta como sem esperança e incapaz ante seus sentimentos e suas dificuldades de vida. Diante disso, o profissional da saúde costuma oferecer uma solução ou recomendação. O comportamento que denota impotência por parte do cliente estimula uma definição de ajuda por parte do terapeuta. Para a maioria dos pacientes, isso é bem-vindo e recebido de modo empático e com concordância. Nos pacientes *borderline*, isso elicia maiores sentimentos de desesperança e incompetência. Para superá-los, o paciente procura obter controle da situação, usando a moeda que tem à disposição. Esta inclui mostras exageradas de desesperança e incompetência, provando, assim, que o terapeuta não sabe orientá-lo e não pode controlá-lo ou ajudá-lo. Mostrando de modo exacerbado as limitações do terapeuta, negando suas informações e recomendações tranquilizadoras, procura mostrar que este é incompetente e que está errado; desse modo, assume um papel competente. O conteúdo (sintomas, sofrimento e dificuldades) não é o importante, mas sim o contexto, a negociação interpessoal que se estabelece entre os dois.

Dawson[4] propõe os seguintes princípios gerais para estabelecer o vínculo com o paciente *borderline*, até que seja possível realizar a terapia:

1. não prejudicar o paciente;
2. reduzir o caos e o relacionamento distorcido do paciente com a instituição e seu ambiente;
3. pensar na possibilidade de terapia.

Para isso, recomenda-se que o paciente não seja tratado como doente. Em outras palavras, que se estimule a mudança da moeda de negociação. Em vez de tratar dos assuntos em geral abordados em consultas, como medicamentos, comportamento suicida, hospitalização, entre outros, se conversa sobre competência social, emprego, treinamento, dinheiro, lazer e assuntos de interesse. Isso é chamado de "terapia sem terapia". É oferecido o formato de terapia, mas sem o conteúdo desta. Assim, os encontros são regulares, com dia e horário estabelecido. Ambos conversam, mas a conversa é descompromissada. Por exemplo, trocam-se informações, não se faz perguntas profundas, não se dá conselho, orientação, interpretação, sugestão ou ajuda de qualquer tipo. É uma maneira de oferecer uma terapia que não faz mal ao paciente quando ele e a família insistem que ela seja oferecida e o paciente, ao mesmo tempo, a recusa, não colaborando e, portanto, aumentando a situação de crise.

O terapeuta (ou melhor, o não terapeuta) não se aproxima desses pacientes, assumindo uma postura de responsabilidade, controle ou competência. Pode-se até conversar sobre os problemas, mas em outro contexto. Os objetivos são determinar qual ajuda a pessoa acha que pode beneficiá-la e saber o que ela espera da instituição ou clínica, e não ajudar.

É útil aprender a descrever os acontecimentos como se fosse uma peça de teatro, sem pressupostos ou atribuições de causalidade linear, causa e efeito, mecanismos psicodinâmicos ou psicobiológicos, motivação, doença, estados internos, etc.

O terapeuta deve evitar o papel que lhe é assinalado, de curandeiro, sábio, experiente ou de alguém que soluciona problemas. Deve corrigir-se imediatamente quando descobrir que assumiu um desses papéis (pai, mãe, salvador, professor), pois logo se observa o início do uso das moedas perigosas de negociação. Deve assumir postura calorosa, porém neutra e benigna. Quando necessário, pode assumir postura contrária à esperada, lançando mão de intervenções paradoxais.

Nesse novo contrato social, supõe-se que o cliente seja um adulto responsável e competente. Os limites devem ser claros, de acordo com sua tolerância pessoal e as regras da instituição, sobretudo em relação a comportamentos que colocam em risco o próprio paciente, sua família, a equipe ou a relação terapêutica. As consequências do desrespeito aos limites devem ser claras, possíveis e devem ocorrer, não ficando apenas na ameaça. O terapeuta deve permitir apenas consequências que esteja preparado para assumir. A recomendação é que seja cuidadosamente honesto.

Esses princípios devem ser aplicados a todos os assuntos (medicação, automutilação, suicídio, programas, álcool e drogas, abuso, duração da internação, etc.). Os mesmos princípios devem ser aplicados a familiares, amigos, pessoas que estejam ajudando e outros profissionais envolvidos. Por exemplo, diante de um paciente que corta os pulsos, todos os cuidados médicos são oferecidos, mas, logo após, ele continua sendo tratado como uma pessoa que toma suas decisões, sem vigilância especial, contenção, etc. Ele é uma pessoa adulta, responsável por sua conduta e suas escolhas. Se o paciente precisar de medicação, esta será prescrita, acompanhada de todas as informações, incluindo os efeitos colaterais. Informa-se que o medicamento costuma ajudar pessoas com problemas parecidos, mas que não há garantia de que vá ajudá-lo, ficando a seu critério tomá-lo ou não. Adverte-se que, em caso de abuso, novas prescrições não serão oferecidas.

São pré-requisitos para esse trabalho a crença de que o paciente seja, pelo menos, potencialmente competente e responsável, e é necessário gostar do paciente. É importante lembrar que "a letra mata, mas o espírito vivifica". Portanto, essas orientações não devem ser usadas com rigidez, nem para ficar livre do paciente ou expressar pensamentos automáticos e regras distorcidas do terapeuta. Atender esses pacientes é difícil e requer supervisão (orientação sistemática de um profissional mais experiente) e intervisão (i.e., troca de ideias com colegas que possam dar dicas, apoio e orientação).

Em caso de internação, é importante que a enfermaria seja bem estruturada, que se tenha objetivos de tratamento e uma base teórica coerente para a equipe e os pacientes, bem como boa integração com outros serviços disponíveis na comunidade. Isso permite estabelecer uma aliança clara entre equipe e paciente. A unidade deve ter a capacidade de receber o paciente, considerando-se o treinamento e as habilidades disponíveis, o número de membros da equipe e o nível de intensidade das pressões clínicas que as necessidades dos demais pacientes está trazendo.

A internação é indicada como intervenção em casos de crise, para reduzir risco de suicídio ou violência, tratar transtornos mentais comórbidos (como depressão ou episódios psicóticos breves), tratar comportamentos caóticos que coloquem o paciente ou a aliança terapêutica em crise, dar tempo para estabilizar novos medicamentos, rever o diagnóstico e o plano de tratamento e avaliar os riscos que o paciente esteja correndo.

O ambiente deve ser informal, e deve-se avaliar cuidadosamente a crise atual e as necessidades do paciente. Pessoas importantes na vida do paciente (parentes, cuidadores) devem ser contatadas. Um plano inicial de tratamento com alvos específicos deve ser formulado e comunicado a toda a equipe, prestando-se atenção a possíveis contradições ou inconsistências. É preciso se antecipar às possíveis crises, abordando, de modo prático, necessidades imediatas e, principalmente, solicitações de alta a pedido, episódios de automutilação, tentativas de suicídio, abuso de drogas e álcool, promiscuidade sexual e agressão. Os pacientes beneficiam-se muito das atividades em grupo e do tratamento medicamentoso de sintomas psiquiátricos.

É importante oferecer supervisão aos funcionários, procurando pelas reações de contratransferência, raiva ou superenvolvimento com o paciente, reações muito comuns quando se trata de transtorno da personalidade *borderline*. Em nossa experiência, percebemos que as internações devem ser breves, apenas nos momentos mais críticos. Quando a internação é estendida por algum motivo específico (troca de medicação, intercorrências clínicas, etc.), torna-se muito prolongada. A questão principal do transtorno da personalidade *borderline* está nas relações inadequadas que o paciente estabelece com o meio. Em momentos de crise, é necessário um pequeno afastamento dessas relações para aliviar tensões (e, consequentemente, diminuir sintomas – atuações, automutilações, tentativas de suicídio). Se esse afastamento se prolonga, duas coisas ocorrem:

1. o ambiente no qual o paciente vivia se acostuma com sua ausência e o retorno é cada vez mais difícil, para ambos os lados;
2. as relações inadequadas passam a ocorrer no ambiente de internação com outros pacientes e com a equipe, se esta não estiver bem treinada.

As altas devem ser planejadas para assim que a crise ceder. A equipe deve ter flexibilidade e levar em consideração o nível de autoestima, a sofisticação do raciocínio psicológico e o estado intelectual e emocional do paciente, para escolher as intervenções adequadas. É importante preparar a equipe para a falta de resposta ao tratamento e, principalmente, para os sentimentos que isso desperta. Os pacientes respondem de forma negativa a estruturas rígidas ou estereotipadas, tornando difícil ser espontâneo e manter os limites. O paciente pode apresentar atitudes contraditórias de amor e ódio, que deixam a equipe perplexa. Assim, deve-se cuidar da reação da equipe, discutindo, em supervisão, os pensamentos a respeito e compartilhando os sentimentos desencadeados pelo envolvimento com os pacientes.

As condições de segurança devem ser mantidas, tomando-se cuidado com o risco de suicídio, o uso de substâncias e o desrespeito às barreiras profissionais. Raiva, hostilidade e ódio devem ser tolerados, pois facilitam o entendimento da mensagem que o paciente está tentando enviar, bem como das regras ou crenças envolvidas em sua conduta. Não adianta mostrar como a equipe é dedicada e competente e reagir com irritação, pois isso só afastará o paciente do vínculo. É necessário ajudá-lo a refletir sobre suas explosões emocionais. Perguntas sobre o que estava acontecendo, o que passou por sua mente, o que acha que o objeto de sua raiva sentiu quando foi hostilizado e quais as consequências que prevê por ter cortado os pulsos são exemplos de intervenções mais frutíferas.

A medicação deve fazer parte da interação terapêutica, sobretudo quando há resistência a esta ou quando ocorre abuso ou sabotagem. Os alvos da farmacoterapia são modestos: aliviar sintomas e ajudar o paciente a ter tempo para melhorar e poder refletir e compartilhar seus sentimentos, o que deve ser explicado a ele e à família. O tratamento deve focar problemas específicos, como impulsividade, humor depressivo ou sintomas psicóticos. Alguns pacientes melhoram de sintomas impulsivos e agressivos com fluoxetina, venlafaxina, carbamazepina, ácido valproico ou lítio. Humor depressivo pode responder a inibidores da recaptação de serotonina ou inibidores da monoaminoxidase. Delírios e alucinações melhoram com antipsicóticos, e a automutilação psicótica pode melhorar com clozapina. Em caso de ansiedade, clonazepam pode ser usado. Deve-se evitar o alprazolam, pois há relatos de aumento de respostas agressivas e desinibição com seu uso.

Lidando com a automutilação

A automutilação é um comportamento proposital que envolve agressões diretas ao próprio corpo, mas sem a intenção de cometer suicídio. A intenção é aliviar algum sofrimento emocional, sentimentos de raiva, tristeza, angústia ou sensação de vazio interno. Sua presença aumenta o risco de pensamentos e tentativas de suicídio. A grande maioria das pessoas que se automutilam sofrem de um transtorno psiquiátrico. Entre eles, destacam-se o transtorno da personalidade *borderline*, a depressão, os transtornos ansiosos e o transtorno de estresse pós-traumático. Aratangy[5] recomenda que, ao descobrir que alguém se automutila, o familiar deve agir de forma tranquila e compreensiva, mostrar que não concorda com o comportamento e que se importa e quer ajudar. Deve mostrar respeito, preocupação e ouvir a pessoa. Diversas abordagens terapêuticas podem ajudar: terapia comportamental cognitiva baseada na solução de problemas, psicoeducação, terapia comportamental dialética, prática de *midfulness*, exercícios físicos e terapia familiar.

Tratamento

Os tratamentos mais importantes, alguns com eficácia comprovada cientificamente, são: terapia comportamental dialética, terapia dos esquemas,[6] terapia processual,[7] terapia baseada em mentalização.[8] A primeira é a mais estudada e será descrita aqui.

Terapia comportamental dialética

Para pacientes antes considerados de tratamento impossível ou muito difícil, Lyneham[9] desenvolveu e testou a terapia comportamental dialética (TCD). O paciente deve receber terapia individual e treinamento de habilidades, que é feito em grupo. Os estágios dessa terapia são apresentados a seguir.

Estágio pré-tratamento

O primeiro passo é preparar o paciente para a terapia e conseguir um compromisso de trabalho para os alvos a serem estabelecidos. Isso é muito importante, pois esses pacientes têm dificuldade de estabelecer vínculo com o terapeuta.

As seguintes tarefas devem ser realizadas neste estágio: decisão de trabalhar juntos, realizar a anamnese e o diagnóstico, negociar expectativas em comum que orientarão os passos iniciais da terapia e modificar crenças inadequadas sobre o processo terapêutico.

Deve-se esclarecer ao paciente a velocidade e a magnitude das mudanças que podem ocorrer, estabelecer alvos e procedimentos gerais do tratamento e elucidar mitos eventualmente identificados sobre o processo terapêutico. Ele deve ser informado de que a terapia requer cooperação entre terapeuta e cliente; é um programa de enriquecimento vital que tem por objetivo criar uma vida que valha a pena viver. A ênfase do tratamento se encontra na análise e na substituição dos comportamentos problemáticos por comportamentos adequados, na mudança de crenças ineficazes e padrões rígidos de comportamento e no desenvolvimento de habilidades de comportamento.

Neste estágio, os princípios do manejo antes descritos são muito úteis. Quando se tenta fazer terapia e o paciente volta a usar as moedas perigosas de negociação, retorna-se à "terapia sem terapia".

Primeiro estágio

Os objetivos desse estágio são obter um padrão de vida razoavelmente funcional e estável. Para isso, os alvos são reduzir ou eliminar os comportamentos suicidas ou que interferem na terapia ou na qualidade de vida. Além disso, aumentar habilidades e repertórios de comportamentos saudáveis, ver a realidade como multifacetada e complexa, aprender a manter pensamentos contraditórios simultâneos e a integrá-los, sentir-se confortável com a inconsistência e as contradições, procurar o caminho do meio e evitar os extremos, enfim, lidar com a rigidez e a dicotomia do pensamento e do comportamento, são outros objetivos desse estágio da TCD.

É prioridade, nesse momento, a abordagem dos comportamentos suicidas: ameaças, planejamento, preparo, obtenção de meios letais, reduzir ferimentos autoprovocados (maiores preditores de suicídio) e reduzir a ideação suicida e as expectativas sobre o valor e as consequências do comportamento suicida.

Os comportamentos que interferem na terapia são a segunda prioridade, pois prejudicam muito o andamento das sessões. Assim, busca-se manter o relacionamento de cooperação entre cliente e terapeuta, diminuir o risco de o cliente terminar prematuramente a terapia, reduzir o estresse do terapeuta e suas consequências iatrogênicas. Exemplos são ir à sessão intoxicado, atrasos e faltas.

Também se deve trabalhar os comportamentos que interferem na qualidade de vida: abuso de substâncias, transtorno alimentar grave, comportamentos sexuais de risco, dificuldades financeiras (gastos exagerados, jogo patológico, má administração das finanças), comportamentos criminosos, comportamentos disfuncionais no trabalho e na escola (desistir do emprego, não se engajar em atividades produtivas, abandonar a escola), morar com pessoas abusivas, sair e entrar em hospitais, não tomar a medicação ou abusar dela e não cuidar de doenças clínicas graves.

Desse modo, o objetivo é ajudar o paciente a desenvolver um estilo de vida estável, que permita segurança e desempenho adequados e que possibilite a realização do tratamento.

Nesse estágio, o seguinte repertório de comportamentos deve ser desenvolvido: capacidade de tolerar sofrimento, regular emoções, aprimorar o relacionamento interpessoal, cuidar de si próprio e responder conscientemente, sem preconceitos.

A principal técnica ensinada consiste em desenvolver consciência plena (*mindfulness*) por meio da prática da meditação. Resumindo, aprender a observar, descrever e comunicar sentimentos, ter uma presença não julgadora e conseguir manter o foco da consciência de forma eficiente.

As consequências da meditação são aprender a estar presente, viver o momento atual e ver a realidade como ela é, sem ilusões, aceitando-a sem julgamento. Isso permite diminuir a impulsividade; usar a própria experiência para compreender o mundo, abandonando vínculos que obstruam a visão e a aceitação das coisas como elas realmente são; e usar as habilidades comportamentais aprendidas.

Ao desenvolver a capacidade de experimentar e observar os próprios pensamentos, emoções e comportamentos sem criticá-los e sem tentar mudá-los ou controlá-los, a pessoa aprende a suportar melhor o sofrimento, regular a intensidade das emoções pela exposição à emoção primária de modo não julgador, identificar obstáculos que impedem as emoções, aumentar eventos emocionais positivos e expressá-los de maneira adequada.

A pessoa precisa trabalhar habilidades interpessoais para tomar decisões inteligentes em situações de conflito e responder mantendo o autorrespeito e a autoestima.

Procura-se ensinar estratégias para aumentar as chances de atingir esses objetivos. O paciente deve ser informado sobre princípios de aprendizagem e mudança de comportamento e estabelecer a capacidade de ter alvos realistas, fazer a própria análise comportamental e implementar planos de manejo de contingências.

Nesse estágio, estimula-se o uso do telefone, a fim de diminuir crises suicidas, ajudar na generalização das habilidades aprendidas e diminuir a sensação de conflito, alienação e distância do terapeuta, evitando as fantasias que acontecem durante a espera do dia da sessão. É necessário cuidado e é preciso quebrar a contingência entre ideação suicida e contato telefônico. Isso pode ser feito estimulando-se chamadas sobre outros motivos que não os períodos de crise.

Segundo estágio

Quando os objetivos do primeiro estágio forem atingidos, o alvo passa a ser a redução do estresse pós-traumático. Isso é feito pelo processamento emocional de eventos traumáticos prévios, mediante exercícios de exposição, os quais usam a imaginação ou fitas gravadas ao relatar o acontecido. Estimula-se lembrar e aceitar fatos traumáticos da infância. Além da exposição, a discussão terapêutica sobre esses fatos procurará reduzir o estigma e a culpa, reconhecer a negação, trabalhar pensamentos intrusivos e resolver tensões dialéticas sobre quem culpar.

Terceiro estágio

Nesse estágio, o objetivo é ajudar o paciente a desenvolver respeito por si próprio, autoestima, autovalorização e crença em si mesmo.

Para atingir esse objetivo, o seguinte repertório de comportamentos deve ser trabalhado e desenvolvido:

- capacidade de avaliar o próprio comportamento de modo não defensivo;
- confiar na própria resposta;
- manter a própria avaliação, apesar de opiniões de outros.

O terapeuta deve reforçar as tentativas independentes do paciente por autovalorização, autocuidado e resolução de problemas. Identificação de regras, crenças e pensamentos automáticos negativos são de inestimável valor para alcançar essas metas.

Contexto de terapia

As sessões podem ser semanais ou bissemanais em períodos de crise. O foco do tratamento depende do estágio e do comportamento do paciente. Isso estabelece a prioridade do momento. Assim, a agenda depende do comportamento do cliente no cotidiano ou na sessão. Se comportamentos que interfiram no tratamento estiverem ausentes, o paciente estabelece a agenda. Enfatiza-se o uso de diários sobre comportamentos de risco, mal-estar, uso de drogas lícitas ou ilícitas e uso das habilidades comportamentais.

Treinamento de habilidades em grupo

É um componente separado do tratamento individual, realizado em grupo, semanalmente, com cerca de 2 horas de duração. É obrigatório no primeiro ano; é necessário que o paciente também esteja em terapia individual. Adota-se o formato psicoeducacional; a agenda é determinada pela técnica ou a habilidade que será ensinada, sendo as sessões estruturadas, com tarefas de casa para práticas das técnicas. As principais habilidades são meditação, treino assertivo, solução de problemas e técnicas para manejo do estresse.

Características do cliente

Para submeter-se a esse tratamento, é necessário que a participação seja voluntária, que o paciente assuma um compromisso de, pelo menos, 6 meses a 1 ano. Ele deve ter o desejo de trabalhar para diminuir as crises suicidas e os comportamentos que interferem na terapia e no desenvolvimento de habilidades comportamentais. Precisa, também, querer aprender a controlar o comportamento hostil para com outros.

Características do terapeuta

O perfil ideal do terapeuta e de suas tarefas inclui: tornar-se um reforço importante na vida do paciente e usar isso como instrumento de mudança; equilibrar estratégias de aceitação e mudança; ser capaz de inibir críticas verbais ou mentais; aceitar o paciente e o relacionamento como são no momento; assumir responsabilidade no direcionamento das mudanças; acreditar em si próprio, no paciente e na terapia; acolher informações do paciente e mudar de opinião; admitir e procurar consertar erros no processo terapêutico; equilibrar o nutrir (ensinar, ajudar, fortalecer) com o exigir (reconhecer capacidades e recusar-se a fazer o que o paciente deseja fazer); e acreditar na capacidade de mudança do paciente.

Pressupostos da terapia comportamental dialética

A terapia comportamental dialética parte dos seguintes pressupostos, que permitem validar ou reforçar o paciente de forma positiva e adequada:

- os pacientes estão fazendo o melhor possível;
- eles querem melhorar;
- necessitam se portar melhor, tentar de forma mais intensa e ser motivados a mudar;
- não causaram seus problemas, mas terão de resolvê-los;
- suas vidas são insuportáveis do modo como estão sendo vividas;
- precisam aprender novos comportamentos para todas as situações;
- o melhor que um terapeuta pode fazer é ajudar o paciente a chegar o mais próximo possível de atingir seus próprios objetivos;
- clareza, precisão e compaixão são fundamentais;
- o relacionamento terapêutico deve ser genuíno e entre iguais;
- as leis do comportamento são universais e afetam pacientes e terapeutas;
- terapeutas precisam de apoio;
- terapeutas podem errar;
- a terapia pode fracassar, mesmo quando o terapeuta não cometeu erros.

Estratégias de tratamento

O tratamento ocorre por meio do uso de técnicas de meditação já descritas e de todo o repertório terapêutico das terapias comportamental e cognitiva. Assim, usa treino de habilidades sociais, técnicas de solução de problemas, mudança das contingências, identificação de pensamentos automáticos e crenças disfuncionais, alerta e trabalho com os comportamentos clinicamente relevantes, entre outros.

As características dos pacientes tornam necessária uma postura dialética por parte de terapeuta e paciente, daí o nome dessa forma terapêutica. Por exemplo, ensinar a aceitar os fatos e esforçar-se para mudá-los; combinar flexibilidade e estabilidade, bem como nutrir e desafiar; e focar nas capacidades e nas deficiências. As mudanças podem ser facilitadas pela aceitação, e esta, pelas mudanças.

Estratégias dialéticas também são usadas, como a discussão e a apresentação de paradoxos: mostra-se as contradições do comportamento, do processo terapêutico e da realidade e recusa-se a uma explicação racional e lógica. Por exemplo:

- o paciente é livre para escolher seu comportamento, mas só pode permanecer em terapia se trabalhar para modificá-lo;
- conseguir mais independência pedindo ajuda;
- o paciente tem o direito de tentar suicídio, mas o terapeuta poderá interná-lo por isso;
- não somos responsáveis pelo que somos, mas somos responsáveis por nosso futuro.

É necessário que o terapeuta desenvolva e fique atento a parábolas, mitos, analogias e histórias, pois o uso de metáforas facilita o processo terapêutico, visto que são meios alternativos de ensino do pensamento dialético que facilitam a compreensão, sugerem soluções para problemas e ajudam a definir o processo terapêutico.

Outra técnica paradoxal é o terapeuta se comportar como o "advogado do diabo": apresentar uma versão extrema da crença ou da regra disfuncional e contra-argumentar às tentativas do cliente de negá-la ou levar mais a sério ou mais radicalmente a gravidade do que o paciente está comunicando.

Portanto, os problemas são oportunidades para ajudar o paciente a praticar as técnicas que está aprendendo, e o sofrimento permite que outros lhe expressem simpatia.

A valorização do paciente

A empatia pelo paciente e por seu sofrimento permitirá ao terapeuta criar um ambiente que lhe confira coerência e valor, o que Lyneham[5] denomina validar. Os comportamentos mais erráticos podem ser compreendidos investigando-se se alguma vez foram relevantes e significativos e se tiveram uma base sólida ou justificável, bem como identificando-se fatos empíricos ou lógicos que lhes deem valor e sentido. Um comportamento aparentemente patológico pode ter sido baseado em autoridade, adequado à finalidade ou eficiente para ajudar a pessoa a atingir seus alvos no passado.

Para validar, o terapeuta deve praticar o prescrito pela boa prática terapêutica: ouvir e observar com atenção; praticar devolução acurada; articular emoções, pensamentos e comportamentos não verbalizados; e valorizar o que foi aprendido no passado, bem como o contexto e o desempenho atuais da pessoa, tendo por ela interesse genuíno.

A análise de respostas emocionais complexas e das próprias reações iniciais do terapeuta permite procurar o que é sábio ou que tem valor na resposta do paciente. Deve-se mostrar isso, comunicando de modo claro que o comportamento, os pensamentos e as emoções presentes e passadas têm nexo e são compreensíveis no contexto em que estão acontecendo. Deve-se comunicar que os pacientes estão fazendo o melhor possível e reforçar a capacidade de superar os problemas apesar da percepção da falta de esperança. É muito importante também vincular o paciente a um objetivo, uma meta para sua vida.

O grande mérito da terapia comportamental dialética foi respeitar o proposto pela terapia comportamental: o uso do método científico na avaliação do tratamento. Além disso, é o tratamento para TPs mais bem estudado, com evidências de que auxilia esses pacientes imersos em grande sofrimento.[10-13] Sem dúvida, ainda não é a solução, mas o uso desses procedimentos tem ajudado as pessoas a diminuir comporta mentos de risco e a melhorar sua qualidade de vida, além de oferecer aos terapeutas um modelo de trabalho e de análise desses pacientes tão desafiadores.

Referências

1. Zanarini MC. Psychotherapy of borderline personality disorder. Acta Psychiatr Scand. 2009;120(5):373-7.
2. Dawson D, MacMillan HL. Relationship management of borderline personality disorder. New York: Brunner-Routledge; 1993.
3. Parsons T. The social system. Glencoe: Free; 1951.
4. Dawson DFL. Relationship management and the borderline patient. Can Fam Physician. 1993;39:833-9.
5. Aratangy EW, organizador. Como lidar com a automutilação. São Paulo: Hogrefe; 2017.
6. Young JE. Terapia dos esquemas: guia de técnicas cognitivo- comportamentais inovadoras. Porto Alegre: Artmed; 2008.
7. Oliveira IR. Terapia cognitiva processual: um manual para clínicos. Porto Alegre: Artmed; 2015.
8. Eizirik M, Fonagy P. Terapia de mentalização para pacientes com transtorno de personalidade borderline: uma atualização. Rev Bras Psiquiatr. 2009;31(1):72-5.
9. Lineham MM. Treino de habilidades em DBT. Porto Alegre: Artmed; 2018.
10. Linehan MM, Armstrong HE, Suarez A, Allmon D, Heard HL. Cognitive-behavioral treatment of chronically parasuicidal borderline patients. Arch Gen Psychiatry. 1991;48(12):1060-4.
11. Linehan MM, Comtois KA, Murray AM, Brown MZ, Gallop RJ, Heard HL, et al. Two year randomized controlled trial and follow-up of dialectical behavior therapy vs therapy by experts for suicidal behavior and borderline personality disorder. Arch Gen Psychiatry. 2006;63(7):757-66.
12. Verheul R, Van Den Bosch LM, Koeter MW, De Ridder MA, Stijnen T, Van Den Brink W. Dialectical behavior therapy for women with borderline personality disorder: 12-month randomized clinical trial in the Netherlands. Br J Psychiatry. 2003;182:135-40.
13. Paris J. Effectiveness of different psychotherapies approaches in the treatment of borderline personality disorder. Curr Psychiatry Rep. 2010;12(1):56-60.

26
Terapia cognitiva nos transtornos da personalidade

Fátima Vasques, Cristiano Nabuco de Abreu,
Fellipe Augusto de Lima Souza

A terapia cognitiva é descrita como uma abordagem terapêutica estruturada, diretiva, com metas claras e definidas, focalizada no presente e utilizada no tratamento dos mais diferentes transtornos psicológicos. Segundo a publicação internacional *Clinical Evidences*, a terapia cognitiva se mostra efetiva no tratamento de 85% dos transtornos psiquiátricos. Nos transtornos da personalidade as evidências acabam variando de acordo com o diagnóstico, sendo a terapia cognitiva recomendada para grande parte deles.[1] Atualmente, as investigações clínicas de tratamento psicológico para os transtornos da personalidade tem como base a terapia cognitiva, subdividida em: terapia comportamental dialética, terapia de esquemas e a terapia cognitivo-comportamental.[2] Assim, seu objetivo principal é direcionado à resolução dos problemas atuais do paciente e à modificação de pensamentos e comportamentos disfuncionais a eles associados.[3] Por atuar nos sistemas de significados (ou também nas chamadas "crenças") dos pacientes, produz uma transformação duradoura, e não apenas um decréscimo momentâneo dos sintomas, como alguns clínicos erroneamente defendem.

Segundo Beck, não é a situação (ou o contexto) que determina o que as pessoas sentem, mas o modo como elas entendem os fatos em uma dada situação.[4] A frase do filósofo grego estoico Epiteto tem sido usada para descrever esse processo de interpretação pessoal: "O que me incomoda não é como as coisas são, mas como as pessoas pensam que as coisas são".

Nos modelos tradicionais de terapia cognitiva, o *pensamento* adquire um caráter determinante e à sua disfunção é atribuída toda uma variedade de psicopatologias. Nesse sentido, as concepções cognitivistas desenvolveram as mais diversificadas formas de *ajuste cognitivo*. Portanto, são frequentemente descritas técnicas de "reestruturação cognitiva",[5] "registros de pensamentos disfuncionais",[3] ou até mesmo técnicas que visam claramente identificar e modificar as crenças irracionais do paciente, a fim de evitar que se tornem desadaptativas e levem à formação dos transtornos da personalidade (TPs).

Desse modo, a estrutura cognitiva de uma pessoa se transforma, com o passar do tempo, em um verdadeiro filtro de interpretação colorido pelas aprendizagens obtidas ao longo da vida. O paciente, então, se torna um cientista vivo e busca, em seu processo de interpretação, validar, por meio de seu sistema de valores atual, todas as suas experiências anteriores.

O papel das emoções

O modelo cognitivo de Beck parte do princípio de que as emoções são subordinadas aos padrões de pensamento que, por sua vez, ao serem influenciados pelas crenças, direcionam efetivamente a maneira pela qual as pessoas interpretam as situações a que são expostas (Figura 26.1).[6]

Assim, para que uma emoção disfuncional possa ser compreendida, o terapeuta cognitivo deve sempre verificar qual é a avaliação racional (interpretação) da situação realizada pelo paciente.[3] Dessa forma, quando o indivíduo se depara com uma situação na qual o descontrole emocional é revelado, torna-se necessário o exame minucioso da crença a ela associada. Entende-se, em um caso como esse, que o filtro conceitual (ou mesmo a lógica pessoal) esteja trabalhando como uma camisa de força conceitual que, desprovida de lógica (nos casos disfuncionais), leva o paciente a um inevitável processo de sofrimento. A atuação do clínico, então, deve corrigir a crença, ampliando-a e permitindo ao paciente realizar uma avaliação mais correta da realidade. Assim, segundo J. Beck, a terapia cognitiva objetiva abrandar a aflição emocional por meio das correções dos filtros de interpretação pessoal.[3] A emoção, portanto, torna-se disfuncional quando decorrente de pensamentos irrealistas ou absolutistas e interfere na capacidade do paciente de pensar claramente e objetivamente a respeito de algum fato. Entende-se, tendo em vista esse referencial terapêutico, que uma reflexão racional e um exame mais realista dos pensamentos (e/ou crenças) disfuncionais ofereceriam condições de reparar as emoções que estariam em discordância com o sistema de pensamentos. O "diálogo socrático" (que é uma técnica específica), nesses casos, mostra-se de grande utilidade para detecção e mudança.

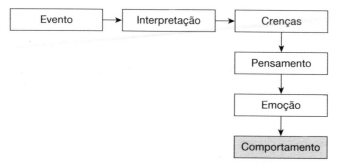

Figura 26.1 Modelo cognitivo de Beck.

Disfunção e psicopatologia

Na concepção cognitivista, a psicopatologia é considerada o resultado da atividade de crenças excessivamente disfuncionais ou pensamentos demasiadamente distorcidos que teriam a faculdade de influenciar o humor e o comportamento do indivíduo, enviesando toda a percepção de realidade.[5] Por isso, sua identificação e posterior modificação são elementos centrais para o tratamento, capazes de promover, segundo essa teoria, a redução dos sintomas.

No modelo proposto por Beck[7] e por Beck e colaboradores,[8] tais crenças são divididas em básicas (ou centrais) e periféricas (ou intermediárias), as quais resultam de pressupostos que desenvolvemos a respeito das coisas (de nós mesmos, de eventos e do mundo que nos cerca). Essas organizações ou estruturas de significado são necessárias para que os indivíduos possam interpretar o mundo de maneira correta, pois auxiliam na previsão das atitudes e guiam os comportamentos. Entretanto, algumas premissas pertencentes a essas estruturas de significado podem se tornar, em função de alguma circunstância específica, muito resistentes e pouco abertas a atualizações. Vale lembrar que nosso aprendizado é um processo progressivo que, em função das experiências com o mundo, vai sofrendo alterações (ou atualizações) naturais. No caso das psicopatologias, esse processo de atualização automática não ocorre como o esperado e, assim, esse sistema de interpretação pessoal torna-se restritivo e engessado, atribuindo sempre o mesmo significado a eventos distintos. Como exemplo, poderíamos citar aquele paciente que se sente continuadamente desqualificado por tudo e por todos e acha que as situações da vida sempre "conspiram" contra ele. Nesses casos, esse filtro conceitual de interpretação torna-se "disfuncional", pois aprisiona as possibilidades alternativas de compreensão da realidade.

Essas estruturas de significado expressam-se por meio de pensamentos automáticos. No caso das reações disfuncionais, os pensamentos automáticos possuem uma natureza negativa, pois enviam regras e suposições de caráter negativo, gerando emoções ainda mais mal-adaptativas (ver Figura 26.2).

De caráter invasivo e imediato, os pensamentos automáticos negativos têm o poder de transformar a interpretação das experiências de uma pessoa e, constituindo-se de uma poderosa lente explicativa, afetam significativamente o comportamento, gerando assim os já referidos sintomas. Dessa forma, estabelece-se um verdadeiro

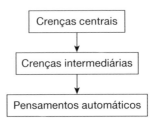

Figura 26.2 Hierarquização das estruturas de significado.

efeito dominó, pois quanto mais os sintomas negativos forem desenvolvidos, mais intensos se tornarão os pensamentos automáticos negativos; os pensamentos repetitivos vão progressivamente excluindo novas possibilidades de interpretação e terminam por dominar o horizonte experiencial do indivíduo. Como consequência final, a estrutura cognitiva do paciente fica povoada pelas avaliações viciadas (e negativas) de significado, levando-o a comportar-se de maneira ilógica e irracional perante os demais. É nesse momento que os TPs se estabelecem.

Um típico exemplo desse processo seria o paciente que descreve uma crença central do tipo "nunca me senti querido pelos meus pais". Isso pode, em vários casos, gerar crenças intermediárias, descrevendo atribuições maiores de valor, o que contribuirá ao pensamento: "como *as pessoas* não gostam de mim, dificilmente serei um bom profissional". Tal indivíduo, em qualquer situação que seja, será visitado com frequência por pensamentos automáticos (e disfuncionais, por limitarem a perspectiva de avaliação) do tipo "como não tenho valor, *jamais* terei sucesso e, portanto, nunca serei valorizado por algum parceiro romântico". Dessa forma, um enorme conjunto de significados negativos restringirá a possibilidade de novos comportamentos, e o paciente exibirá sistematicamente atitudes de reclusão e emoções de tristeza e diminuição pessoal.

Assim, quanto mais intensos forem os sintomas de desconforto em uma situação qualquer, maior será a incidência dos pensamentos automáticos disfuncionais, aumentando ainda mais a validade da crença central disfuncional de ser *pouco amado* e, por consequência, reforçando os sintomas e mantendo indefinidamente o círculo vicioso interpretativo em atividade.

A visão da personalidade de cada pessoa, portanto, levará em conta a história evolutiva desses padrões do pensar, sentir e agir de cada um. Entretanto, nos casos em que a disfunção é vigorosamente estabelecida, como nos TPs, tal tendência de ajuste cognitivo será ainda mais difícil, pois as crenças disfuncionais deslocam as estruturas mais adaptativas de interpretação (compostas por crenças mais razoáveis e adaptativas).

Eis um dos campos mais férteis para a criação de TPs, uma vez que as crenças ou esquemas imperativos dominam o horizonte interpretativo, gerando distorções de entendimento e aprisionando o indivíduo em perspectivas "possíveis" naquele momento, mas não suficientes para uma via em equilíbrio.

O papel do terapeuta

A aliança terapêutica no tratamento dos transtornos da personalidade tem um papel extremamente importante para continuidade e adesão dos pacientes. Diferente dos demais transtornos mentais, os terapeutas gastam muito mais tempo e esforços no desenvolvimento e na manutenção do vínculo terapêutico, pois muitos desses pacientes chegam com expectativas baseadas em suas relações sociais passadas, por exemplo: "meu terapeuta pode me magoar, me criticar ou tentar me controlar" e "a terapia pode me fazer sentir pior". Essas crenças disfuncionais são transportadas para o ambiente da terapia de forma profundamente enraizada e generalista, dificultando muitas vezes o seguimento do tratamento psicológico.[9]

No modelo generalista, o terapeuta tem um papel ativo, colaborativo e educativo, que foi muito bem sistematizado por Judith Beck e que contempla as seguintes atribuições:[3]

1. auxiliar o paciente na identificação dos pensamentos automáticos e das crenças disfuncionais a eles associadas;
2. propor técnicas de reestruturação cognitiva, visando a modificação de pensamentos automáticos;
3. levantar hipóteses sobre a categoria de crença central da qual os pensamentos automáticos específicos parecem ter surgido;
4. especificar a crença central preponderante;
5. apresentar ao paciente sua hipótese sobre a crença central, solicitando a ele uma confirmação de sua validade (ou não);
6. educar o paciente sobre crenças centrais em geral e sobre sua crença central específica, orientando-o a monitorar a(s) operação(ões) de sua crença central;
7. começar a avaliar e a modificar a crença central junto com o paciente, auxiliando-o a especificar uma crença central nova e mais adaptativa.

Essas atribuições são importantes no tratamento dos pacientes com transtornos psicológicos, porém em pacientes com transtornos da personalidade, os terapeutas devem ter desenvolvido algumas habilidades essenciais, como: aconselhamento sólido, empatia, genuinidade, compreensão precisa e ausência de julgamentos. Além disso, é importante promover um relacionamento colaborativo, adaptar seu estilo ao do paciente, evocar e responder com sensibilidade ao *feedback* dele, aliviar o sofrimento e, de modo geral, tratar o indivíduo com o mesmo respeito e humanidade que gostaria de ser tratado.[9] É recomendável que o terapeuta reconheça que é comum surgirem dificuldades na aliança terapêutica ao tratar esses pacientes. Nessa concepção, o terapeuta e o paciente trabalham sempre juntos, planejando estratégias, identificando crenças e atuando sobre os pensamentos disfuncionais e sobre as estratégias necessárias para a realização dos ajustes ou correções. Além disso, o terapeuta deve formular hipóteses sobre quais experiências contribuíram para o surgimento das crenças apresentadas pelo paciente (sobre si mesmo e sobre os outros), bem como obter a história de vida.

Visão cognitiva da personalidade

Na terapia cognitiva, a visão da personalidade considera a história evolutiva da configuração dos padrões do pensar, sentir e agir de seus pacientes. É nesse processo interativo que os esquemas (conjuntos de crenças) se estruturam e servem como a base para a codificação, a categorização e a avaliação das experiências e dos estímulos que o indivíduo encontra em seu meio. O diagrama para entendimento dos transtornos da personalidade se dá a partir da compreensão dos esquemas e modos a partir de como eles operam.

Esquemas são estruturas cognitivas que organizam a experiência e o comportamento. São vieses atributivos criados pelas experiências repetitivas da vida, constituindo-se como a principal fonte de condutas disfuncionais.[5] Os esquemas são organizados de acordo com a sua função e também de acordo com o conteúdo. Os esquemas cognitivos têm a ver com abstração, interpretação e recordação, os afetivos são responsáveis pela geração de sentimentos; os motivacionais lidam com as vontades e os desejos; os instrumentais preparam para a ação, e os de controle estão envolvidos no automonitoramento e na inibição ou no direcionamento da ação.

As crenças e as regras representam os conteúdos dos esquemas que, por sua vez, determinam o conteúdo do pensamento, do afeto e do comportamento. As pessoas podem ou não modificar suas percepções das aprendizagens ao longo do tempo, entretanto, quando esses esquemas se mostram rígidos demais e não são afetados facilmente pela força das experiências, podendo vir a se tornar a base para a criação de esquemas mal-adaptativos e de TPs. É dessa maneira que as chamadas distorções cognitivas passam a governar a interpretação do meio circundante.

Os modos referem-se à rede de componentes cognitivos, afetivos, motivacionais e comportamentais que organizam padrões de resposta quando ativados por desafios específicos ou na busca para atingir objetivos. Um modo inclui muitos esquemas cognitivos. Os modos mobilizam as pessoas em reações psicológicas intensas e são dirigidos à conquista de determinados objetivos. Os modos são basicamente automáticos e também requerem ativação. Para Beck,[7] modos consistem em esquemas, que contêm memórias, estratégias de solução de problemas, imagens e linguagem.

A identificação de como o indivíduo estrutura seu mundo de significados ou mesmo de como se posiciona em relação às outras pessoas é o que permite ao terapeuta identificar qual o perfil cognitivo do paciente e, portanto, como ele atua nas relações. Todos nós apresentamos perfis ou padrões de personalidade distintos. Por exemplo, um perfil dependente de personalidade frequentemente se posiciona abaixo, de modo submisso e subserviente aos demais; um perfil narcisista de personalidade, entretanto, posiciona-se sempre de maneira autocentrada; um perfil compulsivo visa sempre a obtenção do controle do seu entorno; o evitativo aproxima-se de forma esquiva aos demais, etc. Portanto, um TP não se instala apenas quando o indivíduo apresenta uma tendência (ou um perfil), mas também quando fica cativo de um padrão de interpretação que pouco permite formas alternativas de pensar, sentir e agir.

Assim, um TP é um padrão persistente de experiência interna ou comportamento que se desvia acentuadamente das expectativas da cultura do indivíduo; é difuso e inflexível; tem início na adolescência ou no começo da fase adulta, sendo estável ao longo do tempo e levando a sofrimento e a prejuízo.[10]

Cada transtorno, então, caracteriza-se não apenas por um comportamento disfuncional, mas por uma composição de crenças, atitudes, afetos e estratégias que se tornam fundamentalmente disfuncionais.[5]

Segundo Beck e colaboradores,[5] indivíduos com TPs apresentam os mesmos comportamentos repetitivos das demais pessoas, porém em um número de situações muito maior. Os esquemas mal-adaptativos típicos dos TPs são evocados na maioria das situações, apresentando qualidades compulsivas, e são mais difíceis de controlar ou modificar. Qualquer situação que tenha alguma relação com o conteúdo dos esquemas mal-adaptativos os ativará, deslocando outros mais adaptativos. Resumindo, esses padrões autodestrutivos de interpretação geram comportamentos disfuncionais, pois são excessivamente generalizados, inflexíveis, imperativos e resistentes à mudança.

A seguir (Quadro 26.1) são descritas as principais estratégias de cada transtorno, bem como as crenças e estratégias mais evocadas em cada modalidade.[5]

QUADRO 26.1 Crenças básicas e estratégias associadas aos transtornos da personalidade tradicionais

Transtorno da personalidade	Crenças/atitudes básicas	Estratégia (comportamento manifesto)
Dependente	Sou indefeso	Apego
Evitativo	Posso me ferir	Evitação
Passivo-agressivo	Posso ser dominado	Resistência
Paranoide	As pessoas são adversários em potencial	Cautela
Narcisista	Eu sou especial	Autoengrandecimento
Histriônico	Preciso impressionar	Dramaticidade
Obsessivo-compulsivo	Erros são maus. Não devo errar	Perfeccionismo
Antissocial	As pessoas estão aí para serem usadas	Ataque
Esquizoide	Preciso de muito espaço	Isolamento
Borderline	Se eu ficar sozinho, não vou tolerar	Comportamentos desesperados que evitem o abandono
Esquizotípica	Se eu for diferente, os outros irão me admirar e me deixarão em paz	Cultivar a aparência incomum

Fonte: Adaptado de Beck e colaboradores.[5]

As estratégias de cada transtorno são descritas de maneira mais específica a seguir (Quadro 26.2). No transtorno da personalidade esquizoide, por exemplo, a palavra-chave seria *isolamento*. Os indivíduos esquizoides são a personificação de um estilo autônomo. Eles se dispõem a sacrificar a intimidade para preservar seu desinteresse e sua autonomia; veem-se, portanto, como autossuficientes e solitários; valorizam a mobilidade, a independência e os empreendimentos solitários; preferem tomar decisões por conta própria e realizar atividades solitárias; e veem os outros como intrusivos e a intimidade como uma oportunidade para que as outras pessoas se intrometam em sua vida. Experimentam baixo nível de tristeza, mas, ao serem forçados a encontros interpessoais, apresentam grau elevado de ansiedade.

No transtorno da personalidade paranoide, a palavra-chave seria *desconfiança*. Esses indivíduos se veem como cheios de razão, inocentes e vulneráveis ao mau tratamento dos outros; veem os demais como essencialmente desonestos, enganadores, traidores e manipuladores; e acreditam que as pessoas desejam interferir em sua vida, rebaixá-los e discriminá-los, tudo de maneira secreta ou oculta, sob uma fachada de inocência, podendo inclusive pensar que os outros se unem secretamente contra eles. Os principais temores relacionam-se a possibilidade de serem manipulados, controlados, humilhados ou discriminados, e o principal afeto desses pacientes contém uma suposta raiva acerca de algum abuso presumido.

No transtorno da personalidade histriônica, as palavras-chave seriam *expressividade intensa*, pois, ao incorporar as situações de maneira mais emocional, os indivíduos com esse transtorno tendem a romancear as situações e a tentar impressionar afetivamente os outros, cativando-os. Tais pacientes se veem como encantadores, impressionantes e merecedores de atenção especial, pois veem os outros de maneira amigável apenas enquanto conseguem obter sua atenção, provocar seu divertimento e seu afeto. O afeto predominante nesse transtorno é a alegria, e, quando os pacientes são contrariados, seu afeto pode rapidamente se transformar em raiva e tristeza.

No transtorno da personalidade narcisista, a palavra-chave seria *autoengrandecimento*. Os narcisistas se veem como especiais e únicos e se consideram superiores, com direito a favores e tratamentos especiais. Veem os outros como seus vassalos ou subordinados e buscam incessantemente sua admiração. O principal afeto é a raiva, mostrada quando as outras pessoas não lhes conferem a admiração ou o respeito que acreditam merecer.

No transtorno da personalidade antissocial, a palavra-chave seria *subjugação*, ou seja, o indivíduo varia desde a inconveniência, manipulação e exploração até o ataque direto aos demais (que, em seu ponto de vista, merecem ser explorados ou enganados por serem inferiores). Veem a si mesmos como solitários, autônomos e fortes. Alguns se veem como tendo sido abusados e maltratados pela sociedade, justificando com isso a vitimização contínua dos demais. Podem representar o papel de predador, no qual infringir as leis da sociedade seria aceitável e normal, por vezes até desejável. A raiva sentida geralmente é justificada em função da injustiça de os outros terem as posses que eles mereceriam ter.

QUADRO 26.2 Perfil das características dos transtornos da personalidade

Transtorno da personalidade	Visão de si	Visão dos outros	Principais crenças	Principal estratégia
Evitativa	Vulnerável à depreciação, rejeição, socialmente incapaz	Críticos, depreciadores, superiores	É terrível ser rejeitado, rebaixado. Se as pessoas conhecerem meu verdadeiro eu, me rejeitarão. Não consigo tolerar sentimentos desagradáveis	Evitar situações de avaliação, evitar sentimentos ou pensamentos desagradáveis
Dependente	Carente, fraco, indefeso, incompetente	Idealizados, provedores, apoiadores, competentes	Necessito de pessoas para sobreviver, ser feliz. Necessito de um fluxo contínuo de apoio e encorajamento	Cultivar relacionamentos de dependência
Passivo-agressiva	Autossuficiente, vulnerável ao controle e à interferência	Intrusivos, exigentes, controladores, dominadores	Os outros interferem em minha liberdade de ação. O controle por outros é intolerável, tenho de fazer as coisas à minha maneira.	Resistência passiva, submissão superficial, escapar e contornar regras
Obsessivo-compulsiva	Responsável, confiável, obstinado, competente	Irresponsáveis, negligentes, incompetentes, autoindulgentes	Eu sei o que é melhor, os detalhes são cruciais, as pessoas deveriam fazer melhor, tentar com mais afinco	Aplicar regras, perfeccionismo, avaliar, controlar "deveres", criticar e punir

TRANSTORNOS DA PERSONALIDADE

Paranoide	Correto, inocente, nobre, vulnerável	Interferentes, maliciosos, discriminadores, com motivos abusivos	Os motivos são suspeitos. Esteja em guarda. Não confie	Cautela, busca de motivos ocultos, acusações, contra-ataque
Antissocial	Solitário, autônomo, forte	Vulneráveis, exploráveis	Sinto-me no direito de infringir regras. Os outros são otários, trouxas. Os outros são exploráveis	Ataque, roubo, manipulação, enganação
Narcisista	Especial, único, merecedor de regras especiais, superior. Acima das regras	Inferiores, admiradores	Visto que sou especial, eu mereço regras especiais. Eu estou acima das regras. Eu sou melhor que os outros	Usar os outros, transcender as regras, manipular e competir
Histriônica	Glamouroso, impressionante	Seduzíveis, receptivos, admiradores	As pessoas estão aí para me servir ou admirar. Elas não têm o direito de negar meus justos direitos. Eu posso seguir os meus sentimentos	Usar a dramaticidade e o charme, ter acessos temperamentais, chorar, ter gestos suicidas
Esquizoide	Autossuficiente, solitário	Intrusivos	Os outros não são gratificantes. Relacionamentos são confusos e indesejáveis	Manter distância

(Continua)

QUADRO 26.2 Perfil das características dos transtornos da personalidade *(Continuação)*

Transtorno da personalidade	Visão de si	Visão dos outros	Principais crenças	Principal estratégia
Borderline	Impotente e vulnerável	Perigosos e malvados	Posso ser abandonado e agredido	Manipular, seduzir, atos suicidas e parassuicidas
Depressiva	Imutavelmente inútil, vulnerável à perda, falta de sentido, "sou patético", "não posso mudar", "sou incompetente"	Patetas e delirantes, "as pessoas são basicamente egoístas e estúpidas". "Eles são piores do que eu"	Se eu tiver esperança, só irei me decepcionar. Não espere muito para não se decepcionar	Manifestar procrastinação, ruminar, mostrar entrega passiva
Esquizotípica	Um solitário, sintonizado com o sobrenatural, tenho dons especiais	Hostil, "eles não se importam comigo e podem me ferir". "Eles não entendem as forças poderosas"	Seja incomum, proteja seus dons.	Manter distância

Fonte: Adaptado de Beck e colaboradores.[5]

No transtorno da personalidade *borderline* (limítrofe), a palavra-chave seria *abandono*. Veem a si mesmos como vulneráveis, inaceitáveis e impotentes, e os outros como potencialmente perigosos e malvados. Apresentam crenças do tipo *"posso ser abandonado e agredido"* ou *"devo ficar vigilante para que os outros não me maltratem"*. Utilizam-se de estratégias como manipulação, sedução e atos suicidas e parassuicidas (p. ex., colocar-se em situação de risco, como dirigir em alta velocidade), às vezes utilizadas como forma de aliviar a tensão causada pela possibilidade de rejeição e pelo abandono real ou imaginário.

No transtorno da personalidade evitativa, a palavra-chave seria *esquiva*. Esses indivíduos apresentam o seguinte conflito: gostariam de se aproximar de outras pessoas e de conseguir desenvolver todo o seu potencial intelectual e vocacional, mas temem ser magoados, rejeitados ou fracassar em seu intento. Sua principal estratégia para se protegerem dessa situação consiste em se retrair e, assim, evitar o envolvimento. Veem a si mesmos como socialmente incapazes e incompetentes nos âmbitos acadêmico, ocupacional ou profissional, enquanto veem os outros como potencialmente críticos, desinteressados e depreciadores. Apresentam receio de serem descobertos "por serem uma fraude" ou de serem rebaixados, humilhados ou rejeitados.

No transtorno da personalidade dependente, a palavra-chave seria *insegurança*. Veem a si mesmos como indefesos e, portanto, tentam se vincular a alguma figura mais forte, que lhes ofereça os recursos para sua sobrevivência e felicidade. Percebem a si mesmos como carentes, fracos, indefesos e incompetentes e consideram os outros como "cuidadores" fortes, de maneira idealizada. Por conseguinte, podem ter um funcionamento social muito bom, desde que a figura forte esteja acessível. O principal afeto é a ansiedade.

No transtorno da personalidade obsessivo-compulsiva, duas palavras-chave estão presentes: *controle* e *dever*. Veem-se como responsáveis por si mesmos e pelos outros. Acreditam ser detentores de uma consciência perfeccionista e, por isso, creem que deles depende a execução das tarefas. São conduzidos pelo "dever" de fazer tudo corretamente. Possuem uma imagem nuclear de si como incapazes ou indefesos. A profunda preocupação quanto a ser indefeso está vinculada a um temor de ficar assoberbado e incapaz de operar. Sua ênfase excessiva na ordenação representa uma compensação para sua percepção de ser defeituoso e impotente. Percebem os outros como demasiadamente descuidados, muitas vezes irresponsáveis, autoindulgentes ou incompetentes. Aplicam regras aos demais com liberalidade, em uma tentativa de compensar suas próprias fraquezas. Tendem a catastrofizar que não terão controle e não conseguirão fazer as coisas de forma adequada. Em relação ao afeto, inclinam-se particularmente a rancores, decepções e castigo, não apenas de si próprios, mas também dos outros.[5]

No transtorno da personalidade esquizotípica, os aspectos mais marcantes são as esquisitices de cognição, apresentando também isolamento social, afeto contraído ou inadequado e comportamento estranho. Apresentam ideação paranoide, ideias de referência e pensamento mágico. Possuem uma visão de si como solitários, percebem os outros como hostis e com tendência a ferir. Apresentam pensamentos automáticos típicos de temores e preocupações de natureza social. Frequentemente experimentam ilusões.

No transtorno da personalidade passivo-agressiva, a palavra-chave é *oposição*. Veem a si mesmos como autossuficientes, porém vulneráveis à intromissão de outros. Sempre em conflito entre o desejo de vinculação e o medo da intromissão, veem os outros como figuras de autoridade, sempre como intrusivos, exigentes, intrometidos, controladores, dominadores, mas ao mesmo tempo aprovadores, complacentes e provedores. A sua principal estratégia consiste em fortificar sua autonomia mediante uma oposição às figuras de autoridade. Tentam escapar ou contornar as regras de uma forma velada. O principal afeto é a raiva não expressada, associada à rebelião contra as regras de uma autoridade. Este afeto é consciente e alterna com a ansiedade quando antecipam reprimendas e se sentem ameaçados.

No transtorno da personalidade depressiva, os pacientes enxergam a si mesmos como inúteis, infelizes, desanimados ou desesperançados. Sua autoavaliação é predominantemente negativa e muito autocrítica, resultando em sentimentos de inadequação, falta de valor e baixa autoestima. Apresentam uma visão pessimista sobre o futuro. Em relação aos outros são duros e muito críticos e enfatizam principalmente as falhas.

A compreensão e o entendimento da visão cognitiva de personalidade nos possibilitam identificar e revelar a complexidade da configuração dos padrões de pensar, sentir e agir do paciente e a maneira como ele estrutura suas significações, bem como seu posicionamento e atuação nas relações interpessoais com suas próprias caracterizações e peculiaridades. Portanto, essa compreensão e esse entendimento dão ao terapeuta elementos para poder atuar de modo mais assertivo e pedagógico na configuração do TP apresentado, permitindo ao paciente perceber-se e atuar no mundo de uma forma mais adaptada.

O procedimento psicoterapêutico

Uma das principais características da terapia cognitiva é seu caráter breve e focal. Dessa forma, o paciente é informado, logo no início do tratamento, que a terapia tem uma função pedagógica destinada a ensiná-lo a detectar e reduzir seus sintomas, de modo que possa, gradativamente, conduzir a terapêutica sem a ajuda do profissional.

A partir da conceituação do problema, estabelece-se um plano de tratamento com metas e estratégias específicas. Tal conceituação visa identificar os padrões de pensamentos automáticos e de crenças que, muitas vezes, impedem a realização dessas metas e a consequente melhora. Objetiva-se, então, modificar as estratégias hiperdesenvolvidas e subdesenvolvidas dos pacientes com TPs, as quais são apresentadas no Quadro 26.3.

Cada atendimento é iniciado com a elaboração de uma agenda, na qual paciente e terapeuta sugerem os assuntos que gostariam de abordar, definindo prioridades e

QUADRO 26.3 Estratégias hiperdesenvolvidas e subdesenvolvidas típicas

Transtornos da personalidade	Estratégia hiperdesenvolvida	Estratégia subdesenvolvida
Obsessivo-compulsiva	Controle; responsabilidade; sistematização	Espontaneidade; graça
Dependente	Busca de ajuda; apego	Autossuficiência; mobilidade
Passivo-agressiva	Autonomia; resistência; passividade; sabotagem	Intimidade; assertividade; atividade; cooperação
Paranoide	Vigilância; desconfiança; suspeita	Serenidade; confiança; aceitação
Narcisista	Autoengrandecimento; competitividade	Compartilhamento; identificação com o grupo
Antissocial	Combatividade; exploração; predação	Empatia; reciprocidade; sensibilidade social
Esquizoide	Autonomia; isolamento	Intimidade; reciprocidade
Evitativa	Vulnerabilidade social; evitação; inibição	Autoafirmação; gregarismo
Histriônica	Exibicionismo; expressividade; impressionismo	Reflexividade; controle; sistematização
Borderline	Subjugar a si mesmo; alternar inibição com protesto dramático; punir os outros	Expressar apego confiante; autoafirmação e definição de limites; apresentar raiva modulada; apresentar tolerância ao sofrimento
Esquizotípica	Manter a distância; "captar" o sobrenatural; cultivar a aparência incomum	Desenvolver vínculos pessoais; congregar-se com outros; seguir convenção social
Depressiva	Expulsar tensão com ações impulsivas/autodestrutivas;. apresentar avaliação crítica; demonstrar queixas; instituir metas de evitação; exibir preocupação e ruminação; manifestar procrastinação; mostrar entrega passiva	Apresentar atenção a virtudes e emoções positivas; corrigir humor negativo; demonstrar antecipação esperançosa

Fonte: Adaptado de Beck e colaboradores.[5,9]

organizando o tempo que será dedicado a cada tópico. Também é incluído nesse roteiro um resumo dos acontecimentos desde a última consulta, uma revisão da tarefa de casa (realizada na semana anterior) e a programação das atividades da semana seguinte, sempre observando os aspectos descritos no Quadro 26.3.

Ao abordar os assuntos incluídos na agenda do dia, o clínico deve estar atento para que os objetivos do tratamento sejam contemplados, ou seja, em cada assunto discutido deve ser possível identificar os pensamentos automáticos e seus respectivos pressupostos disfuncionais, permitindo, assim, que o paciente elenque suas crenças básicas e possa, na medida do possível, modificá-las.

Ao final de cada sessão, deve-se incluir um resumo do que foi discutido, de modo a permitir que o paciente sintetize e registre claramente os aspectos centrais debatidos. Ao se observar essa sequência de trabalho, o indivíduo consegue sistematizar as lições estudadas naquela sessão e perceber a utilidade desse aprendizado para as situações futuras.

A psicoterapia cognitiva reforça, assim, a importância do desenvolvimento da autonomia do cliente ao treiná-lo para novas habilidades de manejo e modificação de crenças absolutistas que governam o horizonte dos transtornos. O paciente é, então, preparado para eventuais episódios de recaída, os quais são entendidos como janelas de oportunidades para novos aprendizados.

A terapia cognitiva, assim, ensina o paciente a colocar em foco, a cada sessão, seus pensamentos e crenças disfuncionais, identificando, avaliando e respondendo a cada situação disfuncional. O trabalho com os pensamentos automáticos é feito solicitando-se o preenchimento de um diário, elaborado a partir das observações feitas pelo sujeito. Esse material serve como um guia para o planejamento do tratamento, e nele são anotadas a ocorrência de sintomas, as mudanças de humor e os pensamentos que lhe vieram à cabeça em um dado momento, devendo ser registrados a data e o local desses acontecimentos.

Uma vez que essa terapia se caracteriza por um estilo focal, as tarefas escolhidas no início da terapia sempre corresponderão a um alvo que necessite intervenção imediata, devendo-se respeitar, sempre que possível, o grau de capacidade do paciente para executá-las, a fim de não gerar frustrações desnecessárias.

Nesse processo psicoterápico, utiliza-se uma variedade de técnicas para mudar o pensamento, o humor e o comportamento daquele que busca ajuda. Técnicas como a identificação de pensamentos negativos automáticos e a consequente exploração de alternativas, junto com a análise de erros de lógica, são as ferramentas mais utilizadas nesse tipo de terapia. Além disso, o questionamento socrático (caracterizado por questões dirigidas ao paciente de forma a levá-lo a perceber as incongruências em seus pensamentos e crenças) também é bastante utilizado.

O tempo da psicoterapia cognitiva é variável. Beck[7] sugere de 4 a 14 sessões semanais para vários casos. Todavia, nesse mesmo estudo, afirma que alguns pacientes podem necessitar de 1 a 2 anos para modificar suas crenças e seus comportamentos disfuncionais. Outros estudos apontam para uma melhora significativa dos sintomas após 12 a 20 sessões e enfatizam que o tempo de tratamento depende da motivação e da disponibilidade do cliente, bem como da natureza do problema e da possibilidade de resolução.

Uma última característica da psicoterapia cognitiva que deve ser lembrada é sua ênfase no presente. O terapeuta procura fazer a avaliação mais realista possível das situações específicas mais aflitivas para o paciente no momento. A atenção se voltará para o passado apenas quando o trabalho presente resultar em pouca ou nenhuma mudança cognitiva, comportamental ou emocional, ou quando o clínico julgar importante entender como e quando as ideias disfuncionais se originaram (e como afetam o sistema de percepções do indivíduo no presente).

Referências

1. Hadjipavlou G, Ogrodniczuk JS.Promising psychotherapies for personality disorders. Can J Psychiatry. 2010;55(4):202-10.
2. Dixon-Gordon KL, Turner BJ, Chapman AL. Psychotherapy for personality disorders. Int Rev Psychiatry. 2011;23(3):282–302.
3. Beck JS. Cognitive therapy: basics and beyond. New York: Guilford; 1995.
4. Beck AT. Thinking and depression. II. Theory and therapy. Arch Gen Psychiatry. 1964;10:561-71.
5. Beck AT, Freeman A, Davis DD. Terapia cognitiva dos transtornos da personalidade. 2. ed. Porto Alegre: Artmed; 2005.
6. Abreu CN, Shinohara H. Cognitivismo e construtivismo: uma fértil interface. In: Ferreira RF, Abreu CN, organizadores. Psicoterapia e construtivismo: considerações teóricas e práticas. Porto Alegre: Artmed; 1998.
7. Beck AT. Cognitive therapy and the emotional disorders. New York: International University; 1976.
8. Beck AT, Rush AJ, Shaw BF, Emery G. Cognitive therapy of depression. New York: Guilford; 1979.
9. Beck AT, Davis DD, Freeman A. Terapia cognitiva dos transtornos de personalidade. 3. ed. Porto Alegre: Artmed; 2017.
10. American Psychiatric Association. Manual diagnóstico e estatístico de transtornos mentais: DSM-5. 5. ed. Porto Alegre: Artmed; 2014.

Índice

Números de página seguidos de f referem-se a figuras, q a quadros e t a tabelas.

A

Agorafobia, 227-228
Anorexia nervosa, 195-196q
Ansiedade, 226-240
Aspectos genéticos, 49-61
   estudos de genética molecular, 56-57
      Grupo A, 56-57
      Grupo B, 57
      Grupo C, 57
   fenótipo, 49
   genes candidatos, 52-53
      sistema dopaminérgico e traços impulsivos, 52
      sistema serotonérgico e traços ansiosos, 52-53
   genética dos traços da personalidade normal, 49-52
      estudos com animais, 49
      estudos com questionários de personalidade, 50-51
      Estudos de Associação por Varredura Genômica (GWAS), 51-52
   genética dos transtornos da personalidade, 53-56
      principais agrupamentos de traços anômalos de personalidade,
         Grupo A, 53-54
         Grupo B, 54-56
         Grupo C, 56
Aspectos médico-legais, 100-118
   agrupamento dos TPs – DSM-5, 101q
   diagrama dos TP, 102f
   interface jurídica dos transtornos da personalidade, 102-115
      área penal, 102-104
      áreas cível, trabalhista e de família, 104-106
      transtorno da personalidade antissocial, 111-112
      critérios de classificação de psicopatia: PCL-R, 114q
      transtorno da personalidade
      borderline, 106-107
      dependente, 107-108
      esquizoide, 109-110
      esquizotípica, 110-111
      narcisista, 109
      obsessivo-compulsiva (anancástica), 111
      paranoide, 108-109
   transtorno orgânico da personalidade, 115
Avaliação psicológica da personalidade, 82-99
   avaliação da personalidade, 83-86
      perspectiva multifatorial, 84f
      processo de avaliação psicológica, 83f
   avaliação da personalidade da criança e do adolescente, 94-96
      instrumentos de avaliação da personalidade em crianças e adolescentes, 97
   características da personalidade, 87-94
      avaliação de traços psicológicos, 88-92
         divisão dos subfatores da Coleção NEO PI-R / NEO FFI-R, 90t
         divisão dos subfatores de acordo com Bateria Fatorial de Personalidade, 90t
      testes gráficos expressivos, 93
      provas projetivas,
         por produção verbal ou narrativa, 93-94

produção gráfico-verbal, 94
técnicas expressivas, 94
objetivos, 86-87
papel da psicologia na compreensão do comportamento, 82f

B

Bulimia nervosa, 197q, 200-201

C

Compulsão alimentar, 198q, 201, 210

D

Dependência de drogas, 184-193
Direito cível, trabalhista e de família, 104-106
Direito penal, 102-104
Disforia de gênero, 296-297
Disfunções sexuais, 299-300

E

Epidemiologia, 35-48
  associação com características demográficas, 40-42
    estado civil, 41
    idade, 41
    nível educacional, 41-42
    sexo, 40
  coocorrência de transtornos da personalidade, 42-43
  impacto funcional, 43
  limitações, 44-45
  prevalência dos transtornos da personalidade, 36-40
    na comunidade de acordo com estudos utilizando entrevistas clínicas rigorosas, 37-39t
  relações entre transtornos da personalidade e outros transtornos mentais, 42
  tratamento, 44
Epilepsia, 318-325
  agressividade, 319
  dependência, insegurança e evitação, 319
  histórico, 318-319
  transtornos da personalidade
    na epilepsia mioclônica juvenil, 319-320
    na epilepsia do lobo temporal mesial, 320-321
  transformação "orgânica" da personalidade na epilepsia do lobo temporal mesial (síndrome de Gastaut-Geschwind), 321-323
    proposta de critérios diagnósticos, 322q
  transformação "orgânica" da personalidade do tipo frontal orbital, 323
Esquizofrenia, 161-175
Estresse pós-traumático, 152-153, 229-230

F

Fobia social, 228

G

Genética, 49-61

H

Histeria, 262-263
Histórico dos transtornos da personalidade, 1-9
  critérios atuais: DSM-5 e CID-10, 5-7
    domínios dos traços da personalidade, 7q
    elementos do funcionamento da personalidade, 7q
  perspectivas futuras: CID-11, 7
  transtornos da personalidade
    decorrentes de doença, lesão e disfunções cerebrais, segundo a CID-10, 5q
    segundo a CID-10 e o DSM-5, 6q

personalidades
  acentuadas (*Akzentuierte*), de Karl Leonhard, 5
  psicopáticas, de Kurt Schneider, 4
  principais autores, 3q
  relações entre personalidade, transtorno da personalidade e transtorno mental, 7-8
    Grupo A, 7
    Grupo B, 8
    Grupo C, 8
  teoria dos humores, 2q
  tipologia de Kretschmer, 3-4
  visão esquemática da teoria dos humores, de Galeno, 2f

I

Idosos, transtornos da personalidade em, 136-145
  conceito e classificação, 136-137
  diagnóstico, 140-141
    avaliação, 141
    expressão de sintomas e efeitos sobre o envelhecimento, 140
  epidemiologia, 139-140
  modificações da personalidade ao longo do tempo, 138-139
  personalidade e demência, 142
  personalidade e depressão, 141-142
  tratamento, 142-143

M

Medicina legal, 100-118

N

Neurobiologia, 62-81
  transtorno da personalidade antissocial, 68-72
    anormalidades estruturais e neurofuncionais, 70-71
      conexões córtico-subcorticais, 70-71
    genética, 69
    hormônios, 68
    neuropsicologia, 71-72
      disfunção do lobo frontal, 71
      sistema emocional integrado (SEI), 71
      sistema nervoso autônomo, 71
    sistema imune, 69-70
  transtorno da personalidade *borderline*, 62-68
    genética, 62-63
    maus-tratos na infância, 63-64
    neurocircuito da dor, 65
    neuroimagem, 65-66
      resumo de achados de neuroimagem, 66t
    neuropsicologia, 66-68
    sistema neuroendócrino, 64-65
  transtorno da personalidade esquizotípica, 72-76
    genética e fatores de risco ambientais, 73
    neuroendocrinologia, 73-74
    neuroimagem, 74-75
    neuropsicologia, 75-76
  neurotransmissores, 73

O

Obesidade, 176-183
  psicopatologia, 177-178
  transtorno da personalidade
    e prognóstico após a cirurgia bariátrica, 180-181
    na obesidade, 178-180
  uso de psicofármacos, 181

P

Personalidade e dependência de drogas, 184-193
  epidemiologia, 186-187
  etiologia, 190
  histórico, 184
  influência dos transtornos da personalidade no tratamento dos transtornos por uso de substâncias, 190-192

traços de personalidade e transtornos por uso de substâncias, 188-190
    fatores de risco para desenvolvimento de TUS, 189q
    transtorno da personalidade e transtornos por uso de substâncias, 187-188
    transtorno por uso de substâncias, 184-186
    critérios do DSM-5 e as categorias de gravidade, 185q
Personalidade, voz e comunicação, 10-34
    distúrbios vocais e personalidade, 25-31
    diagnóstico médico e principais características vocais, 29-30q
    esquema da laringe e das pregas vocais, 11f
    principais componentes físicos da qualidade vocal, 12-13q
    psicodinâmica vocal, 15-22
    principais modificações de parâmetros de voz, de fala e de respiração, 17-22q
    voz e emoção percebida, 14-15
    características vocais associadas com as emoções básicas, em comparação com uma emissão neutra, 16q
    voz e traços de personalidade, 22-25
Personalidade, transtornos da personalidade e esquizofrenia, 161-175
    alterações de personalidade em pacientes com esquizofrenia, 171-173
    histórico, 161-162
    período prodrômico ou de risco ultra-alto para o desenvolvimento de psicoses, 167-171
    critérios diagnósticos da síndrome psicótica atenuada, 169q
    critérios para síndromes que envolvem alto risco de desenvolvimento de transtornos psicóticos (UHR), 168q
    frequência de sintomas prodrômicos, 167t
    prodrômicos em pacientes do NAPLS, 170q
    personalidade pré-mórbida na esquizofrenia, 165-166
    transtornos da personalidade do espectro da esquizofrenia, 162-165
    critérios diagnósticos da CID-10, 163q
    transtorno da personalidade segundo o DSM-5
    esquizoide, 166q
    esquizotípica, 164q
    paranoide, 165q
Psicanálise e o transtorno da personalidade *borderline*, 350-357
    vinheta clínica 1, 354
    vinheta clínica 2, 354-355
    vinheta clínica 3, 356

S

Sintomas somáticos, transtornos relacionados e personalidade, 257-281
    definição histórica da histeria, 262-263
    diferença entre os transtornos da personalidade histérica e histriônica, 263-264
    impressões baseadas na experiência do Soma, 278-279
    mudanças do DSM-5, 258-262
    alterações na classificação, 258t, 259f
    transtornos somáticos, 264-268
    hipocondria, 272-274
    transtorno
    conversivo, 268-270
    de somatização, 264-268
    critérios diagnósticos, 265t
    doloroso, 270-272
    critérios diagnósticos para fatores psicológicos, 271t
    factício, 274-275
    tratamento, 275-278
Suicídio, 151, 326-339
    abordagem e tratamento do transtorno da personalidade *borderline* com comportamento suicida, 331-336

autoagressão, 336
fatores de risco, 328-330
   para o comportamento suicida em paciente com transtorno da personalidade *borderline*, 329q
   fatores neurobiológicos, 330
   fatores psicossociais, 330-331
   prevenção, 336-337

T

Teoria dos humores, 2f, 2q
Terapia cognitiva, 372-387
   disfunção e psicopatologia, 374-375
     hierarquização das estruturas de significado, 374f
   papel das emoções, 373
     modelo cognitivo de Beck, 373f
   papel do terapeuta, 375-376
   procedimento psicoterapêutico, 384-387
     estratégias hiperdesenvolvidas e subdesenvolvidas típicas, 385t
   visão cognitiva da personalidade, 376-384
     crenças básicas e estratégias associadas aos transtornos da personalidade tradicionais, 378t
     perfil das características dos transtornos da personalidade, 380-382t
Terapia comportamental dialética no transtorno da personalidade *borderline*, 358-371
   critérios diagnósticos, 358
   etiologia, 359-360
   quadro clínico, 359
   terapia comportamental dialética, 365
     características do cliente, 368-369
     características do terapeuta, 369
     contexto de terapia, 368
     estágio pré-tratamento, 366
     estratégias de tratamento, 369-370
     pressupostos, 369
     primeiro estágio, 366
     segundo estágio, 367-368
     terceiro estágio, 368
     treinamento de habilidades em grupo, 368
   valorização do paciente, 370-371
   vínculo e manejo do paciente, 360-365
     lidando com a automutilação, 365
   tratamento, 365
Transtorno bipolar, 219-223
Transtorno da personalidade *borderline*, 146-160
   comorbidades, 152-154
     episódios psicóticos, 153
     transtorno de estresse pós-traumático, 152-153
     transtornos alimentares, 154
     transtornos do humor, 153-154
     transtornos relacionados a abuso e dependência de substâncias, 152
   critérios diagnósticos, 148-149
     de acordo com o DSM-5, 149q
   curso e prognóstico, 150-151
     suicídio, 151
     tempo médio de remissão dos sintomas, 151q
   etiologia, 149-150
   prevalência, 148
   tratamento, 154-158
     gerenciamento de caso, 156-157
     manejo da crise, 157
     orientações básicas, 157, 158q
     psicofarmacoterapia, 154-155
     psicoterapia, 155-156
Transtorno da personalidade esquizotípica, 72-76, 110-111, 248-249, 341-342
Transtorno da personalidade histérica, 263-264
Transtorno da personalidade histriônica, 263-264
Transtorno de déficit de atenção e hiperatividade, 307-317
   diagnóstico de transtornos da personalidade entre pacientes com TDAH, 309t
   TDAH e transtorno da personalidade antissocial, 309-311
     estudos de seguimento com crianças com TDAH, 310t

TDAH e transtornos da personalidade narcisista e histriônica, 313
transtorno da personalidade *borderline*, 311-313
  tratamento, 312-313
transtornos da personalidade do Grupo C, 313
Transtorno de estresse pós-traumático, 152-153, 229-230
Transtorno de pânico, 227-228
Transtorno obsessivo-compulsivo, 228-229
Transtornos alimentares, 194-213
  comorbidades, 196-199
  critérios diagnósticos de
    anorexia nervosa, 195-196q
    bulimia nervosa, 197q
    transtorno de compulsão alimentar, 198q
  personalidade e transtornos alimentares, 199
    medidas abrangentes de personalidade patológica, 207-208
    traços de personalidade e instrumentos de avaliação, 201-203
    transtorno da personalidade e transtorno de compulsão alimentar, 201
    transtornos alimentares e medidas de banda larga de personalidade, 203-206
      Bateria Fatorial de Personalidade (BFP), 204-205
      Freiburg Personality Inventory- -Revised (FPI-R), 204
      Inventário de Temperamento e Caráter – Cloninger (ITC), 205-206
      Multidimensional Personality Questionnaire (MPQ), 204
      NEO Personality Inventory (NEO- -PI-R), 203-204
    transtornos da personalidade
      e anorexia nervosa, 199-200
      e bulimia nervosa, 200-201
    tratamento, 209-211
    transtorno de compulsão alimentar, 210
Transtornos da conduta na infância e na adolescência, 119-135
  breves aspectos do tratamento, 131-133
  relações entre os transtornos da conduta e o transtorno da personalidade antissocial, 123-131
    conexões entre fatores de risco e o quadro clínico do transtorno da conduta, 132f
    exemplo de desenvolvimento de TC ao longo do tempo, 131f
    transtorno da personalidade antissocial, 124q
  transtornos da conduta, 120-123
    fatores de risco mais estudados para transtornos da conduta, 124q
    transtorno opositivo-desafiador, 122q
Transtornos da sexualidade, 282-306
  classificação, 284
    de acordo com a CID-1- e o DSM-5, 285-286t
  mecanismos neurológicos e neuroendócrinos da função sexual, 282-284
    neuroendócrinos, 283-284
    neurológicos, 282-283
  quadro clínico e diagnóstico dos transtornos da sexualidade, 284-290
    disforia de gênero, 290
      critérios diagnósticos segundo o DSM-5, 291t
    disfunções sexuais, 284-287
      critérios diagnósticos segundo o DSM-5, 287t
    transtornos parafílicos, 287-289
      esquema para diagnóstico de acordo com o DSM-5, 289t
    transtornos da personalidade e comportamento sexual compulsivo/ impulsivo, 294-295

disforia de gênero, 296-297
disfunções sexuais, 293-294
doenças sexualmente transmissíveis, 298-299
orientação sexual, 297-298
relacionamentos, 290-292
transtornos parafílicos, 295-296
tratamento, 299-301
  disforia de gênero, 301
  disfunções sexuais, 299-300
  transtornos parafílicos, 300-301
Transtornos de ansiedade e transtornos da personalidade, 226-240
  aspectos psicológicos e psicodinâmicos, 234-237
  diagnóstico diferencial, 231-234
    critérios diagnósticos do Grupo C, 232-233t
  transtornos de ansiedade, 226
    fobia social, 228
    transtorno
      de ansiedade generalizada, 227
      de estresse pós-traumático, 229-230
      de pânico e agorafobia, 227-228
      obsessivo-compulsivo, 228-229
  tratamento, 237-238
Transtornos dissociativos (ou conversivos), 241-256
  histórico, 242-243
  perfis de personalidade, 251-252
    segundo diferentes abordagens, 251q
  segundo a CID-10, 244q

transtorno da personalidade
  antissocial, 249-251
  emocionalmente instável ou *borderline*, 245-248
    critérios diagnósticos para transtorno de personalidade múltipla, 248q
  esquizotípica, 248-249
  e transtornos dissociativos (ou conversivos), 245
Transtornos do humor, 214-225
  interfaces, 217-219
  personalidade, 214
  temperamento, 216-217
  transtorno bipolar, 219-223
    critérios diagnósticos de acordo com o DSM-5, 220-221q
  transtorno da personalidade, 215-216
  transtorno da personalidade *borderline*, 219-223
    critérios diagnósticos de acordo com o DSM-5, 220-221q
Tratamento farmacológico, 340-349
  intervenções farmacológicas, 340-341
  transtorno da personalidade
    antissocial, 342-343
    borderline, 343-345
    esquizotípica, 341-342
    evitativa, 341
Transtornos por uso de substâncias, 187-190

V

Voz e comunicação, 10-34